FACHBÜCHER FÜR ÄRZTE. BAND V

PRAKTISCHES LEHRBUCH DER TUBERKULOSE

VON

PROFESSOR DR. G. DEYCKE

HAUPTARZT DER INNEREN ABTEILUNG UND DIREKTOR
DES ALLGEMEINEN KRANKENHAUSES IN LÜBECK

ZWEITE AUFLAGE

MIT 2 TEXTABBILDUNGEN

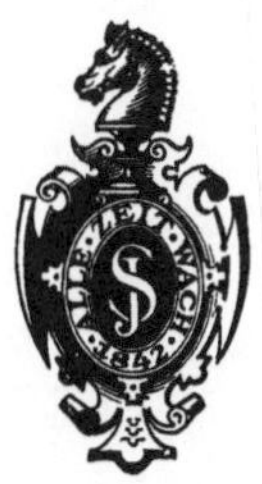

Springer-Verlag
Berlin Heidelberg GmbH

1922

ISBN 978-3-642-98727-4   ISBN 978-3-642-99542-2 (eBook)
DOI 10.1007/978-3-642-99542-2

Vorwort zur ersten Auflage.

Dieses Buch ist in allen wesentlichen Teilen eigenster innerer und äußerer Erfahrung entsprungen. Mit der inneren Erfahrung meine ich das selbsttätige Nachdenken über die vielen wissenschaftlichen Fragen, die uns die Tuberkulose als Volksseuche wie als Erkrankung des Einzelmenschen immer von neuem stellt und die in der gegenwärtigen Zeit mehr denn je alle ärztlichen Kreise bewegen und beschäftigen müssen. An äußerer Erfahrung hat mir das Schicksal, nicht eigenes Verdienst, ein besonders weites und großes Feld beschert, das sowohl nach Umfang und Inhalt als auch nach Art und Form bei weitem das gewöhnliche Ausmaß übertrifft. Die Tuberkulose ist mir also nicht nur in vielen Einzelfällen, die ich ärztlich gesehen, untersucht und behandelt habe, sondern auch, außerhalb des engen Rahmens der Heimat, in anderen Ländern und Breiten und unter ganz verschiedenartigen Verhältnissen entgegengetreten, deren Einfluß und Wirkung auf das Krankheitsbild ich jahrelang beobachten konnte. Diesen Tatsachen meines Lebens entnehme ich die innere Berechtigung, meinen Ansichten und Erfahrungen über die Tuberkulose öffentlichen Ausdruck zu geben, und, wenn ich mich dabei in erster Linie an die praktisch tätigen Fachgenossen wende, so geschieht es, weil ich glaube, daß der Arzt bei der Ausübung seines verantwortlichen Berufes mehr aus persönlichen Erfahrungen als aus überlieferter Schulweisheit Nutzen zu ziehen vermag. So ist es mir wenigstens ergangen, und ich habe manches Überkommene aufgeben oder doch umlernen müssen, um mich im verschlungenen Getriebe der Wirklichkeit zurechtzufinden. Und ebenso wird es auch vielen anderen Berufsgenossen ergehen, wenn sie aus den Räumen der Hörsäle ins breite Leben hinaustreten und nun auf sich selbst gestellt sind. Der freundliche Leser wird es daher auf der einen Seite verzeihlich finden, auf der anderen Seite aber auch verstehen und würdigen, wenn dieses Buch ein durchaus persönliches Gepräge trägt. Das Reich der Erfahrungen ist unendlich groß und kein Mensch vermag es in seiner vollständigen Allheit zu übersehen oder gar sachlich zu erfassen, nicht einmal auf einem verhältnismäßig so beschränkten Gebiet, wie es der Stoff dieser Schrift ist. Da ist es denn schon besser, wenn man auf überfliegende Ansprüche von vornherein verzichtet, wenn man also ehrlich Farbe bekennt und im wesentlichen nur das bringt, was dem persönlichen Erleben zu verdanken ist.

Den äußeren Anlaß, dies persönlich gefärbte Lehrbuch über Tuberkulose niederzuschreiben, gab mir das Bestreben des Verlags und seines verstorbenen ärztlichen Beraters, gerade den ausübenden Ärzten einen

Wegweiser auf dem wissenschaftlichen Gebiet der Tuberkulose in die Hände zu geben. Diesem Zwecke ist auch die äußere Form des Werkes angepaßt. Es ist nicht geschrieben, um darin zu blättern und womöglich nachzuschlagen, wenn eine zufällige Verlegenheit auf schnelle Hilfe aus augenblicklicher Not drängt. Sondern es will als Ganzes gelesen und verarbeitet werden, weil es nur dann seinem vornehmsten Zwecke als Wegweiser gerecht werden kann. Deshalb vor allem, — nicht allein der Kürze wegen —, habe ich auf die Anführung und Besprechung der Literatur so gut wie ganz verzichtet. Es sollen eben keine Lehrmeinungen einzelner, wenn auch noch so verdienter Männer erörtert werden, sondern die Tuberkulose selbst, ihr Gesamtbild als Krankheit und Forschungsgebiet, soll zu dem Leser sprechen, freilich in einer Form, die ihr die persönliche Erfahrung des Verfassers gegeben hat. Das ist auch der Grund, warum ich mehr, als das sonst vielfach üblich ist, auf eine fließende Darstellung Wert gelegt habe, vielleicht zum Schaden der Übersichtlichkeit, zum Nutzen aber, wie ich hoffe, der Einheitlichkeit.

Endlich will ich noch darauf die Aufmerksamkeit des Lesers hinlenken, daß ich mich bemüht habe, die vielen fremdsprachlichen Schlagworte, die oft das Verständnis eines wissenschaftlichen Buches dem nichteingeweihten Arzte so unendlich erschweren, auf ein Mindestmaß zu beschränken, ohne aber auf altgewohnte und geläufige Fachausdrücke ganz zu verzichten. Ich hoffe damit dem Leser, der sich z. B. in dem krausen Wortgewirre der neuesten Immunitätswissenschaft nicht ohne langwierige und oft nutzlose Zeitverschwendung zurechtfinden kann, seine Aufgabe wesentlich erleichtert zu haben. Jedenfalls habe ich selber beim Schreiben den Eindruck gewonnen, daß die deutsche Sprache reich genug ist, um der allermeisten Fremdworte entraten zu können, und daß der feste Wille, sich von den Auswüchsen solcher Scheingelehrsamkeit freizumachen, wohltätig auf die klare und nüchterne Vorstellung des Gedachten einwirkt.

Das Endziel meiner ganzen Bemühung aber ist und bleibt, den ärztlichen Leser daran zu erinnern, daß die Erkennung und Behandlung der Tuberkulose nicht zu den leichten, wohl aber zu den dankbaren Aufgaben unseres Berufes gehört, und daß es, in dieser Zeit voller Not und Drangsal, gerade die praktischen Ärzte sein werden, denen ein wichtiger Teil der Sorge um die Gesundung unseres Volkes in die Hände gelegt ist. Hier liegt in der Tat eine ernste Pflicht unseres Standes vor, und nur die strenge Pflichterfüllung kann Recht und Ansehen erwirken und durchsetzen.

Lübeck im November 1919.

Georg Deycke.

Vorwort zur zweiten Auflage.

Die Tatsache, daß die erste Auflage meines praktischen Lehrbuchs der Tuberkulose verhältnismäßig schnell vergriffen ist, sowie die freundliche Aufnahme und Beurteilung, die das Buch auch sonst gefunden hat, beweisen mir, daß ich den Grundgedanken nach Form und Inhalt nicht verfehlt habe. Vor allem hat es mich gefreut, daß mein Bestreben, wissenschaftliche Erkenntnisse und Erfahrungen in faßlichem und klarem Deutsch vorzutragen, von vielen Seiten gewürdigt und anerkannt worden ist. Ich habe daher keinen Anlaß gefunden, in dieser zweiten Auflage wesentliche Änderungen der ursprünglichen Fassung vorzunehmen. Einzelheiten, die mir und anderen aufgefallen sind, habe ich selbstverständlich verbessert, neue Erscheinungen auf dem vielbearbeiteten Felde der Tuberkuloseforschung sind, soweit sie sich den praktischen Zwecken des Werkes anpassen, berücksichtigt, und einige kleine Unstimmigkeiten mußten ausgemerzt werden. Im übrigen aber ist der ganze Guß des Werkes völlig unversehrt geblieben, so daß ich dem einleitenden Vorwort der ersten Auflage nichts wesentliches beizufügen habe.

Möge das Lehrbuch auch fernerhin das bieten und bringen, was der praktische Arzt in erster Linie sucht und braucht: einen nützlichen Ratgeber und einen handlichen Wegweiser auf dem weiten vielverschlungenen Gebiet der großen Menschenseuche!

Lübeck im April 1922.

Georg Deycke.

Inhaltsverzeichnis.

1. Geschichtlicher Überblick.

Eine Geschichte im eigentlichen Sinne des Wortes gibt es weder von der Tuberkulose noch von anderen menschlichen Seuchen. Wir müßten ja dann wenigstens einigermaßen zutreffende Kenntnisse von dem gesamten Werdegang einer Krankheit, von ihren ganzen reichhaltigen Wechselbeziehungen zum menschlichen Geschlecht besitzen, wie sich beides im Laufe der Zeiten und unter den verschiedenen äußeren und inneren Einflüssen gestaltet und verändert hat. So wissenswert uns eine solche Kenntnis wäre, so wenig können wir uns ihrer freuen und rühmen. Während wir bei anderen Seuchen, z. B. bei der Lepra und der Syphilis, zum mindesten eine Reihe anregender, wenn auch oft nur kurzweiliger Einzeltatsachen aus der wirklichen Geschichte kennen, so fehlt auch dieses Mindestmaß bei der Tuberkulose so gut wie ganz. Genau genommen können wir nicht viel mehr sagen, als daß die Tuberkulose eine sehr alte Menschenseuche sein muß. Was man sonst in den geschichtlichen Einleitungen der Hand- und Lehrbücher findet, ist in Wahrheit keine Geschichte der Krankheit selbst, sondern nur eine Zusammenstellung der Gedanken und Meinungen, die sich Menschen und Ärzte älterer und neuerer Zeit über die Tuberkulose gemacht haben. Und wenn man ehrlich prüft, so wird man finden, daß unser sogenanntes geschichtliches Wissen bis auf die neueste Zeit im wesentlichen nur die Wiedergabe menschlicher Irrtümer zum Inhalt hat. Das darf nicht wundernehmen. Vielmehr pflegt es bei allen Erfahrungswissenschaften so zu gehen, daß sich erst nach einer langen, langen Folge von Irrtümern ein Kern von Wahrheit findet, an den sich dann weitere Erkenntnis anbaut. Dieser Wahrheitskern lag bei der Tuberkulose, um das vorwegzunehmen, in der Entdeckung des Krankheitserregers durch Robert Koch im Jahre 1882, und auf diesem Grunde wuchs nun in vergleichsweise schneller Entwicklung ein stattliches Gebäude empor. Das ist die neuzeitliche Lehre, die das belebte Krankheitsgift in den Mittelpunkt stellt, und von ihm aus das vielgestaltige Bild der Tuberkulose einheitlich zusammenfaßt. Im Vielen das Eine und im Einen das Viele erkennen, diesem einzigen Ziel wahrer Wissenschaft, können wir auf dem Gebiet, das vor uns liegt, erst seit Robert Kochs Tat in greifbarer Weise näher kommen, wobei dann freilich Schritt für Schritt alte eingewurzelte Irrtümer beseitigt werden müssen. Wir dürfen uns darum aber nicht überheben und sollen uns wohl hüten, die nach dem heutigen Maß unserer Erkenntnis irrtümlichen Meinungen früherer Zeiten zu schelten oder zu verachten. Die Alten haben sicher keine schlechtere Beobachtungsgabe gehabt als wir Heutigen, und ihr Verstand war keineswegs stumpfer als der unsrige. Woran es ihnen fehlte und was wir besitzen, das sind die Werkzeuge und Hilfsmittel. Jeder, der sich mit der Tuberkulose beschäftigt hat, möge an die eigene Brust schlagen und sich die Frage stellen, wie er sich wohl die Dinge zurechtlegen würde, wenn ihm das Mikroskop, das Färbeverfahren, überhaupt unsere ganze histologische, chemische und bakteriologische Kunst mit ihren Errungenschaften mangelten, wenn er also einzig und allein auf klinische Erfahrung angewiesen wäre? Würde er da wohl, um nur ein Beispiel herauszugreifen, auf den Gedanken kommen, daß die akute allgemeine Miliartuberkulose und der chronische Hautlupus Sprossen eines und desselben Triebes, Teilerscheinungen der gleichen weitverzweigten Krankheit sind? Sicherlich nicht! Also Nachsicht im Urteil über die Auffassung vergangener Geschlechter ist hier am Platze. Aber darum brauchen wir doch nicht immer wieder auf Dinge zurückzublicken, die wir heute als falsch und abgetan bezeichnen können. Ich ziehe es deshalb vor, meine Leser nicht mit dem Ballast verflossener Tage zu beladen, und führe sie lieber schnell an diesen Erinnerungen vorüber und hinauf zu den gegenwärtigen Einsichten und Ausblicken.

Altertum   Die Ärzte des griechischen und römischen Altertums, an der Spitze ihr ältester schriftstellerischer Vertreter, Hippokrates, kannten von der Tuberkulose im wesentlichen die Lungenschwindsucht und haben diese Krankheitsform ausführlich beschrieben. Sie sahen in ihr eine eitrige oder geschwürige Erkrankung der Lungen und werden auch wohl andere nicht tuberkulöse Lungeneiterungen mit der Schwindsucht in einen Topf geworfen haben. Bei dieser Auffassung blieb es, und zwar nicht allein im Altertum, sondern auch das ganze Mittelalter hindurch bis ins 17. Jahrhundert, also nicht weniger als rund 2000 Jahre.

Beginn der anatomischen Forschung   Erst die Möglichkeit von Leichenöffnungen und das Erwachen anatomischer Forschung schuf neue Einsichten, zunächst grob sinnfälliger Natur. In den Lungen von Tuberkuloseleichen fand man Knoten und Verhärtungen, die Sylvius Tuberkel nannte, ohne freilich damit unseren jetzigen histologischen Grundbegriff zu verbinden. Vielmehr hielt er diese Verdichtungsherde für gewuchertes Lymphdrüsengewebe, eine Ansicht, die bis ans Ende des 18. Jahrhunderts von den meisten namhaften Ärzten, z. B. noch von Hufeland, geteilt wurde, trotzdem fast ein Jahrhundert früher bereits die bessere Erkenntnis zu dämmern begonnen hatte. Denn schon um 1700 hatte Manget die später sogenannten Miliartuberkel beobachtet. Aber die Sache war in Vergessenheit geraten und selbst die Neuentdeckung dieser kleinsten Gewebsbildungen bei der Tuberkulose durch Stark hatte nicht den gebührenden Eindruck gemacht. Erst die genaueren Untersuchungen von Bayle (1774—1816), von dem übrigens auch der Name „Miliartuberkel" stammt, vermochten größere Aufmerksamkeit und Anerkennung zu finden. Bayle erkannte durchaus richtig, daß die ursprüngliche Einheit des tuberkulösen Gewebes das hirsekornartige Knötchen ist, durch dessen Anhäufung und Verschmelzung größere Verdichtungen entstehen, die nun

wieder weiteren Veränderungen unterliegen können. Unter diesen hielt
Bayle die Verkäsung für einen nur der Tuberkulose eigentümlichen
Vorgang, und er ging in dieser Auffassung so weit, daß er verkäste
Gewebsteile an anderen Orten, z. B. in einer Krebsgeschwulst, schlecht-
weg für tuberkulös erklärte. Erwähnt sei hier noch, daß Bayle seine
Miliartuberkel nicht nur in den Lungen, sondern auch in anderen Organen fand. Er zog daraus den richtigen Schluß, daß die Tuberkulose
eine Allgemeinerkrankung ist, die nicht nur die Lungen, sondern alle
möglichen Körpergewebe befallen kann.

Wie man sieht, war bei Bayle vieles Wahre mit manchem Falschen verknüpft. Bei der im wesentlichen grobanatomischen Betrach-
tungsweise, die auch in der Folge die Regel war, konnte es nicht ausbleiben, daß sich der Wirrwarr der Meinungen steigerte. Erst Virchow
unternahm es um die Mitte des 19. Jahrhunderts auf Grund besserer
mikroskopischer Untersuchungen, Klarheit in die sich widerstreitenden
Anschauungen zu bringen. Dieser Versuch ist jedoch nur teilweise
gelungen. Wertvoll war die endgültige Feststellung Virchows, daß
der mikroskopische Tuberkel die Grundlage des eigentlichen tuberkulösen Gewebes ist, daß aber die Verkäsung einen begleitenden Vorgang
darstellt, der auch bei anderen nicht tuberkulösen Erkrankungen vorkommt. Das ist an sich zweifellos richtig, aber Virchow schoß über
das Ziel hinaus, wenn er z. B. die käsige Pneumonie von der Tuberkulose abtrennte. Der Grund dieses Irrtums lag nicht an Mängeln der
Untersuchung, sondern einzig und allein daran, daß die ganze Frage
vom einseitigen anatomischen Standpunkt überhaupt nicht zu lösen war.
Es bedurfte ganz anderer Gesichtspunkte, um da weiter zu kommen.

Mikro-
skopische
Forschung

Die ersten Schritte auf dem richtigen Wege wurden schon vor
Virchows grundlegenden anatomischen Arbeiten getan. Im Jahre
1843 teilte Klenke mit, daß er bei einem Kaninchen, dem er Ge-
websstoff aus einem menschlichen Tuberkel in die Halsvene einverleibt
hatte und das 26 Wochen nach diesem Eingriff zugrunde gegangen
war, eine ausgedehnte Tuberkulose der inneren Organe feststellen konnte.
Die Bedeutung dieses einwandfreien Versuches wurde seinerzeit nicht
gewürdigt, das wichtige Ergebnis ging im lauten Streit über die anatomischen Verhältnisse verloren. Dagegen erregten die im Jahre 1867
veröffentlichten Tierversuche Villemins von vornherein das größte
Aufsehen. Allerdings handelte es sich da um ausgedehnte und planmäßig durchgeführte Untersuchungsreihen, mit dem vollen und klaren
Bewußtsein unternommen, den Beweis für die infektiöse Sondernatur
der Tuberkulose zu liefern. Der Beweis ist, wie man heute anerkennen
muß, Villemin durchaus gelungen. Damals aber ging es ihm und
seiner Lehre von einem belebten, sondergearteten Tuberkulosegift keineswegs so gut. So groß der Eindruck war, den Villemins Arbeit her-
vorrief, so groß war auch der Widerstreit, der sofort einsetzte. Neben
Bestätigungen tauchten überall Mitteilungen auf, denen zufolge es gelungen sein sollte, auch mit nicht tuberkulösem Stoffe verschiedenster
Art bei Tierimpfungen Tuberkulosen erzielt zu haben. Wie so oft

Tier-
versuche

siegte zunächst die falsche, also Villemin entgegengesetzte Auffassung. Ja es kam so weit, daß eine Zeitlang die alte Ansicht, daß es sich bei der Tuberkulose um eine krankhafte Anlage der Gewebe, also um eine von innen heraus wirkende Krankheitsursache, handelte, fast völlig die Herrschaft zu behaupten schien. Erst Ende der siebziger Jahre des vorigen Jahrhunderts fing der Nebel an, sich zu verziehen. 1877 zeigte Cohnheim, der anfänglich der eifrigste und einflußreichste Gegner der Villeminschen Lehre gewesen war, daß man durch Impfungen in die vordere Augenkammer eines Kaninchens stets eine knotige Tuberkulose der Iris erzielen kann, wenn man wirklich tuberkulösen Impfstoff verwendet, daß aber Einspritzungen z. B. mit Eiter anderer Herkunft niemals ein solches Ergebnis bewirken. Mit diesen und anderen Nachprüfungen der Villeminschen Tierversuche, die jetzt in bestätigendem Sinne ausfielen, war dann ernstlich die Bahn freigelegt für die einzig wahre und fruchtbringende Anschauung der Tuberkulose als einer Infektionskrankheit besonderer Art.

Es fehlte nur noch das letzte Glied in der Kette. Auch das sollte nicht mehr allzulange auf sich warten lassen. Denn schon im Jahre 1882 trat Robert Koch mit der Entdeckung des Tuberkelbazillus hervor, und zwar in so treffsicherer, klarer und erschöpfender Weise, daß an der vollständigen und glücklichen Lösung dieser vielumstrittenen Aufgabe nicht gezweifelt werden konnte. Dazu kam, was um der geschichtlichen Gerechtigkeit willen angemerkt zu werden verdient, daß noch im selben Jahre, also nur wenig später und ohne Zweifel ganz unabhängig von der Kochschen Entdeckung, Baumgarten auf ganz anderem Wege, auf dem der histologischen Untersuchung, zu dem gleichen Ergebnis, nämlich zu der Auffindung eines eigengearteten Stäbchens im tuberkulösen Gewebe gelangte. Freilich hat die Nachwelt Robert Koch den ausschließlichen Entdeckerruhm zugesprochen, und das mit vollem Recht. Denn während Baumgarten bei den färberischen Darstellungen des Bazillus stehen blieb, ging Koch weit darüber hinaus. Nachdem er den Erreger durch Färbung tuberkulöser Masse sichtbar gemacht hatte, ruhte er nicht eher, als bis er ihn auf künstlichen Nährböden rein gezüchtet und in groß angelegten Tierversuchen einleuchtend bewiesen hatte, daß einzig und allein dieser Bazillus und nichts anderes die Ursache der Tuberkulose sein kann. Dazu bedurfte es in allem und jedem ganz neuer bisher völlig unbekannter Arbeitswege. Und wer sich nur je mit der Züchtung von Tuberkelbazillen befaßt hat, wird ohne weiteres die großen Schwierigkeiten zu würdigen wissen, die es für den Entdecker und Bahnbrecher zu überwinden galt, und er wird zumal die vielseitige Art bewundern, mit der Robert Koch die Aufgabe angriff und löste.

Bei diesem Markstein in der Tuberkuloselehre wollen wir haltmachen. Das wenige, was ich aus der Entwicklungsgeschichte unserer Erkenntnis auf diesem Gebiet herausgegriffen habe, genügt vollauf, um dem Arzt und Leser das wirklich Wissenswerte im Gange der Tuberkuloseforschung als Übersichtsbild darzustellen. Was nach der Aufklärung der Krankheitsursache durch Robert Koch an wissenschaftlichen Errungenschaften noch folgt, — und es ist wahrlich ein weites Feld —, das gehört nicht mehr der Geschichte an. Es ist und wirkt noch mitten unter uns, zum Teil im vollen Fluß begriffen, vom Widerstreit der Meinungen umhallt. Mit anderen Worten: es ist der Boden, auf dem jedes neuzeitliche Buch über Tuberkulose wurzelt und fußt, es ist daher auch der Stoff und der Inhalt dieser Schrift, die bestimmt ist, dem Arzt unserer Tage den Weg durch das vielfältig verschlungene Gebiet der Tuberkulose zu zeigen und zu erleichtern.

2. Der Erreger.

Durch die Entdeckung Robert Kochs wissen wir, daß der Tuberkelbazillus die eigentliche Ursache der Tuberkulose in allen ihren Formen ist. Wir dürfen uns freilich nicht auf den Standpunkt stellen, daß der Bazillus die einzige und ausschließliche Ursache ist. Vielmehr bedarf es sowohl für die Entstehung des Einzelfalls als auch für die seuchenhafte Verbreitung der Tuberkulose verschiedener anderer Einflüsse, die uns noch näher beschäftigen werden. Aber es handelt sich da doch nur um untergeordnete Hilfsursachen, die eben ohne den Erreger unwirksam bleiben würden. Der Tuberkelbazillus ist also jedenfalls die erste und wichtigste, durchaus unerläßliche Ursache der Krankheit, die ohne ihn nicht sein würde.

Wer sich also mit der Tuberkulose vertraut machen will, muß zunächst die erforderlichen Kenntnisse über das Wesen des Erregers besitzen, und es versteht sich daher von selbst, daß wir mit der Beschreibung des Tuberkelbazillus und seiner Eigenschaften beginnen müssen.

Die Untersuchung des Tuberkelbazillus im frischen Zustande kommt für unsere vorwiegend praktischen Zwecke nicht in Betracht. Wir können uns da mit der Feststellung begnügen, daß es sich um ein Bakterium ohne Eigenbewegung handelt. Zudem lassen sich am ungefärbten Tuberkelbazillus keine genauen Aufschlüsse über seine verschiedene Gestaltung und seinen feineren Aufbau gewinnen. Dazu bedarf es der färberischen Darstellung, und zwar nach besonderen Verfahren, die dem Tuberkelbazillus und einer größeren, ihm botanisch nahestehenden Bakteriengruppe angepaßt sind. Die Erreger der Tuberkulose — ebenso wie die Leprabazillen und manche andere verwandte Bakterienarten — zeigen nämlich gegenüber den gebräuchlichen Färbungsmitteln ein von allen übrigen Spaltpilzen durchaus verschiedenes Verhalten. Während diese fast augenblicklich den Farbstoff in sich aufnehmen, gelingt die Färbung bei jenen erst nach längerer oder kräftigerer Einwirkung, bei Anwendung stärkerer Farblösungen und unter Zuhilfenahme von Beizen, die man den Farbmitteln zusetzt. Anderseits aber halten die Bakterien der Tuberkelgruppe, einmal gefärbt, den Farbstoff ungeheuer fest und lassen sich auch durch starke Entfärbungsmittel wie Säuren, Alkohol usw. nicht wieder den Farbstoff entreißen, während alle anderen sich ebenso schnell wieder entfärben, wie sie sich färben lassen. Dieses eigenartige Verhalten, das man übrigens bei den Tuberkelbazillen zuerst kennen lernte, hat dazu geführt, daß man heutzutage von einer Gruppe säurefester Bakterien spricht, zu denen, wie gesagt, neben den Erregern der Tuberkulose und Lepra auch eine Reihe anderer ganz harmloser Keime gehört.

Färbungen des Tuberkelbazillus

Während Koch die erstmalige Färbung des Tuberkelbazillus durch eine starke Methylenblaulösung erzielte, der er als Beize Kalilauge zusetzte, so verdanken wir Ehrlich die Entdeckung der Säurefestigkeit. Aber auch sein Färbeverfahren, das an und für sich sehr gute Bilder liefert, ist durch einfachere und handlichere Färbungen überholt und verdrängt. Die Färbung, die heutzutage weitaus am häufigsten angewandt wird, ist von Ziehl angegeben. Sie wird ausgeführt mit einer starken alkoholisch-wässerigen Fuchsinlösung, die als Beize Karbol enthält. Nach der Einwirkung des Farbstoffes, die bei hoher Temperatur stattfinden soll, wird mit verdünnten Mineralsäuren sowie mit Alkohol entfärbt, und schließlich mit einer schwachen Methylenblaulösung nachgefärbt. Auf diese Weise erhält man Präparate, in denen die Tuberkelbazillen leuchtendrot gefärbt erscheinen und sich von den übrigen blaugefärbten Bestandteilen der Untersuchungsprobe scharf und deutlich abheben. Dies Verfahren hat sich so allgemein eingebürgert, daß man auch — im Gegensatz zu anderen färberischen Eigenschaften der Tuberkelbazillen, die wir weiter unten zu erörtern haben werden — von der Ziehlfärbbarkeit oder Ziehlfestigkeit bestimmter Bakterien spricht, eine Ausdrucksweise, die vielleicht nicht sehr geschmackvoll, aber wenigstens kurz und treffend ist. In der Tat ist nicht zu leugnen, daß die Ziehlsche Vorschrift große Vorzüge besitzt. Das Verfahren ist einfach und vor allem sicher, die Farblösung sowohl wie die fertigen Färbungen sind haltbar und die mikroskopischen Bilder geben wenigstens für die diagnostische Untersuchung des menschlichen Auswurfs —, und das ist ja praktisch die wichtigste Aufgabe —, im allgemeinen durchaus eindeutige Aufschlüsse.

Trotzdem reicht diese Färbeart, wie wir heute sagen müssen, nicht aus, jedenfalls nicht für alle Zwecke. Nach zwei Seiten hin machen sich Mängel und Lücken bemerkbar, die auf andere Weise auszufüllen sind. Färbt man nämlich in der gewohnten Weise nach Ziehl, so erhält man vom Tuberkelbazillus meist das Bild eines schlanken, graden oder leicht gekrümmten Stäbchens von wechselnder Länge ($1/4 - 3/4$ eines roten Blutkörperchens). Dieses Stäbchen, das durchaus einheitlich und lückenlos erscheint, hat man sich gewöhnt, als die klassische Form des Tuberkuloseerregers zu betrachten, und in älteren Lehrbüchern pflegt die Beschreibung der Gestalt auf derartige kurze Angaben eingeschränkt zu sein. Heute wissen wir, daß uns da die Färbung einen trügerischen Schein vorgetäuscht hat. In Wirklichkeit ist der Tuberkelbazillus nichts weniger als ein einfaches festes Stäbchen, er ist vielmehr ein sehr verwickelt zusammengesetztes und gestaltetes Kleinwesen, dessen stäbchenartiges Aussehen nur die Bedeutung eines Oberflächenbildes hat.

Das wäre der eine Mangel der Ziehlfärbung, der die gestaltlichen

Verhältnisse betrifft und also mehr die rein wissenschaftliche Seite der Sache berührt. Die zweite Lücke besteht darin, daß es, wie Much nachgewiesen hat, eine Form des Tuberkulosegiftes gibt, die sich überhaupt nicht nach Ziehl, sondern nur nach einer von Much abgeänderten Gramfärbung darstellen läßt. Hier handelt es sich demnach um eine Tatsache, die auch auf das praktische, d. h. diagnostische Gebiet überspielt. Denn, wenn man sich in gewissen Fällen nur auf die säurefesten Färbearten verläßt, so begeht man Fehlschlüsse, indem man Dinge von der Tuberkulose diagnostisch ausschließt, die unzweifelhaft dazu gehören und bei denen sich lebendes, aber nur auf besondere Weise färbbares Gift einwandfrei nachweisen läßt.

Aber gleichviel, ob theoretisch oder praktisch, beide Dinge, die ich eben berührt habe, sind so wichtig zu wissen, daß ich sie hier ausführlich behandeln muß. Das ist um so nötiger, als die verschiedenen färberischen Eigenschaften der Tuberkelbazillen und ihrer Formgebilde nur den sinnfälligen Ausdruck für den inneren chemischen Aufbau des Bazillenleibes abgeben, und als die Chemie der Tuberkuloseerreger berufen scheint, eine wichtige Rolle in der ursächlichen Behandlung unserer Krankheit zu spielen.

Schon bald nach der Entdeckung des Tuberkelbazillus und vor allem seiner färberischen Eigenschaften war es aufgefallen, daß sich bisweilen im tuberkulösen Auswurf gekörnte Stäbchen fanden. Wenn man bei der Ziehlschen Färbung nicht wie gewöhnlich stark erhitzt, sondern nur vorsichtig erwärmt oder aber, wenn man besondere Abarten dieser Färbung z. B. das Spenglersche oder das Kronbergersche Verfahren anwendet, so überzeugt man sich leicht, daß dieses körnige Verhalten der Bazillen keineswegs eine Ausnahme bildet, sondern sich bei vielen, ja bei den meisten Stäbchen in mehr oder minder deutlicher Form nachweisen läßt. Daneben beobachtet man nicht selten gröbere Teilstücke oder Bröckel der Bazillen, die man nach Spenglers Vorgang als Splitter bezeichnet und meist als Rückbildungen aufzufassen pflegt. Noch viel deutlicher wird der körnige Zustand, wenn man die gewöhnliche Gramfärbung statt der säurefesten Färbearten benutzt. Dann hört scheinbar das Stäbchen auf, ein Stäbchen zu sein, man sieht nur noch Körnerreihen und Körnerhaufen, ohne deutlichen Leibeszusammenhang. Das ist der andere Pol: Während die Ziehlfärbung zu stark färbt und dadurch Feinheiten der Gliederung verdeckt, so färbt das Verfahren nach Gram ungenügend und läßt oft die stäbchenartige Verbindung der Körner völlig verschwinden. Will man sich also ein annähernd richtiges Bild von dem gestaltlichen Aufbau des Tuberkelbazillus auf färberischem Wege verschaffen, dann empfiehlt es sich, beide Färbungen in geeigneter Weise miteinander zu verbinden, und das ist denn in der Tat nach dem Vorgange von Much und Weiß mit Erfolg geschehen. Auf die Weise erhält man Einblicke, die allerdings bei weitem mehr bieten als die älteren Färbungen und einen viel verwickelteren Bau des Tuberkuloseerregers aufdecken, als das anfänglich von dem scheinbar schlichten und ungegliederten Stäbchen vermutet werden konnte. Der ausgewachsene Vollbazillus und ausgereifte Tuberkelbazillus zeigt nämlich bei jener Doppelfärbung einen verhältnismäßig langen roten säurefesten Leib, in dem eine ganze Reihe (1 — 7) dunkelblaue Körner oder Granula eingelagert sind. Diese Körner sind in der Mitte des Bazillenleibes oft dicker als an den Enden, ja überragen auch häufig die Leibesumrisse, so daß sie manchmal dem Stäbchen mehr an- als eingelagert erscheinen.

Verschie-
dene Er-
scheinungs-
formen des
Tuberkel-
bazillus Mit diesem Vollbazillus, wie wir ihn nennen können, sind aber die Erscheinungsformen des Tuberkuloseerregers keineswegs erschöpft. Vielmehr gibt es außerdem noch eine ganze Zahl verschiedenster Gebilde, die ich der Kürze halber hier einfach zusammenstellen will:

A. Säurefeste Formen (nach Ziehl und nach Gram-Much darstellbar).
1. Schlankes ungegliedertes Stäbchen,
2. gekörntes Stäbchen,
3. unregelmäßig geformte Bazillenbröckel (Splitter),
4. Körnchen.

B. Nicht säurefeste Formen (nur nach Gram-Much darstellbar).
1. Ungegliedertes Stäbchen (selten),
2. gekörntes Stäbchen oder Körnerreihe in Stäbchenform,
3. Körnchen (die eigentlichen sogenannten Muchschen Granula).

Man geht wohl nicht fehl, wenn man alle diese verschiedenartigen Gestaltungen von der geschilderten höchsten Entwicklungsstufe des Tuberkelbazillus ableitet. Sie sind in der Tat in dieser sämtlich enthalten und nichts weiter als mehr oder minder ausgebildete Teilstücke des Vollbazillus. Durch diese Auffassung soll von vornherein festgelegt werden, daß es sich nicht etwa um ausschließlich rückläufige Bildungen, also um Entartungsformen handelt. Durch Muchs Forschungen wissen Die
Muchschen
Granula wir vielmehr, daß selbst die einfachsten und winzigsten Formen des Tuberkulosegiftes, d. h. die nur nach Gram-Much färbbaren abgesonderten Körnchen, die also keinen Stäbchenverband besitzen, lebens- und ansteckungsfähig sein, mithin auf Nährböden wieder zu säurefesten Vollstäbchen auswachsen und Versuchstiere tuberkulös machen können. Anderseits ist es aber nicht minder zweifellos, daß derartige gewissermaßen vereinfachte Formen auch bei sicheren Rückbildungsvorgängen auftreten. Man muß eben annehmen, daß Entwicklung und Rückbildung den gleichen Gang gehen, daß aber die Muchschen Granula die kleinste und schlichteste Lebenseinheit des Tuberkulosegiftes darstellen, von der die Entwicklung des Vollbazillus ausgeht und zu der sich dieser wieder zurückbilden kann, ohne daß Leben und Ansteckungsfähigkeit verloren gingen. Also erst mit der Vernichtung dieser winzigen Körnchen ist das völlige Absterben des Tuberkelgiftes besiegelt. Das muß man sich vor Augen halten, nicht nur, weil es die wissenschaftliche Erkenntnis bereichert, sondern weil es von praktischer Wichtigkeit ist, wie wir das noch näher erfahren werden.

Fettgehalt
der
Tuberkel-
bazillen Das eigentümliche färberische Verhalten der Tuberkelbazillen sowie der übrigen sog. säurefesten Bakterien ließ von vornherein darauf schließen, daß der Grund in besonderen chemischen Stoffen des Bazillenleibes besteht. In der Tat hat schon Robert Koch auf Grund mikrochemischer Beobachtungen angenommen, daß die Tuberkelpilze ihre besonderen Färbeigenschaften der Anwesenheit bestimmter Fettkörper, und zwar wahrscheinlich fetter Säuren verdanken. Diese Ansicht hat sich in der Folge im ganzen Umfang bestätigt. Allerdings ist der völlige Beweis für die Richtigkeit der Kochschen Auffassung erst in neuester Zeit erbracht worden. Denn, um da alle Einzelheiten aufzuklären, bedurfte es genauer chemischer Untersuchungen der bazillären Leibesmasse, und diese Aufgabe hatte mit erheblichen, zum Teil ganz unerwarteten Schwierigkeiten zu kämpfen. Wenn man sich durch Züchtung von Tuberkelbazillen auf künstlichen Nährböden die nötige Untersuchungsmasse in genügender Menge verschafft hat, was heutzutage wohl Zeit und Mühe erfordert, aber doch dank Kochs Vorarbeit kein Kunststück mehr ist, so gelingt es freilich unschwer, durch die gebräuchlichen chemischen Verfahren der Fettentziehung in reichlichen Mengen Fett aus Tuberkelbazillen zu gewinnen. Aber prüft man nun die ausgezogenen Bazillen auf ihr mikroskopisches Verhalten, so findet man, daß man nach wie vor ein säurefestes Stäbchen vor sich hat, das vielleicht etwas schmäler und schlanker erscheint, sonst aber durchaus unverändert ist. Man hat nun lange Zeit geglaubt, und findet diese Anschauung auch jetzt noch vielfach vertreten, daß das Fett lediglich als Hülle den Bazillenleib umgibt. Man spricht deshalb vom Hüllenfett des Tuberkelbazillus und läßt dabei ganz außer acht, daß die Frage nach der Säurefestigkeit, von der man ausging, mit der Feststellung der Fetthülle gar nicht beantwortet ist. Denn, so unbestreitbar es ist, daß sich massenhaft Fett in der Kulturmasse findet, das zwischen den Bazillen gelagert ist, diese also umgibt, so gewiß ist es auch, daß der eigentliche säurefeste Bazillenleib mit diesem Fett jedenfalls nichts zu tun hat. Entweder war also die Kochsche Annahme falsch oder das angewandte chemische Verfahren war ungenügend. Letzteres trifft nun in der Tat zu. Denn es kann keinem Zweifel mehr unterliegen, daß die Säurefestigkeit doch durch Fettkörper zustande kommt, die sich aber zum Unterschied vom Hüllenfett in fester physikalisch-chemischer Bindung innerhalb des Bazillenleibes finden. Es bedarf aber besonderer Kunstgriffe, um diese feste Bindung aufzuheben und damit das biologisch besonders wichtige Leibesfett des Bazillus freizumachen. Ist das einmal gelungen, dann ist auch die Säurefestigkeit endgültig beseitigt und der übrigbleibende Rest des Tuberkelbazillus färbt sich nach Ziehl nicht mehr rot, sondern in der blauen Gegenfarbe.

Eine solche vollständige Entfettung der Tuberkelbazillen läßt sich mit verschiedenen Mitteln erzielen, nach Aronson mit einem Gemisch von Alkohol, Äther und Salzsäure, nach Deycke mit Benzaldehyd, Benzoylchlorid u. a. m., endlich nach Deycke und Much mit schwachen Säuren bei Gegenwart von Kochsalz und bei erhöhter Temperatur (56 ° C). Das letztgenannte Verfahren ist praktisch besonders wertvoll, weil es sehr schonend ist und nicht allein dazu taugt, die Frage nach der Säurefestigkeit zu lösen, sondern sich auch am besten eignet, die verschiedenartigen Teilstoffe der Tuberkuloseerreger in unveränderter Form und Wirkung zu gewinnen. Wir wollen uns daher nur mit diesem Verfahren befassen, das uns am schnellsten und gründlichsten über die chemischen Geheimnisse unserer Bazillen aufklärt und zugleich auch ein anschauliches Bild gewährt von den verschiedenen Gestaltungsformen des Tuberkelbazillus, wie wir sie oben bereits kennen gelernt haben.

Wenn man Tuberkelkulturen sorgfältig mit einer physiologischen Kochsalzlösung verreibt, die außerdem $1/2\%$ Milchsäure enthält, und die Aufschwemmung dauernd im Brütofen bei 56° C hält, so bemerkt man nach wenigen Tagen, daß die säurefesten Stäbchen entweder zerfallen oder ihre Ziehlfärbbarkeit mehr und mehr einbüßen. Nach längerem Aufenthalt im Brütofen ist die Säurefestigkeit ganz verschwunden, dagegen zeigt sich, daß sich nach Gram-Much noch ein großer Teil der Bazillenmassen färberisch darstellen läßt. Auch diese Fähigkeit nimmt im weiteren Verlauf allmählich ab; zuletzt sind nur noch Muchsche Granula färbbar, bis auch diese schließlich verschwinden. Es bleibt dann nur eine ungestaltete Masse übrig, die mit keiner Färbeart irgendwie geformtes Gift erkennen läßt. Die Tuberkelbazillen sind damit völlig aufgeschlossen und können nun auf einfache Weise in ihre ver-

Chemische Zusammensetzung der Tuberkelbazillen schiedenen Bestandteile zerlegt werden. Da die Teilstoffe berufen zu sein scheinen, eine wichtige Rolle nicht nur in der wissenschaftlichen Erkenntnis, sondern auch in der praktischen Bekämpfung der Tuberkulose zu spielen, so möge der hier folgende Grundriß die Entstehungsweise, die Beschaffenheit und die Bezeichnung der unterschiedlichen Stoffe kurz und übersichtlich deuten:

Gesamtaufschließung der Tuberkelbazillen (= **MTb.**)

Filtration

1. Wasserlösliche Stoffe: Salze. Extraktivstoffe, albumosenähnliche Körper, Gifte (= **L.**)	2. Wasserunlöslicher Rückstand (= **M.Tb.R.**)	
Ausziehung mit Alkohol	Ausziehung mit Äther	
3. alkohollöslicher Teil: Fettsäuren, Lipoide, zum Teil phosphorhaltig (= **F.**)	4. ätherlöslicher Teil: Neutralfette, hochgestellte Fett- oder Wachsalkohole (= **N.**)	5. Vollständig unlöslicher Rückstand: hochgestellter eiweißartiger Körper, ausgezeichnet durch hohen Phosphorgehalt, wahrscheinlich in die Gruppe der Nukleoproteide gehörig (= **A.**)

Wir sehen schon aus diesem verhältnismäßig einfachen Grundriß, wie verwickelt der Tuberkelbazillus, dieses scheinbar so schlichte und winzige Lebewesen, zusammengesetzt sein muß. Und doch enthüllt uns

der Aufriß nur das Allergröbste, wir stoßen nur auf chemisch unreine
Gemische, die wiederum aus den verschiedenartigsten Stoffen zusammengesetzt sind. Da aber diese Gemenge nicht nur in ihren Löslichkeits-
verhältnissen, sondern auch in ihrer lebendigen Wirksamkeit zusammen-
gehören, so haben wir einstweilen keinen Grund gehabt, an eine weitere
chemische Zerlegung heranzutreten, die nicht nur schwierig und zeitraubend, sondern auch sehr kostspielig sein würde. Nur bei einem
Stoffe, wie beiläufig bemerkt sei, wurde damit eine Ausnahme gemacht.
Aus dem Ätherauszug nämlich ist es mit vieler Mühe gelungen, das
Neutralfett abzusondern, und zwar in kristallischer Form. Das ist geschehen, weil von mancher Seite das Vorhandensein von echten Neutral-
fetten, also von Fettsäure-Glyzerinverbindungen, im Tuberkelbazillenleib
bestritten wurde, dann aber auch, weil dieses Neutralfett, das sogenannte
Tuberkulonastin, einem anderen bakteriellen Fettsäureglyzerid, dem
von mir aus einer Streptothrixart hergestellten und in die Behandlung
des Aussatzes eingeführten Nastin, chemisch und biologisch sehr nahesteht. Das sind Dinge, die sowohl für die wissenschaftliche Erkenntnis
wie für die ärztliche Behandlung bedeutungsvoll sind, hier aber nur
kurz gestreift werden können.

Was geht nun aus den chemischen Untersuchungen hervor? Zunächst das eine, daß der Tuberkuloseerreger nicht allein durch Hüllenfett geschützt, sondern daß er mit verschiedenen Fettkörpern wirklich
durchtränkt und durchwachsen ist. Das gibt natürlich einen wesentlich
stärkeren Schutz als die äußere Fetthülle, und diesem körperinneren
Fett verdanken die Tuberkelbazillen und mit ihnen andere säurefeste
Bakterien, z. B. die Leprabazillen, ihre große Widerstandskraft gegenüber schädigenden Einflüssen, die von außen auf sie einwirken mögen.
Wenn man diese ihre Widerstandskraft nicht schon aus klinischen Beobachtungen schließen könnte, so läßt sie sich leicht im künstlichen
Versuch veranschaulichen. Wir haben schon oben gesehen, wie schwer
angreifbar die Tuberkelbazillen für chemische Einwirkungen sind. Am
deutlichsten geht das aber aus ihrem Verhalten gegenüber dem Antiformin hervor, einem Gemisch aus unterchlorigsaurem Kali und Kalilauge in bestimmtem Lösungsverhältnis. Dieses Handelspräparat hat,
wie Uhlenhuth und Xylander nachgewiesen haben, die Eigenschaft,
den größten Teil aller Bakterien glatt aufzulösen, während die säurefesten Spaltpilze, vor allem also auch die Tuberkelbazillen, so wenig
von ihm angegriffen werden, daß das Antiformin jetzt eine wichtige
Rolle zum mikroskopischen Auffinden weniger Tuberkelkeime und zur
künstlichen Aufzucht von Tuberkelkulturen spielt. Auch diese Eigenschaft, die Antiforminfestigkeit, schuldet der Tuberkuloseerreger seinem
beträchtlichen Fettgehalt.

Ein weiterer Punkt, der sich erschöpfend beantworten läßt, ist die
Ausgangsfrage nach den Bedingungen der Säurefestigkeit und der übrigen
färberischen Eigenschaften unserer Bazillen. Im eigentlichen Sinne säurefest ist nur das Fettsäure-Lipoidgemisch (F), während das Eiweiß (A)
sich wohl färben läßt, die Farbe aber nicht hält, der Ätherauszug (N)

dagegen überhaupt keine Farbe annimmt. Diese zuletzt angeführte Tatsache ist zunächst überraschend, da das N zweifellos als der Hauptträger der von uns geschilderten Widerstandsfähigkeit der Tuberkelbazillen zu betrachten ist. Der Sachverhalt klärt sich dadurch auf, daß selbst durch kleine Beimengungen von F das Fett-Wachsgemenge N sofort färbbar wird und zwar im ausgesprochensten Sinne der Säure- und Alkoholfestigkeit, während F allein — wegen seiner Löslichkeitsverhältnisse — wohl säurefest, aber begreiflicherweise nicht alkoholfest ist. Die Ziehlfärbbarkeit entsteht also durch das gleichzeitige Vorhandensein von F und N in enger Mischung und Verbindung sowohl untereinander als auch mit dem bazillären Eiweiß. Dagegen können die nicht säurefesten Formen des Tuberkulosegiftes, die sich also nur nach der Gram-Muchschen Färbung darstellen lassen, kein F enthalten. Wohl aber müssen sie neben dem Eiweiß und anderen Stoffen auch den Fettwachsanteil in sich schließen, weil auch diese Gebilde nicht minder widerstandsfähig als die säurefesten Stäbchen, vor allem also ebenso wie diese antiforminfest sind. Das ist aber aus praktischen Gründen wichtig zu wissen: denn es ermöglicht uns, auf der Suche nach Muchschen Granula uns ebenfalls des Antiformins mit Erfolg zu bedienen.

Noch eine Frage will ich hier streifen, weil sie von praktischem Belang ist: die Frage nämlich, ob die färberischen Verfahren es erlauben, echte Tuberkelbazillen von anderen säurefesten Stäbchen sicher zu unterscheiden. Wenn es sich um die Ziehlsche und verwandte Färbungen handelt, so ist diese Frage einfach zu verneinen. Es ist z. B. unmöglich, den einzelnen Leprabazillus vom Tuberkelbazillus rein färberisch zu trennen, ebenso wie es als verfehlt zu betrachten ist, wenn man durch gewisse zufällige Verschiedenheiten in Färbung und Aussehen die verschiedenen Arten der Tuberkelpilze, also die Bazillen der Menschen-, Rinder-, Vögel- und Kaltblütertuberkulose auseinanderhalten will. Ja es kann mit aller Bestimmtheit gesagt werden, daß es nicht einmal mit Sicherheit gelingt, die echten Tuberkelbazillen von harmlosen säurefesten Schmarotzern wie Wasser-, Gras-, Heubazillen usw. zu unterscheiden. Praktisch wichtig ist diese Erfahrung besonders für die sog. Smegmabazillen, die sich im menschlichen Harn, zumal bei Frauen sehr häufig finden und schon mehrfach diagnostische Irrtümer veranlaßt haben. Mit der Ziehlfärbung, wie man sie auch drehen und wenden mag, sind eben die Smegmabazillen nicht immer als solche zu erkennen. Wenn man daher seiner Sache sicher sein will, was zweifellos verlangt werden muß bei einer so schwerwiegenden Diagnose, wie es die der Tuberkulose der Harn- und Geschlechtsorgane ist, so bleibt zumal bei Frauen nichts anderes übrig, als den Urin unter peinlichster Sorgfalt mit ausgekochtem Katheter aus der Blase zu entnehmen. Allerdings scheint es, als ob die Smegmabazillen nicht antiforminfest sind und sich auch nicht nach Gram-Much darstellen lassen. Aber selbst wenn diese Erfahrung ausnahmslos gelten sollte, geht man praktisch richtiger und vor allem klinisch einfacher vor, wenn man sich von vornherein durch die Katheterentnahme vor jeder Verwechslung schützt.

Bemerkt sei noch, daß die Verwandtschaft der übrigen oben genannten säurefesten Bazillen so weit geht, daß auch die Gram-Much-Färbung sowie das Antiforminverfahren eine Trennung der verschiedenen Arten nicht gestatten. Schließlich ist es wichtig zu wissen, daß diese beiden Verfahren auch beim Suchen von Tuberkelbazillen im Stuhl versagen, weil es da Gebilde gibt, die antiforminfest sind und nach Gram-Much gefärbt den Körnchen der Tuberkelbazillen täuschend ähnlich sehen. Daraus hat man die Lehre zu ziehen, daß für den Stuhl nur die Ziehlfärbung in Frage kommt.

Wir haben eben schon gehört, daß es eine ganze Reihe verschiedener Arten oder Stämme von Tuberkelbazillen gibt, die je nach den Tiergattungen, bei denen sie sich finden, als Menschen-, Rinder-, Vögel- oder Hühner-, Kaltblüter- (Frosch-, Schildkröten-, Blindschleichen-, Fisch-) Tuberkelbazillen bezeichnet werden. Niemand zweifelt daran, daß alle diese Abarten insofern echte Tuberkelbazillen sind, als sie bei den genannten Tieren tuberkulöse Krankheitsveränderungen erzeugen. Kein Mensch zweifelt aber auch daran, daß die entfernter stehenden Gruppen unter ihnen wesentliche und grundlegende Unterschiede bieten trotz aller gestaltlichen und färberischen Ähnlichkeit. Mit anderen Worten: sie verhalten sich wie gute Arten einer zusammengehörigen botanischen Gattung. Diese Einmütigkeit der Anschauungen hört aber sofort auf, wenn es sich um die Gruppe der Säugetierbazillen, also der Menschen- und Rinderbazillen handelt. Da entbrennt sogleich ein wilder Streit, und, wenn man die Literatur zu Rate zieht, trifft man ein wirres Durcheinander abweichender Ansichten, die, wie es scheint, auch heute noch nicht geklärt sind. Es geht hier aber so, wie oft bei menschlichen und besonders bei wissenschaftlichen Fragen. Man redet aneinander vorbei, und die Dinge liegen im Grunde genommen einfacher als der große Aufwand an Reden und Schriften vermuten läßt. Bekanntlich ist der ganze große Streit hervorgerufen durch Robert Koch, der auf seinem Londoner Vortrag 1901 die artliche Verschiedenheit der Menschen- und Rindertuberkelbazillen mit aller Deutlichkeit aufgestellt hatte, nachdem er früher von ihrer Gleichheit überzeugt zu sein schien. Im Gegensatz zu Koch hat dann später Behring die Artgleichheit dieser Stämme nicht minder bestimmt ausgesprochen. Bei Lichte besehen haben aber alle beide recht, so widersinnig das zunächst anmutet. Daß Menschen- und Rindertuberkelbazillen Sprossen desselben Stammes sind und sich botanisch höchstens wie nächstverwandte örtliche Spielarten unterscheiden, darüber kann kein Zweifel bestehen. Das war auch sicher die Meinung Robert Kochs. Anders aber wird die Sache, wenn man den botanischen Standpunkt verläßt und die ganze Frage von praktischen Gesichtspunkten aus betrachtet. Das aber hat Koch in seinem vielumstrittenen Vortrag getan: er wollte gar nicht in erster Linie die rein botanische Frage nach der Artgleichheit der beiden Stämme entscheiden, sondern er wollte mit allerdings großer Schärfe die praktische Seite der ganzen Aufgabe hervorheben, d. h. die Frage beantworten: durch welche Tuberkelbazillen entsteht die Tuberkulose als menschliche Volksseuche? Da ist es denn wieder unbestreitbar, daß in diesem Sinne fast nur die Übertragung von Mensch zu Mensch in Betracht kommt, daß also die seuchenhafte Ausbreitung der Tuberkulose im wesentlichen durch menschliche Tuberkelbazillen verschuldet wird. Es würde uns zu weit führen, wollten wir hier auf Einzelheiten des hin und her wogenden Streites eingehen. Anderseits aber muß der praktische Arzt nicht nur über die wissenschaftlichen Grundlagen der Fragestellung Bescheid wissen, weil er von belesenen Kranken danach gefragt werden kann, sondern er darf auch sein ärztliches Raten und Handeln nicht mit den Tatsachen in Widerspruch setzen, weil er sonst, statt Schaden zu verhüten, Schaden stiftet. Deshalb will ich hier das Ergebnis der Streitfrage klarlegen, so wie ich es für richtig halte und wie es wohl heute die überwiegende Zahl der Tuberkuloseärzte anerkennt, soweit sie nicht im Banne der Schulmeinungen stehen.

Die Menschen- und Rindertuberkelbazillen sind botanisch arteins, sie sind nur örtliche Unterarten, entstanden durch Anpassungen an verschiedene Tierkörper. Als solche unterscheiden sie sich höchstens in wenigen, dabei unbeständigen und zur Trennung unzureichenden Merkmalen des Aussehens und Wachstums. In ihren krankmachenden Eigenschaften aber gehen sie insofern auseinander, als die Menschentuberkelbazillen für Rinder und Kaninchen im künstlichen Tierversuch nicht oder nur wenig ansteckend sind. Beim Menschen finden sich überwiegend die Bazillen des sogenannten Typus humanus, und die Tuberkulose als Volksseuche wird im wesentlichen durch Übertragung von Mensch zu Mensch verbreitet. Will man also die Tuberkulose als solche bekämpfen, so hat man diese unmittelbaren Ansteckungen zu verhüten, und das war der springende Punkt, auf den Robert Koch hinauswollte, und darin hatte er recht. Wird aber die Frage aufgeworfen: ist der Rinderbazillus für den Menschen überhaupt gefährlich, — und diese Frage ist gleichbedeutend damit, ob tuberkulöse Kuhmilch ansteckungsfähig ist —, so muß darauf eine bejahende Antwort gegeben werden. Und zwar ist die Gefahr im allgemeinen um so größer, je jünger der Mensch ist. Die Bestrebungen, einwandfreie Milch zu liefern und nicht einwandfreie zu beanstanden, sind demnach vollberechtigt. Für den Einzelfall, auf den es beim praktischen Arzt ja in erster Linie ankommt, ist es allerdings von größtem Wert, auf die Milch, zumal als Nahrungsmittel der Kinder, sorgfältig zu achten. Für die Allgemeinheit tritt die Milchversorgung gegenüber den vielfältigen sonstigen Übertragungsmöglichkeiten in den Hintergrund, und wollte man allein auf diese Ansteckungsquelle sein Augenmerk im Kampfe gegen die Tuberkulose richten, so würde man der gewaltigen Volksseuche nur wenig Abbruch tun.

Ganz anders steht es mit den übrigen Vertretern der Tuberkelbazillenklasse. Nicht nur die Kaltblüterbazillen, sondern auch die Erreger der Vogel- oder Hühnertuberkulose stehen im botanischen Zusammenhang viel weiter abseits von den echten Tuberkelbazillen, von denen sie sich deutlich, weniger allerdings durch Aussehen und Färbung als durch Wachstum und sonstiges Verhalten, unterscheiden. Vor allem aber sind sie, worauf es hier ankommt, für den Menschen völlig ungefährlich.

Über die Züchtung der Tuberkelbazillen will ich nur das Aller- Züchtung
nötigste mitteilen, da der praktische Arzt kaum je in die Lage kommt, der
sich mit diesen zeitraubenden und mühevollen Versuchen zu beschäf- Tuberkel-
tigen. Das schwierigste bei der Reinkultur unserer Bakterien ist stets bazillen
die erste Aufzucht. Früher war man in den meisten Fällen, zumal
dann, wenn man sich aus menschlichem Auswurf Reinkulturen verschaffen wollte, genötigt, zunächst ein Tier, und zwar ein Meerschweinchen zu impfen und aus dessen Organen die Züchtung auf künstlichem Nährboden anzustellen. Heutzutage ist man in der Lage, sich
das Geschäft zu vereinfachen, und es gelingt oft, durch das Antiforminverfahren die Tuberkelbazillen von anderen Begleitbakterien zu befreien und damit die unmittelbare Aufzucht aus der Ausgangsmasse zu
ermöglichen. Immerhin stehen den gelungenen Züchtungsversuchen
recht viele Versager gegenüber, und man kann wohl sagen, daß sich
die Tuberkelbazillen in diesem Punkte launisch verhalten und die Geduld sehr auf die Probe stellen können. Einmal gezüchtet, sind sie
meist unschwer weiter zu züchten. Wenigstens gilt das für die menschlichen Stämme, während manche Rinderbazillen auch hier sehr schwierig
zu behandeln sind und oft ein kümmerliches Wachstum zeigen. Als
Nährböden kommen Glyzerinagar, Glyzerinserum, Glyzerinbouillon und
mit Glyzerinwasser durchtränkte Kartoffelscheibchen in Betracht. Man
sieht schon aus dieser Aufzählung, daß das Glyzerin ein unentbehrliches
Nährmittel zu sein scheint. Und in der Tat dürfte es kaum einen
Nährboden geben, der ohne ausreichenden Gehalt an Glyzerin ein ge-
nügendes Wachstum der Tuberkelbazillen gewährleistet, die sonst keine
übermäßige Anforderungen stellen und selbst auf eiweißfreien Salz-
gemengen gedeihen. Jedenfalls sind nach allen bisherigen Erfahrungen
Angaben über das Wachstum von Tuberkelbazillen auf glyzerinfreien
Nährböden mit Vorsicht aufzunehmen. Denn es unterliegt wohl keinem
Zweifel, daß das starke Bedürfnis nach Glyzerin zusammenhängt mit
dem reichlichen Fettgehalt der Tuberkelbazillen, zumal an echtem
Neutralfett, d. h. an Fettsäureglyzeriden.

Die Züchtung der Tuberkelbazillen hat jetzt besondere Bedeutung
erlangt, weil die Herstellung der neuzeitlichen spezifischen, also aus
Tuberkelbazillen selbst hergestellten Heilmittel die Anlegung von Massen-
kulturen voraussetzt. Wenn man sein Geschäft versteht, so gibt gerade
der Tuberkelbazillus für diese Zwecke besonders reiche Ausbeuten, die
sich noch dazu leicht und rein ernten lassen. Denn wenn auch der
Tuberkelbazillus im Vergleich zu anderen Bakterien nur langsam wächst,
so liefert er doch mit der Zeit ein sehr üppiges Wachstum. Im allgemeinen braucht er freilich 3—4 Wochen, um einen deutlichen Rasen
zu bilden, und erst nach 2—3 Monaten ist das Höchstmaß der Entwicklung erreicht. Da er nun infolge seines großen Sauerstoffbedürf-
nisses ausschließlich auf der Oberfläche der Nährmittel gedeiht, auch
dann, wenn diese flüssig sind, da er ferner sehr fest zusammenhängende
dicke Rasen bildet, so ist die Kulturmasse mühelos vom Nährboden,
z. B. von der Oberfläche der Nährbouillon abzuheben und von den

Bestandteilen dieses Nährbodens zu trennen oder zu reinigen. Das ist wichtig, weil, wie wir sehen werden, sowohl die Bouillon wie der Kulturrasen selbst zur Herstellung von Impf- und Heilmitteln gebraucht wird. Im Großbetriebe ist es daher nicht weiter schwierig, völlig reine Tuberkelbazillenrasen im Gewicht von mehreren Kilogrammen zu erhalten. Sonst wäre hier über das Wachstum unserer Bazillen nur noch zu sagen, daß ihre Kulturen sehr bezeichnend aussehen: auf festen Nährböden bilden sie dicke höckerige und warzige Rasen, auf flüssigen gerunzelte Häute, die die Neigung haben, an den Glaswänden des Nährkolbens in die Höhe zu klettern nach Art der Fadenpilze, zu denen die Tuberkelbazillen jedenfalls gewisse verwandtschaftliche Beziehungen haben. Das Wachstum erfolgt nur im Brütofen bei 37 bis 38° C. Gegen Licht sind die Kulturen recht empfindlich, bei unmittelbarer Besonnung können sie schon in kürzester Zeit absterben, während sie gegen bloße Eintrocknung sehr widerstandsfähig sind. Diese beiden Eigenschaften, die im Hinblick auf praktische Verhältnisse wissenswert

Künstliche Abtötung der Tuberkelbazillen   sind, verdanken die Tuberkelbazillen ihren Fettstoffen. An deren Anwesenheit liegt es auch, daß desinfizierende Mittel langsamer auf Tuberkelbazillen einwirken als auf andere nicht fetthaltige Bakterien, während Hitzegrade, die über 60° C herausgehen, meist schnell das Absterben der Tuberkelbazillen bewirken. Wenigstens gilt das für wässerige Aufschwemmungen. Nicht so leicht ist die Abtötung der Tuberkelbazillen in der Milch und im Auswurf. Bei jener besteht die Schwierigkeit darin, daß die Hitzegrade, die mit Sicherheit alle in der Milch enthaltenen Tuberkelpilze abtöten, auch die natürlichen Eigenschaften der Milch verändern. Trotz vieler Versuche und Anpreisungen gibt es auch heute noch kein vollkommenes Mittel, Tuberkelbazillen in der Milch zu vernichten, ohne diese zu verändern. Man wird sich demnach in der Praxis wie bisher damit abfinden müssen, besonders für Kinder, Milch, die nicht sicher einwandfrei ist, durch kurzes Erhitzen auf 90—100° C (im Soxhletapparat) keimfrei zu machen. Auch der tuberkulöse Lungenauswurf läßt sich nur bei höherer Temperatur mit Sicherheit unschädlich machen. Es empfiehlt sich da, den Auswurf fünf Minuten zu kochen, dann kann man selbst bei sehr dicker und zäher Beschaffenheit sicher sein, alle Tuberkelbazillen vernichtet zu haben.

Desinfektionsmittel   Von chemischen Desinfektionsmitteln, die vor allem benutzt werden, um den Auswurf unschädlich zu machen, aber auch, um Wäsche, die mit tuberkelbazillenhaltigem Kot oder Eiter beschmutzt ist, zu desinfizieren, sind am meisten $2\frac{1}{2}$—5% Lysol-, 3—5% Karbol- und $2\frac{1}{2}$% Formalinlösungen zu empfehlen. Die volle Wirkung wird erst nach Stunden erreicht; es ist daher gut, diese chemischen Stoffe von einem bis zum anderen Tag einwirken zu lassen. Erwähnt sei noch, daß das sonst so beliebte Sublimat hier besser nicht gebraucht wird, weil es mit Schleim und Eiter unwirksame Quecksilberverbindungen eingeht, seine desinfizierende Kraft also mehr oder minder einbüßt.

Tierimpfungen   Auch über die Empfänglichkeit der Tiere für Tuberkelbazillen muß der Praktiker das Nötigste wissen, wenn er auch kaum in die Lage kommt, selbst Tierimpfungen vorzunehmen. Aber es gibt doch Fälle in der Praxis, wo es notwendig erscheint, alles zu tun, um eine zweifelhafte Diagnose, von der viel abhängt, zu entscheiden. In solchen Fällen wird sich der Arzt dazu entschließen, die verdächtige Probe an eine wissenschaftliche Untersuchungsanstalt einzuschicken, um dort den Tierversuch vornehmen zu lassen.

Das klassische Versuchstier, das für diagnostische Zwecke einzig in Frage kommt, ist das Meerschweinchen. Wenn es auch eine Fabel ist, daß jedes Meerschweinchen schon durch einen einzigen Tuberkelbazillus sicher tuberkulös wird, so ist doch so viel sicher, daß schon eine äußerst winzige Menge vollgiftiger Bazillen, eine Menge, die sich jedenfalls jedem anderen Nachweise entzieht, genügt, um das Tier krank zu machen und zu töten. Das Meerschweinchen ist bei weitem das tuberkuloseempfänglichste Tier, das wir kennen, weit empfänglicher als der Mensch und das Rind, die doch so häufig von selber an Tuberkulose erkranken. Freilich bezieht sich die Empfänglichkeit des Meerschweinchens nur auf die künstliche Impfung, während es im Gegensatz zu Mensch und Rind fast nie auf natürlichem Wege angesteckt wird. Gerade diese Tatsache verleiht ja der künstlichen Impfung den großen diagnostischen Wert: Denn wenn man einem Meerschweinchen irgendwelchen verdächtigen Stoff (Eiter, Auswurf, Blut usw.) einspritzt und wenn dann dieses Tier an Tuberkulose stirbt, so kann man so gut wie sicher sein, daß es seine Tuberkulose lediglich der Einspritzung verdankt, selbst wenn Impfung und Tod zeitlich sehr weit auseinander liegen. Es ist also dann der untrügliche Beweis erbracht, daß die Ausgangsmasse lebende und ansteckungsfähige Tuberkelbazillen enthielt, der betreffende Kranke also tatsächlich tuberkulös war. Einen Nachteil hat freilich das diagnostische Tierverfahren: es dauert oder es kann wenigstens sehr lange dauern. Die Dauer ist natürlich abhängig von der Menge des lebenden Giftes und fast noch mehr von seiner Giftigkeit. Geimpfte Meerschweinchen können deshalb schon nach wenigen Wochen an allgemeiner Tuberkulose zugrunde gehen, können aber auch Monate, ja selbst ein Jahr und länger am Leben bleiben und erst dann der Impfung erliegen. In diesen Fällen wird die Geduld auf eine harte Probe gestellt oder der ganze Versuch gerät gar in Vergessenheit. Man hat deshalb versucht, durch allerlei Kunstgriffe die Erkrankung des Tieres oder jedenfalls ihren Nachweis zu beschleunigen, ohne daß sich da ein Verfahren praktisch besonders bewährt hat. Besser schon ist es, man zügelt seine Ungeduld und wartet wenigstens ein halbes Jahr, bevor man das Versuchstier schlachtet und sich vom Vorhandensein oder Fehlen tuberkulöser Herde überzeugt. Einem weiteren Übelstand des Tierversuches, nämlich dem, daß, bei gleichzeitiger Anwesenheit anderer für das Meerschweinchen giftiger Keime in der Impfmasse, das geimpfte Tier frühzeitig diesen Mischbakterien erliegt, hat man durch das Antiforminverfahren abhelfen können. Man ist also imstande, durch Behandlung z. B. des Auswurfs mit Antiformin alle anderen Bakterien bis auf die

Tuberkelbazillen abzutöten und hat nun die Gefahr einer tödlichen Blutvergiftung des Meerschweinchens, die den Versuch vereiteln würde, nicht mehr zu fürchten. Deshalb braucht heutzutage, was für den praktischen Arzt wieder von Wert ist, die Entnahme und der Versand der tuberkelverdächtigen Probe nicht unbedingt steril zu geschehen, wenn auch Sauberkeit bei jeder ärztlichen Maßnahme selbstverständlich ist. Denn da Tuberkelbazillen nicht so leicht absterben, selbst nicht in faulenden Gemischen, so ist man immer wieder in der Lage, die noch lebenden Tuberkelbazillen durch Antiformin von allen Verunreinigungen zu befreien.

Selbstverständlich ist der Tierversuch bei der Erforschung der Tuberkulose nicht auf diagnostische Zwecke eingeschränkt. Im Gegenteil nimmt er gerade auf rein wissenschaftlichem Gebiete einen sehr großen Raum ein. Aber dieses praktische Buch hat keine Veranlassung, auf die rein wissenschaftlichen Versuche in allen Einzelheiten einzugehen. Dazu kommt, daß der Tierversuch, so wertvoll er in der Anbahnung der Erkenntnis ist, doch von nichtklinischer Seite leicht überschätzt wird. Jedenfalls ist auf dem Gebiete der Tuberkulose in ausgiebigem Maße darin gesündigt, daß man an und für sich richtige Beobachtungen und bedeutsame Ergebnisse, die bei künstlichen Tierimpfungen gemacht sind, in ganz unberechtigter Weise verallgemeinert und vor allem auf die Verhältnisse der menschlichen Krankheitslehre übertragen hat. Das geht aber schon deshalb nicht an, weil sich, wie wir oben bereits gezeigt haben, Mensch und Meerschweinchen den Tuberkelbazillen gegenüber ganz verschieden, ja entgegengesetzt verhalten. Was hier gilt, ist dort ganz anders und umgekehrt. Jedenfalls müssen die klinischen Ärzte daran festhalten, daß sie die menschliche Tuberkulose nur am Menschen erforschen können, ebenso wie die Meerschweinchentuberkulose nur am Meerschweinchen kennen gelernt werden kann. Geht man von diesem Grundsatz ab, so verliert man den sicheren Boden unter den Füßen, man errichtet nur luftige Bauten, die doch über kurz oder lang zusammenfallen, während ihres Bestehens aber den wahren Fortschritt hemmen.

Von den Versuchen an anderen Tieren will ich an dieser Stelle nur erwähnen, daß Kaninchen für die Rindertuberkelbazillen in ähnlichem Grade empfänglich sind, wie die Meerschweinchen für beide Säugetierbazillen. Dagegen erkranken Kaninchen, denen Menschentuberkelbazillen unter die Haut eingespritzt werden, nicht an Tuberkulose, ein Umstand, der zur Trennung der beiden Stämme zu verwerten ist, freilich, wie wir gesehen haben, nur im Sinne ihrer besonderen Giftigkeit, nicht ihrer botanischen Stellung.

3. Die Tuberkulose als Volksseuche.

Die Tuberkulose ist eine der häufigsten und verbreitetsten Infektionskrankheiten und zugleich die verderblichste von allen. Wenigstens gilt das für die sog. zivilisierten Länder. Denn mögen auch andere Seuchen wie Cholera und Pest bisweilen wie ein Sturm über das Land einherbrausen und in kurzer Zeit ungeheure Opfer heischen: schnell, wie er gekommen ist, verweht der Sturm und die Seuche erlischt. Dagegen läßt die Tuberkulose nie nach; Jahr um Jahr, Monat um Monat ist sie am Werke und rafft die Menschen dahin. Seit Jahrtausenden geschieht das, wenig auffällig und in aller Stille, aber mit unheimlicher Stetigkeit. Sie zeigt wohl gewisse Schwankungen, aber keine stürmischen Wellenbewegungen wie die anderen Seuchen.

Wenn man sich einen Begriff von der zerstörenden Kraft der Tuberkulose machen will, so muß man die Statistik zu Rate ziehen. Ich will hier aber den Leser nicht mit langen Zahlenreihen quälen, die ebenso schnell vergessen sind, wie sie gelesen werden. Da sich aber in diesem Falle ein anschauliches Bild doch nur zahlenmäßig geben läßt, so will ich mich auf möglichst einfache Zahlenverhältnisse beziehen, die das Mittel der Sterblichkeit an Tuberkulose in den Ländern europäischer Bildung ausdrücken. Wenn man die Gesamtsterblichkeit dieser Länder mit 2 % annimmt, so beträgt die Tuberkulosesterblichkeit etwa 2 ‰, also 10 % der ersten Ziffer. Ich denke, daß diese Zahlen, die der durchschnittlichen Wirklichkeit in gewöhnlichen Zeiten entsprechen, in der Tat einfach genug sind, um sie sich dauernd einzuprägen und leicht und anschaulich die ungefähre Größe der Tuberkulosesterblichkeit vorzustellen. Selbstverständlich ist auch unter den europäischen Staaten der eine günstiger gestellt als der andere, und im Bereich des einen Staates wieder dieser oder jener Bezirk günstiger als ein anderer. Aber darauf kommt es uns hier gar nicht an. Wir wollen uns ja nur eine Vorstellung von der verheerenden Wirkung der Tuberkulose in ihrer Gesamtheit machen, und da können wir ohne groben Fehler sagen: Wenn wir es mit einer Gesamtbevölkerung von 50 Millionen Einwohnern zu tun haben, so ist mit einer jährlichen Sterbezahl von 1 Million Menschen zu rechnen, und von dieser Million Todesfälle sind 100 000 Menschen an Tuberkulose gestorben, und zwar bei weitem der größte Teil, etwa 90 % an Lungentuberkulose, als der häufigsten tuberkulösen Erkrankung, der Rest = 10 % an allen anderen Formen der Tuberkulose.

So einfach und übersichtlich sich also die Sterblichkeitsverhältnisse einer Bevölkerung an Tuberkulose, wenigstens in unseren Ländern und Breiten, ausdrücken lassen, so schwierig ist die Frage nach der Erkrankungsziffer zu beantworten. Ja bei einiger Überlegung wird man leicht einsehen, daß diese Frage überhaupt nicht zu beantworten ist. Denn was heißt tuberkulosekrank? Will man damit sagen: tuberkuloseangesteckt, wie es eigentlich bei langdauernden und stets von neuem aufflammenden Krankheiten richtig ist, — was man auch sofort zugeben wird, wenn man nur an das Beispiel der Lues denkt —, dann können und müssen wir, ohne zu übertreiben, ruhig dem von Behring angeführten Wort zustimmen: „Ein bißchen tuberkulös ist ein jeder von uns." Hat man aber damit nur die klinisch Erkrankten im Sinn, dann erhebt sich sogleich die Frage: Wer ist denn tuberkulös? Sind es alle die, bei denen sich tatsächlich irgendwelche Veränderungen tuberkulösen Ursprungs nachweisen lassen? Und dann hat man es wieder mit einem unzählbaren Heere von tuberkulösen Menschen zu tun, von denen sich jedenfalls ein großer Teil durchaus gesund und arbeitsfähig fühlt. Oder sind nur die als tuberkulosekrank zu bezeichnen, die neben nachweisbaren Krankheitsherden und -zeichen sich auch persönlich krank fühlen oder deren Erscheinungen im Fortschreiten begriffen sind? Mit einem Worte: man sieht sich vor die Frage gestellt, wo liegt die Grenze zwischen ruhender und tätiger Tuberkulose[1]? Und je mehr sich einer abmüht, hier die richtige Linie zu ziehen, um so deutlicher wird die Tatsache, daß man da auf unüberwindliche Schwierigkeiten stößt. Natürlich gilt das nicht so sehr im Einzelfalle, obgleich es auch da oft genug unmöglich ist, eine sichere Entscheidung zu fällen, wohl aber trifft es für die seuchenhafte Verbreitung zu. Denn in dieser allgemeinen Beleuchtung muß man eben schon beim ersten Versuch, sich die Sachlage zahlenmäßig zurechtzulegen, auf den Umstand aufmerksam werden, daß die Länder und Völker, die wir hier im Auge haben, so weitgehend von der Tuberkulose durchseucht sind, daß eine zahlenmäßige Berechnung der Krankheitsziffer von vornherein ausgeschlossen erscheint.

Zu diesem Ergebnis gelangen wir nun auch auf durchaus wissenschaftlichem Wege. Ich habe schon oben die Auffassung Behrings vorweggenommen. Wie kommt Behring dazu, sich dieses Wort zu eigen zu machen, das auf den ersten Blick fast scherzhaft übertrieben anmutet, und wie läßt sich ein solcher Ausspruch wissenschaftlich begründen?

Das
Tuberkulin Um das zu tun, müssen wir hier Dinge vorwegnehmen, auf die wir in anderem Zusammenhang zurückkommen werden. Wie bekannt ist Robert Koch nicht allein der Entdecker des Tuberkelbazillus, sondern er hat auch das erste sog. spezifische Heilmittel für die Tuberkulose eingeführt. Spezifisch nennt man in diesem Sinne jeden Stoff, der aus oder mit Hilfe von Krankheitserregern gewonnen wird und dann zur Behandlung und Bekämpfung der von denselben Erregern verursachten Krankheit benutzt wird. Der erste derartige Stoff und vielleicht der erfolgreichste ist die Jennersche Pockenvakzine. Aber sowohl dieses Impfmittel als auch der später von Pasteur angegebene Impfstoff gegen die Tollwut sind ohne Kenntnis, wenn auch nicht ohne Hilfe, des betreffenden Erregers gewonnen worden. Dagegen verdankt das Kochsche Tuberkulosemittel, das Tuberkulin, seine Herkunft dem künstlich gezüchteten Erreger selbst, ist also nicht nur mit dessen Hilfe, sondern unmittelbar aus ihm gewonnen worden und bildet in dieser Beziehung den Ausgangspunkt für einen großen Teil unserer heutigen Fortschritte in der Bekämpfung der Infektionskrankheiten. Das darf man auch dann nicht vergessen, wenn man den eigentlichen rein ärztlichen

---

[1] Wenn man zu praktischen Zwecken den Begriff der „behandlungsbedürftigen" Tuberkulose aufstellen will, so kann man die Zahl dieser Kranken zwar nicht bestimmen, aber doch wenigstens in grober Annäherung schätzen. Man hat neuerdings dazu die Lebensmittelscheine als Grundlagen benutzt und auf diese Weise die Verhältniszahl von etwa 2% der Gesamtbevölkerung errechnet. Nimmt man mit Altstnadt die Sterblichkeit der in Behandlung befindlichen Tuberkulosekranken zu 10% an, so erhält man ebenfalls die Zahl von 2%. Danach würden zur Zeit auf 50 Millionen Einwohner 1 Million behandlungsbedürftige Tuberkulöse kommen.

Erfolg des Tuberkulins nicht allzuhoch veranschlagt. Zur Förderung unserer wissenschaftlichen Erkenntnis hat das Tuberkulin sehr Bedeutendes geleistet, und wir stehen da völlig auf dem von Koch durch diese Entdeckung vorbereiteten Boden.

Das Tuberkulin ist nun nichts anderes als die vollentwickelte und ausgereifte Tuberkelbazillenkultur auf Glyzerinbouillon, die auf dem Wasserbade auf den zehnten Teil ihres ursprünglichen Umfangs eingeengt und von der eigentlichen Kulturmasse völlig befreit ist. Die auf diese Art gewonnene braune, etwas dicke Flüssigkeit, die man zum Unterschied von späteren ähnlichen Präparaten „Alttuberkulin" nennt, enthält also neben Bestandteilen der Nährbouillon (Exstraktivstoffen und Salzen des Fleisches, Glyzerin, Albumosen usw.) die wasser- und glyzerinlöslichen Stoffe der Tuberkelbazillen, und zwar nicht nur deren Absonderungen, die in die Kulturflüssigkeit übergehen, sondern auch einzelne Leibesstoffe des Erregers, vor allem aber in angereichertem Maße das Gift des Tuberkelbazillus, dem es wohl in erster Linie seine wirksamen Eigenschaften verdankt.

Dieses Gift unterscheidet sich nun von allen vorher bekannten chemischen, pflanzlichen und tierischen Giften dadurch, daß es nur bedingt giftig ist, teilt diese Eigentümlichkeit aber, wie wir heutzutage wissen, mit vielen bakteriellen Stoffen. Man nennt diese Stoffe Überempfindlichkeitsgifte, weil sie nur für solche Lebewesen giftig wirken, die auf natürliche oder künstliche Weise überempfindlich geworden oder gemacht sind. Ein gesundes Meerschweinchen z. B. verträgt anstandslos jede beliebige Dosis des reinen Alttuberkulins, dagegen stirbt ein mindestens vor 4 Wochen infiziertes tuberkulöses Meerschweinchen nach Einspritzung von 0,5 ccm Tuberkulin innerhalb von 30 Stunden, und man findet bei der Untersuchung der Leiche sehr bezeichnende Veränderungen, die in starken blutigen Entzündungen aller vorhandenen tuberkulösen Herde bestehen und den Tuberkulintod des Tieres sofort und sicher erkennen lassen. Der ganze Ablauf ist so gesetzmäßig, daß das geschilderte Verfahren noch jetzt dazu dient, um an den staatlichen Prüfungsstellen die Wertigkeit der Handelstuberkuline festzustellen.

Ich fasse das Ergebnis wegen seiner grundsätzlichen Bedeutung nochmals zusammen. Das aus Tuberkelbazillen gewonnene Tuberkulin ist für gesunde Meerschweinchen ungiftig, für tuberkulöse aber ein starkes tödliches Gift, dessen entzündungserregende Wirkung wieder nur an den Erzeugnissen der Tuberkelbazillen d. h. an den tuberkulösen Gewebsherden anfaßt. Mit anderen Worten: das Tuberkulin ist ein streng spezifisches Überempfindlichkeitsgift, und diese uns durch Koch gewordene Erkenntnis wird unveräußerlichen Wert behalten, weil sie der Immunitätswissenschaft ganz neue Wege gewiesen hat. Diese Wege aber wollen wir hier weiter verfolgen, und deshalb gehört die Besprechung des Tuberkulins gerade an diese Stelle.

Was sich beim Meerschweinchen so scharf übersehen läßt, das läßt sich in den wesentlichen Zügen auch bei anderen Tiergattungen beobachten. Vor allem war es das Verhalten der Rinder zum Tuberkulin, was Behring zuerst auf seine Anschauungen brachte, die von den damals herrschenden Meinungen so stark abwichen. Das neugeborene Kalb ist nämlich in jedem Falle gegen Tuberkulin unempfindlich, soviel man ihm einspritzen mag. Erst wenn es im Stalle mit tuberkulösen Rindern zusammengekommen ist und sich früher oder später, je nach den besonderen Verhältnissen seines Stalles und seiner Stallgenossen, angesteckt hat, wird es empfindlich für das Tuberkulin und antwortet dann schon auf verhältnismäßig geringe Mengen mit Fieber und Kranksein. Es hat sich nun bei den an allen Orten vorgenommenen Prüfungen der Rinderbestände mit Tuberkulin ergeben, daß es kaum größere Stallungen gibt, in denen nicht die größte Zahl der Tiere auf Tuberkulin reagiert, also tuberkuloseinfiziert ist. Wie ich hier gleich betonen will, bedeutet der positive Ausfall der Tuberkulinprobe keineswegs, daß das betreffende Rind tuberkulosekrank und perlsüchtig ist, vielmehr kann es durchaus blühend aussehen, von nachweisbaren Krankheitszeichen frei sein und, was das wichtigste ist, auch in der Folge gesund bleiben. Aber doch beweist die vorhandene Tuberkulinüberempfindlichkeit, daß ein Eindringen von Tuberkelkeimen in den Tierkörper stattgefunden hat, denn ohne das würde eben das Tuberkulin keine Wirkung haben. Von den weiteren Zufällen und Schicksalen hängt es ab, ob ein solches Rind Herr der Ansteckung wird und dann gesund bleibt oder ob es zum Huster wird und als tuberkulös ausgemerzt werden muß.

Diese Verhältnisse beim Rinde, die sich aus leicht verständlichen Gründen besonders gut überblicken lassen, nicht zum wenigsten wegen der kurzen Lebensdauer des Rindes, haben nun Behring zuerst die Augen geöffnet. Und in der Tat mußte er, so vorbereitet, auf eigene und fremde Beobachtungen aufmerksam werden, die ganz ähnliche Vorgänge beim Menschengeschlecht erkennen ließen.

Das Tuberkulin beim Menschen

Nachdem Nägeli und später andere pathologische Anatomen nachgewiesen hatten, daß bei menschlichen Leichen über 18 Jahren nur selten tuberkulöse Erkrankungen oder deren Überreste vermißt werden, lieferte den ersten Beitrag an lebenden Menschen ein österreichischer Stabsarzt Franz, der die gesamten Mannschaften mehrerer Regimenter mit Tuberkulin durchprüfte und darunter 60—70% positiv reagierende Soldaten fand. Man muß dabei bedenken, daß es sich hier um völlig gesunde und körperlich auserlesene Menschen handelte, und daß die Tuberkulinprüfung, um Schädigungen zu vermeiden, mit verhältnismäßig geringen Dosen (1—3 mg) subkutan vorgenommen wurde. Trotzdem dieser hohe Ausfall, der zunächst um so mehr überraschen mußte, als man damals das Tuberkulin noch für ein diagnostisches Erkennungsmittel der aktiven Tuberkulose hielt! Wir wissen nun heutzutage, daß das von Franz angewandte Verfahren recht grob ist, und wir besitzen jetzt viel feinere Prüfungsarten, die entsprechend höhere Ausschläge geben. Solche verfeinerten Tuberkulinproben sind die von Pirquet angegebenen Hautimpfungen, die sich in der Ausführung an die Pockenimpfung anlehnt, und vor allem die intrakutane Stichprobe, bei der das Tuberkulin, ähnlich wie beim Schleichschen Verfahren der örtlichen Betäubung, in die oberflächlichen Hautschichten eingespritzt wird. Vielfältige Untersuchungen, unter denen die von Hamburger und Monti an Kindern ausgeführten Untersuchungen besonderes Aufsehen erregten, haben nun gezeigt, daß im ersten Lebensjahr nur ausnahmsweise (etwa in 1% der Fälle) positive Ausschläge erzielt werden. In den späteren Lebensjahren steigt die Zahl der tuberkulinüberempfindlichen Kinder von Jahr zu Jahr stufenweise an, um etwa im 12. Lebensjahre die Höhe zu erreichen, die bereits über 90% liegt. In der Tat hat es sich bei zunehmender Erfahrung immer wieder qestätigt, daß in den europäischen Ländern nur ausnahmsweise ein Erwachsener nicht auf Tuberkulin reagiert, vorausgesetzt, daß es sich nicht um schwerkranke tuberkulöse oder nichttuberkulöse Personen handelt, die infolge ihrer Körperschwäche die Fähigkeit, zu reagieren, bereits verloren haben.

Wir sehen also: Behrings Ansicht, die zuerst übertrieben klang, ist durchaus berechtigt. Die Zahl der Tuberkuloseinfektionen ist ungeheuer groß, sie beträgt bei uns für die Erwachsenen nicht viel weniger als 100%. Wenn man nun hierauf die Sterblichkeit an Tuberkulose bezieht, — und das muß man bei dieser Betrachtung der Tuberkulose als Volksseuche —, so ergibt sich, daß diese Verhältniszahl sehr gering ist, wenn auch an sich die Zahl der Tuberkulosetodesfälle sehr hoch bleibt und auf Abwehr drängt. Mit anderen Worten: eine Ansteckung mit Tuberkelbazillen ist nur in einem Bruchteil der Fälle von einer klinischen Erkrankung an Tuberkulose gefolgt, die wieder nur in dem Verhältnis von 2:1000 der Gesamtbevölkerung fortschreitend zum Tode führt. In die wissenschaftliche Ausdrucksweise unserer Zeit übersetzt heißt das aber nichts anderes, als daß die Immunität gegen die Ansteckung mit Tuberkelbazillen außerordentlich groß sein muß. Wohlgemerkt: gilt das nur für die europäisch entwickelten Völker. Denn bei anderen Völkern zeigt sich ein ganz anderes Seuchenbild der Tuberkulose. Es ist merkwürdig, daß erst in den letzten Jahren auf diese durchgreifenden Unterschiede aufmerksam gemacht worden ist, um so merkwürdiger, als sich die Tatsachen jedem unbefangenen ärztlichen Beobachter geradezu aufdrängen.

Da ich selber lange Jahre in einem solchen Lande — nämlich in der Türkei — ärztlich tätig gewesen bin, so will ich meine dortigen Beobachtungen, die an einer sehr großen Krankenzahl gemacht sind, hier kurz zusammenfassen. Dazu fühle ich mich um so mehr veranlaßt, als meine türkischen Erfahrungen wohl geeignet sind, auf eine ganze Reihe von Streitfragen in der Seuchenlehre der Tuberkulose helles Licht zu werfen.

Zunächst war festzustellen, daß das uns so geläufige Bild der chronischen Lungenschwindsucht in der Türkei zwar nicht selten war, aber doch im Verhältnis zu anders verlaufenden tuberkulösen Lungenerkrankungen eine viel geringere Rolle spielt als bei uns. Sehr häufig waren eben schnell und bösartig fortschreitende Lungentuberkulosen, die anatomisch im Gegensatz zu den eitrigen Zerfallserscheinungen der Schwindsucht mehr trockener, entzündlich- oder käsig-pneumonischer

Art waren und häufig zur Ausbreitung auf den übrigen Körper neigten. Das Bild der Lungentuberkulose war also viel wechselvoller, dabei für den Arzt, der diese Formen noch nicht kannte, viel schwerer zu beurteilen, sowohl nach der diagnostischen wie nach der prognostischen Seite. Denn oft bestand ein auffälliges Mißverhältnis der klinisch nachweisbaren Erscheinungen zu dem schweren allgemeinen Krankheitsbild mit seinem hochfieberhaften Verlauf und seinem raschen Kräfteverfall. Die akute und subakute Tuberkulose nahm also einen viel breiteren Raum ein, und besonders häufig, im Vergleich zu unseren heimischen Erfahrungen, wurde die allgemeine Tuberkulose der serösen Häute beobachtet (Polyserositis tuberculosa). Wichtig und bedeutsam war ferner die Tatsache, daß sich bei der Leichenschau in einem ungewöhnlich hohen Verhältnis (etwa 40 %) die ältesten und oft auch ausgedehntesten Veränderungen an den Bauchorganen, vornehmlich an den Mesenterialdrüsen und am Bauchfell abspielten, und daß Brustfell und Lungen allem Anschein nach erst später erkrankt waren. Wenn man auch aus solchen grobanatomischen Beobachtungen nicht ohne weiteres den Schluß ziehen darf, daß in allen diesen Fällen der Darmkanal die Eintrittspforte für das Krankheitsgift gebildet hat, so geht doch daraus hervor, daß in der Türkei die Empfänglichkeit der Verdauungswerkzeuge für das Haften des Giftes viel größer oder, negativ ausgedrückt, ihre Immunität gegen das Gift viel geringer war, als das bei unserem Krankenbestand zu sein pflegt. Diese andersartigen Immunitätsverhältnisse bei der türkischen Tuberkulose äußerten sich auch darin, daß die Zahl der chirurgischen Tuberkuloseformen, also der Knochen- und Gelenktuberkulose sowie vor allem der Erkrankung der Halslymphdrüsen, außerordentlich hoch war, höher noch als die Krankheitsziffer an inneren Tuberkuloseformen, die doch bei uns bei weitem überwiegen. Die Zahlen, die wir seinerzeit aus vielen Tausenden von Fällen berechnet haben, übertrafen um das Drei- bis Fünffache das, was wir in Deutschland zu sehen gewohnt sind.

Alle diese Dinge, die ich hier nicht weiter ausführen kann, konnten nur zu dem Schlusse führen, daß die Widerstandskraft der türkischen Bevölkerung gegen das Tuberkulosegift nicht nur dem Wesen nach verschieden von der unserigen, sondern auch der Größe nach bedeutend geringer sein muß. Aber wie war das zu erklären?

Der einfachste und nächstliegende Gedanke war der, daß in der Türkei andere und minder gute soziale und Ernährungsverhältnisse bestehen als bei uns. Der seuchenhafte Einfluß dieser äußeren Einwirkungen ist unbestreitbar und wohl auch unbestritten. Es unterliegt keinem Zweifel, daß die Tuberkulose zum nicht geringen Teil eine Krankheit der sozialen Not ist. Schlechte Wohnungen, dichtgedrängte Menschenanhäufung, mangelhafte Ernährung sind gefährliche Werkzeuge und Waffen des Tuberkulosegiftes. Es ist eine leicht erklärliche Tatsache, die sich übrigens nicht auf die Tuberkulose beschränkt, sondern für die meisten übertragbaren Krankheiten gilt, daß schlechte Wohnungen und unsaubere häusliche Verhältnisse, sowie die Zusammenpferchung vieler Menschen in verhältnismäßig enge Räume die Ansteckungsmöglichkeit steigern. Wo aber die Übertragungsgefahr wächst, muß sich auch naturgemäß die Zahl der wirklichen Ansteckungen vermehren. Nicht minder begreiflich ist es, daß ein gesunder gut genährter Mensch einer Ansteckung gegenüber höhere Widerstandskraft entfaltet als der durch schlechte unzureichende Nahrung geschwächte Körper. Wo aber in breiten Schichten der Bevölkerung Nahrungsnot herrscht, muß die Erkrankungsziffer in die Höhe gehen. Das trifft nun bei der Tuberkulose wie kaum bei irgendeiner anderen Infektionskrankheit im weitgehenden Maße zu. Wir erlebten und beobachteten zur Zeit des verheerenden Weltkrieges und seiner Not nach dieser Richtung hin Dinge, die geradezu einem wissenschaftlichen Versuch im größten Maßstabe gleichkommen. Kein Land, das vom Kriege in Mitleidenschaft gezogen und dessen Bevölkerung infolgedessen in seiner Ernährung beeinträchtigt ist, hat es gegeben, wo nicht die Bösartigkeit und die Sterblichkeit der Tuberkulose, wenigstens zeitweilig, wesentlich angestiegen wären. Für Deutschland ist es jedenfalls kaum zu hoch veranschlagt, wenn man annimmt, daß die Tuberkulosesterblichkeit dort in den eigentlichen Notjahren von Ende 1916 bis Ende 1918 um gut das Doppelte zugenommen hat[1]).

Es ist also gewiß, daß solche Einflüsse bei der Tuberkulose von großer Bedeutung sind, und es ist nicht minder gewiß, daß in der Türkei zur Zeit meiner Beobachtung derartige Mißstände am Werk waren. Aber, wenn man ihre Wirksamkeit noch so hoch einschätzte, und ich glaube, sie auch damals nicht unterschätzt zu haben, so reichten sie doch, im ganzen genommen, bei weitem nicht aus, das so andersartige Bild der dortigen Tuberkulose zu erklären. Das bunte Völker- und Rassengemisch, das sich in der türkischen Hauptstadt zusammendrängt, verhielt sich nämlich keineswegs gleich. Die Türken stellten ein größeres Aufgebot an den bösartigen Tuberkuloseformen als andere Bevölkerungsschichten, die noch dazu unter schlechteren und schmutzigeren Verhältnissen lebten. Bei oberflächlicher Betrachtung konnte man dabei auf den Gedanken kommen, daß Rassenunterschiede den entscheidenden Einfluß ausübten. Das ist ja bei der Tuberkulose vielfach betont und man kann die Möglichkeit, daß einzelne Menschenrassen empfänglicher für Tuberkulose sind als andere, wie es z. B. bei Rinderrassen tatsächlich der Fall zu sein scheint, nicht ganz allgemein ausschließen. Aber beim Menschen stehen jedenfalls vollgültige Beweise für dies unterschiedliche Rasseverhalten noch aus, und in unserem Falle erwies sich diese Erklärungsart als unrichtig. Vielmehr zeigte sich im Laufe der Beobachtungen, daß die Kranken mit jenem schnellen, schweren und abweichenden Krankheitsverlauf aus den asiatischen und afrikanischen Provinzen des Reiches stammten und meistens als Halb- oder

---

[1]) Seit Ende 1918 ist die Tuberkulosesterblichkeit in Deutschland, entsprechend den besseren Ernährungsverhältnissen, erst langsam, dann schneller zurückgegangen, so daß zurzeit, Anfang 1922, wieder annähernd die vor dem Kriege üblichen Verhältnisse herrschen.

Ganzerwachsene nach Konstantinopel gekommen waren, und zwar handelte es sich bei den Personen, die ich im Auge habe, um Schüler, Soldaten und Dienstboten. Nun ließ sich unschwer feststellen, daß weite Gebiete der Türkei von der Tuberkulose in sehr viel geringerem Grade heimgesucht sind als die Hauptstadt. Ja gewisse Länder und Volksteile waren als tuberkulosearm, andere (wie Südarabien, Nordafrika) sogar praktisch als tuberkulosefrei zu bezeichnen. Je geringer aber nachweislich eine Bevölkerung von der Krankheit durchseucht war, um so leichter erkrankten ihre Mitglieder in der Hauptstadt, desto empfänglicher waren sie also für das Tuberkulosegift. Das konnte aber nicht anders erklärt werden, als daß diese Menschen daheim und in ihrer Kindheit von Tuberkelbazillen völlig verschont geblieben waren und deshalb keine Tuberkulose-Immunität erworben hatten, wie das im allgemeinen bei den Bewohnern unserer europäisch entwickelten Länder der Fall ist. Sie verhielten sich also wie europäische Kinder, die man massigen Ansteckungen aussetzt. Kein Wunder, daß da die Tuberkulose anders auftritt, daß sie sich in einem unvorbereiteten und ungeschützten Körper weiter ausbreitet, schneller und bösartiger verläuft, auch andere Wege geht als die Tuberkulose unserer Erwachsenen. Auch die oben erwähnte anatomische Tatsache, daß bei Leichenöffnungen solcher Kranken so häufig die ältesten Krankheitsherde in und an den Verdauungsorganen gefunden wurden, findet nunmehr ihre ungezwungene Erklärung und bildet ein wertvolles Seitenstück zu unserer Kindertuberkulose.

Ergebnisse der Seuchenlehre bei der Tuberkulose Zusammenfassend läßt sich also von meinen Beobachtungen der Tuberkulose in der Türkei sagen: Neben den Mißständen der Wohnungspflege und der Ernährung wurde das abweichende Krankheitsbild hauptsächlich durch den Mangel einer früh- oder rechtzeitig erworbenen Immunität bedingt. Später sind andere Beobachter bei anderen Völkern mit ähnlichen Verhältnissen auf die nämlichen Tatsachen aufmerksam geworden und haben diese im gleichen Sinne gedeutet. Den folgenden Satz kann man daher mit vollem Recht unterschreiben: Je stärker eine Bevölkerung von der Tuberkulose durchseucht ist, um so größer ist die Immunität und um so geringer die Sterblichkeit an Tuberkulose; je weniger sie von der Krankheit befallen ist, um so mehr steigt die Zahl der Todesfälle im Verhältnis zu den Erkrankungen.

Endlich möchte ich noch an zwei eigentlich altbekannte Tatsachen erinnern, die in diesem Zusammenhang besondere Bedeutung erlangen. Man weiß seit langem, daß sich Neger, die aus ihrer heißen Heimat in eines unserer tuberkuloseverseuchten Länder verpflanzt werden, dort außerordentlich häufig tuberkulös anstecken und der Krankheit erliegen, obgleich ihre Stammesgenossen daheim die Tuberkulose nicht kennen. Ein weiteres Beispiel bieten Beobachtungen aus dem Tierreich. Menschenähnliche Affen, die in Tiergärten gefangen gehalten werden, sind dermaßen tuberkulosegefährdet, daß sie trotz aller Vorsicht nur selten, einzelne Arten z. B. Gorillas so gut wie nie von der Tuberkulose verschont bleiben. Man wird aber kaum annehmen wollen, daß die Affen im heimischen Tropenwald jemals von dieser Krankheit befallen werden. Freilich möchte sich da der Einwand erheben, daß Mensch und Tier in diesem Falle in ungewohnte Klima-, Lebens- und Nahrungsverhältnisse gebracht werden und, dadurch geschwächt, der Ansteckung wehrlos erliegen, der sie sonst getrotzt haben würden. Beim Affen läßt sich allerdings der Einwand nicht so ohne weiteres beiseiteschieben, beim Neger aber trifft er jedenfalls nicht in vollem Umfange zu. Denn man kann sich leicht überzeugen, daß ein Neger, der z. B. in eine andere tropische, aber tuberkulös durchseuchte Umgebung versetzt wird, dort ebenfalls im höchsten Grade tuberkulosegefährdet ist. Immerhin ist der Einwand auch nicht ganz unberechtigt und gerade deshalb habe ich die beiden Beispiele erwähnt. Einflüsse des Klimas, der Lebensweise und der Ernährung spielen, wie gesagt, ohne allen Zweifel bei der Tuberkulose eine große Rolle, und die Erkrankung an Tuberkulose ist im Einzelfalle durch viele Ursachen bedingt. Aber für das Verhalten der Tuberkulose als Volksseuche, und darauf kommt es hier an, ist unter diesen Ursachen die in der Kindheit erworbene Immunität von überragender Bedeutung, neben der alle andern schädlichen Einwirkungen doch nur als Hilfsursachen zu bewerten, wenn auch nicht zu unterschätzen sind.

Wenn wir uns zum Schluß noch einmal ins Gedächtnis rufen, was ich in diesem und dem vorigen Abschnitt über die Tuberkulose als Volksseuche gesagt habe, so können wir uns drei Sätze merken:

1. Die Tuberkulose entsteht hauptsächlich durch Übertragung von Mensch zu Mensch. Daneben kommen Übertragungen von Rind auf den Menschen vor, ohne jedoch das allgemeine Seuchenbild wesentlich zu beeinflussen.

2. Die Erscheinungsart der Tuberkulose wird in erster Linie durch die in der Kindheit erworbene Immunität bedingt, die wiederum abhängig ist von dem Durchseuchungsgrad der Bevölkerung.

3. Schlechte Witterungs-, Wohnungs- und Ernährungsverhältnisse können sowohl die Verbreitung der Tuberkulose wie die Art ihres Auftretens in ungünstigem Sinne beeinflussen. Doch ist die Wirkung dieser Hilfsursachen auf das Seuchenbild meist örtlich und zeitlich beschränkt.

4. Übertragung und Ansteckungswege des Tuberkelbazillus.

Wir sind uns schon oben darüber schlüssig geworden, daß im allgemeinen die Tuberkelbazillen unmittelbar von Mensch zu Mensch übertragen werden. Freilich ist das kein allgemeingültiges Gesetz, sondern diese Übertragungsart ist nur die Regel, die das seuchenhafte Auftreten der Tuberkulose hauptsächlich bestimmt, die aber im Einzelgeschehen mannigfache Ausnahmen erfährt. Überhaupt muß man sich daran gewöhnen, in allen biologischen Wissenschaften, zumal in der

Medizin, stets an die möglichen Ausnahmen von der Regel zu denken. Der Arzt z. B., dem das Leben eine reiche Krankenhauserfahrung hat zuteil werden lassen, wird wohl manchmal zu dem fast übertrieben klingenden Ausspruch versucht sein, die klinische Medizin eine Wissenschaft der Ausnahmen zu nennen, wenigstens wenn er seine wirklichen Erfahrungen am Krankenbett an dem Maßstabe der Lehrbuchweisheit mißt. Die Regel verliert aber bei alledem nichts an ihrem Wert, denn sie schafft die Übersicht und das Zurechtfinden in dem gewaltigen Stoff, der sich sonst in eine verwirrende Unordnung auflösen würde. Diese allgemeine Erinnerung ist daher durchaus am Platze und will zum Verständnis des Nachfolgenden wohl beachtet sein.

Übertragung der Tuberkulose von Mensch zu Mensch

Unter dieser Einschränkung können wir also den Satz an die Spitze stellen: Der tuberkulöse Mensch ist die wichtigste und häufigste Ansteckungsquelle für die menschliche Tuberkulose. Eine wertvolle Beleuchtung wird diesem Satze zuteil, wenn man für einen Augenblick einen Vergleich mit der Tiertuberkulose anstellt. Allerdings darf da nicht die Meerschweinchentuberkulose mit herangezogen werden, obwohl das fälschlicherweise allzuoft geschieht. Es kann nicht genug betont werden, daß das Meerschweinchen so gut wie nie von selber tuberkulös wird. Die tuberkulöse Erkrankung des Meerschweinchens ist fast stets ein mehr oder minder gewaltsames Menschenwerk und als solches durchaus verschieden von der Menschentuberkulose, so grundverschieden von dieser, wie eben ein künstliches Erzeugnis von einem natürlichen Geschehnis nur sein kann. Vielmehr muß man auf das Beispiel der Rindertuberkulose verweisen, die im Ursprung und Verlauf mit der menschlichen Erkrankung, wenn auch nicht in allen Punkten, so doch in den wesentlichen Zügen übereinstimmt. Was sehen wir nun da? Zunächst wird das Rind fast ausschließlich, höchstens mit verschwindenden Ausnahmen, durch den Rindertuberkelbazillus angesteckt. Aber nicht nur das, sondern die Übertragung des Keimes geschieht auch nur von Rind zu Rind. Weiter beobachten wir, daß die Ansteckung wohl auf unmittelbarem Wege, nicht aber bei jeder beliebigen und zufälligen Berührung erfolgt. Notwendige Bedingung für die Übertragung des Keimes und erst recht für die wirkliche tuberkulöse Erkrankung ist ein häufiges und nahes Zusammensein mit kranken Artgenossen. Mit anderen Worten: das Rind erkrankt nicht im Freien und auf der Weide, sondern im Stalle, wo die Anwesenheit bereits kranker und hustender Tiere reichlich Gelegenheit zur Ansteckung bietet. Gewiß ist anzunehmen, daß die Rindertuberkulose eine von alters her bekannte Tierkrankheit ist, aber ihre erschreckende seuchenhafte Ausbreitung verdankt sie doch erst der Neuzeit, seitdem mehr und mehr die überwiegende Stallfütterung an die Stelle des Weideganges getreten ist, um die Milchgewinnung nach Möglichkeit zu steigern. Noch jetzt gibt es Gegenden und Viehbestände, die bei überwiegender und erst recht ausschließlicher Weidefütterung frei von Rindertuberkulose geblieben sind. Auf der anderen Seite gibt es keinen größeren Stallbetrieb, wo nicht ein mehr oder minder großer Teil des Bestandes tuberkulosekrank und die ganze Herde tuberkulinüberempfindlich d. h. tuberkuloseinfiziert ist. Auch das ist des weiteren sehr lehrreich, daß die Zahl der wirklich kranken Tiere in hohem Maße abhängig ist von der Sauberkeit des Stalles, der Pflege des Viehs und der Beschaffenheit des Futters, und daß endlich selbst in schlecht gehaltenen Ställen bei weitem nicht alle Tiere tuberkulös werden oder gar der Seuche erliegen. Die natürliche Immunität ist also auch bei Rindern verhältnismäßig groß.

Auf weitere Einzelheiten glaube ich verzichten zu können. Ich kann es auch füglich dem Leser überlassen, das Beispiel der Rindertuberkulose auf die so ähnliche Menschenkrankheit anzuwenden und den allgemeinen Vergleich im besonderen weiterzuspinnen. Meines Erachtens wird dieses doch so naheliegende Seitenstück viel zu wenig gewürdigt, ja in den gangbaren Werken über Tuberkulose sucht man oft vergebens danach. Und doch läßt das Verhalten der Tuberkulose beim Rinde wegen der einfacheren und übersichtlichen Verhältnisse wichtige Rückschlüsse zu, die geeignet sind, sich im viel verwickelteren Getriebe der Menschentuberkulose zurechtzufinden und manche sonst dunkle und schwierige Streitfrage aufzuhellen. Jedenfalls bitte ich den Leser, sich dieses Beispiel bei den jetzt zu besprechenden Dingen stets vor Augen zu halten, und er wird sich überzeugen, daß meine Abschweifung nicht unnütz war.

Wie haben wir uns nun die Übertragung der Tuberkulose von Mensch zu Mensch vorzustellen? Die Ansteckung ist ja, wie wir wissen, abhängig von der Anwesenheit des Tuberkelbazillus, der also den Körper des einen kranken Menschen verlassen und in den des anderen bisher gesunden Menschen eindringen muß. Mit anderen Worten: eine Ansteckung ist nur dann möglich, wenn von einem Tuberkulösen lebende Bazillen derart ausgeschieden werden, daß Gesunde mit ihnen in Berührung kommen und sie in sich aufnehmen können. Ganz selbstverständlich ist natürlich, daß eine wenn auch noch so schwere Tuberkulose, die sich, völlig abgeschlossen von der Außenwelt, einzig und allein im Innern des Körpers abspielt, z. B. eine tuberkulöse Hirnhautentzündung, niemals zu Übertragungen des Giftes führen kann. Dagegen sind alle, selbst die leichtesten Erkrankungen ansteckungsfähig, wo die Erreger irgendwie auf der Oberfläche erscheinen. Demgemäß haben wir rein gedanklich mit fünf Möglichkeiten der Übertragung zu rechnen: 1. durch die natürlichen Ausleerungen, also Harn und Kot; 2. durch die Haut und die oberflächlichen Schleimhäute mit ihren Absonderungen wie Schweiß, Speichel, Eiter; 3. durch die Geschlechtsorgane; 4. durch die Milch stillender Frauen; 5. durch den kranken Lungenauswurf. Tatsächlich haben diese fünf denkbaren Fälle keineswegs die gleiche Bedeutung, ja manche kommen erfahrungsgemäß ernstlich kaum in Betracht. Wir wollen sie aber doch, um nichts zu vergessen und um auf alle Fragen der Kranken und ihrer Angehörigen vorbereitet zu sein, der Reihe nach besprechen, müssen aber vorher eine allgemeine und grundsätzlich wichtige Frage erörtern.

Art der
Ansteckung
mit
Tuberkel-
bazillen

Das An-
steckungs-
vermögen
des
Tuberkel-
bazillus

Alles Geschehen in der Natur ist bedingt. Es gibt daher auch kein belebtes Gift, das unbedingt, also in jedem Falle und unabhängig von Zahl, Ort und Gelegenheit giftig, d. h. ansteckend wirkt. Der Tuberkelbazillus macht davon keine Ausnahme, er steht vielmehr in seiner Ansteckungsfähigkeit hinter vielen anderen Krankheitserregern zurück. Wenn man ihn z. B. mit den unbekannten Erregern der Masern und des Scharlachs vergleicht, so lehrt schon die allgemeinste Erfahrung, daß diese Krankheitsgifte ihn an unmittelbarer Übertragungsgefahr um das Vielfache übertreffen müssen. Dem Arzte brauche ich diesen Tatbestand nicht weiter auszuführen. Weniger geläufig dürfte es sein, daß z. B. der Aussatz viel weniger ansteckend ist als die Tuberkulose, obgleich dort eine viel größere Menge von Keimen durch die Kranken ausgeschieden wird. Der Lepraerreger muß also ein noch viel geringeres Ansteckungsvermögen als der Tuberkelbazillus besitzen. So gibt es in der Übertragbarkeit der Infektionskrankheiten mannigfaltige Abstufungen, deren Verhältnis man, wenigstens in grober Annäherung, fast zahlenmäßig ausdrücken könnte, wie ich das seinerzeit bei der .Lepra gezeigt habe. Welchen Platz nimmt nun da die Tuberkulose ein? Sicherlich schreitet sie nicht an der Spitze noch auch in einer der vorderen Reihen. Vielmehr ist ihr Platz an einer ziemlich weit nach hinten gelegenen Stelle. Auch bei dieser Fragestellung hat die Beobachtung am Meerschweinchen und ihre planlose Nutzanwendung auf den Menschen verwirrendes Unheil gestiftet. Es ist freilich eine Fabel, daß selbst ein einziger lebender Tuberkelbazillus das künstlich infizierte Meerschweinchen tuberkulös macht. Richtig aber ist, daß dieses Versuchstier durch Einverleibung von Bazillenmengen erkrankt, die sich dem mikroskopischen Nachweis entziehen; daher der große diagnostische Wert der Meerschweinchenimpfung. Aber schon beim Rinde sind bei diesen künstlichen und doch jedenfalls gewaltsamen Übertragungen sehr beträchtliche Bazillenmassen nötig, um ein Haften des Krankheitsgiftes zu erzielen. Est recht gilt das vom Menschen, wo die wenigen hierher gehörigen Selbstimpfungen meines Wissens sämtlich ergebnislos verlaufen sind. Und doch werden Rind und Mensch sehr häufig auf natürlichem Wege angesteckt. Woran liegt das? Die Antwort lautet dahin, daß es, von vielen anderen Umständen abgesehen, zunächst einmal einer gewissen Mindestmenge von Tuberkelbazillen bedarf, um eine Erkrankung zu erzeugen. Dann aber geschieht die Ansteckung wohl nur in den seltensten Ausnahmefällen, — wenn nämlich neben anderen Hilfsursachen eine sehr massige Keimübertragung stattfindet, — auf einmal, d. h. durch eine zeitlich und örtlich einmalige Aufnahme des Krankheitsgiftes. Es bedarf vielmehr, wie die fast tägliche Erfahrung lehrt, meist häufiger, länger dauernder, oft ständiger Übertragungen, um schließlich eine fortschreitende Tuberkuloseerkrankung auszulösen. Deshalb wird eben das Rind im Stalle, der Mensch am häufigsten in der Wohnung und Familie, d. h. im Zusammenleben mit Tuberkulösen angesteckt. Ich weiß wohl, daß zumal beim Menschen die Dinge in Wirklichkeit noch viel verwickelter liegen.

Aber ich habe, um das Verständnis zu erleichtern, nur die einfachsten Verhältnisse herausgegriffen. Denn schon die durch tausendfältige Erfahrungen gestützte Tatsache, daß die Erkrankung der Tuberkulose in hohem Maße von der Menge des aufgenommenen Giftes und von der Zahl der Einzelübertragungen abhängig ist, beweist klar und eindeutig, daß die Tuberkulose zu den vergleichsweise wenig ansteckenden Krankheiten gehört. Das aber muß man wissen, wenn ich jetzt zu den Erörterungen über die Herkunft des tuberkulösen Infektionsstoffes übergehe.

1. Im Kot von Kranken, die an Darmtuberkulose leiden, lassen sich meist, nicht immer, Tuberkelbazillen schon im einfachen Ausstrichpräparat mikroskopisch nachweisen, selbst dann bisweilen, wenn die Darmentleerungen nicht durchfällig sind. Aber auch bei Tuberkulösen, die keine Darmveränderungen aufweisen, können unter Umständen die Bazillen im Kot erscheinen, wenn nämlich des öfteren bazillenreicher Lungenauswurf verschluckt wird. Immerhin liegen die Dinge so, daß der wiederholte Nachweis der Erreger im Stuhl sehr für geschwürige Vorgänge im Darm spricht und deshalb meist diagnostisch gut verwertbar ist, was angesichts der üblen Vorbedeutung dieser Erkrankungsform praktisch sehr wichtig ist. Wenn man nun bedenkt, daß andere Darmkrankheiten wie Typhus, Ruhr usw. zweifellos recht häufig dadurch übertragen werden, daß auf irgendeine unsaubere Art bazillenhaltige Kotteile in den Mund gesunder Personen gelangen, so kann man an sich nicht in Abrede stellen, daß auch die Tuberkuloseansteckung auf diesem Wege erfolgen kann. Das gleiche gilt vom Harn, in dem sich bei der tuberkulösen Erkrankung der Nieren und der Blase meist schon durch Färbung oder doch durch den Tierversuch die Erreger nachweisen lassen. Ob und wie häufig aber bazillenhaltiger Kot und Harn tatsächlich zur Ansteckung führen, läßt sich schwer beurteilen, da uns wirklich stichhaltige Erfahrungen darüber fehlen. Man wird aber kaum fehlgehen, wenn man behauptet, daß diese Ansteckungsquelle nicht allzugroß sein kann, jedenfalls hinter anderen Gelegenheiten weit zurückstehen muß. Denn nicht nur sind die Bazillenmengen in den kleinen Kot- und Harnteilchen, die bei einer solchen Übertragung in Frage kommen, vergleichsweise gering, sondern auch die Fälle mit Bazillen in diesen Entleerungen bleiben im Verhältnis zu den vielen Lungenkranken mit ihrem gefährlichen Auswurf durchaus in der Minderzahl. Immerhin sollte man aus der hier besprochenen Tatsache die Lehre ziehen, bei Fällen von Darm-, Nieren- und Blasentuberkulose mit den Ausscheidungen vorsichtig und sauber umzugehen und beschmutzte Wäsche z. B. durch mehrstündiges Einlagern in Lysollösung unschädlich zu machen.

2. Recht einfach und übersichtlich liegen die Dinge bei der möglichen Übertragung durch die Haut und die oberflächlichen Schleimhäute mit ihren Absonderungen. Eine ganz unmittelbare Ansteckung von Haut zu Haut ist schon bei der außerordentlich kleinen Keimzahl in den tuberkulösen oder lupösen Krankheitsherden der Haut so gut

wie ausgeschlossen. Man muß auch ein für allemal daran festhalten, daß bei der Tuberkulose die Hauptgefahr in den auf irgendeine Weise ausgestreuten und ausgeschiedenen Bazillen liegt. Ein solcher Vorgang könnte wohl beim Aussatz mit seiner ungeheuren Keimmenge in der Haut und den Hautgeschwüren in Frage kommen, für die Tuberkulose ist er belanglos. Aber auch die Absonderungen der Haut spielen keine wesentliche Rolle, und zwar fallen hier die gesunden Ausscheidungen wie Schweiß und Talg von vornherein aus, weil sie kaum bazillenhaltig sind. Die krankhaften Absonderungen aber, wie der Eiter von tuberkulösen Geschwüren, Abszessen und Fisteln auf der Haut sind jedenfalls nur sehr wenig schädlich, weil sie gleichfalls meist nur spärliche Keime enthalten und weil damit im allgemeinen aus naheliegenden Gründen doch vorsichtiger umgegangen wird als mit dem Auswurf. Die Absonderungen der oberflächlichen Schleimhäute, vor allem der Speichel, können allerdings Bazillen in genügender Menge mit sich führen, wenn z. B. eine tuberkulöse Erkrankung des Rachens vorliegt. Das sind aber einmal keine häufigen Erkrankungen, anderseits können wir die Übertragung durch den Speichel besser als seltenere Möglichkeit unter die so zahlreichen Ansteckungen durch den Auswurf aufnehmen. Mit der Erwähnung dieser Möglichkeit mag es daher sein Bewenden haben.

Rolle der Geschlechtsorgane bei der Übertragung

3. Wenn ich jetzt auf die Bedeutung der Geschlechtsorgane für die Frage, die uns hier beschäftigt, zu sprechen komme, so hat man da zwei Dinge zu unterscheiden: die unmittelbare und die mittelbare Übertragung. Die erste Übertragungsart würde in diesem Zusammenhang gleichbedeutend sein mit der Ansteckung durch den geschlechtlichen Weg. Von der Frau auf den Mann ist diese Form wohl kaum jemals einwandfrei beobachtet. Allerdings gibt es ja Tuberkulosen der Gebärmutter mit Entleerung von Tuberkelbazillen in die Scheide, aber es ist doch mehr als fraglich, ob die außerordentlich wenigen Fälle von Tuberkulose des männlichen Gliedes, die beschrieben sind, auf diesem Wege entstanden sind. Eher läßt sich der umgekehrte Vorgang, d. h. die Ansteckung der weiblichen Geschlechtsorgane durch den Mann, als möglich denken. Daß der männliche Samen bei Erkrankung der Hoden und Samenblase Keime mit sich führen kann, steht außer Zweifel. Ausgeschlossen erscheint es also nicht, daß auch einmal auf diese Weise eine tuberkulöse Erkrankung der Eileiter zustande kommen kann. Aber nach allem, was wir wissen, sind diese an sich ja recht häufigen Erkrankungen fast stets auf anderem Wege entstanden, sei es auf dem der Verschleppung durch das Blut oder auf dem der Fortleitung von benachbarten Krankheitsherden. Jedenfalls läßt sich eine sichere Angabe, ob überhaupt und wie häufig geschlechtliche Ansteckungen mit Tuberkelbazillen vorkommen, nicht machen.

Frage der kongenitalen Übertragung

Ein viel genaueres Bild läßt sich von der mittelbaren Übertragung durch die Geschlechtsorgane entwerfen. Ich meine damit die Ansteckung der Nachkommenschaft im Mutterleib. Sie kann auf verschiedenerlei Art geschehen: erstens durch die Keimzellen, und zwar sowohl durch die weibliche Ei-, wie durch die männliche Samenzelle, zweitens durch den plazentaren Blutkreislauf. Im ersten Falle würde die Frucht vom allerersten Anfang an, im zweiten erst auf einer späteren Stufe der Reifung und Entwicklung im Mutterleib angesteckt werden. Dieser sogenannte kongenitale Ursprung der Tuberkulose ist nun Gegenstand eines lebhaften wissenschaftlichen Meinungsstreites gewesen, der auch jetzt noch nicht ganz verklungen ist. Einer der namhaftesten Tuberkuloseforscher, Baumgarten, hat nämlich die Lehre aufgestellt und begründet, daß die Tuberkulose ganz allgemein, also auch in ihrer seuchenhaften Ausbreitung, durch Ansteckung im Mutterleibe entsteht. Wir haben also allen Grund, uns mit dieser Anschauung, die unserem Denken und Handeln ganz bestimmte Richtungen weisen würde, näher auseinanderzusetzen. Wie sieht es vor allem anderen mit den reinwissenschaftlichen Grundlagen der Baumgartenschen Lehre aus? Man kann ruhig sagen: nicht schlecht. Denn sowohl in der Eizelle wie im männlichen Samen sind mehrfach Tuberkelbazillen mit Sicherheit nachgewiesen. Tuberkulöse Herderkrankungen der Plazenta sind entschieden häufiger, als man früher annahm, und sind mikroskopisch oft festgestellt. Auch ohne solche Herde ließe sich ein Übergang der Erreger aus dem mütterlichen Kreislauf auf den der Frucht sehr wohl vorstellen. Denn einerseits ist die Plazenta wohl ein im allgemeinen gut wirkendes, aber doch kein unbedingt keimdichtes Filter. Anderseits ist heutzutage außer allen Zweifel gestellt, daß viel öfter, als man das vordem glauben wollte, Tuberkelbazillen im strömenden Blut, wenigstens vorübergehend, kreisen, und zwar nicht nur bei miliaren Tuberkulosen und sonstigen schweren Formen, sondern auch bei minderschweren und selbst leichten Erkrankungen. Freilich haben sich, um diesen Punkt hier gleich ein für allemal abzuhandeln, die Angaben von Kurashige, der fast bei allen seinen Fällen die Erreger mikroskopisch festgestellt zu haben glaubte, als nicht stichhaltig und übertrieben herausgestellt. Aber durch den Tierversuch, der allein maßgebend ist, weil bei der mikroskopischen Untersuchung des Blutes Verwechselungen mit anderen säurefesten oder nach Gram-Much färbbaren Körperchen unterlaufen, ist doch das zeitweilige Vorhandensein der Bazillen im Kreislauf einwandfrei bewiesen. Also nach dieser Richtung hin bestehen für die Lehre Baumgartens keine Schwierigkeiten. Man kann ferner auch noch Beispiele aus dem Tierreiche heranziehen und bemerken, daß bei der Hühnertuberkulose die kongenitale Übertragung ein recht gewöhnlicher Vorgang ist. Aber alle diese Feststellungen treffen doch noch nicht den Kern der Sache. Wenn nämlich die Entstehung der Tuberkulose im Mutterleib tatsächlich vorkommt, so müssen auch Fälle beobachtet werden, wo die ausgetragenen Früchte bereits tuberkulös zur Welt kommen. Das ist nun wirklich beobachtet, und zwar sowohl beim Rind wie beim Menschen. Allerdings sind diese Fälle beim Menschen selten, viel seltener noch als beim Rinde. Aber wir wissen ja, — und ich habe das schon erwähnt —, daß sich der Tuberkelbazillus jahre- und jahrzehntelang ruhig verhalten kann, ohne den Körper, in den er eingedrungen ist, offensichtlich krank zu machen. Man könnte sich also sehr gut vorstellen, daß die Ansteckung meist im Mutterleibe erfolgt, die Erkrankung aber erst im späteren Leben ausbricht. Jedenfalls kann man aus der großen Seltenheit tuberkulöser Neugeborener keine entscheidenden Beweise gegen Baumgartens Auffassung herleiten. Aber gibt es nun wirklich gar keinen Tatbestand, der da den Ausschlag gibt? Doch, und zwar hängt er eng zusammen mit den Immunitätsverhältnissen der Tuberkulose, die ich gerade deshalb vorweggenommen habe. Insbesondere handelt es sich hier um die Tuberkulinüberempfindlichkeit, die sich bei jedem tuberkuloseinfizierten Lebewesen, wenn auch nicht immer sofort, so doch sehr bald nach der Ansteckung bemerkbar macht. Würde also die Meinung Baumgartens zu Recht bestehen, so müßten Säuglinge überhaupt nicht selten, Kinder aber tuberkulöser Mütter sehr oft auf Tuberkulin in der bekannten Weise reagieren. Das gerade Gegenteil ist aber in Wirklichkeit der Fall. Nur ausnahmsweise wird es einmal beobachtet, daß ein Säugling bald nach der Geburt tuberkulinempfindlich ist, und im ersten Lebensjahre geben die allermeisten Kinder selbst auf die feinsten Tuberkulinproben keinen Ausschlag. Erst in den folgenden Lebensjahren, und zwar Jahr um Jahr ganz regelmäßig und allmählich steigend, nimmt die Verhältniszahl der tuberkulinempfindlichen Kinder zu, bis dicht vor der Reifezeit der bleibende Höhepunkt erreicht wird. Das kann aber gar nicht anders gedeutet werden, als daß das große Heer der Tuberkuloseinfizierten erst im Kindesalter, nicht aber schon im Mutterleibe den Keim in sich aufnimmt. Wir können also jetzt den Schluß ziehen und sagen, Baumgarten hat Recht, wenn er an der Möglichkeit und Wirklichkeit der kongenitalen Entstehungsweise der Tuberkulose festhält. Ja man wird ihm auch zugeben können, daß solche Fälle öfter vorkommen, als seine Gegner das wahrhaben wollen. Aber er hat zweifellos Unrecht, wenn er lehrt, daß die Tuberkulose meist oder auch nur häufig im Mutterleibe erworben wird.

Übertragung durch die Muttermilch 4. Die Frage nach der Ansteckungsfähigkeit der Muttermilch schließt sich eng an das eben Gesagte an. Auch hier sind die Ansichten geteilt. Praktisch aber läßt sich die Sache unschwer übersehen. Zunächst ist da zu bemerken, daß die Tuberkulose der weiblichen Brüste entschieden zu den selteneren Formen gehört, während Eutertuberkulose beim Rinde eine recht häufige Erkrankung ist. Im gewissen Umfange ist nun zweifellos der Keimgehalt der Milch von einer Tuberkulose der Milchdrüsen abhängig. Das haben die eingehenden Untersuchungen über die Kuhmilch gelehrt. Aber zugleich hat man da gefunden, daß tuberkulöse Kühe auch ohne Eutertuberkulose Bazillen mit der Milch ausscheiden können. Von der Frau gilt das gleiche: wir wissen, daß die Milch tuberkulöser Mütter Tuberkelbazillen enthalten kann, obwohl diese Untersuchungen noch zu spärlich sind, um uns ein Bild von der Häufigkeit dieses Vorkommens zu machen. Auf der anderen Seite sehen wir ja, daß Säuglinge wenigstens in unseren

Ländern selten tuberkulös oder auch nur tuberkulinempfindlich sind. Wir können daraus schließen, daß die Ansteckungsquelle nicht sehr wesentlich ist, obwohl das Bild dadurch getrübt wird, daß die Zahl stillender Frauen bei uns mehr und mehr abnimmt, und zumal offenkundig tuberkulöse Frauen freiwillig oder unfreiwillig darauf verzichten, ihre Kinder selbst zu nähren. Dieser letzte Satz enthält aber den praktisch richtigen Gesichtspunkt in dieser Frage: Da erwiesen ist, daß die Milch tuberkulosekranker Mütter Bazillen führen kann, soll man in solchen Fällen als Arzt das Stillgeschäft wo irgend möglich verbieten und die Säuglinge in einwandfreier Weise künstlich ernähren. Das geschieht sowohl, um die Kinder vor Ansteckung, als auch um die kranken Frauen vor der zweifellosen Schädigung durch das Stillgeschäft zu bewahren.

Hier wäre nun der gegebene Ort, die Ansteckungsgefahr durch die Kuhmilch zu besprechen. Da ich diese Frage bereits an anderer Stelle klargelegt habe, so sei nur auf das Wesentliche nochmals hingewiesen: Die Kuhmilch spielt für die Tuberkulose als Volksseuche eine im Vergleich zu anderen Ursachen untergeordnete Rolle. Immerhin ist die Gefahr doch nicht so gering, daß man sie einfach außer acht lassen kann. Der praktische Arzt hat daher die Pflicht, auf die Lieferung einwandfreier Kuhmilch und auf die sachgemäße Vorbehandlung dieser Milch zu dringen, und zwar um so nachdrücklicher, je jünger der Mensch ist, für den die Milch bestimmt ist. Damit soll aber nicht etwa gesagt sein, daß die Kuhmilch unter allen Umständen zu kochen ist. Im Gegenteil ist die frische ungekochte Kuhmilch in ihrer Eigenschaft als Nährmittel der gekochten in jedem Falle vorzuziehen. Doch muß dann in anderer Weise dafür gesorgt sein, daß die Milch keine Tuberkelbazillen enthält, was bekanntlich heutzutage in wirklich gut geleiteten Betrieben durchaus zu erreichen ist.

5. Die wichtigste und häufigste Quelle, aus der die tuberkulösen Ansteckungen fließen, nämlich den bazillenhaltigen Auswurf, habe ich an den Schluß dieser Betrachtungen gesetzt. Mit Absicht! Denn ich werde hier die beste Gelegenheit finden, neben der Herkunft des Ansteckungsstoffes gleich auch die Ansteckungswege der Tuberkelbazillen zu verfolgen und darzulegen.

Wenige mikroskopische Untersuchungen können auch den ungeübten Anfänger darüber belehren, daß keine andere Ausscheidung des tuberkulosekranken Menschen so zahlreiche Bazillen enthält wie der Auswurf. Wenn man also überhaupt auf dem Boden der heutigen Bakteriologie steht, — und welcher denkende Arzt wollte da angesichts der überzeugenden Tatsachenfülle abseits stehen —, so kann man nicht daran zweifeln, daß der Auswurf die Hauptquelle der Ansteckung ist. Darüber herrscht auch heutzutage wohl kein ernsthafter Streit mehr. Dagegen ist über das Wie? der Übertragung bisher keine Einigkeit erzielt. Cornet und sein Anhang behaupten auf Grund außerordentlich zahlreicher Tierversuche, daß der Auswurf zunächst trocknen müsse, um sich erst als feinster Staub der Luft mitzuteilen und durch

3*

Einatmung die Ansteckung herbeizuführen. Diese Übertragungsart wird von der Flüggeschen Schule scharf bekämpft, mit der ebenfalls durch viele Versuche gestützten Lehre, daß der Auswurf nur im feuchten Zustande mit der Atmung aufgenommen werde. Und zwar soll das geschehen durch die sog. „Tröpfcheninfektion", wobei feinste Teilchen beim Husten und Niesen aus dem Munde des Kranken herausgeschleudert und von anderen Menschen, die sich in nächster Nähe befinden, unmittelbar eingeatmet werden. Es kann nicht meine Aufgabe sein, das Für und Wider der beiden Anschauungsweisen hier zu erörtern. ·Übereinstimmung herrscht bei beiden Schulen ja darüber, daß die Ansteckung auf dem Luftwege zustande kommt. Wenn man dieser Entstehungsweise eine wesentliche Rolle zubilligt, dann dürfte unbedingt der Flüggeschen Anschauung der Vorzug zu geben sein. Denn wenn man auch weiß, daß Tuberkelbazillen längere Zeit, selbst einige Wochen, der Austrocknung widerstehen können, so ist doch gerade die völlige Austrocknung und Verstäubung einer so zähen Masse, wie es der tuberkulöse Auswurf ist, selbst auf künstlichem Wege schwer zu erreichen. Auf natürlichem Wege wird das aber wohl nur ausnahmsweise geschehen und deshalb kann die Cornetsche Ansicht wohl nur in recht bescheidenem Maße zutreffen. Jedenfalls stellt die Flüggesche Tröpfcheninfektion den bei weitem einfacheren Vorgang dar, wobei freilich zu beachten ist, daß sie nur auf geringste Entfernung, die nicht über einen Meter betragen kann, wirkliche Gefahren birgt. Aber wer wollte leugnen, daß solche Ansteckungen z. B. von der Mutter auf das Kind, das sie gerade versorgt und anhustet, nicht möglich sind? Immerhin liegt da ein Angriffspunkt, der nicht ohne weiteres abzuweisen ist und vielleicht auch die praktische Bedeutung der Flüggeschen Versuche einschränkt, wenn auch keineswegs entwertet. Zuzugeben ist auf alle Fälle, daß die Tröpfcheninfektion, ja überhaupt die Ansteckung durch die Atemluft bei weitem nicht alle Möglichkeiten erschöpft.

Ansteckung
durch den
Mund

Man hat deshalb schon früh und oft der Übertragung des Auswurfs auf die Atmungsorgane die Übertragung des gleichen Ansteckungsstoffes auf die Verdauungswerkzeuge gegenübergestellt. Das klingt nur auf den ersten Blick überraschend. Gemeint ist natürlich damit, daß der Auswurf auf anderem Wege als durch die Atmung in den Mund gelangt, der ja nicht nur die Eingangspforte für die Atmungsluft, sondern auch für die Nahrungsstoffe bildet. Wenn die Speisen mit krankem Auswurf verunreinigt sind, kann man dann von einer mittelbaren, wird der Auswurf durch beschmutzte Finger in den Mund gebracht, von einer unmittelbaren Ansteckung durch den Auswurf sprechen. Teilt man mit uns die Anschauung, daß die überragende Zahl der Ansteckungen in der Kindheit erfolgen, — jedenfalls der Ansteckungen, die das spätere Schicksal der infizierten Menschen bestimmen —, so liegt die Möglichkeit und Häufigkeit dieser Übertragungsart auf der Hand. Man hat sie bezeichnenderweise die Schmierinfektion genannt. Und jedem, der sich in einer Kinderstube, zumal in einer schlechtgepflegten und unsauberen Kinderstube, einmal umgesehen hat, dem wird schon der Ausdruck: „Schmierinfektion" ein so anschauliches Bild geben, daß ich auf dessen weiteres Ausmalen füglich verzichten kann. Wer seine Einbildungskraft nur ein wenig auf solche alltäglichen Vorgänge richtet, wird mir wohl ohne weiteres zugeben, daß in der Tat der Schmierinfektion eine sehr weitgehende Bedeutung zuzumessen ist.

Mit der Aufzählung dieser Möglichkeiten mag es sein Bewenden haben. Aber ich will den Gegenstand doch nicht verlassen, ohne eine etwas ketzerische Frage aufzuwerfen. Ist denn der große Aufwand an Gelehrsamkeit, der an die Aufgabe, wie und auf welchem Wege der tuberkulöse Auswurf in den menschlichen Körper hineingelangt, verschwendet wurde, wirklich nötig und berechtigt gewesen? Wenn man nur die praktischen Verhältnisse im Auge hat, so beantworte ich die Frage mit einem glatten Nein. Für unser Handeln als Arzt genügt es vollauf zu wissen, daß eben der Auswurf der Hauptträger der Ansteckung ist und daß er auf irgendeine Weise in den menschlichen Körper, und zwar in allererster Linie in den Mund gelangt. Ob so oder anders, ist dafür recht gleichgültig. Denn wie es auch geschehen mag, der Arzt, der eine tuberkulosebedrohte Familie zu beraten hat, muß in allen Fällen auf die große Gefährlichkeit des kranken Auswurfs aufmerksam machen und in erster Linie darauf dringen, daß dieser Auswurf vernichtet oder unschädlich gemacht wird. Er muß aber auch ganz allgemein dahin aufklärend wirken, daß folgende Dinge nottun, um nach Möglichkeit tuberkulöse Ansteckungen in der Familie zu verhindern: peinliche Pflege und Reinlichkeit des Körpers, zumal auch des kindlichen Körpers an allen seinen Teilen, nicht zum wenigsten an den Händen, ferner Ordnung und Sauberkeit in der ganzen Wohnung, zweckmäßige Behandlung der schmutzigen Wäsche und endlich sorgfältige Bewahrung der Nahrungsmittel vor Verunreinigungen sowie saubere Zubereitung der Speisen. Das sind ja alles eigentlich selbstverständliche Dinge, aber der Mensch pflegt nun einmal an den einfachsten und alltäglichsten Pflichten achtlos vorbei zu gehen. Und da ist es Sache des gewissenhaften Hausarztes, vor den Folgen der Achtlosigkeit in bestimmter und begründeter Weise zu warnen.

Wenn also der praktische Wert des gelehrten Streites gleich Null ist, so hat auch seine rein wissenschaftliche Bedeutung zurzeit viel von ihrem Gewicht verloren. Denn einmal liegen die Dinge aller Wahrscheinlichkeit nach so, daß die Bazillen des tuberkulösen Auswurfs auf sehr verschiedenen Wegen in einen fremden Körper gelangen können. Anderseits darf man nicht vergessen, daß alle die fast zahllosen Versuche, die im Verlaufe des ganzen Streites angestellt sind, zumal die Cornetschen Meerschweinversuche, einem ganz bestimmten Beweise dienen sollten. Sie sollten nämlich zeigen, daß, wenn ein Gesunder A Bazillen, die von dem Auswurf eines Kranken B stammen, unmittelbar einatmet, A nach so und so langer Zeit so gut wie unfehlbar an Tuberkulose, und zwar wieder an Lungentuberkulose, erkrankt. Diese

Auffassung ist im Kindheitsalter der bakteriologischen Forschung wohl zu verstehen, weil sie denkbar einfach ist. Heute aber darf man solche Anschauungen getrost als naive bezeichnen, ohne damit den gelehrten Kämpen, zumal dem verdienstlichen und fleißigen Cornet, zu nahe zu treten. Denn wir wissen jetzt, freilich nicht vom Meerschweinchen, sondern vom Menschen, daß das tuberkulöse Gift nur recht schwer haftet, daß mehrere, oft viele Infektionen nötig sind, um den Ansteckungsstoff zur Entwicklung zu bringen, daß die meisten Infektionen aber durch die sich allmählich herausbildende Immunität des Körpers in Schach gehalten werden. Mit anderen Worten: die Tatsachen haben uns gelehrt, daß da, wo man anfänglich einfachste Beziehungen vermutete, ein unendlich verwickeltes Getriebe herrscht, in das wir zurzeit kaum die ersten Blicke werfen konnten. So ist denn die Wichtigkeit der Frage, wie und durch welchen Zufall die Tuberkelbazillen des Auswurfs von einem gesunden Menschen aufgenommen werden, verblaßt hinter der Gewißheit, daß dies tatsächlich oft geschieht, und hinter der damit sich erhebenden Frage, was nun im Körper des also Infizierten vor sich geht. So leitet uns der Fluß der Erörterung von selber auf die Verbreitungsweise des Tuberkelbazillus im menschlichen Körper über, die wir uns jetzt vorstellig machen wollen.

Infektions-
wege der
Tuberkel-
bazillenObenan steht hier für die Fachgelehrten in der Tuberkuloseforschung das sog. Lokalisationsgesetz, das von Cornet zuerst aufgestellt und am eifrigsten verteidigt wurde. Nach diesem Gesetz, das abermals, wie so oft auf unserem Forschungsgebiet, von Versuchen am Meerschweinchen abgeleitet wurde, soll der Tuberkelbazillus zunächst an der Eintrittspforte einen mehr oder minder großen Erkrankungsherd setzen, dann von dort aus die benachbarten Lymphdrüsen befallen und krank machen, und endlich über diese hinaus auf dem Lymph- oder Blutwege sich im Körper ausbreiten, um je nachdem da oder dort oder an vielen Orten neue Herde und Erkrankungen zu bilden. Nun ist es allerdings richtig, daß man das Gesetz in dieser ursprünglichen Fassung bei giftigen und rasch verlaufenden Impftuberkulosen des Meerschweinchens ohne weiteres, gewissermaßen anatomisch, ablesen kann, aber schon bei abgeschwächten länger dauernden künstlichen Tierinfektionen sind die Verbreitungswege oft genug verschleiert. Beim Menschen aber läßt sich das Lokalisationsgesetz nur ausnahmsweise anatomisch verfolgen. Das gilt z. B. von gewissen Impftuberkulosen, wie es die echten Leichentuberkel sind, die manchmal zur tuberkulösen Erkrankung der benachbarten Lymphdrüsen führen. Das gilt ferner bisweilen von einigen bösartig verlaufenden Tuberkulosen der Säuglinge oder der Erwachsenen, die sich gegen das Tuberkelgift wie Säuglinge verhalten, wobei ich an manche meiner Beobachtungen an Leichen in der Türkei denke. Sonst aber sind beim tuberkulösen Menschen unserer Breiten in der großen Mehrzahl der Fälle jene Ausbreitungsbahnen des Erregers bis zur Unkenntlichkeit verwischt. Das kann nicht Wunder nehmen, wenn man sich an das erinnert, was wir über den Werdegang der tuberkulösen Ansteckung überhaupt gesagt haben. Denn da liegen ja zwischen dem ersten Eindringen des belebten Giftes und dem eigentlichen Ausbruch der Krankheit Jahre oder Jahrzehnte dazwischen, und da ist es nicht nur wahrscheinlich, sondern selbstverständlich, daß die anatomische Forschung versagen muß, selbst wenn sie sich des ganzen neuzeitlichen Rüstzeugs der mikroskopischen und bakteriologischen Untersuchungskunst bedient. Man sieht also, daß die praktische Nutzanwendung des Cornetschen Gesetzes sehr eingeschränkt wird. Aber es ist doch richtig, wenigstens in der gedanklichen Vorstellung, an dem, wenn auch versteckten, Walten des Gesetzes festzuhalten. Das ist schon deshalb gut, weil wir sonst jeden Leitfaden verlieren, und einem zufallswirren und zusammenhanglosen Geschehen gegenüberstehen würden, was den Grundregeln unseres Verstandes zuwiderläuft. Denn, wenn wir auch meist die Wege der Tuberkuloseerreger im Körper nicht mehr verfolgen können, so lehren uns doch die gleichen Vorgänge bei anderen chronischen Infektionskrankheiten, zumal bei der Syphilis, aber auch, wie ich gezeigt habe, bei der Lepra, daß die Möglichkeit, ja die Wahrscheinlichkeit für die allgemeine Geltung eines Lokalisationsgesetzes besteht, dem man dann freilich, entsprechend unserer Auffassung, eine andere, weniger einfache Form zu geben hat. Man kann sich die Sachlage etwa folgendermaßen vorstellen:

An irgendeiner Stelle — am häufigsten, wie wir gesehen haben, durch den Mund — dringt das tuberkulöse Gift in den Körper ein[1]). In unseren tuberkulosedurchseuchten Ländern geschieht das meist schon in früher Kindheit. Das Gift gelangt dann auf dem Lymphwege in eine der Eintrittspforte nächstgelegene Lymphdrüse, wo es wie auf einem Filter abgefangen wird, und bleibt dort zunächst liegen. Von den natürlichen Schutzkräften des Körpers, von der Menge des aufgenommenen Ansteckungsstoffes, vielleicht auch von dessen Giftigkeit hängt es ab, ob das Kind bald tuberkulös erkrankt, oder aber ob die Erreger in Schach gehalten, wohl gar aufgelöst und vernichtet werden. Was aber auch eintritt, in jedem Falle entwickelt sich eine eigenartige Um-

---

[1]) Ob die Bazillen gleich am Orte ihres Eindringens in das Gewebe einen ursprünglichen Krankheitsherd setzen, wie das bei der Lues die Regel ist, oder ob sie das Gewebe, mit dem sie zuerst in Berührung kommen, völlig unversehrt lassen können, um erst in den Lymphdrüsen zu haften, — darüber ist viel gestritten worden. Während man früher mehr der letzteren Ansicht huldigte, machen es zumal neuere anatomische und histologische sowie Röntgenuntersuchungen immer wahrscheinlicher, daß es auch bei der Tuberkulose in vielen Fällen zu einem derartigen Erstlingsherde kommt. Jedenfalls kann heute nicht mehr bezweifelt werden, daß solche Herde sicher und keineswegs selten beobachtet sind. Sie zeichnen sich, abgesehen von ihrer Kleinheit und Unscheinbarkeit, auch durch ihren besonderen Bau aus, der sie von späteren tuberkulösen Gebilden unterscheidet. Es fehlen in ihnen nämlich alle Vorgänge zelliger Neubildung; vielmehr handelt es sich um echte Entzündungen, die durchweg einer schnellen und weitgehenden Rückbildung und örtlichen Ausheilung zugängig sind. Sie werden deshalb, selbst an der Leiche, nur zu leicht übersehen, lassen sich aber, wenn die erste Ansiedlung in den Lungen stattfand, zumal bei Kindern, durch das Röntgenverfahren öfter als kleine umschriebene Kalkherde nachweisen, die auffälligerweise häufiger in den mittleren und unteren als in den oberen Lungenteilen angetroffen werden.

stimmung des Körpers, seiner Zellen und Säfte. Im günstigen Falle
entsteht ein gewisser Grad von Giftfestigkeit, der sich im späteren Leben
durch wiederholte Giftaufnahmen bis zu hochgradiger, das ganze Leben
anhaltender Immunität steigern kann. Anderseits kann jederzeit nach
den ersten oder den folgenden Ansteckungen die Schutzwehr des Körpers versagen, sei es infolge von Ernährungsstörungen, — wie wir das
z. B. in der Kriegszeit so erschreckend oft erlebt haben —, oder von
anderen Erkrankungen, wie Masern, Keuchhusten usw., oder aber durch
öftere und massige Neuansteckungen, die sich naturgemäß am häufigsten unter dem Einfluß tuberkulöser Umgebung ereignen. Unter solchen
ungünstigen Umständen setzt eine starke Vermehrung der Keime ein,
es kommt zu örtlichen Herden in den befallenen Lymphdrüsen, und
von da aus können Keime auf der Lymph- oder Blutbahn überallhin
verschleppt werden. Wenn dann nicht gleich eine Allgemeinerkrankung
des ganzen Körpers erfolgt, was aber nicht die Regel ist, so hebt der-
selbe Vorgang von neuem an, jetzt aber unter erheblich ungünstigeren
Bedingungen. Das Ende vom Liede ist jedenfalls die offenkundige
tuberkulöse Organerkrankung, in unseren Breiten bei weitem am häufigsten die bald nach den Entwicklungsjahren, oft aber auch später aus-
brechende Lungentuberkulose.

Auch diese Darstellung gibt natürlich das wirkliche Geschehen nur
in groben, angenäherten Umrissen wieder, aber sie dient doch dazu,
sich in dem oft so unendlich verschlungenen Getriebe zurechtzufinden.
Wichtig ist vor allem die frühzeitige Aufnahme des Giftes in die
Lymphdrüsen, bei uns zumeist in der Kindheit, sowie das oft so lang-
dauernde Schlummern des Krankheitsstoffes. Daß dem so ist, beweist
die Häufigkeit der tuberkulösen Drüsenerkrankung im Kindesalter, die
sich nicht auf die sichtbaren Drüsen des Halses beschränkt, sondern
auch die Mesenterial- und wohl am häufigsten die Bronchialdrüsen befällt.

Das Verhalten der Drüsen veranlaßt mich, noch einmal auf die
Eintrittspforte der Tuberkelbazillen zurückzukommen. Aus dem zahlenmäßig so bedeutenden Überwiegen der tuberkulös erkrankten Bronchialdrüsen hat man auf Grund des Cornetschen Gesetzes ohne weiteres
angenommen, daß die meisten Ansteckungen durch die Einatmung
entstehen, und daß sich auf diese Weise die Häufigkeit der Lungentuberkulose erklärt. Dieser Schluß ist, wie wir bereits gezeigt haben,
vorschnell, und Behring hat entschieden Recht, wenn er die Lungenschwindsucht als das Ende vom Liede bezeichnet, das dem Kinde in
frühester Lebenszeit gesungen wird, wenn auch seine Auffassung, daß
da hauptsächlich die allererste Säuglingszeit sowie die Säuglingsmilch
in Frage kommen, als einseitig zu beanstanden ist. Wenn die Anhänger der Einatmungslehre Recht hätten, dann müßten doch gerade
die Kinder sehr häufig Lungenherde zeigen, während in Wirklichkeit
die Kinderlungen auffallend verschont bleiben. Man hat auf die Durch-
setzung der Lungen mit Kohlenstaub hingewiesen und gesagt, daß da
doch zweifellos die Atemluft es sei, die die viel gröberen Kohlen-

teilchen unmittelbar in die Lunge führt. Das ist freilich richtig, und es hat keinen Zweck, zu behaupten, daß auch der Kohlenstaub auf anderem Wege in die Lungen gelange, wie das von mancher Seite, vor allem von Calmette, versucht ist. Aber man darf doch nicht vergessen, daß die Menschen mit Kohlenstaublungen durchweg Bewohner der Großstädte sind und als solche geradezu in einem dauernden Dunstkreis von Kohlenstaub leben, also mit jedem Atemzuge, jedenfalls mit jedem tiefen Atemzuge diesen Stoff in sich einsaugen. So schlimm steht es denn doch nicht mit der Gefahr der Einatmung · von Tuberkelbazillen, selbst nicht für Mitglieder einer schwer tuberkulosedurchseuchten Familie oder Umgebung. Kein vernünftiger Mensch wird leugnen wollen, daß unter Umständen Tuberkelbazillen unmittelbar bis tief in die Lungen eingeatmet werden können, aber wir wenden uns hier lediglich gegen die einseitige oder auch nur überwiegende Betonung dieser Ansteckungsart. Im allgemeinen werden vielmehr die eingeatmeten Erreger meist schon in den obersten Luftwegen, an der Schleimhaut der Nase und des Mundes, hängen bleiben und erst später in andere Gebiete gelangen, aber dann mindestens ebenso häufig in die Halsdrüsen oder durch Verschlucken in die Verdauungswege. Dem Tuberkelbazillus stehen eben sehr viele Straßen offen und die erste Straße, die er beschreitet, ist mit wenigen Ausnahmen beim späteren Ausbruch der Krankheit und gar bei der Leiche nicht mehr zu erkennen. Was wir dann anatomisch vor uns haben, sind schon die Folgen späterer Schübe, die oft genug auf dem Blutwege vor sich gehen. Warum nun gewisse Organe oder Gegenden wie die Lungen und Bronchialdrüsen besonders häufig erkranken, ist einstweilen eine offene Frage. Aber wir beobachten ja fast bei jeder Infektionskrankheit, daß ihr Gift besondere Vorliebe, — oder will man es Wahlverwandtschaft nennen —, für bestimmte Bezirke im Körper zu besitzen scheint, während es andere in auffälligster Weise verschont. Darüber ließe sich manche gelehrte Vermutung äußern. Ich unterlasse es hier und halte mich an das praktisch Wichtige. Das liegt aber darin, daß man im Einzelfall keine Ansteckungsmöglichkeit außer acht lassen darf, wenn man als Arzt nicht allein die Behandlung, sondern auch die Verhütung von Krankheiten erstrebt. Deshalb will ich zum Schluß noch als wissenswert erwähnen, daß der Tuberkelbazillus auch gesunde Schleimhäute, ja selbst die unversehrte Haut durchdringen kann, also durchaus nicht immer einer Gewebslücke oder Verletzung als Eintrittspforte bedarf, und daß dies besonders wieder von der Kindheit gilt.

5. Allgemeine pathologische Anatomie.

Gemäß den Absichten und dem Arbeitsplan dieses Werkes werde ich die pathologische Anatomie und die Gewebelehre der Tuberkulose nur kurz behandeln. Doch muß auch der praktische Arzt wenigstens die allgemeinen Grundbegriffe kennen und er muß wissen, wie sich das bunte anatomische Bild der Tuberkulose ursprünglich aufbaut. Er muß ferner in der Lage sein, ein wissenschaftliches Buch oder einen Bericht über solche anatomischen Verhältnisse mit prüfendem Verständnis zu lesen. Um zu zeigen, warum es nötig ist, will ich nur ein Beispiel geben: Ein Arzt entfernt durch einen Probeschnitt ein kleines Gewebsstück und sendet dies an eine wissenschaftliche Anstalt oder einen Fachgenossen, um dort mikroskopisch die Diagnose feststellen zu lassen. Er erhält die kurze Antwort: es sei ein Granulationsgewebe mit Riesenzellen gefunden, folglich handele es sich um Tuberkulose. Eine solche Antwort darf unser Arzt nicht gutgläubig hinnehmen, denn er muß wissen, daß das Vorhandensein von Riesenzellen allein noch nicht die tuberkulöse Natur eines Gewebes bestimmt, vielmehr bei verschiedenen anderen Erkrankungen möglich ist, die rein gar nichts mit Tuberkulose zu tun haben. Mit anderen Worten, der praktische Arzt soll imstande sein, sich auch in rein wissenschaftlichen Dingen ein eigenes Urteil zu bilden, wenn er auch keine Zeit, Übung und Gelegenheit hat, solche Untersuchungen selbst auszuführen. Dazu aber bedarf es gewisser Vorkenntnisse und deshalb muß sich der Leser bequemen, mit mir das scheinbar etwas unfruchtbare Feld der anatomischen Forschung zu betreten.

Die tuberkulösen Gewebsveränderuugen   Der Tuberkelbazillus kann dreierlei Vorgänge am Gewebe, in das er eingedrungen ist, auslösen: 1. Entzündung, 2. Wucherung und 3. Zerstörung.

Entzündung   1. Auf der Höhe der Krankheitsentwicklung pflegen die entzündlichen Vorgänge durch andere in den Hintergrund gedrängt zu werden. Man hat sie deshalb zeitweilig über Gebühr vernachlässigt. Es unterliegt aber keinem Zweifel, daß bei der Tuberkulose die Entzündung fast stets nachweisbar ist und oft genug, wenn auch im ganzen in der Minderzahl, das Bild beherrscht. Auch alle Formen der Entzündung treffen wir an, wir können also auch bei der Tuberkulose seröse, fibrinöse, blutige und eitrige Entzündungen beobachten.

Die seröse Pleuritis   Die seröse Ausschwitzung ist bei Erkrankungen der sämtlichen großen Lymphräume oft zu finden, weitaus am häufigsten tritt sie auf als tuberkulöse „exsudative Pleuritis". Wir wissen heute, daß die große Mehrzahl aller serösen Rippenfellentzündungen tuberkulöser Natur ist, und daß daher das Auftreten einer Pleuritis stets dem Arzt zu denken geben muß. Das ist um so notwendiger, als diese Erkrankungen des Rippenfells oft zu den frühesten Erscheinungen der Tuberkulose gehören, daß sie meist gutartig verlaufen und oft von selber ausheilen. Sie warnen also gewissermaßen den Arzt und machen ihn rechtzeitig darauf aufmerksam, was bei seinem Kranken vorgeht. Auf die Weise ist ihre richtige Bewertung als Vorboten schwererer Krankheitsformen von größter Bedeutung und sollte maßgebenden Einfluß auf das Handeln des Arztes ausüben. Natürlich ist eine genaue Diagnose das erste Erfordernis. Denn es gibt sichere, vor allem rheumatische, nichttuberkulöse Pleuritiden, wenn sie auch an Zahl hinter den tuberkulösen zurückstehen. Es ist also durchaus nötig, zu unterscheiden und nicht alles in einen Topf zu werfen. Wie aber kann die Unterscheidung getroffen werden? Leider nur selten mit völliger Sicherheit, oft aber doch mit genügender Wahrscheinlichkeit. Die einzige Möglichkeit, neben der Vorgeschichte, die zur richtigen Deutung einer reinen Pleuritis führt, ist die Untersuchung der Flüssigkeit, und deshalb sollte eigentlich in jedem Falle wenigstens eine Probepunktion gemacht werden. Das Suchen nach Tuberkelbazillen im Erguß ist freilich bei den serösen Frühformen, die ich hier im Auge habe, so gut wie aussichtslos und kann füglich unterbleiben. Dagegen ist die Feststellung der beigemischten Zellen von Wichtigkeit. Während sich bei tuberkulösen Rippenfellentzündungen neben Endothelien durchweg oder überwiegend einkernige Lymphzellen finden, sind bei andersartigen Pleuritiden die eigentlichen mehrkernigen Leukozyten vorherrschend. Freilich will ich gleich bemerken, daß ausnahmsweise auch einmal in solchen tuberkulösen Ergüssen in vermehrter Menge Leukozyten vorhanden sein können, so daß also nur der einwandfreie Lymphozytenfund maßgebenden Wert für die Diagnose hat. In solchen zweifelhaften Fällen ist man entweder auf allgemein-klinische Eindrücke, oder auf die Beobachtung des weiteren Verlaufs angewiesen, wenn nicht der Erfolg einer Behandlung mit Salizylverbindungen, die in jedem unklaren Falle berechtigt ist, gleich von vornherein das entscheidende Wort spricht.

Weniger häufig sind die rein serösen Entzündungen des Bauchfells und noch seltener die des Herzbeutels. Hier tritt mehr und mehr die zweite Form, d. h. die fibrinöse Entzündung, in den Vordergrund, zum Teil rein, wie das verhältnismäßig oft am Herzbeutel der Fall ist, zum Teil als Mischform, d. h. als serofibrinöse Ausschwitzung. Natürlich spielen sich auch am Rippenfell fibrinöse Entzündungen sehr häufig ab, aber sie bedeuten, ungleich den serösen Frühformen, bereits recht ernste tuberkulöse Erkrankungen, die, selbst wenn sie ausheilen, stets als Spuren ihres Daseins Verwachsungen mit ihren Folgen hinterlassen. Daß erst recht eine Peritonitis oder Pericarditis fibrinosa auf tuberkulöser Grundlage mit großer Gefahr verbunden ist, braucht nicht erst gesagt zu werden.

In besonders bösartigen Fällen, auch bei den sonst am wenigsten gefährlichen Pleuritiden, vergesellschaftet sich die fibrinöse mit der blutigen Entzündungsform. In der Tat treten blutige Ergüsse bei der Tuberkulose verhältnismäßig oft auf. Eine solche Beschaffenheit einer durch Punktion gewonnenen Flüssigkeit muß daher stets den Verdacht auf eine schwere tuberkulöse Erkrankung wecken, wenn auch andere Ursachen, vor allem bösartige Geschwülste, ebenfalls und noch häufiger zu blutigen Ergüssen führen können.

Daß endlich eitrige Entzündungen nichts Ungewöhnliches bei tuberkulösen Erkrankungen sind, ist ja jedem Arzt bekannt. Doch muß man da zwei Dinge wohl auseinander halten: einmal eitrige Vorgänge oder Einschmelzungen von rein tuberkulösem Gepräge, die meist der späteren Entwicklung der Krankheitsherde angehören, zweitens die durch echte Eitererreger wie Streptokokken und Staphylokokken erzeugten Eiterungen, die sich nur als Mischinfektionen auf tuberkulösem Boden angesiedelt haben. Beide haben natürlich ihre besonderen Merkmale und Verschiedenheiten. Der tuberkulöse Eiter ist z. B. dünnflüssig, mit zelligen Zerfallstoffen und käsigen Bröckeln durchsetzt, der andere ist dick und rahmig. Freilich springen die Unterschiede nicht immer gleich so deutlich in die Augen, und da ist denn stets eine bakteriologische Untersuchung am Platze. Denn man sollte sie schon deshalb auseinander halten, weil sie für den weiteren Verlauf von recht unterschiedlicher Bedeutung sind. Die unvermischt tuberkulösen Eiterungen nämlich lassen sich durch spezifische Behandlung sehr wohl beeinflussen, ja bedeuten oft an sich schon einen Rückbildungsvorgang z. B. bei tuberkulösen Lymphomen. Die anderen dagegen fallen ganz aus dem Rahmen einer solchen Behandlung aus, oft steigern sie die Bösartigkeit der Erkrankung in entscheidender Weise. Davon gibt wohl das beste Bild der hoffnungslose Abschluß einer vorgeschrittenen Lungentuberkulose, den man mit Recht und im eigentlichen Sinne als Lungenschwindsucht bezeichnet.

Zellige Neubildung 2. So mannigfache Rolle die entzündlichen Vorgänge spielen mögen, so sind es doch erst die **zelligen Wucherungen** und Neubildungen, die dem tuberkulösen Gewebe seine Eigenart verleihen. Verdankt doch selbst der Name der Tuberkulose seine Entstehung jenen Grundbestandteilen des neugebildeten Krankheitsgewebes, die in der Regel dem örtlichen Haften der Bazillen auf dem Fuße folgen und wegen ihrer Knötchenform als Tuberkel bezeichnet werden. Woraus besteht nun ein solcher Tuberkel? Wenn Tuberkelbazillen sich an irgendeinem Orte des Körpers angesiedelt haben, so üben sie durch ihre Leibesstoffe, vor allem wohl durch ihre Gifte, einen schädigenden und zugleich reizenden Einfluß auf das umgebende Gewebe aus. Dieses antwortet auf den Reiz durch Neubildung von Zellen, die zunächst durchweg den seßhaften Zellen des jungen Bindegewebes entstammen. Ein jugendlicher Tuberkel, der natürlich nur von mikroskopischer Größe ist, setzt sich *Epitheloid-zellen* daher aus ziemlich großen epithelartigen Zellen mit ei- oder spindelförmigen, oft auch leicht gebogenen oder geknickten Kernen zusammen, Zellen, die man bloß ihres Aussehens wegen als Epitheloidzellen bezeichnet hat. Von vornherein findet keine Neubildung von Blutgefäßen statt. Die Ernährung geschieht vielmehr durch den Lymphstrom vom Rande her. So kommt es auch, daß der epitheloide Bau des Tuberkels nach einiger Zeit Veränderungen erfährt, und zwar dadurch, daß vom Rande her Lymphoidzellen einwandern. Die Einwanderung kann so massenhaft sein, daß die eigentlichen Grundzellen des Tuberkels ganz verdeckt erscheinen. Dann spricht man von einem kleinzelligen Lymphoidtuberkel im Gegensatz zu dem ursprünglichen großzelligen Epitheloidtuberkel, darf aber nicht vergessen, daß jener doch nur scheinbar besteht, dieser aber in Wirklichkeit stets das Grundgerüst abgibt. Aber auch die anderen Wanderzellen, also vor allem die mehrkernigen

Leukozyten, können in den ursprünglichen Tuberkel vordringen, obwohl sie immer, wenn es sich nicht schon um eitrige Vorgänge handelt, gegenüber den einkernigen Lymphozyten an Zahl zurückstehen und oft genug nur sehr spärlich vertreten sind. Das findet seine Erklärung darin, daß ein großer Teil der bazillären Leibstoffe gewissermaßen in wahlverwandtschaftlichen Beziehungen zu den Lymphozyten steht und diese geradezu anlocken. Jedenfalls gilt das vom Gift des Tuberkelbazillus, also vom Tuberkulin, in uneingeschränktem Maße, und in kaum geringerem Grade von den Lipoidstoffen (F.). Wenn man also mit diesen Teilstoffen des Bazillus durch Einspritzung in die Haut künstliche Quaddeln erzeugt, so bestehen diese in ihren zelligen Anteilen ausschließlich oder fast ausschließlich aus Lymphozyten. Auch das Eiweißgemisch (A.) erzeugt Zellanhäufungen, die noch zu zwei Dritteln aus Lymphozyten bestehen, und erst das Fettwachsgemisch (N.) setzt Quaddeln mit überwiegend leukozytärer Beteiligung. Man sieht also, daß die wissenschaftlichen Versuche zu Ergebnissen geführt haben, die das Verhalten der verschiedenen Wanderzellen sowie ihren Anteil am Aufbau des Tuberkels in ganzem Umfange zu erklären vermögen, und ich stehe nicht an, die Aufschließung der Tuberkelbazillen im Gewebe für die verschiedenen Entwicklungsstufen des Tuberkels mit verantwortlich zu machen.

Als weiteren zelligen Bestandteil des Tuberkels nenne ich die sog. Langhansschen Riesenzellen. Es sind das große zellige Gebilde von rundlicher oder eiförmiger Gestalt, mit zahlreichen Kernen, die kranz- oder halbmondförmg am Zellrande oder auch in dichten Haufen an den Zellpolen angeordnet sind. Man hat nicht selten diese Zellmassen, die wohl durch fortgesetzte Kernteilung ohne gleichzeitige Abschnürung des Protoplasmas entstanden sind, als kennzeichnend und eigentümlich für das tuberkulöse Gewebe auffassen wollen. Das ist ein Irrtum. Denn die gleichen Riesenzellen kommen bei Lues und Lepra, ja sogar in gewöhnlichem chronisch entzündlichen Gewebe vor. Überhaupt sei hier ein für allemal gesagt, daß es ein spezifisch-tuberkulöses Gewebe, wie man sich auszudrücken beliebt, im eigentlichen Sinne gar nicht gibt. Spezifisch kann nur der Erreger sein. Und in der Tat gibt es keine einzige Zelle, weder die Riesenzelle, noch die Epitheloidzelle, die die Tuberkulose allein für sich in Anspruch nehmen kann. Trotzdem wird ein kundiger Untersucher doch sehr oft allein aus histologischen Merkmalen die Diagnose auf Tuberkulose stellen können, weil die Art der Verknüpfung verschiedener Gebilde und Vorgänge Fingerzeige nach der einen oder anderen Richtung gibt. Davon werden wir im folgenden gleich noch mehr erfahren.

Ich habe schon darauf aufmerksam gemacht, daß der Tuberkel vom ersten Anfang an gefäßlos ist und auch bleibt. Darin unterscheidet er sich grundsätzlich von ähnlichen Bildungen, wie sie vor allem bei tertiärer Syphilis vorkommen. Die entsprechende Gewebeeinheit bei dieser Krankheit, d. h. das mikroskopische Gumma, kann nach Form und Inhalt, nach Art und Aussehen seiner Zellen völlig dem Tuberkel gleichen, mit dem einzigen Unterschiede, daß dieser nie, jenes meist Gefäße enthält. Das ist von einschneidender Bedeutung für das weitere Schicksal der tuberkulösen Neubildung. Zunächst ist natürlich ein gewisses Wachstum möglich und der einzelne Tuberkel kann hirsekornoder mohnkorngroß werden, also mit bloßem Auge sichtbar sein. Diese sog. miliaren Tuberkel, die man am schönsten bei der plötzlichen Ausbreitung des Giftes auf dem Blutwege, d. h. bei der akuten allgemeinen Miliartuberkulose, beobachten kann, sind kleine grauweißliche, trübdurchscheinende runde Knötchen von der beschriebenen Größe. Über dieses Maß hinaus ist ein eigentliches Wachstum des einzelnen Tuberkels nicht mehr möglich. Denn meist schon sehr frühzeitig setzt in der zelligen Neubildung eine Entartung oder ein Absterben des Gewebes ein, das man nach seinem Wesen als Gerinnungstod, nach seinem Aussehen als Verkäsung bezeichnet hat.

Gewebs-
zerstörung

3. Diese Gewebszerstörung ist einmal abhängig von den Giften des Erregers und stellt so die dritte Wirkungsform des Tuberkelbazillus auf das Gewebe dar, dann aber auch von der Gefäßlosigkeit des Tuberkels, also von der Unmöglichkeit, das Innere genügend zu ernähren. Dadurch wird es begreiflich, daß ein Größenwachstum der Neubildung bald seine Grenzen finden würde, wenn nicht von allen Seiten kleine Tuberkel in immer größeren Haufen und Verbänden zusammenflössen, deren innerer Bezirk stets verkäst, deren Rand sich aber entsprechend der Vermehrung der Tuberkelbazillen auf der einen Seite und dem Widerstand des gesunden Körpergewebes · auf der anderen Seite, mehr oder minder vorschiebt. Überwiegt die Angriffskraft der gefährlichen Keime, so können sehr ausgedehnte Bezirke und Organteile allmählich verkäsen und zugrunde gehen, wobei dann oft Erweichungen oder Eiterungen durch andere Bakterien das Zerstörungswerk beschleunigen, wie das zumal bei der Lungenschwindsucht so sichtbar hervortritt. Gelingt es aber dem angegriffenen Körper, den eingedrungenen Feind erst aufzuhalten und dann vollends abzuwehren, so treten Veränderungen ein, die auf eine Abkapselung, Schrumpfung und Ausschaltung der zerstörten Gewebsteile hinauslaufen. Am Rande des tuberkulösen Gebietes bilden sich bindegewebige Fasern, die den Herd zu umschnüren suchen und ihn dann allmählich mit immer derberen Narbenzügen umspannen. Ein Teil des Herdes wird möglicherweise aufgesogen, obgleich verkäste Massen wohl nur innerhalb recht bescheidener Grenzen auf diese Weise entfernt werden können. Größere Verkäsungsgebiete werden mehr dadurch verkleinert, daß sie unter dem Drucke der umspannenden narbigen Schrumpfung zusammengepreßt und durch Ablagerung von Kalksalzen verhärtet werden. Auf diese Weise können solche Herde gewissermaßen als unschädliche Fremdkörper ausgeschaltet werden. Freilich sind sie nur so lange unschädlich, als ihre Kapsel sie wirklich vom Saftstrom des Körpers abschließt. Denn die Erreger können sich in solchen alten verkreideten Herden noch jahreund jahrzehntelang entwicklungsfähig am Leben erhalten, und, wenn aus irgendeinem Grunde die Kapsel durchbrochen wird, was nicht selten

im Verlaufe anderer fieberhafter Infektionskrankheiten geschieht, so
können die schlummernden Bazillen zu neuem Leben erwachen und zu
frischem Aufflackern, ja selbst zu allgemeiner Ausbreitung der Tuberkulose im Körper führen.

Nur im Fluge habe ich hier die Hauptvorgänge der tuberkulösen
Gewebsveränderung streifen wollen. Der Leser möge sich nun selber
vorstellen, daß sich alle diese Geschehnisse in mannigfachster Art und
in verschiedenstem Verhältnis vergesellschaften können. Hier kann
z. B. tuberkulöse Neubildung wuchern, dort neugebildetes Gewebe eitrig
einschmelzen, an anderer Stelle können umfangreiche Bezirke verkäsen,
und wieder an anderen Orten Vernarbungen oder Verkalkungen auftreten usw. Man wird leicht einsehen, wie wechselvoll das wirkliche
anatomische Gewebsbild der Tuberkulose sich gestalten muß. Wir
können es hier, wie gesagt, nicht erschöpfend behandeln und behalten
uns vor, wichtigere Einzelheiten aus der pathologischen Anatomie der
Tuberkulose im klinischen Teile nachzuholen und kurz zu besprechen.
Wer sich eine genaue Kenntnis auf diesem Gebiete verschaffen will,
der muß zu einem Lehrbuch der pathologischen Anatomie greifen, oder
noch besser, er muß aus Beobachtungen an der Leiche lernen. Er wird
da finden, daß das anatomische Bild, selbst der Lungentuberkulose,
keineswegs so eintönig ist, wie es vielfach dargestellt wird. Vor allem
aber wird er seinen anatomischen Anschauungskreis vergrößern und
bereichern, und es ist jedem Arzt am Krankenbett von größtem Nutzen
und Vorteil, wenn er sich den Befund, den er z. B. durch Beklopfen
und Behorchen der Lungen feststellt, gleich anatomisch vorstellen und
verdeutlichen kann.

Anhangsweise will ich den Leser, der das berechtigte Streben der *Anato-*
Vernunft empfindet, auch das anatomische Geschehen in den gesetz- *mischesEnt-*
lichen Zusammenhang der Immunitätslehre einzuordnen, auf die be- *wicklungs-*
achtenswerten Anschauungen Rankes aufmerksam machen. In kurzen, *bild nach*
vielleicht etwas groben Umrissen läßt sich das anatomische Entwicklungs- *Ranke*
bild der Tuberkulose nach Ranke folgendermaßen wiedergeben:

Die erste Entwicklungsstufe kennzeichnet sich durch das Auftreten
von einem oder mehreren ursprünglichen Organherden am Orte der
Infektion. Die Ausbreitung geschieht durch unmittelbares Wachstum
der Erkrankungsherde an den Rändern sowie durch Bildung von zahlreichen Tochterherden, die dadurch entstehen, daß Keime auf dem
Lymphwege in die nächstgelegenen Drüsen verschleppt werden. Alle
diese geweblichen Veränderungen, bei denen es sich überwiegend um
Wucherungsvorgänge handelt, gehören als geschlossenes Ganze zusammen und bezeichnen die ursprüngliche Umstimmung (Allergie)
des erkrankten Körpers.

Die zweite Entwicklungsstufe zeichnet sich aus durch die Neigung
zur allgemeinen Verbreitung des Giftes und seiner Erzeugnisse auf ent-
ferntere Gebiete des kranken Organs oder Körpers, Die Keime werden
auf dem Wege der Lymph- und vor allem der Blutbahnen verschleppt,
oder sie benutzen die natürlichen Kanäle und Hohlräume, z. B. die

Bronchien, die Harnwege usw., um sich an entfernteren Punkten anzusiedeln. Der anatomische Werdegang steht unter dem Zeichen der Überempfindlichkeit, und entzündliche Vorgänge stehen daher im Vordergrund.

Aus der zweiten Entwicklungsstufe geht allmählich durch Erlöschen der Überempfindlichkeit und Einsetzen der Immunitätserscheinungen die dritte hervor. Es macht sich eine deutliche örtliche Begrenzung der Erkrankungsherde bemerklich. Stillstand und Rückbildung der Krankheitserscheinungen sind daher an der Tagesordnung. Anderseits sind aber gerade hier auch umfängliche Zerstörungen innerhalb gewisser Grenzen — z. B. einzelner Organe — durch unmittelbares Randwachstum und durch Ausbreitung in dem Netz der bestehenden Kanäle, Drüsengänge usw. möglich und häufig, wovon die eigentliche Lungenschwindsucht das geläufigste Beispiel liefert. Denn die Immunität bei der anatomisch ausgebildeten Tuberkulose ist in der Regel nur bedingt, d. h. zeitlich und zumal örtlich beschränkt.

Die lange Dauer der tuberkulösen Erkrankung verwischt naturgemäß die drei von Ranke aufgestellten Entwicklungsstufen, und Zwischenformen tun ein Übriges, um das an sich bunte Bild noch mehr zu verwirren.

Ich habe hier nur die allgemeinen Gesichtspunkte Rankes vor Augen stellen wollen und möchte auch nicht behaupten, daß schon jetzt die neue Lehre, zumal in den Einzelheiten, als festbegründet zu betrachten ist. Aber ich meine doch, es liegt hier die Anbahnung eines vielleicht gangbaren Erkenntnisweges vor, und deshalb halte ich mich für verpflichtet, dem Leser diesen kurzen Ausblick auf die mutmaßlichen Zusammenhänge zwischen anatomischen und immunbiologischen Vorgängen bei der Tuberkulose zu eröffnen.

Tuberkulose der verschiedenen Organe.

1. Die Lungentuberkulose.

Die Lungentuberkulose ist, wie jeder Arzt und Laie weiß, weitaus die häufigste Erscheinungsform der Krankheit und dürfte in unseren Breiten wohl gut 90 % aller Tuberkuloseerkrankungen umfassen. Woran liegt das? Zu der Zeit, als man den einfachen, aber auch einseitigen Standpunkt einnahm, daß der gesunde Mensch, der zufällig zu irgendeiner Zeit des Lebens, gleichgiltig zu welcher, Tuberkelbazillen einatmet, im Anschluß daran an Ort und Stelle der Ansteckung lungenkrank wird, schien die Erklärung sozusagen auf der Hand zu liegen. Heute, wo wir uns davon überzeugt haben, daß diese unbefangene Auffassung der Gewalt der Tatsachen weichen muß und wo wir wissen, daß viel verwickeltere Verhältnisse obwalten, da ist die Erklärung außerordentlich erschwert. Ich meine aber doch, daß folgende Überlegungen die Lösung des Rätsels unserem Verständnis näher bringen.

Wir haben gesehen, daß die Tuberkelbazillen, wo auch immer sie eindringen, zunächst von den als Filter wirkenden benachbarten Lymphdrüsen abgefangen werden. Wenn nun auch diese erste Ansteckung keineswegs gleich zur sichtbaren Erkrankung gerade dieser Drüsen zu führen braucht, so kann es doch im weiteren Verlauf, zumal unter dem Einfluß wiederholter Giftaufnahmen und der dadurch erzeugten Umstimmung des Körpers, in irgendeiner Drüse zur Entwicklung einer örtlichen Tuberkulose kommen. Jedenfalls pflegt das die Regel zu sein, wenn der Körper nicht überhaupt mit den Eindringlingen fertig wird. Von diesem ersten offenkundigen Drüsenherd gelangen dann die Bazillen, wenn sie sich vermehren und ihre weitere Ausbreitung im Körper durchsetzen können, in die größeren abführenden Lymphgefäße und endlich naturgemäß in den venösen Kreislauf. Dieser aber führt über das rechte Herz in die Lungenarterien und deren kapilläre Endigungen. Auch jetzt ist es möglich, daß die Drüsen der Lungenpforten die Keime wieder aufnehmen, und deshalb ist es keineswegs so verwunderlich, daß diese Drüsen so außerordentlich häufig tuberkulös erkranken, selbst wenn es sich nicht um ursprüngliche Ansteckungen durch die Atmung gehandelt hat. Ob nun gleich oder durch neue Schübe auf dem Blutwege, schließlich muß doch einmal ein Haften der Erreger im Lungengewebe selbst erfolgen. Das erklärt meines Erachtens schon zur Genüge, warum die Lunge Lieblingssitz der tuberkulösen Erkrankung ist, und macht es auch verständlich, warum, wenigstens in der Mehrzahl der Fälle, beide Lungenflügel erkranken. Mag sein, daß diese Erklärung nicht für alle Fälle zutrifft und daß andere Hilfsursachen mitwirken. Als solche möchte ich die größere oder geringere Widerstandsfähigkeit oder Empfänglichkeit der einzelnen Organe anführen, wie wir das eigentlich bei jedem belebten Krankheitsgift beobachten. Warum sollte nicht die Lunge in ähnlicher Weise für die Tuberkelbazillen günstige Entwicklungsbedingungen abgeben, wie z. B. die Haut für die Erreger der sekundären Lues und der Lepra, oder wie die Gelenke und die Herzklappen für das Gift der Polyarthritis?

Jedenfalls glaube ich, daß diese Erklärungsversuche, die die Verschleppung der Keime auf dem Blutwege zur Voraussetzung haben, nichts Gezwungenes an sich haben, und daß die Voraussetzung nicht aus der Luft gegriffen ist, dafür haben wir heutzutage vielfältige Beweise in Händen. Denn daß zuzeiten Tuberkelbazillen im Blute kreisen, ist durch einwandfreie Tierversuche sichergestellt. Wie man sich aber auch mit der ganzen Frage abfinden mag, ob so oder anders, jede Antwort läßt neue Teilfragen auftauchen, die wieder der aufklärenden Deutung harren. Unter ihnen steht wohl an erster Stelle die wichtige und auffallende Tatsache, daß sich im allgemeinen — wenigstens bei Erwachsenen mit wenigen Ausnahmen — die ersten Erkrankungsherde in den Lungenspitzen entwickeln. Über diesen Punkt ist besonders viel geschrieben und geredet. Wir lassen den gelehrten Streit beiseite und halten uns an einfache und naheliegende Vorstellungen.

Die Frage
der Spitzen-
tuberkulose

Die Lunge ist ein schwammiges, also zusammenpreßbares Organ von annähernd kegelförmiger Gestalt mit breit ausladender Unterfläche und kuppenartigen Spitzen. Nun sind aber die Spitzen durch verhältnismäßig starre Wandungen gedeckt, die in den kurzen ersten Rippen und in den straffen Muskeln der Schultern und des Nackens bestehen. Dagegen sind die übrigen Lungenteile vorn, hinten und seitlich von dem nachgiebigen, beweglichen Brustkorb umspannt und nach unten durch das in weiten Grenzen auf- und absteigende Zwerchfell von den gleichfalls weichen oder doch unstarren und verschieblichen Baucheingeweiden abgeschlossen. Um nun für die Vorstellung möglichst einfache Verhältnisse zu schaffen, denke man sich einmal einen wirklichen Schwamm von ähnlicher Gestalt wie sie die Lunge hat. Der Schwamm soll ebenso wie die Lunge von einem zarten dehnungsfähigen Sack, sagen wir, von einer dünnen Gummihaut, umspannt sein. Diese Hülle soll gleichfalls, wie es bei der Lunge der Fall ist, nur eine einzige Öffnung mit einem Ansatz zur Füllung und Entleerung des Schwammes an der Mitte der Innenseite haben, und die Spitze soll mit einer unnachgiebigen Kappe, z. B. einer Lederkappe, bedeckt sein. Was geschieht nun, wenn ich den Schwamm durch das seitliche Ansatzrohr mit Wasser fülle? Die Spitze wird sich zweifellos viel weniger mit Wasser vollsaugen als die nicht von der Lederkappe beengten und ausdehnungsfähigen übrigen Teile des Schwammes. Presse ich nun aber den vollgepumpten Schwamm etwa durch Umgreifen mit den Händen nach der seitlichen Öffnung zu von allen Seiten zusammen, so wird aus allen Teilen das Wasser in größter Menge abfließen mit einziger Ausnahme der Spitze, die nur wenig oder jedenfalls viel weniger Wasser verlieren wird. Ich weiß wohl, der Vergleich hinkt wie jeder Vergleich. Denn in Wirklichkeit liegen bei der Lunge viel verwickeltere Verhältnisse vor: da handelt es sich ja um Zu- und Abstrom der Atemluft, um Hin- und Rücklauf des Blutes und endlich um Ein- und Austritt der Lymphe, das alles auf drei getrennten und sehr verschiedenen Bahnen. Aber trotz alledem, glaube ich, erleichtert ein gewaltsam vereinfachtes Muster das Verständnis und die Anschauung schwieriger und verschlungener Naturvorgänge. Denn was wird sich aller Wahrscheinlichkeit nach in der Lunge abspielen, wenn wir die an unserem Vorbild gewonnene Erfahrung zu Rate ziehen? Am wenigsten dürfte wohl der Zustrom der Luft, also die Einatmung leiden, dagegen muß die Ausatmung behindert und daher die Erneuerung der Luft erheblich beeinträchtigt sein. Wir wissen aber, daß im Großen wie im Kleinen schlechte Luft die Entwicklung der Tuberkelbazillen fördert, wahrscheinlich dadurch, daß die Abwehr des Körpers und seiner Gewebe infolge des Sauerstoffmangels geschwächt wird. Die Blutwelle muß schon beim Einströmen in der Spitze auf Widerstand stoßen, zumal da, wo sie sich in die feinsten Verzweigungen auflöst, also gerade da, wo der Austausch zwischen Gewebe und Blut vor sich geht. Es muß mithin zu einer verhältnismäßigen Blutarmut der Lungenspitzen kommen, ganz abgesehen davon, daß auch die aufrechte Körperhaltung der Menschen im selben Sinne wirkt. Noch mehr wird der venöse Abfluß des Blutes zu wünschen übriglassen, im ganzen also der örtliche Blutkreislauf verlangsamt werden. Das bedeutet abermals eine Benachteiligung der Lungenspitzen und muß dort die günstige Gelegenheit für die Ansiedlung der Keime steigern. Am wichtigsten scheint mir fast der Einfluß auf den Lymphstrom, den man sich überall, ganz besonders aber in den Lungen, wegen der kräftigen Saugbewegung dieses Organs, nicht etwa als einen einfachen Abfluß des Gewebssaftes, sondern als ein Hin- und Herfluten vorzustellen hat. Wegen der Enge der Spalten und Kanäle wird aber hier beides — Ein- und Austritt der Lymphe — in hohem Grade behindert werden, also ein verhältnismäßig sehr geringer Wechsel der Gewebsflüssigkeit stattfinden. Damit entfallen aber gerade die Kräfte, die mit der selbsttätigen Entfernung und Wegspülung körperfremder Teilchen betraut sind. Ich will den Faden dieser Erwägungen nicht weiterspinnen, der Leser wird sich selber noch manche Einzelheit veranschaulichen können, und er wird mir recht geben, wenn ich glaube, daß schon die ganz allgemeinen Verhältnisse der Lungenspitzen sie zu einer tuberkulösen Erkrankung weit eher geeignet machen als die übrigen Lungenteile. Man braucht also gar nicht einmal an besondere Verhältnisse, wie z. B. an die frühzeitige Verknöcherung des obersten Rippenringes u. a. m., zu denken, obwohl weder die Tatsächlichkeit solcher Vorgänge noch ihr ungünstiger

Einfluß auf die Lungenspitzen geleugnet werden soll. So wichtig also diese Dinge sein mögen, so sind es doch keine inneren Bedingungen, die das allgemeine Gesetz des überwiegenden Beginns der Lungentuberkulose in den Spitzen zu erklären vermögen. Sondern es sind äußere Hilfsbedingungen, die im Einzelfall das Schicksal mitbestimmen. Aber, wird man einwenden, woher kommt es denn, daß, da wir alle einmal im Leben, durchweg in der Kindheit, angesteckt werden, doch nur ein gewisser Bruchteil wirklich tuberkulös wird? Wir kommen damit auf den Begriff der „Disposition" oder, wie ich lieber sagen möchte, der Empfänglichkeit des Einzelwesens.

Empfäng-
lichkeit des
Einzel-
wesens

Ich habe über diesen Gegenstand schon manches in dem Abschnitt über Immunität gesagt und ich kann mich deshalb hier kurz fassen. Wenn man von der Empfänglichkeit zur Erkrankung an Tuberkulose spricht, so muß man begrifflich zwei Dinge auseinanderhalten: eine angeborene und eine erworbene Empfänglichkeit. Eine wirkliche Vererbung von ansteckenden Krankheiten kann es nicht geben, wohl aber ist eine Übertragung im Mutterleib denkbar. Wir haben aber gesehen, daß diese Möglichkeit bei der Tuberkulose wahrscheinlich nur eine verschwindend geringe Rolle spielt. Folglich darf man in diesem Zusammenhang lediglich an eine angeborene Krankheitsanlage oder -bereitschaft denken. Man würde aber einen Denkfehler begehen, wenn man sich diese mutmaßliche Anlage als etwas Unbedingtes vorstellen würde, in dem Sinne, daß, wer die Anlage besitzt, unfehlbar im späteren Leben krank wird, wer sie nicht besitzt, ebenso sicher verschont bleibt. In dieser Welt der Erscheinungen gibt es nur bedingte Verhältnisse. Man kann demnach nur Verschiedenheiten und Abstufungen in der Empfänglichkeit annehmen, und kein einziger ist völlig gefeit. Daß solche Abstufungen in der Empfänglichkeit für die Tuberkulose tatsächlich bestehen, möchte ich allerdings für wahrscheinlich halten. Ein derartiger Gedanke hat auch durchaus nichts Wunderbares an sich, jedenfalls nichts Wunderbareres, als es die äußeren und inneren Verschiedenheiten überhaupt sind, die eben das Einzelwesen ausmachen und unterscheiden.

Das wäre das, was ich im allgemeinen über den Begriff der Empfänglichkeit zu sagen hätte. Nun führt man aber gewöhnlich eine Menge Dinge an, die äußerlich schon eine gesteigerte Bereitschaft zur Erkrankung an Lungentuberkulose erkennen lassen sollen. Das ist der allgemeine schwächliche Körperbau, das kleine sog. „asthenische" Herz, vor allem aber der vielbesprochene „phthisische Habitus", der sich besonders in dem schmalen, von vorn nach hinten abgeflachten und langen Brustkorb ausdrückt. Ich brauche, glaube ich, auf eine nähere Beschreibung nicht einzugehen. Jeder Arzt kennt die Menschen und Gestalten, die ich im Auge habe. Ich bin auch überzeugt, daß sich ein solcher Körper oft weniger widerstandsfähig gegen die tuberkulöse Ansteckung erweist, und vor allem bezweifle ich nicht, daß, wenn ein so gebauter Mensch wirklich tuberkulös wird, er sich dann in der Regel in größerer Gefahr befindet als ein gesunder kräftiger Körper.

Aber ich bestreite es auf Grund meiner Erfahrungen, die nicht gering sind, daß bei den Tuberkulosekranken dieser Bau durchweg vorherrscht, und ich kenne genug Leute, die trotz dieser körperlichen Anlage und trotz reichlicher Ansteckungsgelegenheit eben nicht tuberkulös werden. Jedenfalls kann ich darin abermals nur eine Hilfsursache, keine grundlegende Bedingung für die Erkrankung an Lungentuberkulose erblicken, ganz abgesehen von der Tatsache, die mir öfter begegnet ist, daß bei solchen Menschen nicht selten auf Grund ihres Aussehens fälschlicherweise die Diagnose Tuberkulose gestellt wird. Wenn man aber viele Tuberkulöse zu sehen Gelegenheit hat, so wird man sich weit eher darüber wundern müssen, daß so viele durchaus kräftig und gesund entwickelte Körper darunter sind, die doch offenkundig und schwer lungenkrank sind.

Damit ist für mich dieser Punkt erledigt. Es bleibt noch übrig, die erworbene Empfänglichkeit zu besprechen. Diese Frage ist aber nur die Kehrseite der Frage nach der erworbenen Immunität gegen Tuberkulose. Ich kann da auf meine früheren Ausführungen verweisen. Das endgültige Schicksal jedes mit Tuberkelbazillen angesteckten Menschen ist von unendlich vielen Bedingungen abhängig, die wir in ihrer Gesamtheit, zumal bei der langen Ruhezeit des Giftes, im Einzelfall meist nicht zu übersehen in der Lage sind. Möglich, daß es, an der Hand der neuesten Errungenschaften über das verschiedene Verhalten der Einzelmenschen gegen die Teilstoffe des Tuberkelbazillus, vielleicht einmal gelingt, gesicherten Boden zu schaffen. Mit Hilfe der sehr verschiedenen Hautempfindlichkeit, die gegenüber diesen sog. Partialantigenen besteht, läßt sich nämlich für jeden tuberkuloseinfizierten Menschen ein persönliches Immunitätsbild aufstellen. Neuerdings hat nun Altstaedt gefunden, daß Geschwister im Kindesalter stets der Art nach das gleiche Immunitätsbild zeigen, gleichgültig, ob sie nur tuberkuloseinfiziert oder wirklich tuberkulosekrank sind. Erwachsene Geschwister dagegen gleichen sich nur dann in ihren Immunitätsverhältnissen, wenn sie krank sind, während tuberkuloseinfizierte, aber nicht kranke Erwachsene unabhängig von der Familienzugehörigkeit in dem allgemeinen Gepräge der Immunitätsbilder übereinstimmen. Ich wollte diese wertvollen Beobachtungen hier nur erwähnen, weil sie mir geeignet scheinen, wenigstens etwas Licht in das sonst völlig dunkle Gebiet zu werfen. Es ist jedoch abzuwarten, ob die weiteren Forschungen die bisherigen Befunde bestätigen und zu einem wissenschaftlichen Gesetz zusammenfassen werden. Vor der Hand sind wir noch nicht so weit, und es ist jedenfalls besser, einstweilen keine zu weitgehenden Schlüsse aus den bis jetzt vorliegenden Tatsachen zu ziehen.

Nachdem wir erfahren haben, daß der Beginn der Erkrankung zumeist in den Lungenspitzen anhebt, müssen wir uns jetzt über die weitere Ausbreitung der Krankheit im Lungengewebe verständigen. Es liegt mir nun ferne, mich hier in pathologisch-anatomische Einzelheiten und Spitzfindigkeiten zu verlieren, sondern ich will nur das hervorheben, was von klinischem Belang ist. Zu dem Zwecke ist es aber notwendig, die verschlungenen Verhältnisse bewußt zu vereinfachen, weil sonst ein Verständnis nicht zu erzielen ist. Das sei vorausgeschickt, um meine Darstellung richtig zu bewerten.

Ich habe schon bemerkt, daß sich der Tuberkelbazillus, wie und wo er auch immer in die Lunge gerät, zunächst im lymphatischen Gewebe ansiedelt und dort den ersten Tuberkel bildet. Dieser wächst, die eingedrungenen Bazillen vermehren sich und entwickeln neue Tuberkel, die zusammenfließen und so größere Knoten entstehen lassen. Selbstverständlich bleibt die Neubildung nicht auf das lymphatische Gewebe, d. h. auf das Bindegewebe mit seinen Lymphspalten beschränkt, sondern sie greift auf das eigentliche Lungengewebe, also auf die Lungenbläschen über, und zugleich treten im Erkrankungsherd weitere Veränderungen ein, wie Verkäsung, bindegewebige Verhärtung u. a. m. Der ursprüngliche Herd kann an Ort und Stelle zu stattlicher Größe heranwachsen, es können aber auch von ihm aus, durch Verschleppung von Keimen, an anderen entfernten Orten Tochteransiedlungen entstehen, wo dann ein ähnlicher Vorgang von neuem anhebt. Auf diese Weise kann ein großer oder selbst der größte Teil der Lungen befallen werden. Es ist nun aber nicht gleichgültig, auf welchem Wege die Keime verschleppt werden, und dieser Weg ist wieder davon abhängig, wo oder nach welcher Richtung hin die tuberkulöse Neubildung wuchert. Die Wucherung kann nämlich entweder in den Lymphbahnen bleiben, und dann werden die Bazillen nur durch die Ebbe- und Flutbewegungen des Lymphstromes weiter befördert. In diesen Fällen bleibt es meist beim Vorherrschen der zelligen Neubildung, und es entstehen verstreute knotige Gebilde meist von nicht sehr großer Ausdehnung. In jeder Stufe der Entwicklung kann aber der Körper dieser zelligen Wucherung als Damm die Neubildung von Bindegewebe entgegensetzen. Dann kommt es zu bindegewebigen Lungenverhärtungen, denen Schrumpfungsvorgänge auf dem Fuße folgen. Das ist die bindegewebige und schrumpfende Form der Tuberkulose, die klinisch sehr chronisch und meist gutartig verläuft. Freilich ist diese Gutartigkeit nur bedingt. Denn einmal führt die Verhärtung zum allmählichen Zusammendrücken und damit zur Verwachsung und Verödung zahlreicher Lungenbläschen. Dann aber kann die entzündliche bindegewebige Neubildung, die von den Gefäßen ausgeht, infolge der späteren narbigen Schrumpfung zu Erweiterungen benachbarter Bronchien, also zu Bronchiektasienbildung mit allen ihren Folgen führen. Es hängt also wesentlich von dem Umfang und der Ausdehnung dieser Vorgänge ab, ob das Leben erhalten bleibt oder nicht.

Oder aber die Wucherung wächst in der lymphatischen Scheide eines kleinen oder mittleren Bronchus, zerstört schließlich die Wand dieses Bronchus, es entsteht eine tuberkulöse Bronchitis und nun kann der Ansteckungsstoff durch Ansaugung bei der Atmung in mehr oder minder große Bezirke der Lungenbläschen gelangen. Das Ergebnis ist eine pneumonische Anschoppung des befallenen Gebietes, wobei meist die entzündlichen Vorgänge die Hauptrolle spielen. So entstehen die großknotigen bronchopneumonischen Formen, die ungleich bösartiger sind als die schrumpfenden. Denn nicht allein, daß ziemlich schnell verhältnismäßig große Atemflächen außer Tätigkeit gesetzt werden: vermöge des entzündlichen Gepräges breiten sie sich auch schnell aus, so daß größere Teile eines Lungenlappens, ja manchmal, wie bei der kruppösen Pneumonie, in der Tat ganze Lappen ergriffen werden können. Außerdem verkäsen diese entzündlichen Massen sehr schnell und solche käsige Pneumonien können auch bald durch Einschmelzung zur Bildung von Hohlräumen (Kavernen) führen, alles Dinge, die die Gefahr für den Kranken steigern und den verhängnisvollen Ausgang beschleunigen. Aber auch hier ist die Lage keineswegs immer hoffnungslos. Vielmehr können selbst bei diesen gefährlichen Erkrankungen narbige Umwandlungen eintreten und selbst größere Kavernen können sich reinigen, d. h. die tuberkulösen Massen abstoßen und als glattwandige, verhältnismäßig unschädliche Hohlräume weiter bestehen bleiben. Allerdings macht auf der anderen Seite nur allzuhäufig eine Mischinfektion einen Strich durch die Rechnung. Meist sind es die eigentlichen Eitererreger, neben Staphylokokken vor allem Streptokokken, aber auch andere Bakterien, die das verderbliche Spiel aufnehmen und den Kranken einem langsamen aber unaufhaltsamen Siechtum entgegenführen. Das ist der Zustand, den der Volksmund von alters her so treffend als Lungenschwindsucht gekennzeichnet hat.

Schließlich ist noch das Verhalten der Gefäße zu besprechen. Daß die tuberkulöse Wucherung oft die unmittelbare Nachbarschaft der Gefäße oder die Gefäßwand selbst ergreift, ist durch vielfältige anatomische Untersuchung sichergestellt. Aber auch aus klinischen Beobachtungen kann man ohne weiteres folgern, daß tuberkulöse Gefäßerkrankungen häufig sind und schon frühzeitig einsetzen können. Ich meine da zunächst den Bluthusten oder die Lungenblutungen der Tuberkulösen, die in jedem Abschnitt der Krankheit auftreten und oft den Arzt sowohl wie den Kranken in unliebsamer Weise aus der Ruhe aufschrecken. Ja es gibt Kranke, die immer und immer wieder trotz aller Vorsicht und Behandlung zu solchen Blutungen neigen, und da muß man entschieden annehmen, daß bei ihnen die tuberkulöse Erkrankung geradezu die Gefäßbahnen bevorzugt. Die weitere Erörterung dieser Vorkommnisse will ich mir für den klinischen Teil aufsparen. Hier wollen wir in erster Linie betrachten, welche Bedeutung die tuberkulöse Gefäßveränderung für die Verschleppung und Ausbreitung der Krankheit hat. Was geschieht also, wenn die infektiöse Neubildung in die Blutbahn einbricht? Handelt es sich um große Bazillenmassen, so kommt es zur Überschwemmung des Kreislaufs mit den Erregern, und die Folge ist die akute allgemeine Miliartuberkulose, d. h. die Aussaat zahlloser Tuberkel in den meisten Organen. Insbesondere sind dann die Lungen fast gleichmäßig von unzählbaren kleinen Knötchen von durchweg gleicher Größe durchsetzt. Ein solches Geschehnis führt in kurzer Zeit unter dem Bilde einer hochfiebernden, typhusähnlichen — ganz selten auch einmal einer akuten septischen — Krankheit zum Tode. Freilich geht diese bösartigste Erkrankungsform, zumal im Kindesalter, öfter von tuberkulösen Drüsen, die in ein Gefäß durchbrechen, als gerade von den Lungen aus. Sitzt dagegen die Einbruchstelle im eigentlichen Lungengewebe, so kommt es häufiger zu kleinen aber wiederholten Schüben. Dann pflegt sich eine etwas langsamer verlaufende Form der miliaren Lungentuberkulose zu entwickeln, bei der die Knötchen deutliche Größenunterschiede erkennen lassen, so zwar, daß die größten Tuberkel sich in den höchstgelegenen Lungenabschnitten finden. Auch diese Form führt natürlich stets zum Tode. Gelangen endlich von einem Lungenherde aus nur verhältnismäßig wenige Keime in die Blutbahn, so werden diese verschleppt und siedeln sich an anderen Orten der Lunge an, wo dann der tuberkulöse Entwicklungsvorgang von neuem beginnt.

Einteilung der Lungentuberkulose

Wenn ich nun das, was ich bisher gesagt habe, übersichtlich zusammenfasse und zu einer Trennung der verschiedenen Formen der Lungentuberkulose benutze, so ergibt sich folgendes Einteilungsbild:

1. Die verstreute knotige Lungentuberkulose.
2. Die bindegewebige und schrumpfende Lungentuberkulose.
3. Die großknotige bronchopneumonische Lungentuberkulose.
4. Die Misch- und Übergangsformen.
5. Die kavernöse Lungenschwindsucht.
6. Die ausgedehnte käsige Pneumonie.
7. Die akute und chronische Miliartuberkulose.

Zu dieser Tafel seien mir nur noch wenige kurze Bemerkungen gestattet. Die unter 6. und 7. aufgezählten Formen sind im ganzen seltene Erkrankungsarten der Lunge. Dagegen gehören entschieden die meisten tuberkulösen Erkrankungen eigentlich zur Gruppe 4. Diese Mischformen sind es ja, die im wesentlichen das so ungeheuer bunte und wechselvolle Bild der Lungentuberkulose ausmachen. Sie sind es aber auch, die genau genommen, d. h. im rein wissenschaftlichen Sinne, jeder Einteilung spotten und jede Formentrennung als künstlich erscheinen lassen. Wenn ich trotzdem an diesem Leitfaden festhalte, so geschieht es aus praktischen Gründen. Denn wenn man auch in Wirklichkeit niemals zwei anatomisch ganz gleichen Krankheitsbildern begegnet, so zeigen sich doch bei der klinischen Beobachtung der Tuberkulose stets gewisse Richtlinien, die den einen Fall mehr in die eine Gruppe, den anderen in eine andere verweisen. Und das ist, wie wir sehen werden, für die Auffassung und Bedeutung des Einzelfalles, vor allem also für die Voraussage des mutmaßlichen Verlaufs, daneben aber auch für die Möglichkeit, sich mündlich und schriftlich über einen Fall zu äußern, so wichtig, ja unerläßlich, daß wir gern den anatomischen Verhältnissen einen gewissen Zwang antun können. Deshalb empfiehlt es sich im allgemeinen, die klinischen Fälle, soweit sie der Behandlung zugänglich sind, nach Möglichkeit in die Gruppen 1—3 einzuordnen und zwar auf Grund der vorherrschenden und tonangeben-

den Erscheinungsformen. Die Gruppe 4 aber sollte man nur für die
Fälle offen lassen, die in wirklich auffälliger Weise verschiedene Arten
der tuberkulösen Gewebsveränderung nebeneinander zeigen. Endlich
würde Gruppe 5 den schwersten, hoffnungslosen Erkrankungen vorbehalten bleiben, gleichgültig, aus welcher ursprünglichen Form sich
bei ihnen der Endzustand der Schwindsucht allmählich gebildet hat.

Verlauf und Anzeichen der Lungentuberkulose.

Über den zeitlichen Verlauf der Lungentuberkulose ist etwas Allgemeingültiges mit dem besten Willen nicht zu sagen. Eine Regel
läßt sich da nicht aufstellen, und ein bezeichnendes Verlaufsbild, wie
es die meisten akuten Infektionskrankheiten (Masern, Scharlach, Typhus)
besitzen, gibt es nicht. Aber auch bestimmte gesetzmäßige Abwand-
lungen, wie sie z. B. die Syphilis zeigt, sind bei der Lungentuberkulose nicht
ohne weiteres zu erkennen. Ihre Dauer umfaßt so ziemlich alles, was in
der Zeitspanne des menschlichen Lebens möglich ist. Vom rasch tödlichen
Verlauf der akuten Miliartuberkulose, die in wenigen Wochen endet,
über die in mehreren Wochen oder Monaten zum Tode führenden
Formen von sog. galoppierender Schwindsucht, bis zu den häufigsten
chronischen Erkrankungen, die sich auf Jahre, Jahrzehnte, ja auf das
ganze Leben erstrecken können, gibt es alle denkbaren Abstufungen.
Aber nicht nur das Gesamtbild der Krankheit, sondern auch die einzelnen Rückfälle der Kranken bieten nichts Regelmäßiges und Fest-
stehendes. Ein Leichtkranker, dem man auf Grund längerer Beobachtungen eine günstige Voraussage für das weitere Leben stellen zu
müssen glaubt, kann plötzlich und unerwartet eine arge Verschlimmerung des Leidens erfahren, die alles über den Haufen wirft. Ein
anderer schwerer Fall, dem man nicht viel Gutes zutraut, wird wider
Erwarten Herr der bösen Erkrankung und lebt viele Jahre, zwar mit
größeren Ausfallserscheinungen an den Lungen, aber doch in befriedigendem Allgemeinzustand und in leidlicher Arbeitsfähigkeit. Der eine
erfährt bei jeder kleinen Unpäßlichkeit ein Wiederaufflackern des alten
Leidens, von dem er Jahr um Jahr in Beruf und Lebensfreudigkeit
gestört wird; der andere hat nur einen oder wenige Anfälle zeit seines
Lebens und erträgt auch anstandslos schwere anderweitige körperliche
oder seelische Schädigungen. Kurzum: die Lungentuberkulose ist in
ihrem Verlauf so unendlich vielgestaltig, daß auch der erfahrenste
Facharzt immer wieder von neuem lernen kann. Da heißt es also für
den Arzt, die Augen aufzutun und auf alles gefaßt zu sein. Dieser
Rat ist jedenfalls nützlicher als langatmige Schilderungen von verschiedenen Verlaufsarten der Lungentuberkulose, die doch immer nur
Stückwerk bleiben und nie ganz der Wirklichkeit entsprechen. Das
ist der Grund, warum der Tuberkulosearzt mehr als jeder andere Jünger
der Heilkunde darauf angewiesen ist, im offenen Buch des Lebens zu
lesen und nicht die letzte Weisheit aus gelehrten Handbüchern mühsam herauszuklauben. Er würde im letzteren Falle doch nur vielerlei

wissen und oft gerade das nicht, was nottut. Es kann deshalb nicht meine Aufgabe sein, alle Erscheinungen, die bei der Tuberkulose vorkommen mögen, erschöpfend zusammenzustellen. Das würde langweilig und unfruchtbar sein. Wenn ich also jetzt auf die Zeichen der Krankheit eingehe, so kann es mir nur obliegen, die Grundlagen zu geben, auf denen jeder Arzt an der Hand seiner eigenen Erfahrungen weiter bauen kann und soll.

Der Schmerz   Der Schmerz ist eine der häufigsten Äußerungen eines krankhaften Zustandes im Körper überhaupt, und vielleicht die häufigste Erscheinung, die den Kranken zum Arzt führt. Dabei bezieht der Laie, dessen Urteil nicht durch Sachkenntnis geleitet wird, im allgemeinen den Schmerz, den er in irgendeiner Körpergegend empfindet, auf das nächste in dieser Gegend gelegene und ihm bekannte Organ. Wenn also jemand Schmerzen in der Herzgegend hat, so fürchtet er herzkrank zu sein, sitzen die Schmerzen im unteren Teil des Rückens, so denkt er an Nierenkrankheit, verspürt er Schmerzen und Stiche in der Brust, so hält er sich für lungenkrank. Ein solches unbefangenes Urteil kann richtig sein, viel häufiger ist es falsch, wird aber gerade dann oft von ängstlichen Kranken mit besonderer Hartnäckigkeit festgehalten. Sache des Arztes, der nun um Rat gefragt wird, ist es, auf die Klagen und auch auf die vorgefaßte Meinung des Klagenden sorgsam einzugehen. Erst recht aber ist es seine Pflicht, die wirkliche Ursache des Schmerzes aufzudecken und dem Kranken auseinanderzusetzen. Er würde weder seiner ärztlichen Aufgabe gewachsen sein noch seiner ärztlichen Pflicht entsprechen, wenn er sich ohne weiteres dem einfachen und bequemen Gedankengang des Laien anschlösse, was freilich leider im ärztlichen Massenbetrieb vorkommen mag.

Sagt mir also jemand: „Ich habe Schmerzen oder Stiche in der Brust, ich glaube, ich bin lungenkrank", so muß ich zunächst wissen: Wie verhält es sich mit diesem Anzeichen bei der Lungentuberkulose und wodurch entstehen da Schmerzempfindungen? Nun sind Gefühlsnerven in den Lungen nur in der Schleimhaut der Bronchien und am Rippenfell vorhanden, und zwar gehören sie zum Gebiet des 10. Gehirnnerven (N. vagus). Daraus kann man schon von vornherein ableiten, welche Vorgänge in den Lungen Schmerzen auslösen können. Es sind das krankhafte Absonderungen in den Bronchien, Anschoppungen und Überfüllungen im Lungengewebe, die auf die Bronchien und die dort verlaufenden Nerven einen Druck ausüben; im gleichen Sinne dürften wohl manchmal auch beträchtliche Vergrößerungen der Drüsen an der Lungenpforte wirken; vor allem aber sind entzündliche oder narbige Veränderungen am Rippenfell schmerzhaft. In der Tat sind ja alle diese Vorgänge bei der Lungentuberkulose häufig, und daher kann es nicht wundernehmen, wenn nicht selten Schmerzempfindungen verschiedener Art von Lungenkranken verspürt und angegeben werden. Anderseits aber wird man viele Fälle beobachten, die im ganzen Verlauf niemals oder so gut wie nie über Schmerzen klagen, obwohl alle anatomischen Vorbedingungen dazu gegeben zu sein scheinen. Das liegt meines Erachtens, abgesehen von der verschiedenen Empfindlichkeit des Kranken, hauptsächlich an zeitlichen Verhältnissen. Setzt z. B. eine pneumonische Anschoppung sehr plötzlich ein, so wird der Kranke über heftigen Druckschmerz klagen, tritt sie langsamer auf, so wird er vielleicht nur einen unbehaglichen Druck empfinden, und stellt sie sich ganz schleichend und allmählich ein, so wird der vermehrte Druck durch Anpassung an die veränderten Verhältnisse wohl gar nicht gespürt oder jedenfalls nicht als Schmerz beachtet. Das gleiche gilt vom Rippenfell, wo man oft die Entwicklung der Dinge recht genau verfolgen kann. Eine plötzliche fibrinöse Ausschwitzung am Brustfell macht sich als sehr unangenehm stechender Schmerz geltend, der sogar zur willkürlichen Hemmung der Atmung an der erkrankten Stelle führt. Auch bindegewebige Verwachsungen, die letzten Endes doch als Heilungsvorgänge zu betrachten sind, können lange Zeit ein lästiges Gefühl von Ziehen und Zerren veranlassen. Dagegen können sich sehr schwere, aber langsam entstehende eitrige Entzündungen des Rippenfellraums oft ohne alle unangenehmen örtlichen Empfindungen ausbilden.

In allen von mir angeführten Fällen pflegt der Schmerz an oder nahe der Stelle der tuberkulösen Erkrankung empfunden zu werden. Der Arzt soll also erst nach einer anderen Ursache suchen, wenn er am Ort des Schmerzes keine Veränderungen nachweisen kann. In der Tat kommt es, wie ich schon gesagt habe, sehr oft vor, daß Kranke über Brustschmerzen klagen, die nichts mit einer Lungenerkrankung zu tun haben. Als häufigste und deshalb praktisch wichtigste Ursache von solchen Schmerzempfindungen am Brustkorb mache ich da auf Vorgänge aufmerksam, die sich an den Zwischenrippennerven abspielen. Neben den verhältnismäßig seltenen echten Neuralgien sind diese Nerven außerordentlich oft der Sitz von unangenehmen oder schmerzhaften Gefühlen, die entweder rheumatisch sind oder als Äußerungen reizbarer Nervenschwäche aufgefaßt werden müssen. Solche Dinge gehören in in das Gebiet einer ungemein weitverbreiteten, aber auch unter Ärzten noch wenig bekannten Gruppe krankhafter Erscheinungen, die man unter dem Namen der Nervendruckpunkterkrankung zusammenfassen kann. Ich will hier nicht auf Einzelheiten eingehen, und lasse auch die ursächlichen Grundlagen, von denen ich einige andeutete, auf sich beruhen. Sicher ist, daß neben vielen anderen Gegenden, unter denen ich Schulter und Nacken, Augenhöhlen, Schläfen, Rücken und Lendenmuskeln nenne, die Zwischenrippennerven sehr bevorzugt sind. Ihre Erkennung wird ermöglicht durch das Aufsuchen der Druckpunkte, von denen aus man jederzeit die schmerzhaften Empfindungen auslösen kann. Nun ist es freilich richtig, daß es auch Druckpunkte gibt, die von einer benachbarten inneren Erkrankung abhängig sind und vom Kranken unbewußt nach außen auf die Körperoberfläche verlegt werden, wie das z. B. bei den bekannten Druckpunkten des Magengeschwürs der Fall ist, auf die manche Ärzte ein großes Gewicht legen. Diese begleitenden Druckpunkte, deren Häufigkeit und diagnostische Bedeutung übrigens, wie ich glaube, oft überschätzt werden, unterscheiden sich aber durch ihre rein örtliche Natur von der eigentlichen perineuritischen Nervenpunkterkrankung, die ein allgemeines, meist über den Körper weiter verbreitetes Leiden darstellt. Genaue Untersuchung an Ort und Stelle, wie das Absuchen des Körpers nach sonstigen Nervenpunkten schützt vor Verwechslung. Ich würde auf diese Dinge nicht so eindringlich aufmerksam machen, wenn ich nicht aus Erfahrung wüßte, daß solche recht harmlosen örtlichen Schmerzen am Brustkorb oft genug von unkundigen Ärzten auf umschriebene Rippenfellentzündung bezogen werden, wodurch dann schwerwiegende diagnostische Irrtümer entstehen können.

Der Husten　　Der Husten ist ein Zeichen, das man fast unwillkürlich mit einer Lungenerkrankung gedanklich verknüpft, und das umgekehrt bei längerer Andauer Arzt wie Laien den Ausbruch einer Lungentuberkulose befürchten läßt. Zweifellos ist ja der Husten eine alltägliche Begleiterscheinung unserer Krankheit, aber so ganz einfach liegen die Dinge auch hier nicht. Wir können uns zum Teil auf das beziehen, was ich soeben über den Schmerz gesagt habe, und müssen uns da vor allem vergegenwärtigen, daß auch der Husten in engster Verbindung mit den empfindenden Nerven steht. Er wird also vorwiegend ausgelöst durch entzündliche Reizerscheinungen, die sich am Rippenfell abspielen, und durch krankhafte Absonderungen, die sich in den Bronchien ansammeln. In letzterem Falle bedeutet er also eine natürliche Abwehreinrichtung, die darauf ausgeht, schädliche Stoffe nach außen zu befördern, die aber bei maßloser Steigerung auch selber schädigen kann, da durch gewaltsame Hustenstöße Blutungen verursacht oder giftige Ausscheidungen, anstatt entleert, angesaugt und verschleppt werden können. Man sieht schon aus diesen beiden hauptsächlichen Ursachen des tuberkulösen Hustens, daß er durchaus kein ständiger Begleiter der Erkrankung zu sein braucht. Die Erfahrung bestätigt das. Der Husten ist keineswegs, oder jedenfalls nur selten, ein sehr frühes Anzeichen der beginnenden Lungentuberkulose. Leider! muß man sagen, weil der Husten die Kranken besorgt macht und deshalb zum Arzt treibt. Da sich aber die ersten Anfänge der Krankheit im Zwischenbindegewebe zu entwickeln pflegen, so ist es begreiflich, daß er in der Regel zunächst fehlt. Wie viele alte, manchmal recht ansehnliche Herde kann man bei Personen nachweisen, die nie gehustet haben und deshalb sehr überrascht sind, wenn man ihnen mitteilt, daß sie schon einmal lungenkrank gewesen sind! Aber es hängt nicht allein vom Sitz der Herde, sondern auch von der Empfindlichkeit der Kranken ab, ob der Husten früher oder später einsetzt. Ja jeder Tuberkulosearzt, der viel zu sehen bekommt, kann sich oft genug wundern, wie mächtige und ausgebreitete Veränderungen sich bisweilen ohne nennenswerten Husten entwickeln. Anderseits können manchmal kleine Herde, wenn sie an reizbarer Stelle sitzen oder wenn es sich um sehr empfindliche, nervös reizbare Personen handelt, unerträglichen Hustenreiz veranlassen. Besonders unangenehm kann der Husten sein, wenn die allererste Entwicklungsstufe überschritten ist und die eigentlich katarrhalischen Erscheinungen einsetzen. Dann pflegt die Absonderung der frisch gereizten Bronchien sehr zähe, trocken und fest zu sein und verursacht daher sehr quälenden, dabei meist erfolglosen Husten, erfolglos insofern, als wenig oder nichts ausgeworfen wird. Erst bei weiterer Zunahme der Erkrankung, wenn also der Auswurf feuchter, loser und massiger wird, nimmt dann die Hustenqual ab, weil die Ausscheidung jetzt durch wenige und leichte Stöße entleert werden kann. Wie man sieht, gibt der Husten, bei aller scheinbaren Regellosigkeit seines Auftretens, doch gewisse Fingerzeige für die Art seiner Entstehung. Der trockene bellende Husten, der sich manchmal bis zur Atemnot oder zum Erbrechen steigern kann, ist von anderer Bedeutung als der weniger beschwerliche feuchte Husten mit reichlichem Auswurf. Sehr deutlich gibt sich meist der pleuritische Husten zu erkennen. Man kann ihn als gehemmt bezeichnen, weil der Kranke dabei die entzündete Gegend nach Möglichkeit auszuschalten sucht und doch den Hustenreiz nicht zu unterdrücken vermag.

Bei hustenden Kranken ist in der Regel der frühe Morgen die unangenehmste Zeit. In der Nacht hat sich eben in den Bronchien der Krankheitsstoff angesammelt, und der Reiz, den er verursacht, wird erst mit dem Erwachen gespürt und pflegt dann stärkeren Husten auszulösen. Anderseits gibt es manche Kranke, bei denen der Husten gerade abends oder nachts einsetzt sie sind besonders übel dran, weil ihnen die so nötige Nachtruhe geraubt wird. Am Tage ist der Husten selbst bei sonst davon nicht freien Personen oft nur gering. Aber auch da können ungünstige äußere Verhältnisse wie die Beschäftigung in staubiger und rußiger Umgebung, der Einfluß feuchter, kalter oder nebliger Luft, oder das gesteigerte Atembedürfnis bei körperlichen Anstrengungen heftige und häufige Hustenausbrüche hervorrufen. Demgegenüber besänftigen und mildern trockene, staub- und rauchfreie Luft, sonniges warmes Wetter und körperliche Ruhe den sonst vielleicht starken Hustenreiz.

Im ganzen genommen kann man also sagen, daß man aus der Art und dem Auftreten des Hustens bei Tuberkulösen gewisse Rückschlüsse auf den Sitz und das Wesen der Erkrankung machen und daraus auch Winke für die Pflege und Behandlung des Kranken ableiten kann. Das Fehlen des Hustens aber darf den Arzt nicht in trügerische Sicherheit wiegen. Denn es gibt schwere Fälle genug, ja manche besonders bösartige trockene Formen der Tuberkulose, bei denen der Husten von Anfang bis zu Ende völlig ausbleiben kann. Erst recht aber darf man nicht in den entgegengesetzten Fehler verfallen und jeden chronischen Huster gleich als tuberkulös verdächtigen. Ich denke da nicht an Verwechslungen offenkundiger Lungenerkrankungen wie chronischer Bronchitiden, Lungenerweiterungen mit Anschoppungen, chronischer Lungenentzündungen, Bronchiektasien u. dgl. mehr. Das sind Fehldiagnosen, die unter Umständen verzeihlich sind und bisweilen auch dem Geübten unterlaufen. Aber wie mich eigene

Erfahrung gelehrt hat, kommt es gar nicht ganz selten vor, daß Personen aus belasteten Familien von ärztlicher Seite nur deshalb für tuberkulös gehalten werden, weil sie dauernd an Husten leiden. Solche Opfer ärztlicher Fehldeutung haben aber manchmal nichts weiter als einen ganz harmlosen chronischen Rachenkatarrh, der sich durch morgendliche Hustenanfälle und tagsüber durch öfteres Räuspern und Spucken äußert. Derartige Mißgriffe, auf die ich zur Warnung aufmerksam machen muß, können bei genauer Untersuchung und folgerichtiger Erwägung aller Erscheinungen, vor allem auch der Art des Hustens, in den meisten Fällen vermieden werden. Denn schon die Kenntnis. der Tatsache, daß bei ganz beginnenden tuberkulösen Lungenerkrankungen, die sich noch der üblichen physikalischen Untersuchung entziehen, in der Regel der Husten fehlt, sollte in solchen Fällen zur größten Vorsicht mahnen.

Der Auswurf Im nahen Zusammenhang mit dem Husten steht der Auswurf der Kranken. Er ist ein besonders wichtiges Krankheitszeichen, weil er nicht nur der Hauptträger und Vermittler der Übertragung ist, sondern auch in vielen Fällen die unbedingte Gewißheit der Diagnose ermöglicht. Es ist aber nach dem, was ich über den Husten gesagt habe, verständlich, daß er erst recht keine frühzeitig auftretende Erscheinung ist und sich meist erst später als der Husten einstellt. Wenn man seine diagnostische Wichtigkeit ins Auge faßt, so muß man gleich bemerken, daß er keineswegs ein regelmäßiger Begleiter der Lungenerkrankung ist. Denn als Auswurf kann man naturgemäß nur das bezeichnen, was sich an solchen Stellen der Lungen bildet, die mit der Außenwelt in offener Verbindung stehen. Das sind also die Bronchien jeder Ordnung von den feinsten Verzweigungen bis hinauf zur Luftröhre, ferner die Lungenbläschen, soweit sie nicht durch Verstopfung der Wege von den ausführenden Bronchien abgeschnitten sind, und endlich Zerfallshöhlen der tuberkulösen Wucherung, die sich ebenfalls nach außen entleeren können. Daraus geht schon hervor, daß es viele Erkrankungen geben muß, wo diese Forderungen nicht zutreffen, wo also kein Auswurf erzeugt oder herausbefördert wird. Das gilt nun in der Tat nicht nur für beginnende Fälle, wo es ja im allgemeinen leicht verständlich ist, sondern auch für manche vorgeschrittene und selbst schwere und bösartige Formen, die man deshalb insgesamt wohl als trockene Formen bezeichnet. Wenn es nun schon öfter vorkommt, daß der Auswurf überhaupt fehlt, so ist es noch häufiger, daß er, selbst bei reichlicher Entleerung, keine Tuberkelbazillen enthält, also für die eigentliche Diagnose bedeutungslos ist. Abgesehen von solchen Fällen, wo der Auswurf überhaupt nicht aus den Lungen, sondern aus den oberen Luftwegen, z. B. aus dem Rachen stammt, sind das die Erkrankungen, wo die eigentlichen tuberkulösen Herde von den abführenden Atemwegen abgeschlossen sind und sich nur in der Nachbarschaft der Herde schleimige oder eitrige Entzündungen der Bronchien entwickelt haben. Am häufigsten beobachtet man das bei leichteren und mittelschweren Fällen. Aber auch schwerste Fälle können ständig reichlichen Auswurf absondern, in dem trotz oft wiederholter Untersuchungen niemals Bazillen gefunden werden. Anderseits beobachtet man zuweilen auch Erkrankungen, wo die physikalische Untersuchung völlig versagt und doch der Auswurf Bazillen enthält, wo also die Diagnose erst durch das Mikroskop ermöglicht wird. Da handelt es sich entweder um ganz beginnende Tuberkulosen, deren erster Herd sich ausnahmsweise in der Schleimhaut eines kleines Bronchus angesiedelt hat, oder um versteckt im Inneren des Lungengewebes gelegene Krankheitsherde.

Mit der mikroskopischen Eigentümlichkeit des Lungenauswurfs sowie mit seiner diagnostischen Untersuchung und Bewertung will ich mich erst in einem späteren Abschnitt beschäftigen. Hier mögen nur noch einige kurze Bemerkungen über sein sonstiges Verhalten, sein Aussehen und seine Menge Platz finden. In früherer Zeit der Erkrankung ist der Auswurf rein schleimig, glasig durchscheinend und farblos, nur manchmal durch Beimischung von Kohlenteilchen graulich verfärbt; in der Dichtigkeit, je nachdem ob sich entzündlich-seröse Ausschwitzungen beimengen, dünnflüssiger oder zäher. Im weiteren Verlauf aber werden die Entleerungen allmählich trüber, da sich mehr und mehr zellige Bestandteile dem schleimigen Grundstoff beigesellen. Bei Erkrankungen mittleren Grades pflegt dann der Auswurf entweder schon schleimig-eitrig oder noch eitrig-schleimig zu sein, je nachdem die zellig-eitrige Beschaffenheit überwiegt. Erst wenn Zerfallserscheinungen einsetzen oder bei starker Mischinfektion der Bronchien durch echte Eitererreger pflegt der Auswurf rein eitrig zu werden. Vor allem ist er das naturgemäß, wenn es sich um Entleerungen aus größeren Höhlenbildungen handelt, also um Kavernen bei der geschwürigen Schwindsucht oder um Erweiterung der Bronchien bei der narbigschrumpfenden Krankheitsform. Unter diesen Umständen kann auch der Geruch des Auswurfs, der sonst nur als fade zu bezeichnen ist, durch Zersetzungs- und Fäulnisvorgänge, stinkend und faulig werden. Im allgemeinen aber zeichnen sich die Entleerungen des Kaverneninhalts mehr durch ihre geballte, münzenartige Form aus. Übrigens sollte man dem groben Aussehen des Lungenauswurfs nicht gar zu viel Gewicht beilegen, wie das früher wohl geschehen ist, und lieber das Mikroskop zu Rate ziehen.

Die Menge des Auswurfs ist nicht nur bei den verschiedenen Krankheitsformen, sondern auch bei den einzelnen Kranken erheblichen Schwankungen unterworfen. Manche Kranken entleeren nur morgens wenige Male geringe Mengen, andere scheiden Tag und Nacht große Massen aus, die mehrere 100 ccm, ja einen halben Liter betragen können. Zumal wenn sich in den Lungen bereits Zerfallshöhlen gebildet haben, ist der Auswurf sehr reichlich und tritt öfter in massigen „maulvollen" Entleerungen auf. Abhängig ist natürlich auch die Menge des Auswurfs von dem Überwiegen katarrhalischer und entzündlicher Vorgänge an den Bronchien und von Mischinfektionen.

Eine der wichtigsten Erscheinungen der Lungentuberkulose ist die Blutung, wichtig sowohl für die Diagnose der Krankheit als auch bedeutungsvoll und leider oft gefährlich für den weiteren Verlauf und

Ausgang. Die Entstehung der Lungenblutung liegt nach dem, was im anatomischen Teil gesagt ist, auf der Hand. Wenn die tuberkulöse Neubildung entweder von vornherein in der Gefäßwand wuchert oder von außen gegen sie eindringt und sie ganz oder teilweise zerstört, so entsteht eine Lücke oder doch eine dünne Stelle in der Gefäßwand, die sich dann unter dem Einfluß des Blutdrucks erweitert oder einreißt. Von der Größe der Bruchstelle und der Rohrweite des befallenen Gefäßes hängt die Größe und Tragweite der Blutung ab. So ist es verständlich, daß alle denkbaren Grade der Blutung vorkommen können, vom kleinsten Blutaustritt, der sich nur durch streifige Blutbeimischung im Auswurf zu erkennen gibt und sonst gar keine Erscheinungen macht, bis zum gewaltigen Blutsturz, der den plötzlichen Verblutungs- oder Erstickungstod herbeiführt. Die Blutungen wechseln also von geringsten Spuren bis zu einem und selbst mehreren Litern. Abgesehen von den ganz geringfügigen und klinisch belanglosen Blutaustritten, die außerordentlich häufig sind, werden unter den eigentlichen, d. h. reinen und unvermischten Blutungen solche von $^1/_{10}$ bis $^1/_2$ Liter wohl verhältnismäßig am häufigsten beobachtet. Aber nur wenig seltener sind Entleerungen von wenigen bis zu 100 Grammen reinen Blutes, am seltensten die ganz großen und tödlichen Blutstürze, von denen nur etwa 1 bis 2 auf 1000 Fälle zu rechnen sind. Wenn also auch die unmittelbare Lebensgefahr beim Bluthusten zunächst nicht allzugroß erscheint, so ist jede umfangreichere Blutung doch ein ernstes Ereignis, das schwerwiegende mittelbare Gefahr für den Kranken in sich birgt. Denn neben der Entleerung nach außen findet bei jedem größeren Blutaustritt auch eine blutige Durchtränkung des benachbarten Lungengewebes statt, und diese toten Stellen geben einen ausgezeichneten Nährboden für die Krankheitserreger ab. So kommt es denn, daß sich meist an solche ausgesprochenen Blutergüsse eine weitere und beschleunigte Ausbreitung der Erkrankung anschließt, was sich in der Regel schon bald durch das Auftreten von Fieber bemerklich macht. In nicht seltenen Fällen werden bisher scheinbar gutartige Tuberkuloseformen durch eine Blutung geradezu aufgerührt und können in schnell verlaufende, bösartige umschlagen. In jedem Falle aber pflegt zunächst eine Verschlechterung des örtlichen Befundes und des Allgemeinzustandes einzusetzen. So ist es denn nicht verwunderlich, daß die Blutungen zumal von erfahrenen Kranken außerordentlich gefürchtet werden, und, wenn es auf die größeren Blutungen ankommt, mit vollem Recht. Dagegen werden kleinere Blutaustritte in ihrer Tragweite oft überschätzt, und der Arzt hat die Pflicht, solche übertriebene Angst durch verständnisvolle Aufklärung auf ihr richtiges Maß zurückzuführen. Zumal die so unendlich häufigen blutigen Beimischungen und Verfärbungen des Auswurfs sollte man als Arzt ganz unberücksichtigt lassen. Denn ein Mittel, sie zu verhindern, besitzen wir nicht, und die Furcht des Kranken, die, wie jede seelische Verstimmung gerade auf Tuberkulöse ganz besonders schädlichen Einfluß hat, wird am besten beseitigt, wenn der Arzt die Gefahrlosigkeit solcher Vorkommnisse betont und auch nach diesem Grundsatze handelt, d. h. ihre Bedeutung nicht durch ärztliche Vieltuerei unnötig aufbauscht.

Einer besonderen Besprechung bedarf noch das zeitliche Auftreten des Bluthustens. Vor allem sind da die recht häufigen Frühblutungen zu erörtern. Nicht selten kann eine Lungenblutung, und zwar eine ausgesprochene und selbst reichliche Blutung die erste Erscheinung der Krankheit bei einem bisher scheinbar völlig gesunden Menschen sein. Das kann sich auch bei Personen ereignen, die vielleicht kurz vorher von einem durchaus sachkundigen Arzt untersucht und für gesund befunden sind. Es handelt sich in solchen Fällen um ursprüngliche Gefäßtuberkel mit Zerfall der Gefäßwand, und zwar an einer tief im Inneren des Lungengewebes gelegenen Stelle, die sich der äußeren Untersuchung entzieht. Diese gewissermaßen einleitenden Vorgänge pflegen sich an venösen Gefäßen abzuspielen, und daher ist das aufgegebene Blut hellrot gefärbt, da bekanntlich die Lungenvenen sauerstoffhaltiges Blut führen. Auf jeden Fall ist durch eine derartige größere Blutung in der Regel die Diagnose der Lungentuberkulose von vornherein gesichert. Anders steht es mit kleinen Blutaustritten im Beginn der Erkrankung, wo der Untersuchungsbefund noch kein sicheres Ergebnis zeitigt. Da kann der Arzt bisweilen in großer Verlegenheit sein, weil solche Kranken oder ihre Angehörigen natürlich auf die Entscheidung drängen, ob Lungentuberkulose vorliegt oder nicht. Ist nun mit dem besten Willen kein Lungenherd nachweisbar, auch nicht durch das Röntgenverfahren, so hat man sich die Frage vorzulegen, ob die Blutung überhaupt aus der Lunge stammt, oder nicht vielmehr aus den oberen Abschnitten der Luftwege, oder endlich ob sie durch eine andere Erkrankung z. B. durch ein Herzleiden bedingt ist. Das letztere läßt sich wohl in der Mehrzahl der Fälle bei sorgfältiger Untersuchung ausschließen. Dagegen kann die Entscheidung, ob nicht ein blutiger Auswurf etwa dem Munde, dem Rachen, der Nase entstammt, bisweilen trotz aller Sorgfalt nicht immer gleich gegeben werden. Bevor man sich da auf das eine oder das andere festlegt, sollte man lieber freimütig zugeben, daß zur Zeit auf den Lungen nichts zu finden sei, daß aber kleine Herde im Beginn der Erkrankung völlig versteckt sein könnten und daß man weitere Beobachtungszeit haben müsse, um über den Sitz der kleinen Blutung ins klare zu kommen. Solch vorsichtiges Handeln, das allerdings Geschick von seiten des Arztes und Vertrauen von seiten des Kranken voraussetzt, ist stets besser als eine bestimmt gegebene, aber unsichere Stegreifdiagnose. Denn erweist sie sich in der Folge als zufällig richtig, so maßt sich der Arzt ein Verdienst an, das ihm nicht gebührt. Erweist sie sich aber als falsch, so ist nicht nur das Ansehen des Arztes und das Vertrauen des Kranken mit Recht erschüttert, sondern der Kranke, auf dem die falsche Vorstellung von einer bestehenden Lungentuberkulose lastet, wird unter Umständen seelisch und körperlich geschädigt. Nicht zu vergessen ist auch, daß bisweilen hysterische Personen künstlich kleine Blutungen erzeugen, um dadurch eine beginnende Lungentuberkulose vorzuspiegeln. Gerade da ist besondere Vorsicht am Platze, und man steht sich am besten, wenn man ruhig abwartet. Ganz verkehrt aber wäre es, wenn man bei Kranken, die einen hysterischen Eindruck machen, von vornherein den etwaigen Bluthusten auf die leichte Achsel nimmt. Denn wenn es auch ärgerlich ist, von einer hysterischen Person aufs Glatteis geführt zu werden, was nebenbei jedem Arzt, und selbst dem erfahrensten Nervenarzt, einmal widerfahren kann, so ist es doch viel bedenklicher, eine wirklich ernste Erkrankung zu verkennen und zu vernachlässigen. Der goldene Mittelweg, der den gewissenhaften Arzt zwischen beiden Übeln hindurchführt, liegt eben darin, daß man die Wahrheit sagt und eine bestimmte und, wie in diesem Falle, schwerwiegende Diagnose erst stellt und ausspricht, wenn man seiner Sache sicher ist.

Abgesehen von den soeben besprochenen Frühblutungen kommen größere Blutergüsse erst wieder in einem verhältnismäßig späten Abschnitt der Krankheit vor, aus dem einfachen Grunde, weil sie ausgesprochenen und in der Regel sogar vorgeschrittenen Gewebszerfall voraussetzen. Denn in der Zwischenzeit pflegen bindegewebige und narbige Vorgänge größere Blutmengen hintanzuhalten, wenn auch kleinere zu jeder Zeit häufig sind. Entleerungen großer Blutmengen sind meist an das Bestehen von Hohlräumen gebunden. Oft handelt es sich um Schlagadern, die den freien Raum einer Kaverne balkenartig durchziehen, vielleicht an einer Stelle sackig, d. h. nach Art eines Aneurysmas ausgebuchtet sind und an dieser Stelle dem Druck im Innern nachgeben und bersten. Ich will hier ausdrücklich bemerken, daß solche Blutergüsse im Gegensatz zu den Frühblutungen gewöhnlich dunkelrot gefärbt sind, weil die Gefäße, um die es sich handelt, Schlagadern des Lungenkreislaufs sind und also venöses Blut enthalten.

Die Häufigkeit des Bluthustens ist bei den einzelnen Kranken sehr verschieden. Der eine erlebt vielleicht nur ein einziges Mal eine Lungenblutung, bei dem anderen tritt sie dann und wann auf und noch andere endlich werden immer und immer wieder durch kleinere und größere Blutungen gequält und gefährdet. In letzterem Falle muß man annehmen, daß die tuberkulöse Neubildung geradezu an und entlang der Gefäßbahn des Lungenkreislaufs wuchert und man kann da folgerichtig von einer Gefäß- oder Blutungsform der Lungenschwindsucht sprechen.

Zum Schluß will ich noch auf die Hauptursachen solcher Blutergüsse aufmerksam machen, die zu Verwechslungen mit tuberkulösen Blutungen führen können, wobei ich von den geringen Blutbeimischungen des Auswurfs hier absehe. Daß auch anders geartete Zerfallsvorgänge in den Lungen ausgesprochene Blutungen auslösen können, liegt auf der Hand. Beim Lungenabszeß und beim Lungenbrand läßt sich eine Fehldiagnose meist ohne Schwierigkeiten, zumal mit Hilfe des Röntgenverfahrens, vermeiden. Schwieriger ist manchmal die Unterscheidung tuberkulöser Blutungen von denen, die aus gewöhnlichen Bronchiektasien stammen. Doch wird auch hier meist die Vorgeschichte der Erkrankung, d. h. das Freibleiben der Lungenspitzen sowie die wiederholte Untersuchung des Auswurfs vor Irrtümern schützen. In seltenen Fällen führen die Lungensyphilis, und noch seltener die Strahlen- sowie die Schimmelpilzerkrankung der Lungen zum Bluthusten. Hier muß im ersten Falle die Anstellung der Wassermannschen Reaktion, im letzteren das Aufsuchen der Erreger im Auswurf im Verein mit dem Röntgenbilde vor Mißdeutungen schützen. Das gleiche gilt von den verschiedenen Formen der Lungengeschwülste, die sich meist durch die Untersuchung mit Röntgenstrahlen erkennen lassen. Bei Blutstauung in den Lungen, die durch Herzfehler, zumal bei der Verengerung der Mitralklappe, durch Herzmuskelerkrankungen und durch Nierenentzündungen bedingt ist, können auch größere Blutungen auftreten, und ihre diagnostische Abgrenzung von solchen tuberkulösen Ursprungs ist nicht immer so einfach, wie man von vornherein glauben sollte. Denn die Lungenstauung pflegt mit ausgedehnten Geräuschen über den Lungen einherzugehen, und die Diagnose z. B. der Mitralstenose ist unter Umständen keineswegs auf den ersten Blick möglich, ganz abgesehen davon, daß in freilich seltenen Fällen ein Herzfehler mit einer Lungentuberkulose vergesellschaftet sein kann. Bei großen Blutungen aus dem Munde hat man sich stets zunächst die Frage vorzulegen, ob das Blut wirklich aus den Lungen stammt oder ob es nicht vielleicht ganz anderer Herkunft ist. Sind die Lungen nachweislich frei, dann ist freilich eine Magenblutung infolge eines Geschwürs oder Krebses des Magens leicht als solche zu deuten; dasselbe gilt von den heftigen Blutstürzen, die aus erweiterten Venen der Speiseröhre bei Leberzirrhose erfolgen. Schon das Aussehen des Blutes und die Art der Entleerung, d. h. das Erbrechen des Blutes, läßt meist keinen Zweifel darüber, daß man es nicht mit einer tuberkulösen Blutung zu tun hat. Anders aber liegen die Dinge, wenn z. B. ein Lungenkranker gleichzeitig an Magengeschwür leidet, was gar nicht so ganz selten ist. Da kann nur eine peinlich genaue Beobachtung und Untersuchung des Falles vor Irrtümern bewahren, die bei dem gewählten Beispiel um so wichtiger ist, weil die Behandlung der Blutung je nach ihrem Ursprungssitz eigentlich recht verschieden sein müßte. Wenigstens trifft das für den weiteren Verlauf zu. Denn im unmittelbaren Anschluß an eine derartige zweifelhafte Blutung bleibt die Forderung der genauen Untersuchung und der diagnostischen Sicherung meist ein frommer Wunsch, weil die bestehende Gefahr strengste Ruhe und Schonung des Kranken gebietet. Da ist es dann das Beste, zunächst die Möglichkeit einer Magenblutung in den Vordergrund des Handelns zu schieben, weil diese entschieden die größere augenblickliche Gefahr einschließt und die arzneiliche und diätetische Behandlung eines blutenden Magengeschwürs in den ersten Tagen auch einer möglichen Lungenblutung zu gute kommt. Daß dann das Versäumte so bald wie möglich nachgeholt wird, und je nach dem Ausfall der Untersuchung die Be-

handlung beizubehalten oder sachgemäß abzuändern ist, versteht sich
von selbst.

Atembeschwerden und Kurzluftigkeit sind sehr wechselvolle Folge- und Begleiterscheinungen der Lungentuberkulose. Daß Brustkranke von Atemnot geplagt werden, ist selbstverständlich oft genug der Fall. Aber es ist geradezu erstaunlich, wie wenig selbst Kranke mit vorgeschrittenem Lungenleiden manchmal von diesen Krankheitszeichen belästigt werden. Es kommt alles auf das Zeitmaß an, in dem sich die Erkrankung des Einzelfalles entwickelt. Bilden sich die Lungenveränderungen, wie so häufig, ganz allmählich und schleichend heran, so hat der Körper Zeit, sich den veränderten Verhältnissen von Stufe zu Stufe anzupassen, und eine eigentliche Atemnot tritt nicht auf. Es gibt Lungentuberkulöse, die nur noch einen mäßigen Teil eines Lungenflügels als Atemfläche zur Verfügung und doch weder persönlich über Kurzluftigkeit zu klagen haben, noch auch tatsächlich dem beobachtenden Arzt bei der Untersuchung eine wesentliche Störung der Atembewegung darbieten. Ja man sieht bei der Leichenschau bisweilen Lungenzerstörungen, die es fast unbegreiflich erscheinen lassen, daß der Kranke noch so lange hat leben und atmen können. Freilich ist bei schwerer Tuberkulose nicht selten der ruhige Luftwechsel trügerisch, denn schon geringe körperliche Anstrengungen lassen zuweilen die in der Ruhe versteckte Atemnot klar zutage treten. Das ändert aber nichts an der Tatsache, daß die Größe der Atemfläche ganz außerordentlich verringert sein kann, ohne daß der Kranke die Erscheinungen des Luft- und Sauerstoffmangels zeigt. Ganz anders aber gestalten sich die Dinge, wenn die Krankheit in schnellem Vormarsch größere Lungengebiete befällt und ausschaltet. Bei rasch wachsenden und zusammenfließenden bronchopneumonischen Verstopfungen des Lungengewebes, bei der meist schnell entstehenden käsigen Pneumonie, bei plötzlich einsetzenden und in die Höhe steigenden Ergüssen im Rippenfellraum wird man daher stets eine ausgesprochene Atemnot feststellen. Ihre Erscheinungen richten sich naturgemäß zum großen Teil nach Schnelligkeit und Größe der krankhaften Ausbreitung. Von einfach beschleunigter und erschwerter Atmung bis zur Blaufärbung von Haut und sichtbaren Schleimhäuten und bis zu heftigen Erstickungsanfällen kann man da alle Übergänge beobachten. Die schlimmsten Erscheinungen und der qualvollste Lufthunger treten wohl auf, wenn sich plötzlich ein Pneumothorax bildet, der einen noch wenig ergriffenen Lungenflügel auf einmal völlig zusammenpreßt und ausschaltet. In diesem Falle ist die Entstehung der höchsten Atemnot durchaus eindeutig, ihre Erklärung liegt auf der Hand. Nicht so bei allen anderen Formen der Kurzluftigkeit, wie sie nach unserer Schilderung im Gefolge der Lungentuberkulose vorkommen. Denn es kann keinem Zweifel unterliegen, daß ein nach Art und Ausdehnung gleicher Vorgang bei dem einen Kranken größere Luftbeschwerden erzeugt als bei einem anderen. Es muß also wohl noch einen Umstand geben, der neben der verkleinerten Lungenfläche auf die Atmung einwirkt. Am zwingendsten erscheint diese Forderung, wenn man einen Fall von miliarer Lungentuberkulose mit heftiger Atemnot beobachtet und nachträglich an der Leiche die, wenn auch zahlreichen, aber winzigen Knötchen sieht, deren Gesamtumfang zu dem des unversehrten Lungengewebes verschwindend gering ist. In der Tat lassen sich solche Mißverhältnisse nur erklären durch Wirkungen der tuberkulösen Gifte auf die Verzweigungen der Empfindungsnerven, die sämtlich zum Vagusgebiet gehören. Bestätigt wird diese Schlußfolgerung, wenn man sie überträgt auf das unterschiedliche Verhalten der Lungenkranken, von dem wir ausgingen. Man wird nämlich finden, daß Kranke, die schon bei geringerer Lungenverödung verhältnismäßig lebhafte Atembeschwerden spüren und zeigen, durchweg nervös reizbare Personen sind. Bei ihnen löst also ein Vorgang, der nervengesunde Menschen noch nicht beeinflußt, gesteigerte Krankheitsempfindungen und Erscheinungen aus. Das muß man wissen, um äußere Anzeichen richtig zu bewerten, und es legt dem Arzt erneut die Pflicht auf, seine Kranken nicht einseitig auf sinnfällige Merkmale zu untersuchen, sondern jeden einzelnen Kranken in seiner gesamten Wesensart zu erfassen und zu beurteilen. Man wird dann nicht in den Fehler verfallen, entweder gegenständliche Veränderungen in ihrer Bedeutung zu unterschätzen, oder persönliche Empfindungen und Äußerungen in ihrer Tragweite zu überschätzen. Die Schmerzen sowohl wie die Atembeschwerden bei der Tuberkulose bieten dafür ein lehrreiches Beispiel. Denn, was ich bereits bei der Besprechung der Schmerzen erwähnt habe, das trifft auch hier zu. Nicht minder häufig wie die Stiche in der Brust sind es nämlich die Empfindungen der Kurzluftigkeit und der Atembeklemmung, die den Kranken in der Besorgnis zum Arzte führen, daß bei ihm eine ernste Lungenerkrankung im Anzuge ist. Wenn eine genaue Untersuchung keinen Anhalt für eine Brustkrankheit gibt, so handelt es sich in der Regel um nervös veranlagte Menschen, deren Atembeschwerden in das Gebiet der sogenannten „vegetativen Neurose" gehören und eher von einer Störung des Herzens und der Gefäße als von einer Lungenerkrankung herrühren. Denn tuberkulöse Herde müssen, wie gesagt, schon recht erhebliche Ausdehnung erreicht haben, bevor sie eine ausgesprochene Kurzluftigkeit hervorbringen. Und wenn diese wirklich bei beginnender Tuberkulose besteht, so wird man in der Regel eine andere Ursache dafür finden.

Eine eingehende Würdigung verdient das Verhalten der Körper- wärme bei der Lungentuberkulose. Über das Auftreten und Fehlen des Fiebers im Verlaufe der Krankheit, über seine Bedeutung und seine Eigenart können wir uns am besten verständigen, wenn wir versuchen, seine Ursachen aufzudecken. Zunächst kann es keinem Zweifel unterliegen, daß die Gifte des Tuberkelbazillus fiebererregend wirken. Vom Tuberkulin wissen wir das und können es jederzeit unmittelbar durch Einspritzungen beim tuberkulösen Menschen und Tier erproben, und wir haben auch keinen Grund, zu zweifeln, daß der Tuberkelbazillus während seiner Tätigkeit im kranken Körper ständig tuberkulinartiges Gift erzeugt, wenn wir auch dieses Gift in reinem Zustande noch nicht kennen. In geringerem Maße rufen aber auch die eigentlichen Leibesstoffe des Erregers Fieberbewegungen hervor. Auch das können wir durch Einspritzungen der eiweiß- oder fettartigen Teilstoffe des Bazillenleibes im wissenschaftlichen Versuche feststellen. Also Ausscheidungs- wie Zerfallsstoffe des Bazillus selbst erhöhen unter Umständen die Körpertemperatur, jene mehr, diese bedeutend weniger. Jedenfalls gibt es für alle diese Stoffe einen Schwellenwert, über den hinaus Fieber eintritt, während unterhalb und diesseits des Schwellenwertes das Fieber ausbleibt. Nun handelt es sich hier aber nicht um eine stetige Größe, sondern der Schwellenwert ist je nach der Empfindlichkeit der Kranken recht verschieden. Außerdem darf nicht vergessen werden, daß auch bei einem und demselben Kranken, durch die Einwirkung der Bazillenstoffe selbst, die Empfindlichkeitsgrenze nach oben oder nach unten jederzeit verschoben werden kann. Schon daraus also würde sich ein häufiges Wechseln und Schwanken der Körperwärme ohne weiteres erklären.

Aber die Bazillenstoffe stellen keineswegs die einzige Quelle des tuberkulösen Fiebers dar. Die Gewebswucherungen, deren Bildung die Krankheitserreger hervorrufen und auslösen, neigen, wie wir gesehen haben, in hohem Grade zur Verkäsung, d. h. zum Absterben und Zerfall. Alle Stoffe des Gewebszerfalls, auch solche, die von an sich gesunden Zellen, z. B. von Blutergüssen im Gewebe, herstammen, können Fieber verursachen, wenn sie in genügender Menge aufgesogen werden. Also auch hier haben wir es mit Stoffen zu tun, die als Überempfindlichkeitsgifte wirken, und die deshalb denselben Gesetzen unterliegen wie die Gifte und Bestandteile des Tuberkelbazillus selber. Was diese durch ihre stärkere Giftigkeit bewirken, ersetzen jene durch ihre größere Masse. Das Endergebnis bleibt also im großen und ganzen das gleiche, und was oben von den Gift- und Zerfallsteilen des Bazillus gesagt wurde, gilt der Art nach auch von den Stoffen des absterbenden Gewebes. Fast selbstverständlich aber ist es, daß beide Vorgänge meist eng miteinander verquickt sind. Denn wo Tuberkelbazillen ihr Wesen treiben, werden bald Gewebszerstörungen einsetzen, und wo käsige Massen sind, da müssen auch giftige Bazillenstoffe abgelagert sein.

Diese Kräfte also sind es, die im wesentlichen die Eigenwärme des Kranken bestimmen, soweit es sich um rein tuberkulöse Erkrankungsformen handelt. Dabei bleibt es aber in vielen Fällen von Lungentuberkulose nicht. Vielmehr setzen früher oder später sehr oft Mischinfektionen ein, die in Gestalt von Eiterungen oder fauligen Zersetzungen das Zerstörungswerk weiterführen. Selbstverständlich beeinflussen sie nicht nur das Gesamtbild, sondern vor allem auch den Fieberverlauf, der dann, wie wir sehen werden, von der Art dieser Begleiterscheinungen sowie ihrer Erreger in weitem Maße abhängig wird.

Demnach haben wir es in der Hauptsache mit drei Dingen zu tun, die die Körperwärme der Lungenkranken bestimmen: die Gifte und Teilstoffe des Tuberkelbazillus, die zerfallenden Gewebsmassen und die

Mischinfektionen. Schon im Voraus kann man also vermuten, daß die Fieberbewegungen scheinbar regellos, jedenfalls sehr wechselvoll und schwankend sein müssen. Die klinische Beobachtung bestätigt diese Vermutung durchaus.

Wenn wir uns die Entwicklungsursachen des tuberkulösen Fiebers vor Augen halten, so ist es klar, daß beginnende Erkrankungen keine Steigerung der Körperwärme veranlassen können. Um einem häufigen Mißverständnis zu begegnen, so betone ich ausdrücklich, daß in diesem Sinne mit beginnenden Erkrankungen natürlich nur solche Herde gemeint sind, die die Krankheit wirklich, d. h. anatomisch einleiten. Denn unter Umständen können Krankheitsherde, die die ersten klinischen Erscheinungen machen, doch schon eine längere versteckte anatomische Entwicklung hinter sich haben, also bei ihrem erstmaligen sinnfälligen Auftreten bereits größeren Umfang haben, als es die ärztliche Untersuchung vermuten läßt. Solche Herde, die aber nur infolge der Unzulänglichkeit unseres Erkennungsvermögens als beginnende Erkrankungen anmuten, können natürlich Fieber erzeugen, dessen wesentliche Bedingungen sie in Wirklichkeit erfüllen. Freilich geschieht das häufiger bei versteckt im Inneren des Körpers sitzenden Drüsentuberkulosen. Aber es kommt doch zuweilen auch bei der Lungentuberkulose vor, daß sich dort Vorgänge in der Verborgenheit abspielen, die erst nach geraumer Zeit der Untersuchung zugänglich werden. Gerade in der jetzigen Zeit mit ihren Nöten und Entbehrungen, wo ohnehin die Tuberkulose nicht nur an zahlenmäßiger Ausdehnung, sondern auch an Bösartigkeit der Formen stark zugenommen hat, begegnet man weit öfter als sonst solchen Erkrankungen, die sich still und schleichend entwickeln und schon bei den ersten klinischen Erscheinungen mit Fieber einhergehen. Das sind, wie gesagt, keine wirklichen, sondern nur scheinbare Ausnahmen von der Regel. Im übrigen pflegen deutliche Fieberbewegungen erst nach längerem offensichtlichen Bestehen einzusetzen. Wo da Abweichungen beobachtet werden, kann man sich bei der Lungentuberkulose meist leicht durch das Röntgenverfahren darüber belehren, daß man es tatsächlich nicht mehr mit anatomischen Anfangsherden zu tun hat. Ich kann diesen Gegenstand aber nicht verlassen, ohne meiner Überzeugung Ausdruck zu geben, daß das vielfach geübte Verfahren, aus geringeren Temperatursteigerungen im Anschluß an körperliche Bewegungen oder Anstrengungen ohne weiteres auf beginnende Tuberkulose zu schließen, in dieser Form und Fassung irrtümlich oder mindestens oberflächlich ist. Richtig ist allerdings, daß die Eigenwärme des ausgesprochenen Lungenkranken leicht veränderlich ist und Schwankungen zeigt, die der Gesunde entweder gar nicht oder erst nach besonders starken Anstrengungen aufweist. Man darf aber nicht vergessen, daß es eine sehr große Gruppe von Menschen gibt, die aus ganz anderen Gründen zu solchen ungewöhnlichen Temperaturschwankungen neigen. Das sind Personen mit einer reizbaren Schwäche des vasomotorischen Nervensystems, und diese „Neurotiker", wie man sie nennen kann, sind außerordentlich zahlreich, und bei

weitem zahlreicher als Kranke mit beginnender Tuberkulose. Aus
eigener Erfahrung weiß ich, daß die Unkenntnis mit diesem Tatbe-
stande nicht selten zu Fehldiagnosen führt. Abermals muß also die
Mahnung erhoben werden, einen Kranken nicht einseitig zu untersuchen, sondern ihn im Zusammenhang aller Erscheinungen, die er
bietet, zu beurteilen. Es ist daher falsch, die Diagnose der beginnenden Tuberkulose einzig und allein auf Temperaturschwankungen zu
gründen, die über das gewöhnliche Maß bei gesunden Menschen hinausgehen. Höchstens kann der Verdacht durch diesen Umstand rege werden, der aber durch weitere Anzeichen der Krankheit erst bestätigt
werden muß und an innerer Wahrscheinlichkeit verliert, wenn eine
vegetative Neurose vorliegt.

Im weiteren Verlauf der Lungentuberkulose erlebt man alle nur
denkbaren Verschiedenheiten im Verhalten der Körperwärme. Eine
erschöpfende Schilderung läßt sich überhaupt nicht, ein anschauliches
Bild nur schwer geben. Die Erfahrung muß auch hier unsere vor-
nehmste Lehrmeisterin bleiben. Begnügen wir uns deshalb mit knappen
Umrissen, die wenigstens eine Übersicht erleichtern.

Die akute Miliartuberkulose verläuft vielfach bis zum Tode mit
gleichmäßig hohem Fieber, das bekanntlich öfter eine typhöse Erkrankung vortäuschen kann. Auch die pneumonischen Formen der
Lungentuberkulose, zumal die käsige Pneumonie, können lang anhaltendes
hohes Fieber zeitigen, das erst beim Einsetzen stärkeren Zerfalls unregelmäßige und bei eitriger Einschmelzung, besonders unter dem Einfluß gewisser Eitererreger wie Streptokokken, springende Verlaufsart
mit täglichen Schwankungen von mehreren, drei und selbst vier Graden
annehmen kann. Andere und häufigere Erkrankungen zeigen eine Tem-
peraturkurve, die um einen Grad nach oben verschoben zu sein scheint,
so daß sich die Körperwärme mit den üblichen Tagesschwankungen
etwa um 38° C statt um 37° C bewegt. Bei den meisten Tuberkulösen dagegen wechseln Zeiten ungleichmäßig erhöhter Eigenwärme mit
solchen regelrechter Körpertemperatur ab, wobei diese mehr oder minder
dem zeitweiligen Stillstand, jene dem Fortschreiten der Krankheit zu
entsprechen pflegen. Infolgedessen ist die genaue Beobachtung der
Temperatur vielfach ein wichtiger Gradmesser für den Stand der Dinge
und den mutmaßlichen Weiterverlauf der Krankheit, wenn auch eine
Voraussage immer nur von recht kurzfristiger Giltigkeit bleibt. Denn
unvorhergesehene Zwischenfälle können fieberlose Erkrankungen plötzlich in hochfiebernde umwandeln, und lang andauerndes Fieber kann
schnell abklingen und gesunder Körperwärme Platz machen. Anderseits ist das Fehlen des Fiebers oft genug kein Zeichen für das Unterliegen des tuberkulösen Giftes, und der Arzt wird gar nicht so ganz
selten Fällen begegnen, die von Anfang bis zu Ende fieberlos verlaufen und doch unaufhaltsam zum Tode führen. Auch das soll noch
erwähnt werden, daß bei sehr vorgeschrittener Lungentuberkulose häufig
die Entfieberung nicht nur kein günstiges Zeichen ist, sondern dem
aufmerksamen Beobachter das endgültige Erlahmen der körperlichen

Widerstandsfähigkeit ankündigt. Das tuberkulöse Fieber hängt eben, wie ich hier wiederhole, keineswegs allein von seinen unmittelbaren Ursachen ab, sondern die Temperatur des Kranken wird nicht minder durch die Empfindlichkeit sowie durch die Abwehrkräfte des Körpers bestimmt. So vermag das scheinbar Widersinnige Ereignis zu werden, daß nämlich das Fieber auf der einen Seite ebensogut ein Zeichen des noch unentschiedenen Kampfes wie der völligen Vergiftung sein kann, und daß auf der anderen Seite die gewöhnliche Temperatur ebensowohl den günstigen Stand des Kampfes wie die entscheidende Niederlage ankündigen kann. Dem ärztlichen Beobachter bleibt es vorbehalten, sich an der Hand des ganzen Untersuchungsbefundes und des gesamten Krankheitsbildes ein Urteil zu verschaffen, was im Einzelfall der Verlauf der Körperwärme zu bedeuten hat. Bei den verwickelten Verhältnissen, die hier vorliegen, wird man aber nur dann das Richtige treffen, wenn man alle wirkenden Ursachen, die auf die Körperwärme einfließen mögen, in ihre Teilbedingungen prüfend zerlegt und diese sorgfältig gegeneinander abwägt, um sich erst durch Verknüpfung der Einzelerkenntnisse ein Gesamturteil zu bilden.

Um aber die Bedeutung des Fiebers richtig zu würdigen, sind vor allem genaue Messungen der Körperwärme nötig. Man sollte es sich zum Grundsatz machen, in der ersten Zeit der Beobachtung den Kranken zweistündlich messen zu lassen, weil nur dann die Gewähr besteht, daß man ein wirklich brauchbares Bild des Fieberverlaufs erhält und nichts übersieht. Im allgemeinen dürften acht Tage für die erste Aufklärung genügen, in der Folge kann man sich dann mit drei- bis viermaligen täglichen Messungen zufrieden geben, wenn nicht besondere Ereignisse abermals genauere Feststellungen wünschenswert erscheinen lassen. Daß in geschlossenen Heilanstalten die Temperaturen in Kurven eingetragen werden, ist eigentlich selbstverständlich. Aber auch der praktische Hausarzt sollte sich und seine Kranken daran gewöhnen, dieses bequeme und übersichtliche Verfahren ausgiebig zu benutzen. Ein Blick auf eine gut geführte Fieberkurve genügt oft, um sofort zu wissen, woran man ist, während sonstige schriftliche Aufzeichnungen mühsam zu entziffern sind und deshalb leicht das wichtigste übersehen lassen. Auch sollte man selbst bei ängstlichen Kranken stets den Angehörigen gegenüber auf den Messungen bestehen, die nur unter besonders zwingenden Umständen den Fiebernden selbst zu verheimlichen sind. Im allgemeinen ist es besser, daß der Tuberkulöse von seinem Fieber Bescheid weiß, weil er dann williger den Anordnungen des Arztes Folge leistet. Außerdem pflegt sich, ganz allgemein gesprochen, das leidige Versteckenspielen gerade bei der Lungentuberkulose besonders häufig und unangenehm zu rächen.

Noch ein Wort über die Art der Messung. Die Bestimmung der Körpertemperatur in der Achselhöhle ist zeitraubend und wird leicht nachlässig ausgeführt. Schneller und genauer sind die Darmmessungen, die deshalb für bettlägerige Kranke am geeignetsten sind. Da aber die meisten Tuberkulösen doch nur vorübergehend das Bett hüten müssen und die Messungen im After, z. B. bei der Durchführung der Liegekur, unbequem sind, so ist es zu empfehlen, alle Tuberkulösen im Munde, und zwar unter der Zunge zu messen, damit man ein einheitliches und vergleichbares Temperaturbild erhält. Außerdem hat dies bequeme Verfahren auch den Vorzug der Schnelligkeit. In fünf Minuten ist die Messung beendet, die Thermometer sind leicht zu reinigen und durch Einstellen in Karbolwasser keimfrei zu halten. Trotzdem gebietet es die Vorsicht, die Thermometer, die in dieser Weise bei Lungentuberkulösen im Gebrauch sind, nicht für andere Kranke zu benutzen. Zweckmäßig ist es, sich über einige Grundformeln des Fieberverlaufs durch passende Bezeichnungen zu verständigen, obwohl, wie wir gesehen haben, das bei der Vielseitigkeit des tuberkulösen Fiebers nur in groben Umrissen geschehen kann. Wenn die Körperwärme nur abendliche Steigerungen um wenige Zehntelgrade und höchstens bis 38° C aufweist, so kann man von leichter (subfebriler) Temperaturerhöhung sprechen. Ist die Temperatur dauernd über 38° C erhöht, ohne größere als die üblichen Tagesschwankungen zu zeigen, so bezeichnet man das als stetiges — mittleres oder hohes — Fieber (febris continua). Schwankendes Fieber (febris remittens) liegt vor, wenn die Temperaturunterschiede mehr als einen Grad betragen, ohne daß die Körperwärme bis zur Norm absinkt. Ist dies der Fall, fällt also das Fieber in den Morgenstunden ganz ab, um nachmittags oder abends um drei bis vier Grade zu steigen, so hat man ein Wechselfieber (febris intermittens) mit steilem Kurvenverlauf vor sich. Endlich darf man von springendem Fieber (febris hectica) reden, wenn die Fieberabstürze ganz besonders jäh sind, mehr als vier Grade betragen und bis unter die gewöhnliche Temperatur des gesunden Menschen fallen. Im allgemeinen pflegt man in den frühen Vormittagsstunden die niedrigsten, in den späteren Nachmittags- oder Abendstunden die höchsten Wärmegrade anzutreffen. Bisweilen beobachtet man ein umgekehrtes Bild (typus inversus), das in der Regel einen ungünstigen Stand der Dinge anzeigt. Ebenso sind die Untertemperaturen von 35 — 34° C und selbst darunter von übler Vorbedeutung.

Die persönlichen Empfindungen der Kranken während des Fiebers sind in weitem Maße von der sonstigen körperlichen und vor allem nervösen Eigenart des Einzelnen abhängig. Der nervös reizbare Mensch, zumal der sog. „Neurastheniker", verspürt schon lebhaftes Unbehagen und Frösteln bei Temperaturen, von denen feste und nervengesunde Naturen wenig oder gar nichts empfinden. Immerhin ist es bemerkenswert, daß reines tuberkulöses Fieber oft auffallend gut vertragen wird, so daß die Kranken geneigt sind, sich leichtsinnig über die scheinbar geringe Störung hinwegzusetzen, was denn in der Regel sehr zu ihrem Schaden ausschlägt. Ist das Fieber hoch, so sind natürlich auch die Erscheinungen des Krankheitsgefühls weit ausgesprochener. Frost und Hitze stellen sich ein, die Eßlust schwindet, Schlaflosigkeit quält die Kranken, starke nächtliche Schweiße belästigen die Ärmsten aufs äußerste und beschleunigen die allgemeine Entkräftung und Abmagerung. Diese unheilvollen Anzeichen begleiten vor allem das Eiterfieber mit seinen schroffen Anstiegen und seinen ebenso plötzlichen Abfällen. Doch auch das meist durch Mischinfektionen bedingte springende oder hektische Fieber wird manchmal wochen- und monatelang ertragen, bevor es zur völligen Auflösung des Körpers kommt. Im ganzen kann man also doch wohl sagen, daß die Fieberbewegungen bei der Tuberkulose in der Regel von minder stürmischen Erscheinungen begleitet werden, als das bei den akuten Infektionskrankheiten mit ähnlichem Fieberverlauf der Fall ist. Wenn wir uns vergleichsweise z. B. an den Ablauf eines regelrechten frischen Malariaanfalls oder an das springende Fieber einer Blutvergiftung mit ihren gewaltsamen Allgemeinstörungen und ihren heftigen Schüttelfrösten erinnern, so wird der Unterschied ohne weiteres ins Auge springen. Hier wird eben der Körper plötzlich und überraschend von dem Gifte erfaßt und überschwemmt, dort geht meist eine langsame und allmähliche Durchseuchung voraus, die den Kranken selbst bei den letzten und entscheidenden Angriffen des Giftes vor den heftigsten Erschütterungen bewahrt.

Mit dem Fieber steht ein anderes Krankheitszeichen der Tuberkulose in nahem, wenn auch nicht regelmäßigem Zusammenhang. Das sind die Schweiße, die hauptsächlich Nachts auftreten und sich am häufigsten an abendliche Fiebersteigerungen anschließen, die eben während der Nacht unter Schweißausbrüchen abfallen. Deshalb sind die Schweiße eine ganz gewöhnliche Begleiterscheinung des schnellenden Fiebers bei der Tuberkulose, also jeder Bewegung der Körperwärme, die mit stärkeren Schwankungen einhergeht. In dieser Verknüpfung haben sie die gleiche Bedeutung wie andere Schweißausbrüche bei Infektionskrankheiten, z. B. bei der Malaria zur Zeit des Fieberabfalls. Sie stellen zunächst also eine Gegenwirkung des Körpers dar, und es ist fraglos, daß anfänglich eine Fülle giftiger Stoffe auf diesem Wege ausgeschieden wird. Bei fortbestehender Krankheitsursache aber tritt auch hier gewissermaßen eine Überempfindlichkeit ein, und die Schweiße, deren Erzeugung von bestimmten Nervenbahnen und Leitungen ausgeht, werden sozusagen zur Gewohnheit. Sie schießen durch ihr Übermaß über das ursprüngliche Ziel hinaus und schwächen den kranken Körper in empfindlichster Weise. Das sieht man nur zu häufig bei vielen vorgeschrittenen Schwindsüchtigen, und mit Recht werden daher die starken nächtlichen Schweiße sehr gefürchtet, ganz abgesehen davon, daß sie den Kranken aufs äußerste peinigen und quälen. Überdies zwingen sie den Kranken, der oft buchstäblich in Schweiß gebadet ist, nicht selten zu mehrmaligem Wäschewechsel und rauben ihm auch dadurch die so nötige Nachtruhe. Man sollte also denken, daß sich die Schweiße hauptsächlich im letzten Abschnitt der Lungentuberkulose einstellen. Dem ist aber nicht so. Auch in früheren Krankheitszeiten werden sie beobachtet und auch bei wenig oder gar nicht Lungenkranken sind sie häufig! Ja ihre Häufigkeit hat Anlaß gegeben, sie geradezu als ein Erkennungszeichen der Krankheit aufzufassen. Ich glaube, daß man da einmal wieder das Kind mit dem Bade ausschüttet. An der

Tatsache, daß manche Tuberkulöse schon verhältnismäßig frühzeitig zu
Schweißen neigen, soll allerdings nicht gezweifelt werden. Aber damit
ist nicht gesagt, daß auch jeder Schweißausbruch bei einem Lungenkranken durch die Erkrankung selbst hervorgerufen wird. Man darf
nämlich nicht außer Acht lassen, daß es eine große Reihe nerven-
kranker, aber völlig lungengesunder Menschen gibt, die von nächtlichen
Schweißen vielfach heimgesucht werden. Es handelt sich da abermals
um bestimmte Ausdrucksformen der außerordentlich weit verbreiteten
vegetativen Neurose. Leider wissen wir nicht, wodurch die sinnfälligen
Äußerungen dieser Nervenschwäche ausgelöst werden. Wenn wir uns
mit einem Schlagwort begnügen wollen, so können wir allenfalls sagen,
daß es innerliche, d. h. in der krankhaften Nervenanlage begründete
Reize sein müssen. Nun wirken aber fast alle Krankheitsgifte, nicht
zum wenigsten auch die der Tuberkuloseerreger, auf das gleiche Nervensystem, das wir heutzutage eben das vegetative Nervensystem nennen,
und dessen Äußerungen man früher augenscheinlich vernachlässigt hat.
Ja man kann sagen, daß der größte Teil aller Allgemeinerscheinungen
bei jeder Erkrankung überhaupt, die schädliche Reize oder Gifte erzeugt, von diesem weitverzweigten und selbsttätigen Nervennetz ausgeht. Im Grunde genommen sind also die allgemeinen Krankheitszeichen, zumal bei den Infektionskrankheiten, überall gleich, wenigstens
der Art, wenn auch nicht dem Grade nach. Man mache einmal in
Gedanken die Probe an irgendeinem selbstgewählten Beispiel, oder
noch besser, man nehme eines der vielen gebräuchlichen Lehrbücher
zur Hand und lese da den Abschnitt über diese Allgemeinerscheinungen
bei verschiedenen Krankheiten durch. Man wird überall auf dieselben
Ausdrücke stoßen und man wird schließlich herausfinden, daß die Ver-
fasser bei diesen Schilderungen eigentlich immer dasselbe mit anderen
Worten und in etwas anderer Zusammenstellung wiederholen, sich also
sozusagen im Kreise drehen. Wenn es uns nun klar ist, woran das
liegt, so können wir uns nicht wundern, daß sich auch die Allgemeinerscheinungen bei der Tuberkulose durchweg am vegetativen Nervensystem abspielen. So ist es mit dem Gefühl der Mattigkeit und der
Abgeschlagenheit, mit den Äußerungen des Fiebers, mit den Veränderungen des Kreislaufs, mit den Störungen der Verdauungswerkzeuge,
so ist es endlich auch mit den Schweißen. Von vornherein muß es
demnach wahrscheinlich sein, daß die Tuberkulose mit ihrer reichlichen
Gifterzeugung Schweiße verursachen kann, auch unabhängig von stärkeren
Fieberbewegungen. Auch das läßt sich ohne weiteres vorhersagen, daß,
je reizbarer das vegetative Nervensystem bei einem Tuberkulösen ver-
anlagt ist, — und es versteht sich von selbst, daß viele Neurotiker
tuberkulös werden —, um so frühzeitiger solche neurotischen Erscheinungen wie die Schweiße auftreten können. Um diese Schweißausbrüche zu erzeugen, ist aber ein gewisser, je nach den Umständen
verschiedener Umfang der tuberkulösen Erkrankung und ein gewisser
Grad der Giftbildung unbedingte Voraussetzung. Bei anatomisch beginnenden Veränderungen ist nun diese Voraussetzung nicht gegeben,

und deshalb darf die Neigung zu Schweißen als diagnostisches Kennzeichen nicht verwertet werden, wenn sie die einzige Krankheitsäußerung ist, und nicht andere Merkmale die Annahme einer Tuberkulose bestätigen. Aber selbst wenn eine tuberkulöse Erkrankung bereits eine ansehnliche Ausdehnung gewonnen hat, so ist dadurch noch nicht erwiesen, daß etwa bestehende Schweiße lediglich von den tuberkulösen Giften bedingt werden. Vielmehr bedarf es erst einer genauen Prüfung, ob und wieviel da auf Rechnung dieser äußeren Einflüsse kommt, oder aber ob die Erscheinung ganz oder zum Teil auf innere neurotische Vorgänge zu beziehen ist.

Diese Erörterungen, die ich hier einmal ausführlich behandelt habe, um spätere Wiederholungen zu vermeiden, mögen dem Leser auf den ersten Blick etwas nach Stubengelehrsamkeit schmecken. Mit Unrecht, wie ich glaube! Denn auf der einen Seite schützt die richtige Erkenntnis dieser Dinge vor einseitiger Beurteilung eines Falles und damit vor Fehldiagnosen, die gerade bei der Tuberkulose nach Möglichkeit ausgeschaltet werden sollten. Auf der anderen Seite ist die Trennung der echten tuberkulösen Krankheitszeichen von den begleitenden neurotischen Vorgängen praktisch wichtig wegen der verschiedenen Behandlung, die sie erheischen. Jene werden, wenn sie frühzeitig auftreten, am besten durch ein spezifisches Heilverfahren bekämpft, diese erfordern gleichzeitig eine sachgemäße Allgemeinbehandlung mit Bädern und dgl. Klarheit im Denken und Urteilen schafft eben immer erst freie Bahn für richtiges Handeln. Das gilt überall, nicht zum wenigsten in der Heilkunde und in diesem ihrem Sonderfach.

Die Beteiligung des Blutes an der Lungentuberkulose läßt sich in wenigen Sätzen abmachen. Denn was bisher über Blutveränderungen auf diesem Gebiete bekannt geworden ist, hat für den behandelnden Arzt keine nennenswerte Bedeutung. Die beschriebenen Blutbilder sind in keiner Weise bezeichnend für die Erkennung noch für den voraussichtlichen Verlauf der Krankheit. Daß sich bei starker Giftwirkung und in vorgeschrittenen Erkrankungsstufen häufig eine mehr oder minder ausgesprochene Blutarmut herausbildet, ist nicht weiter verwunderlich und braucht deshalb nur erwähnt zu werden. Die Veränderungen bewegen sich in diesen Fällen ganz im Rahmen einer gewöhnlichen Blutarmut, gehen also einher mit einer Verminderung der Zahl der roten Blutkörperchen, in schweren Fällen auch mit den bekannten Abweichungen ihrer Form, und mit einer entsprechenden Abnahme des Gehalts an Blutfarbstoff. Nur sollte man sich hüten, eine etwa bestehende Blässe der Haut gleich als Blutarmut zu deuten, wie es leider vielfach geschieht. Denn die Blässe kann auch bedingt sein durch Kreislaufstörungen in der Haut, die wiederum abhängig sind von einer entweder für sich bestehenden oder durch die Tuberkelgifte verursachten Gefäßneurose. Nach dem, was ich im vorigen Abschnitte über den Schweiß auseinandergesetzt habe, brauche ich auf diese neurotischen Vorgänge nicht weiter einzugehen. Der einzig mögliche und mithin unerläßliche Weg, solche Verwechslungen einer wahren mit einer falschen

Blutarmut zu vermeiden, ist die genaue Untersuchung des Blutes, d. h. seine mikroskopische Besichtigung, die Zählung der Blutzellen und vor allem die Bestimmung des Blutfarbstoffgehalts. Daß übrigens oft eine Blutarmut lediglich von tuberkulösen Giften bewirkt wird, geht schon daraus hervor, daß bei erfolgreicher Behandlung des tuberkulösen Grundleidens das Blut auch ohne Eisen- und Arsenarzneien von selber wieder gesunde Beschaffenheit annimmt. Wenn bei Lungenkranken andersartige Blutveränderungen beobachtet werden, so handelt es sich um zufällige und voneinander unabhängige Verquickungen zweier Krankheiten.

Verhalten des Herzens und Kreislaufstörungen

Daß Kreislaufstörungen häufig in ursächlichem Zusammenhang mit der Lungentuberkulose stehen, habe ich schon erwähnt. Besonders wichtig ist das Verhalten des Herzens. Man hat mehrfach behauptet, daß Menschen mit einer angeborenen Kleinheit und Schwäche des Herzens für Erkrankungen an Lungentuberkulose geradezu vorausbestimmt seien. Das ist in dieser allgemeinen Fassung sicherlich falsch. Richtig ist allerdings, daß man bei Lungenkranken nicht selten ein solches Herz findet. Aber anderseits gibt es nicht minder zahlreiche Menschen, die trotz dieser schwächlichen Anlage des Herzens niemals tuberkulös werden. Immerhin soll nicht in Abrede gestellt werden, daß für Lungenkranke ein solches von Haus aus minderwertiges Herz eine üble Beigabe ist, die den Krankheitsverlauf sehr wohl beeinflussen mag. Denn daß eine Lungenerkrankung von ansehnlicher Ausbreitung gesteigerte Anforderungen an die Herztätigkeit stellt, versteht sich fast von selbst und braucht nicht weiter belegt zu werden. Zumal die Triebkraft des rechten Herzens wird in solchen Fällen über die Gebühr in Anspruch genommen, und das äußert sich dann in einer Vergrößerung und Anspannung dieser Herzhälfte, der im weiteren Verlauf eine Erschlaffung mit ihren schädlichen und selbst unheilvollen Wirkungen auf die Durchblutung der Lungen folgen kann. Noch andere Einflüsse beeinträchtigen öfter das Triebwerk des Herzens. Ich denke da zunächst an Verlagerungen und Verziehungen des ganzen Herzens durch entzündliche Ereignisse oder narbige Schrumpfungen, die rein äußerlich Ab- und Zufluß des Blutes hemmen können. Ferner möchte ich auf Vorgänge aufmerksam machen, die sich örtlich und zwar meist am linken Herzen und mit Vorliebe in der Gegend des linken Vorhofs und der Lungenschlagader abspielen. Auch hier handelt es sich um äußere Druck- und Zerrerscheinungen, die entweder von benachbarten entzündlichen Bildungen oder von bindegewebigen Verwachsungen ausgehen. Sie geben sich häufig durch Geräusche über dem Herzen an der bezeichneten Stelle zu erkennen, wenn auch bei weitem nicht alle Herzgeräusche über der Pulmonalis bei Lungentuberkulose auf diese Weise zustande kommen. Jedenfalls sind solche äußeren Schädigungen des Herzens durch linksseitige Lungen- und Rippenfelltuberkulose sehr häufig. Ja ich kann mich des Eindrucks nicht erwehren, als ob die Erkrankung der linken Lunge das Herz besonders gefährdet und deshalb nicht selten bösartiger ist als die der rechten Lunge.

Neben den eben beschriebenen Veränderungen erinnere ich an die bekannte und gefürchtete Herdbildung in dem zungenförmigen Fortsatz der linken Lunge (Lingula), der das linke Herz überlagert. Von hier aus greift die Lungentuberkulose nicht nur leicht auf den Herzbeutel über, sondern auch die unmittelbare Nachbarschaft der giftigen Herde macht Störungen der Herztätigkeit, die sich meist als starke Beschleunigungen des Herzschlages äußern und dadurch allmählich eine Herzschwächung herbeiführen.

Außer der Bedrohung des Herzens und der großen Gefäße durch unmittelbare, von außen wirkende Einflüsse zeitigt die Lungentuberkulose bei längerem Bestehen fast stets eine mittelbare und innerliche Schädigung des Herzens und damit des ganzen Kreislaufs. Das geschieht durch die im Blute kreisenden Gifte der Tuberkelbazillen, die zu einer langsamen Schwächung des Herzmuskels führen. Beschleunigung des Pulses, Sinken des Blutdrucks, Erschlaffung der Herzwände, Auftreten von Geräuschen als Ausdruck ungenügenden Klappenschlusses, ja sogar schwere fettige Entartungen des Hermuskels mit ihren lebensgefährlichen Folgen — alles das sind daher häufige Vorkommnisse bei ausgesprochener und besonders bei vorgeschrittener Lungentuberkulose. Man kann geradezu sagen, daß das Herz und sein Verhalten dem Arzt einen vortrefflichen Gradmesser für die Beurteilung an die Hand gibt, ob ein Fall gut- oder bösartig ist, wie der zeitweilige Stand der Dinge ist und wie sich mithin der voraussichtliche Krankheitsverlauf gestalten wird. Die Widerstandskraft des Herzens oder seine Schwäche erklären auch oft, warum in einem Falle die ausgedehntesten Lungenveränderungen das Leben noch schonen, während im anderen Falle schon verhältnismäßig früh der Tod dem Leiden ein Ende setzt. Jedenfalls ist es für den Arzt äußerst wichtig und dringend erforderlich, über dem Lungenbefund nicht das Herz zu vergessen und dieses Organ sowohl genau zu beobachten, als auch bei der Behandlung zu berücksichtigen.

Viel weniger hervorstechend sind die Erscheinungen von seiten der Verdauungsorgane. Bei fieberlosem Verlauf können sie bis zuletzt ausbleiben. Bei erhöhter Körperwärme ist natürlich der Magen oft in Mitleidenschaft gezogen, obwohl manche Schwindsüchtige auch in dieser Beziehung auffallend wenig belästigt werden. Anderseits können doch auch ziemlich früh Störungen der Eßlust auftreten. Meist handelt es sich dann um nervöse Personen, die auch vor ihrer Erkrankung schlechte Esser waren, oder aber man hat es mit Magen- oder Darmkatarrhen anderen Ursprungs zu tun. In jedem Falle erheischt das Darniederliegen der Eßlust dringend Abhilfe, soweit das möglich ist, weil mangelhafte Ernährung für Tuberkulöse besonders schädlich, ja gefährlich ist, wovon sich Jeder, der es noch nicht wußte, in der traurigen Kriegszeit leicht und gründlich überzeugen konnte. Um aber die Appetitlosigkeit zu bekämpfen, ist zuvor deren Grund festzustellen, und man darf erst an nervöse Störungen denken, nachdem eine genaue Magenuntersuchung das Fehlen einer andersartigen örtlichen Magenerkrankung ausgeschlossen hat. Erwähnen will ich noch, daß einige Kranke die üble Gewohnheit haben, den Auswurf zu verschlucken. Das erzeugt natürlich leicht Magen- und Darmstörungen, abgesehen von der Ansiedlung der Erreger in den Verdauungswerkzeugen, z. B. im Darm, mit der wir es hier noch nicht zu tun haben. Erziehung der Kranken, wenn es sich um jugendliche oder unsaubere und gleichgültige Personen handelt, oder aber möglichste Erleichterung des Auswurfs bei kraftlosen Kranken vermögen unter Umständen diesem Übelstand zu steuern. Von Darmstörungen will ich nur die oft hartnäckigen Durchfälle erwähnen, die sich bisweilen im späteren Verlauf der Krankheit einstellen und offenbar auf Giftwirkung beruhen, also ein chronisches Seitenstück zu den akuten Durchfällen bei der allgemeinen Blutvergiftung bilden.

Das Würgen und Erbrechen vieler Schwerkranker hat genau genommen nichts mit einer Beteiligung des Magen-Darmkanals zu tun, sondern wird meist durch krampfhaften Husten und reizbare Schwäche der Bauchpresse erzeugt. Wenn hustenmildernde Arzneien da nichts nützen, muß man zu betäubenden Mitteln, gegebenenfalls zur Morphiumspritze greifen.

Verhalten
der Nieren Noch einfacher liegen die Verhältnisse bei den **Harnorganen**, vor allem also bei den Nieren. In der Mehrzahl der fieberlosen Fälle bleibt der Harn dauernd frei von Eiweiß. Daß sich bei längerem und hohem Fieber oder aber bei starker Gifterzeugung vorübergehend oder auch ständig eine mäßige Eiweißausscheidung zeigt, ist nicht verwunderlich. Ausgesprochene Nierenentzündungen sind aber nicht häufig und pflegen sich erst in späteren Abschnitten der Lungentuberkulose einzustellen. Meist erscheinen sie ganz plötzlich und gehen dann gleich mit starkem Eiweißgehalt im Urin einher. Meines Erachtens handelt es sich in der Mehrzahl der Fälle um Nierenentartungen, die auf ausgedehnten Gewebszerfall im Körper zu beziehen, also als Überempfindlichkeitserscheinungen aufzufassen sind. Sie sind naturgemäß von sehr ernster Vorbedeutung und beschleunigen den verhängnisvollen Ausgang der Krankheit. Neben der Herzschwäche und der allgemeinen Verwässerung des Blutes durch fortschreitende Entkräftung, sind diese Nierenentzündungen es, die am häufigsten bei der Lungentuberkulose zu Hautödemen und zu ausgebreiteter Wassersucht führen. Bestehen sie längere Zeit, so entwickelt sich oft die sogen. amyloide Entartung der Nieren, die sich klinisch bisweilen durch auffallende Schwankungen im Eiweißgehalt des Harns zu erkennen gibt.

Neben der Ausscheidung von Eiweiß und Zylindern, die eine Nierenentzündung verraten, sind auch einige andere Veränderungen des Harns zu nennen. Nicht selten ist eine erhebliche und dauernde Vermehrung des Indikans und anderer Ätherschwefelsäuren und Phenole im Harn zu beobachten. Wenn keine Darm- oder Bauchfelltuberkulose gleichzeitig vorliegt, so ist diese Erscheinung als Zeichen gesteigerten Zerfalls von Körpereiweiß zu werten. Wichtiger ist der Gehalt des Harns an Urobilin. Bei stärkerem Fieber gibt freilich ein mäßiger Urobilin-

gehalt keine weiteren Fingerzeige. Ist dagegen dieser Stoff ständig in
einer Menge nachweisbar, die das Maß des bestehenden Fiebers übersteigt, oder ist er gar bei natürlicher Körperwärme stets reichlich vorhanden, so hat man an Schädigung der Leber zu denken. In der
Regel liegt dann der Urobilinausscheidung eine Fettleber zugrunde.
Diese schwere Leberveränderung, die im Endablauf der Lungentuberkulose recht häufig ist, bedeutet ein endgültiges Versagen der Körper-
kraft und ist als ein Zeichen der völligen Hoffnungslosigkeit aufzufassen. Man versteht also wohl, warum die Untersuchung des Harns
auf Urobilin für die Beurteilung recht wichtig sein kann. Als ein
weiteres sehr ungünstiges Anzeichen gilt das wiederholte Auftreten der
sogen. Diazoreaktion bei vorgeschrittener Lungentuberkulose, während
das Fehlen dieser Probe nach keiner Richtung hin zu verwerten ist.
Ich will nur noch bemerken, daß wir über die chemische Grundlage
dieser von Ehrlich angegebenen Harnprobe, die bekanntlich auch bei
einigen anderen Krankheiten, z. B. bei Masern und Typhus, auftreten
kann, noch durchaus im unklaren sind.

Über das Nervensystem kann ich mich um so kürzer fassen, als
ich das Wesentliche bereits ausführlich behandelt habe. Sowohl mit
dem, was ich über das Verhalten der Gefühlsnerven, als auch mit
dem, was ich über die vegetativen Nervenbahnen gesagt habe, mag
es daher sein Bewenden haben. Die Verrichtungen des Gehirns, also
die rein geistigen Leistungen, werden von der Lungentuberkulose als
solcher kaum berührt. Dagegen bedarf das seelische Empfindungsleben
der Lungenkranken noch einer kurzen Erörterung. Es ist viel darüber
geredet und geschrieben worden, daß der tuberkulöse Mensch ein besonderes Gepräge der gemütlichen Verfassung und Stimmung besitzen
soll. Unter den Abweichungen, die ihn von anderen kranken oder
gesunden Menschen unterscheiden, werden da genannt: seine Launenhaftigkeit, d. h. sein häufiger Stimmungswechsel, sein Leichtsinn und
seine Hoffnungsfreudigkeit selbst in vorgeschrittener Krankheit, seine
Überschätzung der körperlichen Leistungsfähigkeit und im Zusammenhang damit seine Neigung, überspannte Pläne für die Zukunft zu
schmieden, überhaupt sein Mangel an Urteilsfähigkeit über sich und
seinen Zustand, endlich noch seine geschlechtliche Erregtheit. Wir
wollen zunächst einmal versuchen, diese Angaben ganz allgemein zu
prüfen. Man darf sich natürlich nicht vorstellen, daß eine Infektionskrankheit wie die Tuberkulose ein besonderes seelisches Verhalten der
Kranken sozusagen selbsttätig schafft. Vielmehr können die Dinge
nur so verstanden werden, daß eine schon vorhandene Anlage durch
den Einfluß der Erkrankung mehr oder minder zur Geltung kommt.
Wenn wir nun die genannten seelischen Veränderungen genauer ansehen, so werden wir finden, daß wir alle, vielleicht mit Ausnahme
der geschlechtlichen Erregtheit, auf einen gemeinsamen Nenner bringen
können. Und das ist das Fehlen oder die Minderwertigkeit der Selbst-
erkenntnis. Dieser Fehler ist aber, wie man leider zugeben muß, im
Menschengeschlecht außerordentlich, wo nicht allgemein verbreitet.

Das Nerven-
system

Das
seelische
Verhalten
der Lungen-
kranken

Also wenn wirklich die Annahmen über die Gemütsverfassung der
Lungenkranken stimmen, so kann nichts anderes gemeint sein, als daß
eine fast allgemein menschliche Eigenschaft in gesteigertem Maße zum
Vorschein kommt, oder mit anderen Worten, daß eine vorher ver-
schleierte Stimmung nunmehr der Beobachtung zugängig wird. Das
geschieht aber im Gebiet des gesamten seelischen Lebens nur dann,
wenn ein gewisser Widerstand zu überwinden ist. Denn nur durch
die Wirkung nach außen vermag sich eine seelische Anlage zu betätigen und zu bekunden, in dem Sinne, daß sie gewissermaßen aus
der inneren Verborgenheit in die Öffentlichkeit tritt und überhaupt
erst von anderen beobachtet werden kann. Gibt man dies zu, so
müßte man allerdings annehmen, daß eine jede Krankheit in derselben
Richtung wirkt, wie man es der Tuberkulose nachsagt. Um nun die
Probe auf die Rechnung zu machen, will ich Beispiele anführen.
Selbstverständlich müssen alle akuten Krankheiten mit stürmischen
oder auch nur unangenehmen Erscheinungen von vornherein ausgeschaltet werden, weil bei ihnen die persönlichen Qualen und Leiden
jede andere Empfindung übertönen, jedenfalls aber deren Äußerung
verhindern. Aber auch viele chronische Krankheiten sind aus dem
gleichen Grunde mit der Lungentuberkulose nicht zu vergleichen. Wir
wissen z. B., daß chronische Nerven- und Magenkranke meist zu miß-
mutiger und unwirscher Stimmung neigen. Aber man darf nicht
vergessen, daß gerade diese Kranken ständig und meist sehr lebhaft
von den unangenehmsten Gefühlen gepeinigt werden, die Nerven-
kranken, weil ihr Leiden unmittelbar auf das Empfindungs- und Vor-
stellungsleben einwirkt, die Magenkranken, weil das Nervensystem und
dadurch mittelbar wieder das Gefühlsgebiet dauernd in lästiger Weise
beeinflußt wird. Beachtenswert für meine Auffassung ist, daß unter
den Magenleidenden gerade die Kranken am meisten zu Verstimmungen neigen, die von sog. funktionellen Störungen heimgesucht
werden, während manche Kranke mit schweren organischen Veränderungen in Zeiten der Besserung bald alles Ungemach vergessen und
ins Gegenteil umschlagen. Ich will den Leser nicht mit allzuvielen
Belegen ermüden. Nur zwei Krankheiten will ich noch wegen ihrer
der Tuberkulose nahestehenden Eigenart besprechen. Ich meine die
Syphilis und die Lepra. Die Lues erscheint auf den ersten Blick
meine Anschauung nicht ganz zu rechtfertigen. Aber bei ihr liegen
doch auch wieder besondere Verhältnisse vor. Erstens bringt es der
Verlauf der Krankheit mit sich, daß die Kranken doch immer nur für
kurze Zeit, während der knappfristigen Rückfälle in ärztlicher Beobachtung bleiben. Zweitens aber lastet auf diesen Kranken der üble
Ruf, den ihre Krankheit nun einmal hat. Die Kranken stehen also
dauernd unter dem Drucke der öffentlichen Meinung, sie scheuen sich
daher, von ihrem Leiden zu sprechen und bemühen sich, alles, was
damit zusammenhängt, also auch ihre Empfindungen zu verheimlichen.
Das wirkt naturgemäß verstimmend, und es kann daher nicht Wunder
nehmen, daß manche Lueskranke von übertriebenen Befürchtungen ge-

quält werden. Wer wollte aber anderseits leugnen, daß viele Syphilitische leider Gottes eine ganz ungerechtfertigte Leichtsinnigkeit und
Gleichgültigkeit gegen ihre Ansteckung besitzen und durch fast straf-
würdiges Handeln betätigen?

Endlich bleibt noch der Aussatz übrig, der nicht nur mit der
Tuberkulose durch den Erreger nahe verwandt ist, sondern auch noch
mehr als diese unter langjähriger, oft lebenslänglicher Beobachtung
steht. Wie verhält es sich nun mit der Stimmung der Aussätzigen?
Da ich in meinem Leben viel mit Leprakranken zu tun gehabt habe,
unter anderem auch ein halbes Jahr lang fast tagtäglich unter ihnen
geweilt habe, so glaube ich, mir ein Urteil erlauben zu dürfen. Ich
kann nun sagen, daß ich immer wieder überrascht gewesen bin, mit
welcher Geduld und Gleichgültigkeit dies doch oft so entsetzliche
Leiden getragen wird, welche Heiterkeit und Leichtlebigkeit unter
ihnen durchweg herrscht, wenn sie nur der äußersten Lebensnot ent-
ronnen sind, und welche freudige Zuversichtlichkeit sie beseelt, wenn
sich nur von ferne ein leiser Hoffnungsschimmer zeigt. Kurz, ich
kann versichern, daß sich die Aussätzigen in Nichts von den Tuberkulösen unterscheiden, nicht einmal in dem Punkte des geschlechtlichen Verkehrs. Man wird vielleicht den Einwurf erheben, daß man
es bei diesen Kranken meist mit ungebildeten Menschen zu tun hat.
Mag sein, aber ist das Gefühlsleben des gebildeten und ungebildeten
Menschen, zumal des kranken Menschen wirklich so grundverschieden?
Ich für meine Person möchte daran zweifeln. Aber ich habe auch
genug gebildete Leprakranke, nicht nur in den eigentlichen Lepra-
ländern, sondern auch bei uns daheim beobachtet und behandelt, und
auch da habe ich meine Erfahrung in allen wesentlichen Punkten bestätigt gefunden. Ich will mich nicht wiederholen und nur Eines anführen. Man sollte denken, daß ein gebildeter Europäer, wenn er das
Unglück hat, von dieser furchtbaren Krankheit befallen zu werden,
angesichts der vielbeschrieenen, wenn auch unzutreffenden Hoffnungslosigkeit seiner Krankheit, leicht zum Selbstmord verführt wird. Weit
gefehlt! Trotz allem, was er hört und liest, hält er zähe an dem
Glauben fest, daß ihm doch über kurz oder lang das Wunder der Heilung
widerfährt. Ich entsinne mich, nur einmal von einem europäischen
Leprakranken erfahren zu haben, der sich durch eigene Hand von
seinen Leiden erlöst hat. Aber auch da geschah es nicht einzig und
allein der Krankheit wegen; sondern eine grausam übertriebene Gesetzgebung, die den Ärmsten wie ein wildes Tier von Ort zu Ort
jagte und ihn der bittersten Not überantwortete, hatte ihn in den Tod
getrieben.

Ich überlasse es dem Leser, das Schlußergebnis aus meiner Erfahrung selber zu ziehen. Ich glaube jedenfalls, damit die Angaben
über die besondere seelische Verfassung der Lungenkranken auf ein
richtiges Maß zurückgeführt zu haben, wenn ich auch zugebe, daß das
verhältnismäßig lange Freisein von schweren Störungen und Qualen,
das der Tuberkulöse in der Regel genießt, den allgemeinen Einfluß

chronischer Krankheiten auf das Gemütsleben recht deutlich vor Augen zu stellen vermag. Denn wo das nicht der Fall ist, wo frühzeitig starke Belästigungen auftreten, oder wo von vornherein eine trübsinnige Gemütsanlage vorhanden ist, da begegnet man den Ausnahmen von der Regel, und deren sind, wie jeder erfahrene Tuberkulosearzt weiß, nicht wenige.

Ich will aber doch noch einen Punkt berühren, von dem man sonst in den Lehrbüchern nichts hört. Er bezieht sich allerdings nur auf eine besondere Klasse von Lungenkranken, und zwar von solchen Kranken, die auf Grund unserer heutigen sozialen Gesetzgebung und auf Kosten der Landesversicherungsgesellschaften in geschlossenen Heilanstalten verpflegt und behandelt werden. So schätzenswert unsere neuzeitlichen Fürsorgebestrebungen auf dem Tuberkulosegebiet auch sind und so segensreich sie im allgemeinen wirken, so muß man doch der Wahrheit die Ehre geben und es aussprechen, daß sie die Sinnesart der Kranken in einer Hinsicht nicht immer zum besten beeinflussen. Gar mancher Tuberkulöse nämlich, der durch längeren Aufenthalt in Heilstätten verwöhnt ist, empfindet seine Versorgung nicht mehr als Wohltat, sondern als sein gutes Recht, auf das er pocht. Er wird da krittelig und rechthaberisch, mäkelt an der Verpflegung, an den Einrichtungen der Anstalt, gerät bei den kleinsten Anlässen in Streit mit dem Wartepersonal, dem er unbegründeterweise Versäumnisse ihrer Pflichten vorwirft, greift dann aber auch auf das ärztliche Gebiet über und will dem Arzte oder der Schwester Vorschriften über die zweckmäßigste Art seiner eigenen Behandlung und Pflege machen, während er selber den einfachsten Anordnungen widerstrebt und sogar die billigsten Regeln der Hausordnung außer Acht läßt. Kurzum, dieser Kranke, den wir da als Beispiel aufstellen, wird mit der Zeit ein ganz unleidlicher Geselle, mit dem auf die Dauer kein Auskommen ist. Was aber das Schlimmste ist, die üble Saat trägt leider oft auch weitere böse Früchte. Durch das ewige Nörgeln und Mäkeln werden auch andere sonst ruhige Kranke angesteckt und ein einzelner Unzufriedener vermag schließlich eine ganze Abteilung aufsässig zu machen. Jeder Arzt, Beamte oder Angestellte in Heilanstalten, wo solche Kranke der Landesversicherung untergebracht sind, weiß ein Lied von diesen Unzuträglichkeiten zu singen. Selbstverständlich gibt es genug Kranke, auf die diese Schilderung nicht paßt und es wäre verkehrt, sich durch solche unangenehmen Erfahrungen die Freude an dem ganzen sozialen Fürsorgewerk für Tuberkulöse verderben zu lassen. Aber der Arzt, der sich besonders mit der Lungentuberkulose beschäftigen will, muß doch über diese Dinge Bescheid wissen, die übrigens ihr geläufiges Seitenstück in dem Verhalten der Unfallversicherten finden. Man wird auch als Arzt sicherer und ruhiger mit solch unliebsamen Geschehnissen innerlich und äußerlich fertig, wenn man sich überlegt, daß auch derartige Mißstimmungen von Lungenkranken im Grunde genommen krankhaft sind. Denn sie stellen nur eine besondere Abart der allgemeinen seelischen Verfassung dar, zu

der alle Tuberkulösen ebenso wie viele andere Chronisch-Kranken
neigen und die in einer Verkennung und Überschätzung des eigenen
lieben Ich gipfeln. Nur die äußeren Einflüsse lenken diesmal die
Sinnesart oder vielmehr deren Äußerung in andere wenig erfreuliche
Bahnen.

Schließlich habe ich noch das sinnfälligste Krankheitszeichen zu
besprechen, das der Lungentuberkulose im Volksmund den Namen der
Lungenschwindsucht gegeben hat. Mit Recht und mit Unrecht.
Vom heutigen wissenschaftlichen Standpunkt ist es sicher falsch, jeden
Lungentuberkulösen als schwindsüchtig zu bezeichnen oder ihm auch
nur die Anwartschaft auf die Schwindsucht mit auf den Weg zu geben.
Wer vielmehr heutzutage, wenigstens in friedlichen Zeiten, die Tuber-
kuloseabteilungen in den Heilanstalten besichtigt, wird sich eher darüber wundern müssen, daß so wenig Insassen dem wirklichen Gepräge
entsprechen, das der volkstümliche Name der Krankheit so anschaulich
ausdrückt. Wissen wir doch, daß Gott sei Dank die größere Zahl der
Tuberkulösen bei rechtzeitiger sachgemäßer Behandlung vor dem Schicksal
der Schwindsüchtigen bewahrt bleibt. Früher aber, als man die Zusammenhänge der Krankheit und ihrer verschiedenen Formen im Volke
gar nicht, in ärztlichen Kreisen nur mangelhaft kannte, da war die
Bezeichnung der Lungenschwindsucht durchaus richtig und treffend für
solche Erscheinungen, die wir jetzt als die Endglieder einer langen
Kette betrachten.

Während also der Lungenkranke leichten oder mittleren Grades
durchaus keinen auffälligen Schwund des Körpers zu zeigen braucht,
so tritt bei den schweren Erkrankungen unter dem steigenden Einfluß
der Gifte, des Gewebszerfalls und nicht zum wenigsten der Eiterungen
und Mischinfektionen fast stets eine hochgradige Abmagerung ein.
Zunächst schwindet in der Regel das Körperfett, dann werden aber
auch die fleischigen Teile, also die Muskeln ergriffen, und schließlich
wird selbst die Haut nicht verschont, so daß am Ende ein solcher
Kranker allerdings einen erbarmungswürdigen Anblick gewährt. Das
Bild eines solchen Schwindsüchtigen ist selbst dem Laien so geläufig,
daß ich mir füglich eine besondere Schilderung ersparen kann. Nur
über das Aussehen und Verhalten der Haut sei mir eine Bemerkung
gestattet. In den vorgeschrittenen Fällen wird nämlich die Haut infolge des Fettschwundes im Unterhautgewebe zuerst faltig und schlaff,
schließlich erscheint sie selbst verdünnt, hat eine fahlgraue Farbe und
fühlt sich, abgesehen von zufälliger Anfeuchtung durch Schweiße, trocken
und fettarm an. In diesem Zustande bietet sie oft der Ansiedelung
von Pilzen günstige Gelegenheit. Besonders häufig stellt sich die
Entwicklung des wissenschaftlich als Microsporon furfur beschriebenen
Pilzes ein. Die Hauterkrankung, die dieser Pilz verursacht, hat man
als Pityriasis versicolor bezeichnet. Sie tritt entweder herdförmig in
Gestalt gelblicher bis bräunlicher Flecken von verschiedener Größe auf,
oder sie nimmt durch Zusammenfließen vieler kleiner Herde weite
flächenhafte Ausbreitung an. Brust und Rücken werden besonders

von dieser Form der Pityriasis befallen. Von ihr ist eine andere
Hautveränderung zu unterscheiden, der man den gelehrten Namen
Pityriasis tabescentium gegeben hat. Bei ihr handelt es sich aber
nicht um eine Pilzerkrankung, sondern um eine einfache Ernährungs-
störung der Haut, die man auch bei anderen Krankheiten mit hochgradiger Abmagerung findet. Die Haut erscheint dann spröde, rauh
und glanzlos, und ihre obersten Zellschichten pflegen überall lebhaft
und dauernd abzuschilfern.

Wenn auch die äußersten Grade des Körperschwundes nur bei den
vorgeschrittenen Erkrankungsformen der Lungentuberkulose beobachtet
werden, so ist doch die genaue Bestimmung des Körpergewichts
von großer praktischer Bedeutung. Denn es gibt kaum einen besseren
Gradmesser für den Stand des Kampfes zwischen Körper und Gift als
den allgemeinen Ernährungszustand. Freilich ist damit nicht gemeint,
daß ein guter Ernährungszustand zu einer bestimmten Zeit ein günstiges Licht auf den zukünftigen Krankheitsverlauf wirft. Vielmehr
handelt es sich um die Frage, ob sich das Körpergewicht bei längerer
Beobachtungszeit dauernd in auf- oder absteigender Linie bewegt,
oder ob es auf einem bestimmten Punkte stehen bleibt. Regelmäßige
Wägungen der Kranken sind daher dringend geboten und sollten
während der ganzen Zeit der Beobachtung am besten wöchentlich
vorgenommen werden.

Untersuchung und Diagnose der Lungentuberkulose.

Die Untersuchung eines Menschen, der sich dem Arzte anvertraut,
hat zunächst den Zweck, festzustellen, ob eine Erkrankung vorliegt,
und welcher Art sie ist. Schon daraus geht hervor, daß man nicht
allein auf die Körperteile zu achten hat, auf die sich die persönlichen
Klagen des Kranken beziehen, sondern daß man in jedem Falle eine
sachliche Untersuchung des ganzen Menschen vornehmen muß. Das
gilt überall, nicht zum mindesten bei der Tuberkulose, die im letzten
Grunde doch nur die örtliche Ausbreitung einer allgemeinen Ansteckung
des gesamten Körpers ist. Ohne uns zu überheben, können wir sagen,
daß wir in der Feststellung der Tuberkulose und ihrer Erscheinungen
wesentliche Fortschritte erzielt haben. Die Untersuchungsarten haben
sich nicht nur vermehrt, sondern auch verfeinert. Wir sind deshalb
heute in der Lage, Erscheinungen als tuberkulös anzusprechen, die man
früher nicht erkannte oder an denen man achtlos vorbeiging. Als
Hauptgewinn unserer neuzeitlichen Erkenntnis auf diesem Gebiet können
wir daher die Tatsache buchen, daß wir zeitiger als vordem die Entwicklung einer Lungentuberkulose festzustellen vermögen. Trotzdem,
und vielleicht gerade wegen der Verfeinerung unserer Kunst, müssen
wir uns darüber klar sein, daß es freilich recht leicht ist, eine ausgesprochene Lungentuberkulose ohne weiteres als solche zu erkennen,
daß es aber schon viel schwieriger ist, sie in ihren anatomischen
Einzelheiten und in ihrer voraussichtlichen Bedeutung für den kranken

Menschen zu werten, und daß es endlich zu den schwierigsten ärztlichen Aufgaben gehört, eine ganz beginnende Erkrankung mit genügender Sicherheit aufzudecken. Auf jeden Fall bedarf es einer gründlichen Schulung des Arztes, um den Anforderungen gerecht zu werden, die man heutzutage an sein Wissen und Können in diesem Falle stellen muß. Diesem Zwecke sollen die folgenden Abschnitte gewidmet sein.

Persönliche Angaben und Vorgeschichte des Kranken.

Wenn ein Arzt sich anschickt, einen Kranken zu untersuchen, so sollte er vor allem anderen dessen persönliche Klagen anhören. Dazu bedarf es freilich der Geduld. Aber die Mühe lohnt sich, weil man nur dann das Vertrauen der Kranken gewinnt, wenn man ihre persönlichen Empfindungen nicht nur beachtet und bei der nachherigen Untersuchung auf sie eingeht, sondern auch nach Abschluß der Untersuchung auf sie zurückkommt und ihre Bedeutung in verständlicher Form erklärt. Außerdem macht man sich auf diese Weise gleich ein Bild von der seelischen Verfassung des Leidenden, von den Sorgen, die ihn beherrschen. Und das ist wieder für den Arzt ein großer Gewinn, der der sachlichen Beurteilung und der richtigen Behandlung der persönlichen Krankheitszeichen zugute kommt. Die aufmerksame und prüfende Beschäftigung mit den Angaben liegt also auch dem Tuberkulosearzt als erste Pflicht ob, um so mehr als es hier oft gilt, falsche Vorstellungen der Kranken z. B. über den Sitz von Brustschmerzen, über die Ursachen von Husten und Auswurf u. dgl. mehr zu beseitigen und zu berichtigen. Als zweites hätte dann die Frage nach der Vorgeschichte der Krankheit zu folgen. Also vor der eigentlichen Untersuchung hat das zu geschehen, damit man noch unbefangen d. h. frei von vorgefaßten Meinungen ist. Nur die Klagen des Kranken können und dürfen der Fragestellung gewisse Richtlinien geben. Wenn der Arzt so vorgeht, wird er nichts wesentliches vergessen und nicht so leicht von vornherein auf einen falschen Weg geraten. Er wird dann auch bei schweren und ganz offenkundigen Fällen nicht versäumen, sich genaue Rechenschaft über die ganze Vergangenheit des Kranken zu verschaffen. Eine sorgfältige Erhebung der Vorgeschichte trägt immer gute Früchte, ist aber ganz unerläßlich, um beginnende oder zweifelhafte Fälle richtig zu beurteilen.

Nach welchen Krankheitszeichen man zu fragen hat, wenn der Verdacht auf Lungentuberkulose rege wird, läßt sich unschwer aus dem ersehen, was ich bereits ausführlich besprochen habe. Ich brauche deshalb auf diese Dinge wie Brustschmerzen, Husten, Auswurf, Lungenblutung, Schweiße usw. hier nicht wieder zurückzukommen. Damit ist aber die ganze Vergangenheit bei weitem nicht erschöpft. Die Fragen des Arztes haben sich vielmehr auf die Geschehnisse der Kindheit, auf die gesellschaftlichen Verhältnisse des Kranken und seiner Umgebung, auf die Krankheit in der Familie, also auf die sog. erbliche Belastung, endlich auf sonstige Ansteckungsmöglichkeiten zu erstrecken. Auch diese

Fragen mag sich der Leser aus dem früher Gesagten selber zusammenstellen. Hier genügt ein kurzes Wort über die erbliche Belastung. Eigentlich ist dies ja, wie wir jetzt wissen, ein schiefer Ausdruck. Denn von einer wirklichen Erblichkeit kann ja sicher nicht die Rede sein, nicht einmal von einer Übertragung durch die Zeugung oder im Mutterleibe. Vielmehr will man mit dem Ausdruck, der nun einmal eingebürgert ist und deshalb bleiben mag, lediglich sagen, daß die Krankheit durch Ansteckung in der Familie und durch kranke Familienmitglieder erworben wird. Man begegnet nun nicht selten in Wort und Schrift der Behauptung, daß, wenn sich in der Vorgeschichte eine solche erbliche Belastung feststellen läßt, dieser Nachweis bei zweifelhaften Fällen einen ausschlaggebenden Einfluß auf die Diagnose haben kann und darf. Das geht aber meines Erachtens zu weit und man vergißt den großen Abstand zwischen Diagnose und Vermutung. Die Diagnose gründet sich auf den Tatbestand, also auf einen durchweg sachlichen Befund, die Vermutung bedeutet aber nur ein rein persönliches Fürwahrhalten. Gewiß kann auch eine Diagnose falsch sein und wird sich bei der Unzulänglichkeit des menschlichen Erkenntnisvermögens oft genug als falsch erweisen. Dann liegt der Grund des Irrtums darin, daß von vornherein der Tatbestand unrichtig erhoben oder falsch gedeutet wurde. Wird aber die tatsächliche Richtigkeit des Befundes und seiner Deutung zugestanden, dann hat die eigentliche Diagnose unbedingte Allgemeingültigkeit für jedermann, während es bei der Vermutung auch im günstigsten Falle stets dem persönlichen Ermessen des Einzelnen überlassen bleibt, ob er sich ihr anschließt oder nicht. Ich halte diese denkgesetzliche Unterscheidung für wichtig. Denn es geht aus ihr hervor, daß der Arzt im gesamten Gebiet der Heilkunde nicht allzuhäufig in der Lage sein wird, nach einer einmaligen körperlichen Untersuchung eine wirkliche Diagnose zu stellen. Meist gehört dazu die kunstgerechte Ausführung mehrfacher und verschiedener Untersuchungsarten oder auch eine längere Beobachtung des Kranken. So lange man das nicht tut, kommt man in der Mehrzahl der Fälle, auch bei der Tuberkulose, nicht über eine mehr oder minder unsichere Vermutung heraus. Das ist aber zum mindesten ein schwächlicher Standpunkt, den man ein für allemal ausmerzen sollte. Wenn ich nun diese grundsätzlichen Überzeugungen auf unseren Fall anwende, so ziehe ich daraus den Schluß, daß die vorhandene erbliche Belastung wohl den Verdacht auf Tuberkulose rechtfertigen, niemals aber die im Befunde ungewisse Diagnose endgültig entscheiden kann. Man soll also in Fällen, wie ich sie gekennzeichnet habe, lieber offen sagen, daß eine sichere Diagnose auf schon bestehende Tuberkulose zur Zeit nicht zu stellen wäre, daß aber eine weitere ärztliche Überwachung, gegebenenfalls sogar eine besondere Behandlung angezeigt sei, um die naheliegende Tuberkulosegefahr nach Möglichkeit einzuschränken. Wenn man nach diesen Grundsätzen handelt, vermeidet man auf der einen Seite den eben gerügten Denkfehler, der sich immer rächt, und man macht sich auf der anderen Seite auch keiner Unterlassungssünde schuldig.

Die körperliche Untersuchung.

Nachdem man die Aufnahme der Vorgeschichte erledigt hat, kann die eigentliche Untersuchung des Kranken beginnen. Grundsätzlich sollte sie eingeleitet werden durch eine genaue Besichtigung des Körpers und vor allem des Brustkorbes. Erforderlich ist es daher, daß mindestens der ganze Oberkörper völlig entblößt ist. Am meisten empfiehlt es sich, den Kranken im Stehen zu untersuchen; wenn er bettlägerig ist oder aus anderen Gründen nicht stehen kann, möglichst in aufrechtsitzender Haltung. Denn nur so ist man imstande, den Bau und die Atembewegungen des Brustkorbes von allen Seiten genau zu beobachten. Zunächst hat man auf Verbildungen des Oberkörpers, besonders auf Verbiegungen und Knickungen der Rippen und des Brustbeines sowie auf Verkrümmungen der Wirbelsäule zu achten. Dann ist das Verhalten des gesamten Brustkorbes in seinen verschiedenen Ausmessungen und Verhältnissen zu berücksichtigen. Ich habe schon von dem sog. schwindsüchtigen Körperbau und insbesondere von dem schmächtigen (paralytischen) Brustkorb gesprochen. Er kennzeichnet sich durch seine unverhältnismäßige Länge bei auffallend kleinem Tiefendurchmesser und geringem Brustumfang. Die Zwischenrippenräume pflegen weit, der Rippenwinkel in der Magengrube sehr spitz zu sein, die Schultern hängen oft herab und die Schulterblätter stehen flügelartig ab, die Schlüsselbeingruben sowie die Halsgrube pflegen eingesunken zu sein. Ein solcher Brustkorb ist natürlich für die Atmung als minderwertig zu bezeichnen, und wenn ein Mensch mit solchem Oberkörper lungenkrank wird, so mag das die Ausbreitung der Krankheit in den Lungen unterstützen. Ich habe aber schon gesagt, daß viele Menschen diesen schmächtigen Brustkorb in ausgesprochener Form zeigen, ohne tuberkulös zu werden, und daß die meisten Tuberkulösen ihn nicht besitzen. Er ist also sicher nicht für die Diagnose zu verwerten, eher aber für den weiteren Verlauf bedeutsam. Dabei will ich noch bemerken, daß umgekehrt der ungestalte Brustkorb der Buckeligen, der durch starke Verkrümmungen der Wirbelsäule entsteht, auffallend wenig die Erkrankung an Lungentuberkulose oder deren stärkere Ausbreitung zu begünstigen scheint. Diese Regel, die freilich auch ihre Ausnahmen findet, erklärt man sich durch den hemmenden Einfluß, den die dauernde Blutstauung in den Lungen auf die Entwicklung der Tuberkelbazillen ausübt. Sie würde also ein Seitenstück zu der Beobachtung sein, daß auch gewisse Herzfehler, vor allem die Mitralstenose mit ihrer Blutüberfüllung des Lungenkreislaufs, gegen Tuberkulose bis zu einem gewissen Grade zu schützen pflegen. Von weiteren sichtbaren Veränderungen des äußeren Brustkorbes wären die Abflachungen zu nennen. Sie können an umschriebener Stelle auftreten und sind dann durch Schrumpfungen eines mit der Innenwand des Brustkorbes verwachsenen Lungenabschnittes bedingt. Am häufigsten werden die Lungenspitzen betroffen, so daß dann entweder vorn oder hinten Einziehungen entstehen, die hier in der Obergrätengrube, dort in der Oberschlüsselbeingrube oder auch in beiden zugleich sichtbar werden. Manchmal sind aber auch die unterhalb des Schlüsselbeins oder der Schulterblattgräte gelegenen Teile des Brustkorbes besonders auffallend eingesunken. Natürlich sind die sich gegenseitig entsprechenden Abschnitte beider Körperhälften genau miteinander zu vergleichen, um nicht zufälligen Täuschungen anheimzufallen. Seltener sind Abflachungen und Einziehungen, die sich auf eine ganze Hälfte des Brustkorbes erstrecken. Wenn sie bei Lungentuberkulose vorkommen, so handelt es sich um einseitige Schrumpfungen der Lunge und des Pleuraraumes bei einer narbig-bindegewebigen und verhärtenden Erkrankungsform. Obwohl diese Form im allgemeinen einen günstigen und zur Heilung neigenden Vorgang darstellt, so kann die Ausdehnung auf die ganze rechte oder linke Lunge doch unter Umständen für den Kranken verhängnisvoll werden. Denn in dem verhärteten Lungengewebe können sich Höhlungen, meist bronchiektatischer Art, oder starke Verziehungen des Herzens sowie Hemmungen des Kreislaufs mit allen ihren Gefahren entwickeln. An und für sich darf aber eine solche halbseitige Zusammenziehung des Brustkorbes nicht gleich als tuberkulösen Ursprungs angesprochen werden, weil auch bei ausgedehnten chronischen Lungen- und Rippenfellentzündungen anderer Herkunft ganz ähnliche Bilder erscheinen können.

Endlich sind bei den unmittelbaren Besichtigungen des Oberkörpers noch die Atembewegungen nach verschiedenen Richtungen hin zu prüfen. Man hat zu beachten, ob die Atmung leicht oder mühsam, tief oder oberflächlich, langsam oder beschleunigt ist. Man wird sich auch erkundigen, ob beim Atmen Schmerzen entstehen und gegebenenfalls an welcher Stelle. Vor allem aber ist die Aufmerksamkeit darauf zu richten, ob bei der Atmung bestimmte kleinere oder größere Bezirke im Vergleich zu anderen, insbesondere zu den übereinstimmenden Bezirken der Gegenseite nachschleppen. Wird ein solcher Unterschied einwandfrei beobachtet, so kann man stets darauf schließen, daß im Bereich der nachschleppenden, also sich bei der Atmung langsamer und weniger bewegenden Gegend die Lunge durch einen krankhaften Vorgang mehr oder minder ausgeschaltet oder gehemmt wird. Man muß aber gleich darauf gefaßt sein, daß es keineswegs immer leicht ist, diese Abweichungen vom natürlichen Luftwechsel äußerlich mit völliger Gewißheit festzustellen. Voraussetzung ist jedenfalls ein durchweg oder doch annähernd regelmäßiger Bau des Brustkorbes, weil selbst geringe Formveränderungen an Rippen und Wirbelsäule unter Umständen ungleiche Atembewegungen vortäuschen können. Sie müssen also in allen Fällen, selbst da, wo man seiner Sache sicher zu sein glaubt, auf ihre Stichhaltigkeit weiterhin geprüft werden. Und das geschieht durch die eigentliche physikalische Untersuchung der Lungen, zu der wir jetzt übergehen.

Die Abtastung des Brustkorbes Die Abtastung des Oberkörpers können wir kurz abmachen, da sie hier bei weitem nicht die Rolle spielt wie z. B. bei der Untersuchung des Leibes. Immerhin ist der Gebrauch der flachen Hand ein nützliches Hilfsmittel, um am Brustkorb Einziehungen und Abflachungen sowie das Nachschleppen beim Atmen zu verdeutlichen. Auch der Ort des Herzspitzenstoßes, der bei jedem Kranken festzustellen ist, um keine Verlagerung des Herzens zu übersehen, muß durch das Gefühl der tastenden Hand oder des Fingers aufgesucht werden, zumal dann, wenn er sich dem Auge entzieht. Ferner braucht man die Hand, um die Erschütterungen des Brustkorbes durch die Sprache zu prüfen (sog. Pektoralfremitus). Man geht dabei so vor, daß man die Hand der Körperwand flach auflegt, wobei man den Kranken laut und vernehmlich die Zahl 99 sprechen läßt. Indem man die einander entsprechenden Stellen des Oberkörpers in dieser Weise vergleicht, erfährt man, ob und wo die fühlbaren Erschütterungen verstärkt oder abgeschwächt oder gar aufgehoben sind. Verstärkungen deuten auf Anschoppungen, Schrumpfungen und Zusammenpressungen des Lungengewebes oder auch auf stärkere Brustfellschwarten, Abschwächungen auf kleinere Ergüsse im Rippenfellraum oder auf teilweise Verstopfungen der Bronchien hin, während das gänzliche Fehlen meist bei reichlicher Ansammlung von Serum, Eiter oder Luft in der Brusthöhle sowie bei völliger Ausschaltung größerer Bronchien beobachtet wird.

Dann und wann kann man auch stärkere Geräusche, die sich in und an den Lungen bilden, von außen fühlen. Das kommt sowohl beim pleuritischen Reiben, als auch bei groben bronchitischen Geräuschen sowie bei großblasigem Rasseln vor. Meist pflegt dann der Kranke selbst diese Erschütterungen der Brustwand beim Atmen zu verspüren.

Erwähnen will ich noch, daß der amerikanische Arzt Pottenger die planmäßige Abtastung des Brustkorbes als besonderes diagnostisches Untersuchungsverfahren angegeben und empfohlen hat. Zugrunde liegt der Gedanke, daß sich bei leichter Betastung über frischen Krankheitsherden der Lunge die Muskeln der Brust oder des Halses starrer und unnachgiebiger anfühlen sollen, während sich über alten d. h. seit langem bestehenden Lungenveränderungen eine teigige Erschlaffung der gleichen Gebilde bemerkbar machen soll. Nach meinen Erfahrungen treffen die Angaben Pottengers öfter zu, öfter aber auch nicht. Jedenfalls handelt es sich um eine durchaus einseitige Auslegung von Vorgängen, die an sich beachtenswert sind, aber keine bestimmende Bedeutung für die Diagnose der Krankheit haben. Wenn man die verfeinerte Art der Betastung also im Rahmen und zur Ergänzung der übrigen Untersuchung anwendet, so ist nichts dagegen zu sagen. Man muß sich jedoch hüten, weitgehende und übertriebene Schlüsse aus den Befunden zu ziehen, die man dabei erhebt.

Weit wichtiger für die Erkenntnis tuberkulöser Lungenveränderungen ist die Beklopfung (Perkussion) der Brustwand. Sie wurde früher mehr mit Hilfe kleiner Werkzeuge — des Perkussionshammers und des Plessimeters — ausgeführt. Der Hammer ist heutzutage wohl von der Mehrzahl der Ärzte aufgegeben, wenigstens als Mittel, um den

Klopfschall festzustellen. Dagegen halten manche noch an dem Gebrauch des Plessimeters fest, auf dem der klopfende Finger der rechten Hand den Schall erzeugt. Ich persönlich habe mich niemals von den Vorzügen dieses kleinen Hilfsmittels überzeugen können und rate daher, lediglich die Finger beider Hände zu gebrauchen. Abgesehen davon, daß dann der Arzt in jedem Falle sein Handwerkszeug bei sich hat und unabhängig von zufälliger Vergeßlichkeit ist, so scheint mir auch das Verfahren als solches bessere und genauere Dienste zu leisten. Man geht so vor, daß man den zweiten oder dritten Finger der linken Hand flach auf die zu beklopfende Stelle des Körpers legt und mit dem in allen Gelenken gekrümmten dritten Finger der rechten Hand senkrecht auf die beiden Endglieder des linken Fingers klopft, und zwar im allgemeinen nicht mit steifem, sondern mit losem, federndem Handgelenk. Diese Art des Klopfens hat den Vorzug, daß man auch eine deutliche Empfindung von dem Spannungsgrad und dem Widerstande des zu prüfenden Bezirkes bekommt. Man verbindet also zwei Sinneseindrücke — Gehör und Gefühl — miteinander, was entschieden beide schärft und verfeinert. Dazu kommt noch, daß man den Finger stets vollkommen den Unebenheiten des Körpers anschmiegen kann, jedenfalls viel besser und leichter, als das mit einem Plessimeter möglich ist. Das ist aber eine wesentliche Bedingung, um nicht ein Opfer der Selbsttäuschung zu werden. Denn der Fehlerquellen bei der Beklopfung der Brustwand gibt es ohnehin eine ganze Reihe, wie wir gleich sehen werden.

Der Klopfschall über dem Brustkorb, soweit ihm gesundes Lungengewebe anliegt, ist hell und voll, unter Umständen bei starkem Klopfen und tiefer Einatmung dröhnend. Er hat aber keine bestimmte Klangfarbe, also keinen Ton. Darin unterscheidet er sich von dem hohlen oder tympanitischen Schall, der über der Lunge nur bei krankhaften Veränderungen z. B. bei größeren Hohlräumen im Lungengewebe oder bei Luftansammlung im Brustfellraum entsteht. Zum vollen Klopfschall, den man über lufthaltiger Lunge hört, steht der leere oder gedämpfte Schall im Gegensatz. Dieser läßt sich am besten verdeutlichen, wenn man eine dichte Muskelmasse, z. B. den Oberschenkel oder auch die Körperwand über einem großen massigen Organ wie der Leber, in vorgeschriebener Weise beklopft. Der völlig leere Schall über den Lungen zeigt also an, daß im Bereich der Dämpfung das Lungengewebe ohne Luftgehalt ist. Das kann natürlich auf sehr verschiedene Art zustande kommen, das Lungengewebe kann entzündlich verdichtet sein, aber auch eine Blutung oder eine Geschwulst kann einen Teil der Lunge luftleer machen; ein großer Erguß im Rippenfellraum kann die Lunge von der Wand abgedrängt und zusammengepreßt haben und eine dicke Schwarte des Brustfells mit ausgedehnter Narbenbildung in der Lunge kann unter Umständen ebenfalls zur völligen Luftleere im erkrankten Lungengebiet führen.

Die Tatsache, daß der Klopfschall über dem Brustkorb im wesentlichen von dem Luftgehalt der Lunge abhängig ist, läßt schon darauf schließen, daß bei der Lungentuberkulose alle Abstufungen vom vollen bis zum leeren Klopfschall vorkommen müssen. Das wird durch die Erfahrung bestätigt, und gerade den Zwischenstufen, die wir als Schallverkürzungen oder bedingte Dämpfungen bezeichnen, begegnen wir bei unserer Erkrankung auf Schritt und Tritt, wobei denn die größere oder geringere Verminderung des Luftgehalts den Grad der Dämpfung bestimmt.

Hier ist nun der Platz auf eine Einschränkung des Gesagten aufmerksam zu machen. Wenn auch der Klopfschall in der Hauptsache durch den Zustand der Lungen bedingt wird, so geschieht das doch nicht einzig und allein. Sowohl beim lungengesunden wie lungenkranken Menschen wirken noch andere Umstände mitbestimmend auf Art, Höhe und Helligkeit des Schalls ein. Keineswegs zeigen etwa alle gesunden Menschen beim Beklopfen des Brustkorbes die gleichen Erscheinungen. Ein magerer Brustkorb wird einen volleren und helleren Klang geben als ein mit Fett oder Muskeln reichlich versorgter Oberkörper. Auch die Ausmessungen des Brustkorbes sind fast bei jedem Menschen verschieden und beeinflussen demgemäß den Klopfschall. Ein tiefer, kurzer und breiter Brustkorb gibt naturgemäß einen volleren Klang als ein flacher, schmaler und langer, was man sich am besten versinnlichen kann, wenn man an den fast hohlen „Schachtelton" bei der Lungenblähung (Emphysem) denkt. Aber nicht nur die Menschen sind unter sich verschieden, sondern auch die beiden Körperhälften sind durchaus nicht immer regelmäßig gebaut. Geringe Unregelmäßigkeiten im Bau der rechten und linken Seite dürften wohl niemals ganz vermißt werden. Dazu kommen nun die häufigen Verunstaltungen des Brustkorbes, auf die ich schon an anderer Stelle aufmerksam gemacht habe, und die erst recht, je nach Art und Grad, den Lungenschall dämpfen oder steigern können. Bei einem buckeligen Menschen mit starker Verkrümmung der Wirbelsäule und des ganzen Rippengefüges kann es sogar soweit kommen, daß mit der Beklopfung überhaupt nicht mehr viel für die Beurteilung des Lungenzustandes anzufangen ist. Aber auch abgesehen von diesen Ungleichmäßigkeiten verhalten sich die einzelnen Stellen und Bezirke des Brustkorbes bei ein und demselben Kranken recht verschieden. Über den Schulterblättern ist z. B. auch unter gewöhnlichen Verhältnissen der Schall kürzer als vorne auf der mehr gewölbten Brust. Über den Lungenspitzen ist er anders als über den Unterlappen usf. Man darf also nur gleichgelegene Bezirke miteinander vergleichen, und selbst das ist nicht ganz frei von Einschränkungen, wie denn beispielsweise in der Nähe des Herzens auf der linken Seite der Schall meist ein wenig dumpfer zu sein pflegt als an den entsprechenden Orten der rechten Seite.

Alle diese Dinge verwickeln und erschweren bis zu einem gewissen Grade die Untersuchung und wollen bei der Beurteilung und Deutung des Lungenschalles sorgfältig berücksichtigt werden. Bevor wir jedoch eine Anleitung geben, wie man bei der Beklopfung des Brustkorbes zu verfahren hat, müssen noch einige Besonderheiten des Klopfschalles unter krankhaften Bedingungen besprochen werden.

Wir haben schon gehört, daß Schallverkürzungen und Dämpfungen
über den Lungen im allgemeinen — mit den oben beschriebenen Einschränkungen — einer Veränderung bis Aufhebung des Luftgehalts in
den Atemwerkzeugen entsprechen. Über die Art des natürlichen Vorganges sagen sie also an sich nichts aus, dazu sind anderweitige Prüfungen nötig. Aber es gibt auch Vorgänge in der Lunge, die zu einer
Steigerung, d. h. zu einer Aufhellung des Schalles führen. Ich sehe
hier ab von der allgemeinen Blähung der Lunge als einer Krankheit
für sich, bei der gleichzeitige tuberkulöse Veränderungen im ganzen
selten sind, obwohl sie bisweilen vorkommen. Aber auch bei der
Lungentuberkulose können sich teilweise Blähungszustände entwickeln,
die sich entweder auf einen ganzen Lungenflügel ausdehnen oder auf
umschriebene Gebiete, etwa auf einen Lappen, beschränkt sind. Es
handelt sich dann stets um Kranke, bei denen größere Teile des atmenden
Gewebes ausgeschaltet sind und sich unversehrte Lungenabschnitte allmählich blähen, um einen Ausgleich zu schaffen, um also den Ausfall
an Atemluft nach Möglichkeit, wenn auch meist unvollkommen, zu
decken. Über solchen Lungenabschnitten hört man einen besonders
lauten und vollen Klopfschall, der bisweilen als dröhnend zu bezeichnen
ist, obwohl er wohl nur ausnahmsweise den Schachtelton des echten
Lungenemphysems annimmt.

Von dem übervollen oder dröhnenden Schall ist der hohle (tympa-
nitische) Klang wohl zu unterscheiden, von dessen Eigenart man sich
das beste und reinste Bild macht, wenn man den gesunden Leib eines
gesunden Menschen beklopft. Über den dort liegenden Hohlorganen,
also über Magen und Darm, hört man einen Schall, der freilich auch
voll ist, aber zugleich eine Klangfarbe, einen deutlichen Ton besitzt,
dessen Höhe oder Tiefe von dem Umfange des Hohlraums, also von dem
Durchmesser der schwingenden Luftsäule bestimmt wird. Wenn man
also über den Lungen einen derartigen Klang vernimmt, so kann man
sicher sein, daß eine lufthaltige Höhlung zugrunde liegt. Bei der
Lungentuberkulose gibt es da nur zwei Möglichkeiten: entweder handelt
es sich um eine Luftansammlung im freien Brustfellraum oder um eine
Kaverne. Freilich muß hier gleich gesagt werden, daß auch bei diesen
beiden Vorgängen nur verhältnismäßig selten ein wirklich voller und
hohler Klang zustande kommt, der dem reinen tympanitischen Magen-
Darmschall vergleichbar ist. Wegen der Starre der Brustwand kommt
es beim Pneumothorax meist nur zu einem besonders lauten und vor
allem tiefen Klopfschall, und nur sehr große Luftansammlungen, zumal
wenn sie mit einem Bronchus in offener Verbindung stehen, geben den
reinen Hohlklang. Dasselbe gilt von den Lungenkavernen. Bei ihnen
überwiegt in der Regel ein gedämpfter Hohlschall, der also nicht voll
ist wie das Klopfgeräusch über gesunder Lunge, sondern dumpf, dabei
aber doch einen deutlichen Ton mitklingen läßt.

Solche hohlen oder tympanitischen Dämpfungen sind aber auch
sonst bei Erkrankungen der Lunge und des Brustfells recht häufig.
Sie kommen nämlich dann zustande, wenn zwischen der beklopften

Brustwand und lufthaltigem Gewebe mit offenen Bronchien eine un-
starre, wenig gespannte Schicht eingeschaltet ist, die an sich den Schall
dämpft, aber die Luft in den Bronchien mitschwingen läßt. Solche
Verhältnisse werden bei der Lungentuberkulose am häufigsten durch
schlaffe entzündliche Verdichtungen geschaffen, sind meist an der Grenze
größerer Ergüsse vorhanden und liegen manchmal auch über flachen
entzündlichen Ausschwitzungen des Brustfells mit teilweiser Zusammen-
pressung des Lungengewebes vor.

Von sonstigen Veränderungen des Klopfschalles erwähne ich noch Der Schall-
die verschiedenen Formen des Schallwechsels. Sie kommen nur über   wechsel
größeren Kavernen vor. Obwohl an sich nicht allzu häufig, muß man
sie doch kennen. Von Wintrichschem Schallwechsel spricht man, wenn
der Hohlklang beim Öffnen des Mundes höher, beim Schließen tiefer
wird; er setzt also eine offene, d. h. mit einem Bronchus in ungehemmter
Verbindung stehende Kaverne voraus. Handelt es sich um eine Kaverne mit zum Teil flüssigem Inhalt, so kann der Gerhardtsche
Schallwechsel entstehen. Er äußert sich dadurch, daß bei Lagewechsel
des Kranken eine Veränderung der Klanghöhe eintritt. Als Friedreich-
schen Schallwechsel bezeichnet man die Erscheinung, daß bisweilen bei
tiefer Einatmung der hohle Beiklang einen wesentlich höheren Ton annimmt oder ganz verschwindet. Das sog. Geräusch des gesprungenen
Topfes kommt dann zustande, wenn eine Kaverne, meist eine solche,
die in der Lungenspitze liegt, durch eine enge Öffnung mit einem
Bronchus zusammenhängt. Es ist also ein Stenosengeräusch, das, um es
deutlich hervorzubringen, eines starken und kurzen Klopfschlages bedarf.
Da der Schall unter diesen Umständen öfter einen metallischen Klang hat,
so vergleicht man das Geräusch auch wohl mit dem des Münzenklirrens.

Schließlich dient das Klopfverfahren noch dazu, um die Lungen- Bestimmung
grenzen allseitig zu bestimmen, wodurch man eine ganze Reihe wert- der Lungen-
voller Aufschlüsse erhält. Man erfährt auf diese Weise, ob die unteren   grenzen
Lungengrenzen hoch oder tief stehen, ob sie regelrecht verschieblich
sind oder ob sich die unteren Lungenteile bei der Atmung wenig oder
gar nicht ausdehnen. Auch die Beweglichkeit der Lungenherzgrenzen,
die sich am sichersten an der linken Randlinie des Herzens nachweisen
läßt, ist wichtig festzustellen. Ferner lassen sich Schrumpfungen der
einen oder anderen Lungenspitze nachweisen, die ganz besondere Bedeutung für die Diagnose der Lungentuberkulose haben. Endlich erhält man Auskunft über Verlagerungen von Nachbarorganen. Zumal das
Herz ist im Verlaufe der tuberkulösen Lungenerkrankung mannigfachen
Verschiebungen ausgesetzt. Durch pleuritische Ergüsse wird es nach
der gesunden, durch Schrumpfungsvorgänge nach der kranken Seite hin
verdrängt oder verzogen.

Nachdem wir nunmehr wissen, was wir durch das Klopfverfahren
feststellen können, liegt es uns ob, zu zeigen, wie man am besten dabei vorgeht.

Die Untersuchung geschieht am zweckmäßigsten in aufrechter, also Anleitung
mindestens in sitzender Haltung. Der Kopf muß gerade stehen, der   für das
                                                         Klopf-
                                                   verfahren

Oberkörper darf nicht gestrafft, die Muskeln müssen völlig entspannt und die Schultern gesenkt sein. Das ist nötig, weil jede Muskelanspannung, zumal an Hals und Schultern eine Veränderung des Klopfschalls herbeiführt, die scheinbare Dämpfungen vortäuschen kann. Beim Beklopfen der Brust sollen die Arme schlaff herabhängen, beim Beklopfen des Rückens empfiehlt es sich, die Arme nach vorn übereinanderzulegen oder zu kreuzen, damit die Schulterblätter möglichst auseinanderweichen und flach dem Rippenkorb anliegen. Dann hat man sich zunächst über die Art des Klopfschalls, die der zu untersuchenden Person eigen ist, zu vergewissern. Das geschieht durch mehrere beliebige Klopfschläge an verschiedenen Stellen der Brust und des Rückens. Sehr zu empfehlen ist da die unmittelbare Beklopfung der beiden Schlüsselbeine mit dem rechten Mittelfinger, sowie die gewöhnliche Prüfung des Schalls in den beiden Seiten unterhalb der Achselhöhlen. Hat man sich so ein vorläufiges Schallbild verschafft, so geht man über zu der Bestimmung der Lungengrenzen, womöglich in ganzem Umfange. Man sollte sich von vornherein daran gewöhnen, einen Farbstift in der Hand zu behalten und jede Grenze sofort aufzuzeichnen. Ferner ist darauf zu achten, daß man stets so leise wie möglich klopft, d. h. aber nicht in jedem Falle gleich und völlig leise, sondern so, wie es die Eigenart des Einzelfalls erheischt. Man wird also bei einem fett- oder muskelreichen Brustkorb durchweg stärker klopfen als bei einem mageren Menschen. Die Stärke des Klopfens ist also ebenfalls der Sonderart des Einzelkranken anzupassen, und man hat sie vor der eigentlichen Untersuchung auszuproben. Grundsätzlich soll nur nicht lauter geklopft werden, als unbedingt nötig ist, weil man nur dann feine Schallunterschiede erkennen kann.

Bei der Bestimmung der Lungengrenzen pflege ich im allgemeinen mit der Aufzeichnung der Herzdämpfung zu beginnen, und zwar mit der eigentlichen großen Herzdämpfung, die allein Wert hat und in den meisten Fällen auch mit ausreichender Genauigkeit festzustellen ist. Nur bei Fettleibigen, besonders bei Frauen, ist es unmöglich, den ganzen Abriß des Herzens herauszufinden. Man muß sich dann mit Teilen begnügen, die aber oft schon genügen, um die Lage des Herzens wenigstens annähernd zu bestimmen, zumal wenn man, wie das in jedem Falle geboten ist, zugleich auch durch das Tastgefühl den Spitzenstoß des Herzens aufsucht und bezeichnet. Danach geht man dazu über, die unteren Lungengrenzen vorn und an beiden Flanken zu bestimmen, und zwar zuerst die rechte, also die Lungenlebergrenze, die für gewöhnlich sehr leicht herauszuhören ist, deswegen, weil sich der volle Lungenschall von dem leeren Klopfgeräusch über der Leber scharf abhebt. Schwieriger ist die Sache auf der linken Seite, wo der Unterschied zwischen vollem Lungen- und hohlem Magen-Darmschall oft nicht sehr sinnfällig ist. Aber auch da wird man meist unschwer zum Ziel kommen, wenn man bereits über den Verlauf der rechten unteren Lungengrenze unterrichtet ist. Die ganze untere Lungengrenze, sowohl vorn und an den Seiten wie auch hinten am Rücken ist zuerst bei ruhiger, oberflächlicher Atmung, dann aber auch bei stärkster Einatmung — gegebenenfalls außerdem noch bei größter Ausatmung — festzulegen, und beide Linien sind aufzuzeichnen, damit man ein Bild über die Ausdehnungsfähigkeit der Lungen erhält. Diese Verschieblichkeit der unteren Lungengrenzen ist deshalb besonders wichtig, weil bei der Tuberkulose Entzündungen des Rippenfells oft sehr frühzeitig vorkommen und zu Verwachsungen mit dem Zwerchfell führen. Selbstverständlich sollte auch an der linken Lungenherzgrenze die Verschieblichkeit mit der Atmung geprüft werden, weil auch Verwachsungen zwischen Brustfell und Herzbeutel nicht selten sind, und außerdem die sog. Lingula der linken Lunge ein Lieblingssitz tuberkulöser Verdichtung ist.

Damit man Bescheid weiß, gebe ich hier noch einige zahlenmäßige Angaben über Lage und Verlauf der unteren Lungengrenzen, sowie über ihre Beweglichkeit. Vorn in der Brustwarzenlinie findet man bei gesunden Menschen die Schallgrenze an der sechsten bis zum oberen Rand der siebenten Rippe, in der vorderen Achsellinie am unteren Rand der siebenten Rippe, in der Schulterblattlinie an der neunten Rippe, endlich nahe der Wirbelsäule in der Höhe des elften Dornfortsatzes. Die Verschieblichkeit der unteren Lungengrenze bei der Atmung beträgt im Rücken 2—3 cm, in der mittleren Achsellinie 5—6 cm, in der Brustwarzenlinie 3—4 cm. Doch unterliegen diese letzteren Angaben großen Schwankungen. Zumal bei Frauen, die wenig oder gar nicht mit dem Zwerchfell zu atmen gewohnt sind, findet man manchmal nur ein sehr geringes Herabrücken der unteren Lungengrenze, ohne daß doch Verwachsungen vorhanden sind.

Nunmehr erfolgt die Abgrenzung der Lungenspitzen, die bei der Tuberkulose eine ganz besonders wichtige Rolle spielt. Ich empfehle aus Gründen der Zweckmäßigkeit das von Krönig angegebene Verfahren. Da die Lungenspitzen in einer kuppelförmigen Haube eingeschlossen sind, die nach unten von einem knöchernen Ring umgeben, nach oben von Weichteilen gebildet wird, so liegen an sich zwei Möglichkeiten vor, ein Schallbild der Spitze auf die Weichteilkuppe zu werfen. Entweder man bestimmt die seitlichen Grenzen, die demnach in zwei Bogenlinien über Schultern und Halsansatz verlaufen, und wobei das Schallbild gewissermaßen nach oben geworfen wird. Oder aber man versucht, sich ein Bild von der eigentlichen Lungenkuppe zu machen, indem man vorn und hinten den oberen Lungenrand herausklopft. Man erhält dann natürlich zwei Schallbilder mit je einer bogenförmigen Grenzlinie, das eine auf der Brustseite in der Oberbeinschlüsselgrube, das andere auf der Rückenseite in der Obergrätengegend. Obwohl das letzere Verfahren auf den ersten Blick ein genaueres und getreueres Bild der Lungenspitzen zu geben scheint, so hat Krönig doch den ersten Weg beschritten. Man geht so vor, daß man erst vorn von der Mitte der Oberschlüsselbeingrube nach dem Halsansatz zu klopft, dort die Grenze des Lungenschalls festlegt und dann die Grenzlinie nach unten verfolgt, die regelrecht mit dem Brustbeinende des

Schlüsselbeins zusammenfällt. Dann wird die zweite vordere und seitliche Linie festgelegt, die über das Schlüsselbein — und zwar auf der Grenze zwischen mittlerem und äußerem Drittel — bis in die Furche zwischen Arm und Brustmuskeln halbwegs bis zum Winkel der Achselhöhle verläuft (vgl. Abbildung 1). Darauf geht man zur Rückseite über, zeichnet erst die innere Linie auf, die bis zum Dornfortsatz des dritten Brustwirbels reicht, dann die äußere seitliche Linie, die schräg nach außen in der Richtung auf die Achsel zu verläuft. Bei richtiger Bestimmung der beiden vorderen und hinteren Grenzlinien müssen diese natürlich auf der Kante zwischen Brust- und Rückenfläche in je eine Linie zusammenfließen, wodurch der Arzt zugleich in die Lage versetzt wird, sein Untersuchungsergebnis selbst zu prüfen. Auf diese Weise erhält man also rechts und links je ein breites, vorn und hinten zusammenhängendes Band. Dies ist das auf Krönigs Vorschlag sog.

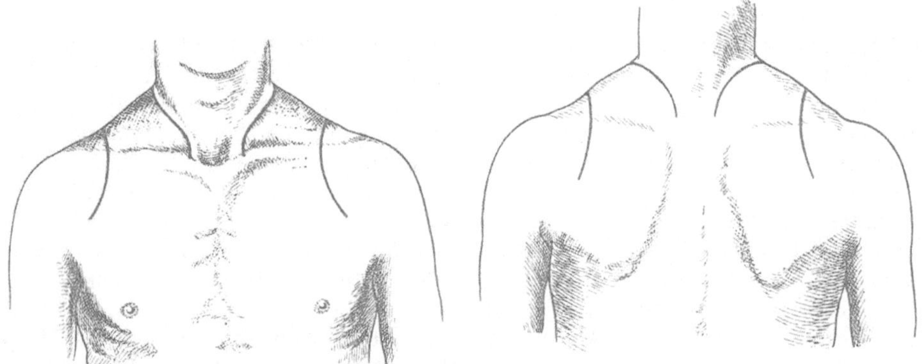

Abb. 1.

Vordere Schallfelder über normalen Lungenspitzen   Hintere Schallfelder über normalen Lungenspitzen
(nach **Krönig**).   (nach **Krönig**).

Die Spitzen-schallfelder Spitzenschallfeld, dessen Bedeutung für die Diagnose der Spitzentuberkulose heutzutage allgemein anerkannt ist. Innerhalb dieser Spitzenfelder spielen sich nun alle Abweichungen des Klopfschalls ab, die bei der Lungentuberkulose vorkommen. Bei vorgeschrittenen Erkrankungen kann das eine oder gar beide Schallfelder völlig fehlen, d. h. durch völlige Dämpfung ausgeschaltet sein. Bei minder schweren Veränderungen kann eines oder das andere verkleinert oder verengt sein, was auf Schrumpfungen der Lungenspitzen hindeutet. In beginnenden Fällen endlich beobachtet man eine unscharfe Begrenzung des Schallfeldes an der inneren oder an beiden Seiten. Diese Verschleierungen der Grenzlinien sind deshalb besonders wichtig, weil sie sehr frühzeitig in Erscheinung treten können, bedürfen aber auch einer scharf prüfenden Beurteilung. Vor allem ist hier mehr denn je sehr leises Klopfen Bedingung, wobei das Ohr des Untersuchers so gehalten werden muß, daß es von den Schallwellen auf geradem und möglichst kurzem Wege getroffen wird.

Der Vollständigkeit halber will ich auch das zweite Verfahren, die Lungenspitzen abzugrenzen, hier kurz streifen und seinen praktischen Wert beleuchten. Denn über den rein wissenschaftlichen Wert kann nach dem, was ich oben schon darüber gesagt habe, kaum ein Zweifel obwalten. Wenn es möglich wäre, in bequemer, eindeutiger und genauer Weise das vordere und hintere Schallbild der Lungenspitzen auf die Außenwand zu zeichnen, so wäre ein solches Verfahren dem Krönigschen unbedingt vorzuziehen, weil es anschaulicher und naturgetreuer ist. In der Tat hat denn auch Goldscheider diesen Weg beschritten und ein Verfahren angegeben, das diesen Zweck erfüllen soll. Er verwendet dazu eine besondere Untersuchungsart des Klopfschalls, die er als „Schwellenwertperkussion" bezeichnet. Nach seiner Vorschrift wird dabei auf das Knie des im Endgliede gesteiften und im Mittelgliede senkrecht gebeugten Mittelfingers der linken Hand oder auf einen knieförmig gebogenen Glasstab mit dem entsprechenden rechten Finger möglichst leise geklopft. Dies Vorgehen soll die äußerst feinen Schallunterschiede, um die es sich da handelt, deutlicher hervortreten lassen. In Wirklichkeit liegen die Dinge aber so, daß auch das Goldscheidersche Verfahren mit seiner recht gezwungenen und künstlichen Fingerhaltung keineswegs immer Herr der Schwierigkeiten wird. Denn einesteils ist der Raum, der abgeklopft wird, an sich äußerst eng und beschränkt, und anderseits stehen die Schallabweichungen, die den Verlauf der bogenförmigen Grenzlinien bestimmen sollen, im günstigsten Falle nahezu an der Schwelle der Hörbarkeit. Mag sein, daß das Verfahren dem Facharzt, der sich jahrelang darin übt, unter Umständen gute Dienste leistet. Jedenfalls ist es überfein, schwierig und zeitraubend, für den minder Geübten aber oft geradezu irreführend. Ich kann es daher dem praktischen Arzt nicht empfehlen und rate dazu, sich mit dem viel leichteren und bequemeren, sinnlich gröberen Krönigschen Verfahren vertraut zu machen, was jedem unschwer schon nach mäßiger Übung gelingt.

Nachdem man sich über die Grenzen der Lungen in ihrem ganzen Umfange und Verlauf gründlich Auskunft verschafft hat, bleibt noch übrig, den Klopfschall innerhalb dieser Grenzen, also über dem eigentlichen Lungengebiet zu prüfen. Auch da ist es gut, sich an eine bestimmte Ordnung und Reihenfolge zu halten. Ich pflege mit der Vorderseite des Brustkorbs zu beginnen, dann die beiden Flanken zu untersuchen und mit dem Rücken abzuschließen, und zwar klopfe ich jedes einzelne Gebiet stets von oben nach unten ab. Die Untersuchung geht nun nicht allein bequemer und schneller von statten, sondern es ist auch durchaus notwendig, gleich von vornherein die beiden Körperhälften miteinander, also die rechte mit der linken Seite zu vergleichen. Man wird demnach stets die gleichliegenden Orte und Bezirke rechts und links in unmittelbarer Folge beklopfen. Denn bei der mannigfaltigen Bedingtheit des Lungenschalls, die ich bereits auseinandergesetzt habe, kann man nur durch den Vergleich, d. h. durch etwaige Schallunterschiede zwischen den entsprechenden Stellen der rechten und linken Hälfte auf Dämpfungen und Schallverkürzungen aufmerksam werden. Je geringer die Abweichungen sind, die man beim Klopfen zu finden glaubt, um so nötiger ist der Vergleich, desto öfter ist er zu wiederholen und um so sorgfältiger sind die möglichen Fehlerquellen in Betracht zu ziehen. Worin diese Fehlerquellen bestehen, habe ich bereits ausgeführt. Ebenso kann ich mich der Mühe entheben, nochmals auf das einzugehen, was man alles an krankhaften Veränderungen des Lungenschalls zu finden vermag. Hier kommt es ja nur auf das Wie an. Da ist denn die Erinnerung nicht überflüssig, daß man im allgemeinen einen leisen Anschlag bevorzugen sollte. Doch darf bei der eigentlichen Lungenuntersuchung dies Gebot nicht buchstäblich genommen werden. Manchmal ist es durchaus angezeigt und zweckmäßig, den Schall bei verschiedener Stärke des Fingeranschlags zu prüfen und zu vergleichen. Ich will ein paar Beispiele geben: Wenn ich bei leisem Klopfen an einer Stelle eine deutliche Schallverkürzung finde, die bei stärkerem Klopfen undeutlicher wird oder gar verschwindet, so darf ich annehmen, daß eine oberflächlich gelegene Verdichtung des Lungengewebes von geringerem Tiefendurchmesser vorliegt. Umgekehrt, wenn eine Dämpfung auch bei stärkstem Anschlag bestehen bleibt, so erfahre ich dadurch, daß es sich um eine massige, entzündliche Ausschwitzung in der Lunge selbst oder um einen Erguß in der Brusthöhle, jedenfalls um einen tiefgreifenden Vorgang handelt.

Deutung
des Klopf-
befundes Zum Schluß möchte ich noch eine Mahnung erheben, die nach meiner Erfahrung viel zu wenig beachtet wird. Wenn wir uns stets vor Augen halten, daß sich der Klopfschall im wesentlichen nach dem Luftgehalt der Lungen richtet, so dürfen wir aus seinem Verhalten keine zu weitgehenden Schlüsse ziehen. Sowohl frische entzündliche Verdickungen wie alte vernarbte und ausgeheilte Herde können dieselben Schallveränderungen hervorbringen. Es ist deshalb unstatthaft, aus einer Dämpfung oder Schallverkürzung über der einen oder anderen Lungenspitze ohne weiteres auf das Bestehen einer Lungentuberkulose oder gar einer frischen und behandlungsbedürftigen Lungentuberkulose zu schließen. Es kann sich, ganz abgesehen von den vielen Fehlerquellen, die gerade bei der Beklopfung der Lungenspitzen mit unterlaufen können, sehr wohl um einen alten Herd handeln, der vielleicht schon seit Jahren besteht und für den Träger durchaus belanglos ist. Solche alten Herde lassen sich bei außerordentlich vielen Personen nachweisen, müssen aber auch als solche richtig erkannt und gedeutet werden. Wenn ein Arzt lediglich auf Grund einer leichten Spitzendämpfung die schwerwiegende Diagnose der Lungentuberkulose ausspricht und demgemäß zu einschneidenden Behandlungsmaßnahmen rät, so macht er sich mindestens einer starken Übereilung und einer leichtsinnigen Auffassung seines Berateramtes schuldig. Im allgemeinen darf man aus einer Spitzendämpfung nichts weiter ableiten als den Verdacht auf einen krankhaften Vorgang, der sich dort zu irgendeiner Zeit abgespielt hat. Was und wann das gewesen ist, muß durch weitere Untersuchungen festzustellen versucht werden. Es kommt zweifellos vor, daß bei beginnender, also frischer Lungenspitzentuberkulose nichts weiter nachweisbar ist als eben eine Schallverkürzung, aber häufig ist das nicht. In der Regel lassen sich mit dem Hörrohr deutliche Geräusche wahrnehmen, lange bevor mit Sicherheit Veränderungen des Klopfschalls bemerklich sind. Auf alle Fälle wollte ich auf die auch heute noch oft geübte einseitige Überschätzung des Klopfschalls aufmerksam machen, bevor ich dazu übergehe, die wichtigen Atmungsgeräusche zu besprechen.

Die Auskultation, d. h. das Verfahren, die Lungen sowie die bei der Atmung entstehenden Geräusche abzuhorchen, ist in der Tat der wesentliche Grundstock der ganzen physikalischen Lungenuntersuchung. Ausgeführt wird sie entweder unmittelbar, indem man das Ohr auf die Brustwand legt, oder mittelbar, indem man ein Hörrohr zwischen Ohr und Brustkorb einschaltet. Nach meiner persönlichen Erfahrung hört man im allgemeinen deutlicher und genauer ohne jedes Hilfswerkzeug. Dagegen ist das Hörrohr an manchen Stellen des Brustkorbs sowohl wegen der anatomischen Verhältnisse, — z. B. über den vorderen oberen Lungenteilen —, als auch aus Gründen der Schicklichkeit, nicht selten auch der Sauberkeit, nicht zu entbehren. Auch eignet es sich entschieden besser als das bloße Ohr, wo es gilt, ein bestimmtes Geräusch auf scharf umschriebener Stelle zu prüfen, wovon sich jeder leicht überzeugen kann, wenn er z. B. das Herz und die Herztöne mit und ohne Hörrohr untersucht. Im übrigen gebe ich zu, daß hier viel von der Gewohnheit und Übung des Untersuchers abhängt. Das gleiche gilt von der Wahl des Hörrohrs. Ich bevorzuge ein hölzernes Rohr mit breiter, nicht zu flacher Hörmuschel und kleinem, wulstig abgerundetem Brustansatz. Bei unruhigen und furchtsamen Kindern ist häufig mit dem Hörrohr nichts anzufangen; da empfiehlt sich ein sog. Schlauchstethoskop, dessen Brustansatz durch Schläuche mit den beiden Ohren des Untersuchers verbunden ist. Endlich werden neuerdings eine ganze Reihe verschieden ausgeführter Hörwerkzeuge oder „Phonendoskope" in den Handel gebracht, die den Zweck haben, die feinen Schallempfindungen beim Horchen zu steigern und zu verstärken. Leider muß dabei in den Kauf genommen werden, daß auch die Nebengeräusche, die selbst beim einfachsten Hörrohr nicht fehlen, im gleichen Maße lauter werden, wodurch der Nutzen oft mehr als ausgeglichen wird. Ich rate dazu, von solchen verfeinerten Werkzeugen abzusehen und sich an möglichst einfache Untersuchungsverfahren zu gewöhnen. Übung macht den Meister, und je freier und unabhängiger der praktische Arzt von verzwicktem Hilfsgerät ist, desto besser für ihn.

Über die Körperhaltung gelten hier dieselben Vorschriften wie bei der Beklopfung des Brustkorbs: Der Kranke sollte womöglich aufrecht stehen oder sitzen, der Körper muß entspannt sein. Wenn der Rücken mit bloßem Ohr behorcht wird, was mir besonders vorteilhaft zu sein scheint, müssen die Schultern gut nach vorn genommen werden, damit die Schulterblätter nicht abstehen, der Kopf soll leicht gebeugt

sein. Sehr wichtig ist es, auf die Art der Atmung zu achten. Der
Kranke soll ruhig, aber ausgiebig und tief ein- und ausatmen. Es ist
merkwürdig, wie viele Menschen, besonders Frauen, das nicht können.
Manche schnappen krampfhaft mit dem Munde nach Luft, wenn man
sie auffordert, tief zu atmen, ohne daß jedoch der Brustkorb richtig
geweitet wird. Solche Kranke sind anfänglich schwer zu untersuchen;
man darf aber die Geduld nicht verlieren und muß ihnen erst allmählich das sachgemäße Atmen beibringen, bevor man ein endgültiges
Urteil abgibt. Die Ansichten darüber, ob Nasen- oder Mundatmung
vorzuziehen ist, sind geteilt. Ich meine, daß man während der Untersuchung auf beiderlei Art atmen lassen soll. Um bei ruhigem Luftwechsel das Verhalten des Atemgeräusches zu prüfen, dafür eignet sich
besser die reine Nasenatmung. Will man dagegen besonders tiefe
Atmung haben, so ziehe ich die Mundatmung vor. Endlich muß man
in jedem Falle die Lungen auch behorchen, wenn der Kranke
hustet und unmittelbar nach dem Hustenstoß tief einatmet.
Es ist überraschend, wie oft und reichlich man alsdann krankhafte
Geräusche wahrnehmen kann, die sonst — selbst bei tiefer gewöhnlicher Atmung — nicht gehört werden. Ich mache auf diesen Kunst-
griff ganz besonders aufmerksam, weil er vielfach in den Lehrbüchern
nicht gebührend gewürdigt wird und auch den Ärzten meist nicht
genügend in Fleisch und Blut übergegangen ist. Wendet man ihn
aber nicht regelmäßig an, so setzt man sich unter Umständen ganz
groben Irrtümern aus, die sich nicht allein auf die Diagnose, sondern
auch auf die Ausdehnung und Voraussage der Krankheit erstrecken.

Das
natürliche
Atem-
geräusch

Was hört man nun, wenn man die Lungen behorcht? Zunächst
müssen wir uns darüber klar werden, was bei gesunden Lungen wahr-
zunehmen ist; erst dann können wir die Gehörsempfindungen über
krankhaft veränderten Atemwerkzeugen verstehen. Das natürliche Atemgeräusch entsteht dadurch, daß die Luft in die kleinen Lungenbläschen ein- oder ausströmt. Man bezeichnet es deshalb als bläschen-
förmig (vesikulär). Künstlich läßt sich seine Wesensart am besten versinnlichen, wenn man den Mund so stellt, als ob man ein f aussprechen
wollte und nun die Luft einsaugt. Das Eigentümliche des völlig klang-
losen Geräusches wird daher weit treffender ausgedrückt, wenn man
von einer schlürfenden Atmung spricht. Ein klanghaltiges Gegenstück
dazu wäre dann das hauchende (bronchiale) Atemgeräusch, das man
beim gesunden Menschen über der Luftröhre an verschiedenen Stellen,
niemals aber über den eigentlichen Lungen hören kann.

Unter gewöhnlichen Verhältnissen ist das Schlürfen das einzige Geräusch, was man bei der Atmung vernimmt. Dagegen hat es keineswegs bei allen Menschen gleichen Schall. Bei jugendlichen Personen,
zumal bei kleinen Kindern, ist es schärfer, bei älteren Menschen in
der Regel weich, bei dem einen klingt es nahe und laut, beim anderen
fern und leise. Bei Frauen und Kindern ist es höher als bei Männern,
in mittleren Lebensjahren tiefer als im Alter. Das Geräusch bei der
Einatmung ist durchweg lauter und schärfer als bei der Ausatmung,

die zumal über den Spitzen sehr weich, leise und bisweilen fast unhörbar sein kann. Von oben nach unten nimmt überhaupt oft das Atemgeräusch an Stärke zu, so daß sich über den unteren Lungengebieten der Luftwechsel am lautesten vollzieht. Alles das liegt auf der Hand, wenn man bedenkt, daß das Atemgeräusch vermutlich im Lungengewebe selbst, vor allem also durch das Entfalten und Wiederzusammenfallen der Atembläschen entsteht. Anderseits stellt die Tatsache, daß das Atemgeräusch bei den verschiedenen Menschen sowie auch bei ein und demselben Menschen an verschiedenen Stellen keineswegs einerlei ist, dem Arzt die Aufgabe, sich bei jeder Lungenuntersuchung zunächst über die natürlichen Schwankungen dieses Geräusches klar zu werden. Sonst kommt er leicht in die peinliche Lage, Veränderungen festzustellen, wo gar keine sind.

Wenn wir nun erfahren wollen, was man über kranken Lungen hört, so sind da zwei Dinge zu unterscheiden. Einmal stellen sich wirkliche und wesentliche Veränderungen des Atemgeräusches selbst ein, dann aber können außerdem noch andere, vom eigentlichen Atmungsgeräusch unabhängige Gehörserscheinungen auftreten. Wir wollen beides der Reihe nach besprechen.

Die krankhaften Zeichen der Atmung bestehen darin, daß entweder das Geräusch in ungewöhnlichem Grade stärker oder schwächer wird, oder aber eine ganz andere, natürlicherweise nicht vorhandene Klangfarbe annimmt.

Im ersteren Falle spricht man von verschärftem und rauhem oder von abgeschwächtem Atem.

Das verschärfte, rauhe Atmen ist nichts weiter als der Ausdruck eines leichten Schwellungskatarrhs in den feinsten Luftwegen. Oft hört man es deutlich schwingen, was auf leichte Hemmnisse beim Luftwechsel hindeutet. Nicht selten ist es aber auch in gröberer Weise unterbrochen, so daß die Atmung, die man dann auch sakkadiert nennt, in deutlich getrennten Absätzen erfolgt. Doch findet sich das unterbrochene oder sakkadierte Atem auch ohne Katarrh, wenn der Kranke aus irgendwelchen Gründen die Atmung, bewußt oder unbewußt, jedenfalls willkürlich hemmt. Das geschieht z. B. in der Nachbarschaft trockner Rippenfellentzündungen, kommt aber, zumal bei reizbaren Personen auch ohne nachweisbaren örtlichen Befund vor, so daß man bei der Bewertung dieser Erscheinung sehr vorsichtig sein muß. An den Spitzen, — und das ist ja der Ort, wo es für die Diagnose der beginnenden Lungentuberkulose auf die feinsten und zartesten Veränderungen ankommt, — läßt sich das verschärfte Atemgeräusch am besten während der Ausatmung beobachten, weil die für gewöhnlich viel weicher und leiser vor sich geht als die Einatmung. Durch Hindernisse in den feinen Bronchien kann die Ausatmung auch verlängert sein, eine Erscheinung, die bekanntlich beim Asthma und Emphysem in besonders auffälliger Weise auftritt. Für die Frühdiagnose der Spitzentuberkulose ist dies Zeichen nur mit großer Vorsicht zu benutzen, obwohl es manche Ärzte mit Vorliebe im Munde führen. Überhaupt ist bei nur leichten und undeutlichen Veränderungen des Atemgeräusches über den Lungenspitzen größte Behutsamkeit am Platze. Zumal muß man wissen, daß sehr oft bei ganz gesunden Menschen das Atemgeräusch über der rechten Spitze im ganzen verschärft und in der Ausatmung deutlich verlängert sein kann. Das liegt allem Anschein nach an bestimmten anatomischen Verhältnissen, von denen ich nur den mehr wagerechten Verlauf und die größere Weite des rechten oberen Hauptbronchus nennen will.

Abge-
schwächtes
Atmen

Während beim verschärften Atmen mehr die Ausatmung verändert erscheint, so ist umgekehrt das abgeschwächte Atmen besser während der Einatmung zu erkennen. Es kann schon frühzeitig über den Spitzen hervortreten, wenn nämlich durch frische Wucherungen eine genügende Zahl feiner Bronchien zusammengedrückt wird, so daß sie für den Luftwechsel ausfallen. Aber erst recht häufig wird das abgeschwächte Atmen gehört über Lungenbezirken, wo narbige Vorgänge zur Verödung von Bronchien geführt haben. Über den Spitzen ist deshalb die Abschwächung des Atemgeräusches eines der sichersten und gewöhnlichsten Merkmale eines alten Herdes, auf dessen richtige Würdigung, wie ich schon ausgeführt habe, sehr viel ankommt. Über größeren Lungengebieten wird das Atemgeräusch bei der Tuberkulose besonders dann abgeschwächt, wenn sich ausgedehntere Verwachsungen oder gar Schwarten des Brustfells gebildet haben.

Selbstverständlich gelten für alle diese feineren Veränderungen des Atemgeräusches dieselben Grundsätze, die ich schon bei der vergleichenden Untersuchung des Klopfschalls aufgestellt habe. Man hat also auch hier stets die entsprechenden Bezirke auf beiden Körperhälften, miteinander, zu vergleichen. Das gilt aber besonders für die Untersuchung der Lungenspitzen und damit für die praktisch wichtigste Frage nach den Anfangserscheinungen der Lungentuberkulose. Denn von allen Frühzeichen sind es gerade diese zarten Abweichungen, auf die man überhaupt erst einen bestimmteren Verdacht gründen darf. Jedenfalls wiegen diese ersten Veränderungen des Atemgeräusches, vorausgesetzt daß sie einseitig — zumal linksseitig — sind und bei öfteren Nachuntersuchungen immer wieder bestätigt werden, weit schwerer als die auf gleicher Stufe stehenden Verschiedenheiten des Klopfschalls, von denen doch soviel geredet und gehalten wird.

Bronchiales
Atmen

Nicht nur dem Grade, sondern auch der Art nach wird das Atemgeräusch verändert, wenn es hauchend oder bronchial wird oder zu dieser besonderen Prägung übergeht. Schon diese Übergänge, mehr noch natürlich der ausgesprochen hauchende Ton der Atmung, stellen bei weitem weniger Ansprüche an Übung und Unterscheidungsvermögen des untersuchenden Arztes. Das hochbronchiale Atmen, das z. B. über einer echten Lungenentzündung gehört wird und manchmal geradezu in den Ohren wehtut, ist selbst dem Anfänger unverkennbar. Aber meist setzen sich auch die mannigfachen Abstufungen, die bei der Lungentuberkulose einen breiten Raum einnehmen, genügend scharf ab, wenn man nur nicht versäumt, stets die andere gesunde Seite zum

Vergleich heranzuziehen. Freilich liegen hier ja auch Gewebsveränderungen zugrunde, die entweder schon einer vorgeschrittenen Krankheitsstufe oder doch einer ausgesprochenen Erkrankung entsprechen. Denn das hauchende Atemgeräusch kommt dann zustande, wenn man durch verdichtetes Lungengewebe, das den Schall gut leitet und ihn nicht wie die lufthaltige Lunge umwandelt, den bronchialen Grundton der Atmung in den groben Luftwegen durchhört. Demnach wird der hauchende Ton um so höher, lauter und schärfer sein, je derber und massiger die Lunge an der Horchstelle verdichtet ist, um so tiefer, leiser und weicher, je schlaffer dort die luftleere Lungenschicht ist. Ist nun aber zwischen horchendem Ohr und luftdurchströmtem Bronchus die Lunge teils verdichtet, teils lufthaltig, so versteht man, daß nun weder ein rein hauchendes noch ein rein schlürfendes Atemgeräusch zustande kommen kann, sondern eine Mischung aus beiden entstehen muß. Dies gemischte Atemgeräusch hat man unzweckmäßigerweise auch als unbestimmt bezeichnet, womit lediglich einer sehr bestimmten Sache ein in der Tat durchaus unbestimmter Name gegeben wird. Besser ist es da schon, wie es jetzt meist geschieht, von broncho-vesikulärer und vesiko-bronchialer Atmung zu reden, da wir Ärzte ja doch einmal auf Fremdwörter ganz besonders erpicht sind. Immerhin wird durch diese allerdings nicht schönen und bequemen Bezeichnungen der wirkliche Sachverhalt insofern richtig ausgedrückt, als sich die gemischte Atmung aus dem schlürfenden und hauchenden Atemgeräusch so zusammenzusetzen pflegt, daß entweder das eine oder das andere vorherrscht. Dabei kann die Mischung derart· sich gestalten, daß entweder nur die Einatmung oder nur die Ausatmung bronchialen Beiklang hat, oder aber daß sich alle beide im eigentlichen Sinne und in verschiedenen Abstufungen als Mischgeräusche zu erkennen geben. Aus der Entstehungsweise geht ja ohne weiteres hervor, daß, je mehr der bronchiale Unterton hörbar ist, um so ausgiebiger die örtliche Verdichtung des Lungengewebes sein muß und umgekehrt. Es würde zwecklos sein, das noch weiter auszuführen, eigene Übung und Erfahrung können da nicht durch noch so genaue Schilderungen einzelner Möglichkeiten ersetzt werden. Ein jeder muß hier also sein eigener praktischer Lehrmeister sein und darf sich die Mühe um so weniger verdrießen lassen, als diese mannigfaltigen Abtönungen des Atemgeräusches bei der Lungentuberkulose begreiflicherweise außerordentlich häufig sind und fast bei keinem ausgesprochenen Falle und in keiner Entwicklungsstufe der Krankheit vermißt werden.

Bevor ich jedoch weiter gehe, müssen wir noch einmal auf das eigentliche Bronchialatmen zurückkommen. Entsprechend seiner hauchenden Natur ist es durchweg bei der Ausatmung ausgeprägter und stärker. Wie wir gesehen haben, wird es bedingt durch hochgradige Verdichtung des Lungengewebes. Es braucht sich aber keineswegs immer um entzündliche oder zellige Verdichtungen zu handeln, sondern es kann auch dann auftreten, wenn die Lunge irgendwo durch einfachen Druck ihres Luftgehalts beraubt ist. Deshalb hört man z. B.

sehr häufig an der Grenze stärkerer pleuritischer Ergüsse deutliches und selbst lautes Bronchialatmen.

Am-
phorisches
Atmen Eine besondere Klangfarbe nimmt die hauchende Atmung über größeren Hohlräumen ein. Man spricht dann von amphorischem Atmen, wodurch ausgedrückt wird, daß sich dort das Atemgeräusch so anhört, wie wenn man in einen leeren Krug hineinbläst. Man vernimmt also einen hohlklingenden Ton, der bisweilen einen metallartigen Beiklang erkennen läßt. Das geschieht wohl am deutlichsten über einem offenen Pneumothorax, wo ja auch nicht selten ein Metallklang des Klopfschalls nachweisbar ist. Allerdings darf man diese Erscheinung keineswegs über jedem offenen Pneumothorax erwarten, und beim geschlossenen fehlt meist auch die amphorische Atmung, so daß manchmal die Diagnose der Luftansammlung im Rippenfellraum erst durch das Röntgenverfahren gesichert werden kann. Am häufigsten wird das hohle Atmen entschieden über großen Lungenkavernen gehört, deren Bestehen es allein schon beweist, auch wenn andere Zeichen von Höhlenbildung nicht vorhanden sind.

Über Kavernen wird übrigens dann und wann noch eine andere Art des Atemgeräusches vernommen, das man als metamorphosierendes Atmen bezeichnet hat, besser aber umschlagendes Atmen nennen sollte. Denn sein Wesen liegt darin, daß die Einatmung, die zunächst mit schlürfendem oder gemischt klingendem Geräusch einsetzt, plötzlich in scharf bronchiales Hauchen umschlägt.

Broncho-
phonie Man kann statt der Atmung auch die Stimme des Kranken benutzen, um Aufschlüsse über bestehende Lungenveränderungen zu erhalten. Man bedient sich meist der Flüsterstimme, d. h. man läßt den Kranken z. B. die Zahlenreihe flüsternd hersagen und horcht nun an der Brustwand, ob eine Verstärkung oder Abschwächung eintritt, wobei natürlich gleichgelegene Stellen beider Brusthälften miteinander verglichen werden müssen. Eine Verstärkung der Bronchophonie, wie man sich auszudrücken beliebt, wird dann beobachtet, wenn die Bedingungen für das bronchiale Atemgewebe gegeben sind, also bei Lungenverdichtungen. Dagegen erscheint die Stimme abgeschwächt, wenn die Schalleitung gehemmt ist, z. B. über pleuritischen Ergüssen. Das Verfahren kann unter Umständen gute Dienste leisten. Wenn nämlich über einer Verdichtung noch kein deutliches Bronchialatmen zu hören ist, so kann die Flüsterstimme bisweilen den Ausschlag geben.

Die Sonder-
geräusche So wichtig die Beobachtung des eigentlichen Atemgeräusches ist, noch genauere Aufschlüsse geben uns, — wenn sie vorhanden sind, — die Sondergeräusche, die nur bei lungenkranken Menschen auftreten. Denn sie werden ausschließlich erzeugt durch krankhafte Ausschwitzungen oder Absonderungen mannigfachster Art, also durch entzündliche Vorgänge im weitesten Sinne, sei es, daß es sich um Schwellungszustände der luftführenden Lungenteile, oder um Ausscheidungen fester, schleimiger oder flüssiger Massen, oder endlich um Abstoßung und Zerfall neugebildeter Zellenverbände handelt. Die Wirkung aller dieser Nebengeräusche auf das horchende Ohr hängt eng zusammen mit der

Art ihrer Entstehung. Man kann sie deshalb von vornherein in einfacher und faßlicher Weise in zwei große Gruppen trennen: in die **trockenen** und **feuchten** Geräusche. Bevor ich sie einzeln anführe und ihrem Ursprung und Wesen nach beschreibe, will ich, um einem möglichen Mißverstande von Anfang an vorzubeugen, eine allgemeine Bemerkung vorausschicken. Da sämtliche Nebengeräusche auf rein mechanischem Wege entstehen, so beweisen sie an sich nichts für das Bestehen einer Lungentuberkulose. Die meisten trockenen Geräusche sind sogar bei anderen Lungenerkrankungen weit häufiger, viele feuchte Geräusche werden bei diesen mindestens so oft gehört wie bei der Lungentuberkulose, und nur einige trifft man vorwiegend bei tuberkulösen Lungenveränderungen an, so daß sie von vornherein einen gewissen Verdacht nach dieser Richtung hin rechtfertigen. Aber auch diese sind keineswegs ausschließlich der Tuberkulose eigentümlich und können nur unter besonderen Umständen für diese Diagnose verwendet werden. Solche besonderen Umstände liegen weniger in der Art der Geräusche überhaupt, als in ihrer Verteilung und Ausbreitung über die Lungen und in ihrer gleichzeitigen Verquickung mit anderen physikalischen Lungenerscheinungen. Vor allem ist da ihr herdweises Auftreten, ihre Verschiedenheit an örtlich auseinanderliegenden Lungenabschnitten und ihre Gemeinschaft mit sonstigen Veränderungen der Atmung und des Klopfschalls zu nennen. Die allgemeine Andeutung mag hier genügen, das nähere ergibt sich von selbst aus der nunmehr folgenden Beschreibung.

Die trockenen Geräusche zeigen je nach dem Orte und der Art ihres Entstehens verschiedenes Gepräge. Bei Katarrhen der gröberen Luftwege hört man ein mehr oder minder tiefes Brummen und Schnurren. Bei Schwellungszuständen der feinen Bronchien oder, wenn deren Rohrweite durch zähen Schleim verengert ist, werden giemende, zischende oder pfeifende Geräusche vernommen. Alle diese Zeichen kommen bei Lungentuberkulose vor, sprechen aber in der Regel um so weniger dafür, je mehr sie über die ganzen Lungen verbreitet sind. Selbst wenn ein sicherer tuberkulöser Herd besteht, so ist ein etwa vorhandener allgemeiner trockener Bronchialkatarrh mit großer Wahrscheinlichkeit als eine zufällige Nebenerkrankung nicht tuberkulöser Natur aufzufassen. Eine Ausnahme bildet unter Umständen die miliare Lungentuberkulose, bei der freilich oft Geräusche überhaupt fehlen, bisweilen aber überall zerstreutes Giemen und Pfeifen zu hören ist. In solchem Falle muß das Fieber und der schwere Allgemeinzustand auf die Möglichkeit dieser verhängnisvollen Tuberkuloseform hinweisen. Anderseits kann z. B. ein trockener Katarrh, der sich dauernd und ausschließlich über einer Lungenspitze erhält, den Verdacht und selbst die Wahrscheinlichkeit der Spitzentuberkulose begründen.

Aber auch diese Regel erleidet wieder eine Ausnahme. Bei der echten seuchenhaften Influenza, die uns jetzt gerade in so großem und verheerendem Umfange heimgesucht hat, kommen sehr oft Spitzenkatarrhe vor, die nicht selten längere Zeit anhalten können, um dann spurlos zu verschwinden. Das muß man wissen und in der Vorgeschichte des Kranken beachten, um nicht eine voreilige und falsche Diagnose zu stellen.

Zu den trockenen Geräuschen gehören auch die meisten Erscheinungen, die man bei bestimmten entzündlichen Veränderungen des Brustfells zu hören bekommt. Sie werden durchweg als Reibegeräusche wahrgenommen und sind auch als solche aufzufassen. Denn sie entstehen dadurch, daß sich das sonst glatte Brustfell mit flockigen und hautartigen Beschlägen aus Faserstoff bedeckt und sich nun die rauhen, unebenen Pleurablätter bei der Atmung aneinanderreiben und scheuern. Sind die entzündlichen Auflagerungen ziemlich grob, derb und trocken oder zum Teil schon bindegewebig verändert, dann hört man ein Geräusch, das mit einem sehr anschaulichen Vergleich als Lederreiben bezeichnet wird. Sind dagegen die Beschläge zart und fein, so entstehen knisternde Reibegeräusche.

Die feuchten oder Rasselgeräusche zerfallen ebenfalls in mehrere Unterabteilungen. Man unterscheidet nach dem Gehörseindruck, der wiederum abhängig ist von dem Ursprungsorte, großblasige, mittelblasige und feinblasige Rasselgeräusche. Ihre Entstehung verdanken sie, wie schon der Name sagt, mehr oder minder flüssigen Absonderungen, durch die bei der Ein- und Ausatmung die Luft in Blasenform hindurchgepreßt wird. Die Absonderungen brauchen durchaus nicht, wie bei der Tuberkulose, entzündlicher Natur zu sein. Das reichlichste Rasseln hört man sogar in nicht tuberkulösen Lungen, vor allem bei der Lungenstauung, sei es daß ein allgemeines Lungenödem oder eine seröse Durchtränkung der Unterlappen vorliegt. Nur die gleichmäßige Verteilung der Rasselgeräusche bei der Stauung und die unregelmäßige, herdweise bei der Lungentuberkulose gibt Anhaltspunkte für die richtige Erkenntnis.

Das grobblasige Rasseln wird in den Bronchien größerer oder mittlerer Rohrweite, das mittelblasige in den feineren Bronchien erzeugt. Während diese beiden Formen des Rasselns sowohl beim Einwie beim Ausatmen auftreten, hört man das feinblasige Rasseln nur in der zweiten Hälfte oder gegen Ende der Einatmung. Das ist verständlich, wenn man bedenkt, daß es nur beim Eintritt der Luft in die allerfeinsten Bronchialendigungen sowie in die Lungenbläschen selbst entsteht, und zwar wenn diese nur teilweise mit Flüssigkeit erfüllt sind. Die feinsten derartigen Geräusche bezeichnet man auch als krepitierendes, besser als Knisterrasseln, das in dem Augenblick zustande kommt, wenn die mit zähem Schleim benetzten Wände der Lungenkämmerchen durch tiefe Einatmung voneinander losgerissen werden. Dies ist übrigens das einzige Nebengeräusch, was nicht selten auch bei lungengesunden Menschen vorkommt. Bekannt ist, daß man häufig über den untersten Teilen der Unterlappen, zumal nach Bettruhe, bei den ersten tiefen Atemzügen ein feines Knistern vernimmt, das dann bald ganz verschwindet. Aber auch in den Lungenspitzen kann man bisweilen ein solches Entfaltungsknistern, wie man es nennt, beobachten, ohne daß man deshalb gleich an eine Spitzenerkrankung zu denken braucht. Immerhin darf man daran auch nicht ganz achtlos vorbeigehen; und ein vermehrtes Entfaltungsknistern, das z. B. über den Spitzen immer wieder, schon nach kurzer Atempause einsetzt, muß doch den Verdacht wecken, daß da nicht alles in Ordnung ist. Wichtig ist noch zu wissen, daß sehr feinblasige knisternde Geräusche auch hervorgerufen werden können durch zarte und weiche Auflagerungen auf dem Brustfell. Infolgedessen ist es manchmal ungeheuer schwer, ja unmöglich, zu unterscheiden, ob solche Erscheinungen ihren Ursprung in den Lungen selbst haben oder vom Brustfell ausgehen. Verhältnismäßig oft begegnet dem Untersucher diese Schwierigkeit an den abhängigen Teilen der Unterlappen.

Wie der Klopfschall und das eigentliche Atmungsgeräusch, so unterscheiden sich auch die feuchten Sondergeräusche nicht nur dem Grade, sondern auch der Art nach. Die bisher besprochenen Rasselgeräusche sind eben nur Geräusche und besitzen als solche weder Klang noch Ton. Es gibt nun aber sehr zahlreiche Rasselgeräusche, die sich darin anders verhalten, die also eine deutliche Klangfarbe haben. Man spricht dann von klingenden Geräuschen, und sie sind grade bei der Lungentuberkulose berufen, eine sehr wichtige Stellung einzunehmen. Nicht als ob sie einzig und allein bei der tuberkulösen Lungenerkrankung vorkämen! Man begegnet ihnen auch sonst, aber die Lungentuberkulose ist doch die Krankheit, die am häufigsten die Bedingungen für ihre Entstehung schafft. Deshalb beanspruchen sie hier eine besondere Bedeutung, die auch für die Diagnose gilt. Freilich bedarf das gleich einer Beschränkung. Denn bei beginnender Lungentuberkulose kommen klingende Geräusche nicht vor und können auch nicht vorkommen. Der Grund liegt darin, daß sie bereits eine ziemlich vorgeschrittene Krankheitsstufe voraussetzen. Sie entstehen nämlich nur innerhalb von Bronchien, die von verdichtetem, also völlig luftleerem Lungengewebe umgeben sind, oder aber in mitschwingende Zerfallshöhlen einmünden. Denn nur auf diese Weise kann, wie wir oben schon bei der Atmung auseinandergesetzt haben, ein klingender Ton zustandekommen. Aus dieser Erklärung geht auch ohne weiteres hervor, daß wir nur groß- und mittelblasigen klingenden Rasselgeräuschen begegnen können, niemals aber kleinblasigen. Denn die letzten entstehen ja in den Lungenbläschen selbst und diese müssen eben völlig angefüllt oder verdichtet, jedenfalls luftleer sein, soll überhaupt ein Klang oder Ton zu Gehör kommen. Man wird also einsehen, daß klingelndes Rasseln insofern für die Erkenntnis der Lungentuberkulose von größtem Wert ist, als es unmittelbar auf bestimmte Gewebsvorgänge hinweist, die entweder in ausgiebigen Verdichtungen oder sogar in Zerfallserscheinungen bestehen. Das trifft auch dann zu, wenn sich solche Rasselgeräusche nur über kleinen und abgegrenzten Gebieten mit Sicherheit nachweisen lassen. Also nicht die Diagnose der Krankheit selbst, wohl aber der zeitige Stand der Erkrankung kann durch diese Form des Rasselns festgestellt werden.

Ich habe bisher ausdrücklich die Eigenschaften des Klingens auf das feuchte Rasseln eingeschränkt. Denn die trockenen Geräusche haben zum Teil sowieso musikalischen Beiklang. Man denke nur an das Pfeifen und Giemen und erinnere sich an das klassische Klangbild, das man so oft beim Bronchialasthma hört und einem tönenden Zusammenspiel wohl vergleichen kann. Das liegt daran, daß diese Geräusche in den Bronchien, also innerhalb von Hohlröhren bei zugleich hochgradig gespannten Lungenbläschen erschallen. Es gibt aber auch ein zischendes, sehr zähes, also sonst tonloses Geräusch, das unter Umständen eine deutliche Klangfarbe, ich möchte sagen einen singenden Ton annimmt. Dieses Geräusch tritt nur am Ende einer tiefen Einatmung auf, entsteht also wohl in den äußersten Bronchialenden, deren Umgebung stark verdichtet ist. Ich erwähne es deshalb, weil ich meine, daß es sich besonders oft bei entsprechenden tuberkulösen Lungenveränderungen findet und sich wenigstens für mein Ohr deutlich von anderen trockenen Geräuschen abhebt und unterscheidet. Ich bin jedenfalls geneigt, es für das einzige klingende Trockengeräusch zu halten, das dem klingenden feuchten Rasseln an die Seite zu stellen ist, übrigens mit diesem auch seiner Herkunft nach auf gleicher Stufe steht.

Unter denselben Bedingungen, wie das beim Klopfschall und beim Atemgeräusch geschieht, können auch die klingenden Rasselgeräusche metallischen Klang geben. Das trifft also über größeren glattwandigen Hohlräumen zu. Als eine besondere aber seltene Abart des metallischen Beiklangs wird das Geräusch des „fallenden Tropfens" beschrieben, das durch einzelne platzende Luftblasen innerhalb von teilweise mit Flüssigkeit erfüllten Kavernen entstehen mag. Auch beim Pneumothorax, der gleichzeitig seröse oder dünneitrige Flüssigkeit enthält, hört man in der Regel beim Schütteln des Kranken ein lautes und unverkennbares metallisches Plätschern.

Alle die verschiedenen Sondergeräusche, die wir bis jetzt verfolgt haben, zeigen die Krankheit, vorausgesetzt, daß deren tuberkulöse Natur feststeht, — was, wie gesagt, nicht allein durch diese Geräusche gewährleistet ist —, in tätiger Bewegung oder, besser und allgemeiner ausgedrückt, in ungehemmtem Zustande. So sollte man wenigstens meinen: denn die Sondergeräusche beziehen sich auf Katarrhe, Entzündungen, Verdichtungen, Höhlenbildungen usw. Daß entsprechend diesen Beziehungen bei beginnenden und leichten Formen gewisse Geräusche, wie z. B. das klingende oder gar metallische Rasseln, unter allen Umständen fehlen, ist nach dem, was ich ausgeführt habe, selbstverständlich. Im übrigen sind die Geräusche bei ausgesprochenen und schweren Fällen in mannigfaltigster Weise über die Lungen verteilt und miteinander vergesellschaftet. Wer das anatomische Bild der Lungentuberkulose nur einigermaßen kennt, wird sich auch ohne weitläufige Beschreibungen das bunte Zusammenspiel der unterschiedlichen Geräusche vorstellen können. Jedenfalls wird ihm die gegebene Anleitung genügen, um sich an der Hand des Einzelfalls und der sich mehrenden Erfahrung zurechtzufinden. Nur das sei noch gesagt, daß nicht nur die Art der Geräusche sehr mannigfaltig ist, sondern daß auch ihre Zahl und Stärke den größten Schwankungen unterliegt. Man hört bald laute, bald leise, manchmal kaum hörbare Geräusche. Der eine Kranke rasselt sozusagen überall, der andere hat nur spärliche und scharf umschriebene Geräusche, und dazwischen gibt es alle nur denkbaren Abstufungen. Es ist aber keineswegs gesagt, daß der Einzelfall um so schwerer ist, je mehr Rasselgeräusche gehört werden. Das mag des öfteren zutreffen, nicht selten ist das gerade Gegenteil am Platze. Dabei sehe ich ganz ab von der verderblichsten Tuberkuloseform, der akuten Miliartuberkulose, die meist ohne Geräusche über den Lungen verläuft. Ich habe aber, wie ich schon an anderer Stelle berichtete, in der Türkei viele und besonders bösartige und schnell verlaufende Lungenfälle gesehen, wo der örtliche Befund entweder ganz fehlte oder in schreiendem Mißverhältnis zu der verhängnisvollem Schwere des Krankheitsbildes stand. Es handelt sich da um knotige, perlsuchtartige Wucherungen im Inneren der Lungen, ohne Zerfall und Katarrh und deshalb auch ohne Rasseln, die in der Tat dem Nichtkenner klinisch zunächst rätselhaft blieben, bis die Leichenöffnung die Lösung des Rätsels brachte. In dieser Kriegs- und Notzeit mit ihrer schweren gesundheitlichen Schädigung gerade der Tuberkulosekranken wird jeder Arzt, der reichliche Erfahrung auf diesem Gebiete zu sammeln Gelegenheit hatte, solchen bösartigen und dabei örtlich wenig ausgeprägten Lungenfällen begegnet sein. Freilich darf man nicht in den Fehler fallen, schwere Lungentuberkulosen nur nach den Geräuschen zu beurteilen, die bei gewöhnlicher Atmung auftreten, wie das leider vielfach geschieht. Sehr viele vorgeschrittene Lungenkranke atmen oberflächlich, und wer da verabsäumt, die Lungen bei und nach wiederholtem Hustenstößen zu untersuchen, wird oft die ausgiebigsten und reichlichsten Geräusche übersehen. Solche Fälle sind natürlich hier nicht gemeint, denn sie sind einfach nicht untersucht, wie es sich gehört. Ich hielt es nicht für überflüssig, nochmals auf diese Unterlassungssünde aufmerksam zu machen, die zu mißlichen Irrtümern über den zeitigen Stand und den voraussichtlichen Verlauf der Krankheit führt.

Wenn also alle jene Lungengeräusche Zeichen einer ungehemmten Erkrankung sind, so taucht sofort die Gegenfrage auf: Gibt es denn auch Geräusche, die auf Hemmung, Stillstand oder gar Heilung der Krankheit schließen lassen? So wie sie hier gestellt wird, ist die Frage weder zu bejahen noch zu verneinen. Wir müssen uns aber doch mit ihr auseinandersetzen. Der unbefangene Anfänger möchte vielleicht auf den ersten Blick glauben, daß wenigstens der Begriff der Heilung unvereinbar sein muß mit dem Weiterbestehen von Sondergeräuschen, die doch über gesunden Lungen nicht vorkommen. Dem ist aber nicht so. Freilich leichte Spitzenkatarrhe können selbst spurlos verschwinden, jedenfalls aber so ausheilen, daß wohl gewisse Veränderungen des Klopfschalls und der Atmung aber keine Sondergeräusche mehr zu hören sind. Die unendlich vielen alten Spitzenherde, denen man in der Praxis

auf Schritt und Tritt begegnet, beweisen das. Ganz anders aber steht
es mit den ausgesprochenen und schweren Lungenerkrankungen. Auch
sie können ja, wie wir alle wissen, sehr wohl ausheilen oder, besser
gesagt, zu dauerndem Stillstand kommen. Man verfällt aber einem
gründlichem Irrtum, der freilich immer wieder begangen wird, wenn
man annimmt, daß derartige schwere Verwüstungen des Lungengewebes
örtlich abheilen, ohne deutlich nachweisbare Zeichen zu hinterlassen.
Daß Dämpfungen und Veränderungen des Atemgeräusches bleiben, ist
freilich unbestreitbar und darüber herrscht auch wohl kein Zweifel.
Daß aber oft auch Nebengeräusche weiter bestehen, das will manchem
nicht in den Kopf. Wer jedoch die anatomischen Vorgänge auf der
einen und die Entstehungsweise dieser Geräusche auf der anderen Seite
wirklich kennt und würdigt, wird sich eigentlich von vornherein sagen
können, daß das so sein muß. Denn wo eine schwere tuberkulöse Zerstörung gehaust hat, da kann sich kein regelrechtes Lungengewebe
wieder bilden. Was einmal zerstört ist, wird im besten Falle durch
Bindegewebe ersetzt, und in diesen narbig veränderten und schrumpfenden Herden bleiben Lücken, erweiterte Bronchialäste oder ver-
schnürte Teilstücke von Bronchien. Dadurch sind aber die Bedingungen
gegeben, unter denen Sondergeräusche entstehen können. In der Tat
lehrt denn auch die Erfahrung, daß sich nicht selten solche ausgedehnten alten Herde Jahre und Jahrzehnte lang durch Rasselgeräusche bemerklich machen, ohne daß sich ihre Träger irgendwie krank
fühlen oder in ihrer Arbeits- und Leistungsfähigkeit wesentlich beeinträchtigt werden. Diese Tatsache muß aber jeder Arzt unbedingt
kennen, will er nicht bei unwissenden Personen, die ihn wegen solcher
Dinge um Rat fragen, unnötige Angst und Sorge erwecken, oder bei
wissenden sein ärztliches Ansehen aufs Spiel setzen. Beides muß natürlich vermieden werden; es fragt sich nur wie? Die erste Vorbe-
dingung, um nicht solche alten, noch rasselnden Herde mit frischen
Erkrankungen zu verwechseln, ist eine genaue Aufnahme der Vorgeschichte. Fernere Anhaltspunkte gewähren das Gesamtbild und der
Allgemeinzustand. Zum abschließenden Urteil muß aber auch der örtliche Befund gewürdigt werden, denn deswegen wird ja der Arzt hauptsächlich zu Rate gezogen. Ich sehe hier ab von den sonstigen Anzeichen, die auf narbige und schrumpfende Vorgänge hinweisen, da wir
uns darüber bereits verständigt haben. Was uns jetzt vor allem anderen am Herzen liegt, ist die Frage, ob denn die Geräusche selbst
uns einen Fingerzeig geben, ob es sozusagen alte Geräusche gibt, die
sich von frischen unterscheiden lassen. Ich glaube, daß man diese
Frage wenigstens bedingt und in gewissem Sinne bejahen kann. Freilich lassen sich diese Unterschiede schwer beschreiben und in Worte
fassen. Das beste Bild erhält man, wenn man öfter Gelegenheit hat,
mittelschwere oder schwere Fälle von Lungentuberkulose zu verfolgen,
während sie sich unter dem Einfluß einer erfolgreichen Behandlung
stufenweise bessern und zurückbilden. Die Geräusche, die man dann
nach Abschluß der Behandlung noch hört, geben ein ganz anderes

Gehörsbild als im Anfang der Kur. Während z. B. im Anfang reichliches klingendes Rasseln zu hören war, bleiben vielleicht nur mäßig viele halbfeuchte und zähe Geräusche übrig, von denen die meisten klang- und tonlos geworden sind. War von vornherein nur gewöhnliches feuchtes Rasseln vorhanden, so hört man nachher vielleicht nur noch reibende, knarrende und knackende Geräusche, die überhaupt bei solchen alten Herden vorzuherrschen pflegen. Wie man hieraus ersieht, geht die Wandlung im allgemeinen nach der Richtung hin vor sich, daß die klingenden und feuchten Geräusche durch nicht klingende und trockene ersetzt werden, deren Wesen eigentlich nicht mehr recht zu dem anatomischen Bilde paßt. Da man nun den Umfang der Gewebszerstörungen sehr wohl aus den sonstigen Erscheinungen schließen kann, die sich — wie Dämpfungen, Abweichungen des Atemgeräusches, Verschattungen im Röntgenbilde — kaum wesentlich verändern, so ist gerade dieses Mißverhältnis für die Erkenntnis solcher alten Herde sehr wichtig. Ich persönlich neige allerdings der Ansicht zu, daß ein geübtes Ohr unter Umständen ganz gut imstande ist, auch die Geräusche selber, die ich ganz allgemein alte Geräusche nennen möchte, als solche zu erkennen und von anderen zu unterscheiden. Aber ich gebe gerne zu, daß dies ganz ohne sonstige Anhaltspunkte in der Regel schwer und mißlich ist, und deshalb empfiehlt es sich, hier mehr denn je bindende Schlüsse nur aus der Gesamtheit aller Anzeichen zu ziehen. Ich überlasse es gerne dem Leser, eigene und weitere Beobachtungen auf diesem Gebiete zu sammeln, und bin überzeugt, daß er dann meine Andeutungen, die sich in Worten nur kurz und unbestimmt ausdrücken lassen, auf Grund der erfahrungssinnlichen Wahrnehmungen billigen und bestätigen wird.

Schließlich wäre noch eine besondere Gruppe von Geräuschen zu erwähnen, die man oft genug bei der Beobachtung des Brustkorbes wahrnimmt. Es sind das falsche Lungengeräusche, d. h. Geräusche, die gar nicht in den Lungen, sondern ganz wo anders entstehen, und im eigentlichen Sinne als Nebengeräusche zu bezeichnen sind. Ich sehe hier ab von den zufälligen Gehörsempfindungen, die durch ein fehlerhaft zusammengefügtes oder unrichtig aufgesetztes Hörrohr bedingt sind und sich bei den sog. „Phonendoskopen" in besonders störender Weise bemerklich machen. Solche Geräusche können unschwer auf ihren Ursprung zurückgeführt und bei einiger Aufmerksamkeit ausgeschaltet werden. Ich meine vielmehr Geräusche, die unabhängig vom Hörrohr und ähnlichen Hilfsmitteln vom Körper des Kranken, und zwar von dessen Haut, Muskeln und Knochen ausgehen. Sie werden in jedem Lehrbuch erwähnt, sind also durchaus bekannt, werden aber doch von den meisten Ärzten nicht in gebührender Weise gewürdigt. Jedenfalls ist ihre Wirkung weit größer, schädlicher und irreführender, als sich das mancher träumen läßt. Am bekanntesten dürfte wohl das Krachen sein, das man nicht selten über den Schulterblättern hört. Da es sich um ein recht grobes Geräusch handelt, das bei Bewegungen im Schultergürtel meist ausgeschaltet werden kann, so wird es wohl

Falsche
Lungen-
geräusche

nur dem Unkundigen gefährlich werden. Auch das Knistern, das man über behaarten Stellen des Brustkorbes zu vernehmen pflegt, sollte eigentlich so bekannt sein, daß es nicht zu Täuschungen führen darf. Da es aber zumal dem knisternden Reiben über einer beginnenden trockenen Brustfellentzündung zum Verwechseln ähnlich ist, so kommen doch noch öfter, als man denkt, irrtümliche Deutungen dieses Nebengeräusches vor. Deshalb ist eine Warnung keineswegs überflüssig, um so weniger, als eine umschriebene trockene Pleuritis ein Frühzeichen beginnender Tuberkulose sein kann. Aber auch über nicht behaarten Teilen des Brustkorbes können solche trügerischen Geräusche vernommen werden, vornehmlich bei Kranken, die eine sehr trockene Haut besitzen. Leider sind die falschen Nebengeräusche gerade über den Spitzen sehr häufig und verleiten dann besonders leicht zu diagnostischen Trugschlüssen. Neben der Haut kommen da vor allem geräuscherregende Vorgänge in den kräftigen und beweglichen Nacken- und Schultermuskeln in Betracht. Sie sind meist knackender oder knirschender Natur und können bei gewissen Personen ständig und mit großer Regelmäßigkeit auftreten. Um sie von echten Lungengeräuschen nach Möglichkeit zu unterscheiden, hat man sorgsam acht zu geben auf das Verhalten der Muskeln in dieser Gegend. Die Kranken müssen trotz ausgiebiger Atmung die Muskeln möglichst entspannen, sie dürfen nicht in übertriebener Weise die Schultern heben und senken, man muß bei verschiedener Haltung der Oberarme untersuchen. Der Arzt hat ferner zu prüfen, ob die Geräusche wirklich mit der Ein- und Ausatmung zeitlich zusammenfallen, ob sie bei tiefer Atmung und zumal nach Hustenstößen deutlicher werden, was in der Regel bei echten Lungengeräuschen der Fall ist. Kurzum man muß sich jedesmal, wenn über den Lungenspitzen unbestimmte Geräusche gehört werden, sehr genau die Frage vorlegen, ob man nicht durch trügerischen Schein getäuscht wird. Denn in allen diesen Fällen handelt es sich ja um die wichtigste Entscheidung für den Tuberkulosearzt, d. h. um die Frage: liegt eine beginnende Spitzenerkrankung vor oder nicht? Wenn sich auch der Geübte meist zurechtfindet, so kann die Unterscheidung zwischen echten und falschen Geräuschen doch sehr schwierig sein, und es gibt genug Fälle, wo man gut tut, sei endgültiges Urteil vorderhand zu verschieben und erst nach einiger Beobachtungszeit abzugeben. Unter allen Umständen sollte man sich in fraglichen Fällen nur dann zu der schwerwiegenden Diagnose beginnender Lungentuberkulose verstehen, wenn neben solchen zweifelhaften Geräuschen auch noch andere und einwandfreiere Anzeichen vorhanden sind.

Nebengeräusche, die beim Schlucken oder sonstwie in der Speiseröhre und im Magen entstehen und auf die Brustwand fortgeleitet werden, will ich nur erwähnen, da sie bei einiger Aufmerksamkeit stets leicht als solche zu erkennen sind.

Nachdem wir nunmehr das Wesen und Verhalten des Klopfschalls, des Atemgeräusches und der Sondergeräusche besprochen haben, ist die physikalische Untersuchung im engeren Sinne, d. h. soweit sie vom

Zeichenerklärung.

Stärkere Verkürzung des Klopfschalles (Dämpfung)   = ☐ (zusammenhängende Umgrenzungslinie).
Geringere   „   „   „   (Schallverkürzung) = ☐ (durchbrochene   „   ).
Veränderte Lage der Lungengrenzen . . . . =
Schlechte Verschieblichkeit der Lungengrenzen   . =
Tympanie . . . . = *T*

Veränderungen des Inspiriums von rechts oben nach links unten schrägverlaufende Linien
    (am Rande):
  bei abgeschwächtem   Charakter des Atemgeräusches . . . . =
  bei verschärftem   „   „   „   . . . . . . =
  bei bronchialem   „   „   „   . . . . =
  bei dazwischen stehendem „   „   „   . (vesiko-bronchial oder broncho-vesikulär) =

Veränderungen des Exspiriums von links oben nach rechts unten schrägverlaufende Linien
    (am Rande):
  bei abgeschwächtem   Charakter des Atemgeräusches . . . . =
  bei verschärftem   „   „   „   . . . . . =
  bei bronchialem   „   „   „   . . . . . =
  bei dazwischen stehendem „   „   „   . . . . . =
  saccadiertes Atmen . . . . = *s*
  örtlich abgeschwächtes Atmen . . . . = *a*
  amphorisches   „   . . . . = *a*

Nebengeräusche, Knistern . . . . =
  feines oder kleinblasiges Rasseln . . . . =
  mittelblasiges   „   . . . . =
  großblasiges   „   . . . . =

  klingendes feines   „   . . . . =

    „   mittelblasiges   „   . . . . =

    „   großblasiges   „   . . . . =
  knackendes (trockenes)   „   . . . . =
  musikalische Geräusche (Pfeifen, Brummen, Giemen) . . . . . . =
  Reiben und Knarren . . . . =
  Schallwechsel nach Gerhardt . . . . = *G*
    „   „   Wintrich . . . . = *W*
    „   „   Friedreich . . . . = *F*
    „   „   Biermer . . . . = *B*
Geräusch des gesprungenen Topfes . . . . = *bw*

Besondere Eigentümlichkeiten, für die keine Zeichen vorgesehen sind, werden mit kurzen Worten
an den Rand geschrieben.

Beispiel für die Anwendungsweise der zeichnerischen Darstellung des Lungenbefundes.

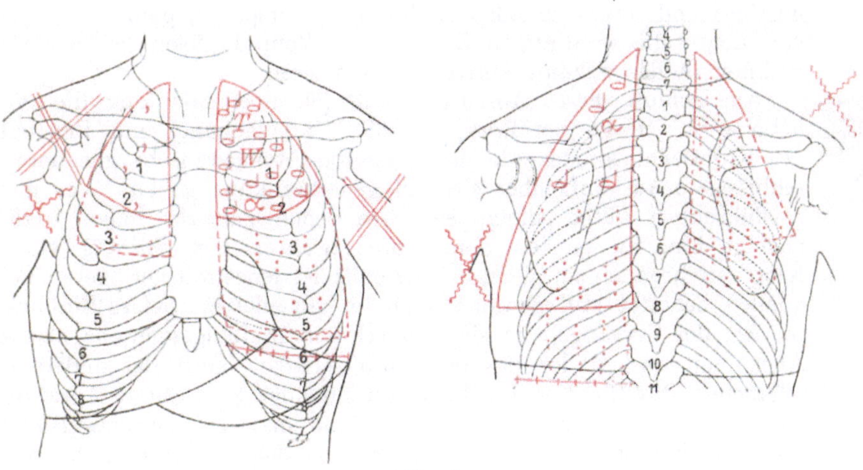

Abb. 2.

Arzt ohne wesentliches Rüstzeug ausgeführt werden kann, erledigt. Da sich aber die ärztliche Beobachtung, Überwachung und Behandlung stets auf lange Zeit, mindestens auf Monate, häufig auf Jahre erstreckt oder doch erstrecken sollte, so ist es von größter praktischer Wichtigkeit, die wiederholten Untersuchungsbefunde in übersichtlicher Form zu buchen. Das geschieht nun am besten nicht durch langatmige Beschreibungen, in denen man sich später nur mit Mühe zurechtfindet, sondern durch sofortige und jedesmalige zeichnerische Darstellung. Nicht allein für die größeren Betriebe der Heilanstalten empfiehlt sich dieses Vorgehen, sondern auch der praktische Arzt sollte sich für seine Tuberkulosekranken dieses schnellen, einfachen und anschaulichen Verfahrens bedienen. Für Krankenhäuser und Heilstätten sind die von der Verlagsbuchhandlung Kurt Kabitzsch in Leipzig herausgegebenen Temperaturbögen anzuraten, die auf der Rückseite die von Nahm und Pischinger vorgeschlagenen Zeichen und darunter zum Eintragen des Befundes die Umrisse der vorderen und hinteren Brustwand enthalten. Der Abdruck auf S. 115 enthebt mich jeder weiteren Beschreibung (vgl. Abb. 2). Auf die Weise hat man alles wesentliche im Befund und Verlauf einer Lungentuberkulose übersichtlich beisammen, so daß ein Blick auf Vorder- und Rückseite des Temperaturbogens vollständigen Aufschluß gibt. Es bedarf daher neben der Vorgeschichte nur kurzer ergänzender Bemerkungen in dem eigentlichen Krankenblatt. Eine so geführte Krankengeschichte ist zweifellos verständlicher und sachlicher als die ausführlichste Schilderung, und hat außerdem für den ärztlichen Betrieb noch den großen Vorzug der Bequemlichkeit und Zeitersparnis. Dem praktischen Arzt aber, der solche Bögen schwerer ordnen und aufbewahren kann, gebe ich den Rat, sich mit Hilfe der überall erhältlichen Gummistempel die Umrisse des Brustkorbes in sein Krankenbuch einzutragen und in diese den Befund seiner Lungenkranken in der gleichen Weise einzuzeichnen. Auch er wird sich so viel überflüssiges und unzweckmäßiges Schreibwerk ersparen, ganz zu schweigen von dem sehr wohltätigen Zwang, den Befund gleich bei der Untersuchung in das Schema eintragen zu müssen.

Am Schluß dieses Abschnitts will ich nochmals kurz die oft erhobene Streitfrage berühren, ob die Untersuchung und Beurteilung des Klopfschalles oder die der gesamten Atemgeräusche genauere und schlüssigere Auskunft über eine Lungenerkrankung geben. Wer meinen Ausführungen willig gefolgt ist, wird schon gemerkt haben, daß ich geneigt bin, im ganzen dem Horchverfahren den Vorrang vor dem Klopfverfahren einzuräumen. Jedenfalls ist jenes mit geringeren Fehlerquellen behaftet und gewährt auch im allgemeinen tiefere Einblicke in die Art der Vorgänge, die sich im erkrankten Lungengewebe abspielen. Aber man darf weder das eine unterschätzen noch das andere überschätzen. Das Richtige ist, beide miteinander zu verbinden und durcheinander zu ergänzen. Erst so gewinnt man ein getreues Bild vom Zustand einer kranken Lunge. Aber auch das genügt noch bei weitem nicht in allen Fällen, weder für den Beginn noch für den weiteren

Verlauf der Lungentuberkulose und für deren sachgemäße Beurteilung. Andere Arten der Untersuchung haben abermals ergänzend einzugreifen, und zu diesen wollen wir uns jetzt wenden.

Untersuchung des Lungenauswurfs.

Von grundlegender Wichtigkeit für die Erkenntnis einer bestehenden Lungentuberkulose ist die mikroskopische Untersuchung des Lungenauswurfs. Werden Tuberkelbazillen einwandfrei gefunden, so steht die Diagnose mit einem Schlage fest, der sonstige Befund mag sein wie er will. Ja, mit aller Schärfe muß betont werden, daß der Bazillennachweis tatsächlich das einzige Untersuchungsergebnis ist, was jeden Zweifel an der Diagnose aufhebt. Deshalb ist dieser Nachweis in jedem Falle zu erstreben, und es muß dringend gefordert werden, daß jeder Arzt die Untersuchung des Auswurfs auf Tuberkelbazillen nicht nur wissenschaftlich kennt, sondern auch praktisch selber ausführen kann. So gut wie man verlangen muß, daß der Arzt die wichtigsten Harnuntersuchungen macht, so wichtig ist auch, daß er die Färbung des Auswurfs und anderer Ausscheidungen auf Tuberkelbazillen zu handhaben weiß. Ein Mikroskop gehört heutzutage zur notwendigen und unentbehrlichen ärztlichen Ausrüstung und sonst bedarf es für diesen Zweck keiner wesentlichen oder gar kostspieligen Hilfswerkzeuge. Gewiß soll der klinische Befund nicht unterschätzt werden, und man darf sich nicht daran gewöhnen, seine Diagnose lediglich von chemischen und mikroskopischen oder biologischen Befunden und Reaktionen aller Art abhängig zu machen. Aber nicht minder verkehrt ist es, diese wissenschaftlichen Untersuchungen zu vernachlässigen und sich einseitig auf klinische Beobachtungen zu steifen. Erst das Zusammenwirken beider Untersuchungsreihen kann ein gesichertes Ergebnis, d. h. eine wirkliche Diagnose, zeitigen. Selbstverständlich hat alles seine Grenzen und der vielbeschäftigte praktische Arzt hat weder Zeit noch Gelegenheit, schwierige, zeitraubende und kostspielige Versuche anzustellen. Das muß eigenen Untersuchungsstätten überlassen bleiben, die mit der nötigen Ausrüstung versehen sind und von geschulten Fachärzten geleitet werden. Deshalb beschränke ich mich hier darauf, nur die Verfahren zu besprechen, die für die diagnostische Beurteilung des Auswurfs unerläßlich und zugleich dem Wissen und Können des praktischen Arztes angemessen sind.

Wenn man den Auswurf eines Kranken zu untersuchen und zu beurteilen hat, so soll man sich nicht gleich auf das Färbungsverfahren stürzen. Vielmehr ist es durchaus nötig, ihn zunächst grobsinnlich zu prüfen. Die Nase belehrt uns darüber, ob der Auswurf nur den gewöhnlichen faden Geruch hat, wie das bei Tuberkulose meist der Fall ist, oder ob er etwa faulig riecht, was auf andere, nicht tuberkulöse Zersetzungsvorgänge hinweist. Das bloße Auge gibt uns erst recht wichtige Aufschlüsse. Wir können erkennen, ob die Ausscheidungen dünn- oder dickflüssig sind, ob sie rein schleimiges, eitrig-schleimiges, schleimig-eitriges oder rein eitriges Aussehen haben, ob sie eine gleichmäßige Masse bilden oder ob sie aus verschiedenartigen Bestandteilen zusammengesetzt sind, wie das z. B. bei dem eitrig geballten Auswurf tuberkulöser Spätformen der Fall ist. Man kann sich ferner davon überzeugen, ob die Entleerung blutig oder mit Blut untermischt ist, ob Speichel oder Speisereste beigemengt sind u. dgl. mehr. Wichtig ist auch, die Tagesmenge des Auswurfs zu bestimmen. Im allgemeinen genügen dazu die heutzutage üblichen Spuckgläser, deren Inhalt leicht gemessen werden kann und deren Gebrauch wegen der Ansteckungsgefahr und aus Gründen der Sauberkeit jedem spuckenden Lungenkranken ärztlich anzuraten ist. In allen Heilanstalten gehört die tägliche Messung der entleerten Massen ebensogut zur klinischen Beobachtung der Lungentuberkulose wie die fortlaufende Bestimmung der Körperwärme. Der praktische Arzt sollte wenigstens so lange die Auswurfsmenge überwachen, bis er sich ein Bild von der durchschnittlichen Entleerung am Tage gemacht hat; im weiteren Verlauf kann er dann sinngemäß von Zeit zu Zeit die Messung wiederholen lassen.

Wenn wir jetzt zur mikroskopischen Betrachtung übergehen, so ist vor allem darauf zu achten, daß der zu untersuchende Auswurf auch wirklich aus den Lungen stammt, nicht etwa bloß aus Mundspeichel oder Rachenschleim besteht. Man muß die Kranken, zumal solche, die wenig aushusten, ausdrücklich anweisen, nur solchen Auswurf zu sammeln, der wirklich beim Husten von unten heraufkommt, und nicht etwa bloß auszuspucken, was vielfach geschieht. Am besten eignen sich die Ausscheidungen, die morgens früh nach dem Erwachen entleert werden, da sich während der Nacht auch bei Kranken mit geringem Auswurf oft genügender Untersuchungsstoff in den Lungen ansammelt. Wenn das nicht der Fall ist, kann man versuchen, durch innerlichen Gebrauch von Jodkali die Absonderung zu steigern. Oder man gibt, nach dem Vorschlag von Krönig, abends eine Spritze Morphiun, um das Aushusten während der Nacht zu verhüten und dadurch am Morgen hinreichenden Auswurf zu erzielen.

Bevor man auf Bazillen färbt, sollte man in jedem Falle den Auswurf frisch untersuchen. Auch das sollte nicht aufs Geratewohl geschehen. Vielmehr empfiehlt sich, zunächst eine größere Masse auf einem flachen Teller auszubreiten, der zur Hälfte schwarzen, zur anderen Hälfte weißen Untergrund hat. Auf die Weise ist man in der Lage, Einzelheiten, z. B. kleine Eiterpfröpfe auf schwarzem, Blutspuren auf weißem Grunde zu erkennen, die man sonst übersehen würde. Alles, was irgendwie auffällig oder verdächtig ist, wird in Form eines kleinen Tropfens auf einen Objektträger gebracht, mit einem Deckgläschen bedeckt und mikroskopisch angesehen. Zunächst kann man sich noch einmal vergewissern, ob der Auswurf nicht doch nur dem Munde oder Rachen entstammt. In dem Falle wird man, abgesehen von Schleim und wenigen Wanderzellen, nur mehr oder minder reichliche Pflasterzellen finden, die durch Größe und Gestalt leicht zu erkennen sind und jenseits des Kehlkopfes bekanntlich nicht vorkommen. Dagegen beweisen mittelgroße rundliche und ovale Zellen, die vielfach verfettet oder mit Kohlenteilchen, Blutfarbstoff u. a. m. erfüllt sind, keineswegs, daß der Auswurf aus den Lungen stammt. Ich betone das ausdrücklich, weil man früher diese Zellen irrtümlicherweise als Alveolarepithelien aufgefaßt und beschrieben hat, während sie in Wirklichkeit in allen Abschnitten der Luftwege vorkommen und mit der eigentlichen Wandbekleidung der Lungenbläschen nichts zu tun haben. Des weiteren unterrichtet uns ein Blick ins Mikroskop, ob viele Leukozyten vorhanden sind, ob also der Auswurf mehr eitriger Natur ist oder nicht, ob sich rote Blutkörperchen vorfinden oder ob gar Zellen vertreten sind, die der Diagnose eine ganz andere Richtung geben. Ich gehe darauf an dieser Stelle nicht weiter ein, ebensowenig wie ich hier andere fremdartige Bestandteile erwähne. Dagegen ist es wichtig, auf das Vorkommen von elastischen Fasern zu achten, sobald die Möglich- *Elastische Fasern* keit dazu in der Schwere des Falles gegeben ist. Denn wenn diese Fasern im Auswurf auftreten, so handelt es sich begreiflicherweise stets um tiefergehende Zerstörungen des Lungengewebes, die freilich auch bei anderen Lungenerkrankungen, z. B. beim Lungenabszeß und bei Bronchiektasien, vorkommen und also nicht für die Art der Erkrankung, wohl aber für deren Schwere in jedem Falle verwertbar sind. Da elastische Fasern naturgemäß nur im eitrigen Auswurf zu erwarten sind, so wird es nicht immer leicht sein, sie aus dem Zellgewimmel herauszufinden. Man tut deshalb gut, sich die Sache auf folgende Weise zu erleichtern: Eine entsprechende Menge des dickeitrigen Auswurfs wird auf einen Objektträger gebracht und mit einer gleichgroßen Menge 10% Kalilauge durch einen Glasstab unter gelindem Erwärmen über der Flamme so lange verrieben, bis die Masse glasig durchscheinend wird. Wenn man dann nach dem Erkalten bei schwacher Vergrößerung und nicht zu enger Blende das Präparat durchmustert, so wird man finden, daß alle Zellen aufgelöst sind und nun etwaige elastische Fasern infolge ihres starken Lichtbrechungsvermögens leicht und deutlich hervortreten. Man erkennt sie unschwer an ihren ebenmäßig geschwungenen Linien und an ihrer oft netzartigen Verknüpfung, die manchmal noch das getreue Abbild der einstigen Umrandung eines ganzen Lungenbläschens wiedergibt. Da, wie gesagt, elastische Fasern nur bei ausgiebigem Gewebszerfall in den Lungen nach außen entleert werden können, so liegt ihre Bedeutung für die Voraussage der Krankheit auf der Hand.

Nun erst, d. h. erst nach der frischen Untersuchung des Auswurfs, *Gefärbte Präparate* sollte man auf Tuberkelbazillen färben. Hier ist ganz besondere Aufmerksamkeit auf die richtige Auswahl des Untersuchungsstoffes zu richten. Auf schwarzem Untergrund sucht man die undurchsichtigsten, also eitrigsten Teilchen aus; wenn vorhanden, bevorzugt man kleine feste Bröckel, sog. Linsen, die oft aus Kavernen stammen, am besten aber entnimmt man mit der Platinöse von verschiedenen verdächtigen Stellen. Alles zusammen wird auf einen Objektträger gebracht und zunächst mit derselben Platinnadel oberflächlich ausgestrichen. Dann legt man einen zweiten sauberen Objektträger auf die Schichtseite des ersten und breitet nun die Auswurfmasse dadurch aus, daß man die beiden Glasplatten wiederholt und ohne zu drücken voneinander abzieht. So erhält man zwei mit einer dünnen und gleichmäßigen Schicht bedeckte Objektträger, die sehr schnell lufttrocken werden. Nun kommt das Fixieren, d. h. man zieht den Objektträger mit der Schichtseite nach oben dreimal langsam und senkrecht von oben nach unten durch eine Gas- oder Spritflamme, so daß eine starke Erhitzung, beileibe aber keine Verbrennung eintritt. Man kann bei einiger Übung mit dem Finger auf der Unterseite der Glasplatte sehr leicht fühlen, ob genügend erhitzt ist. Jetzt ist das Präparat fertig und man ist sicher, daß die Schicht fest am Glase haftet. Die Färbung und weitere Behandlung geschieht nach folgender Vorschrift:

1. Übergießen der Schichtseite mit der Ziehlschen Färbung:

Fuchsin 1,0

Alkohol 10,0

acid carbolic. cristallis. 5,0

Aq. destill. ad 100,0.

Über der Flamme wird die Farbflüssigkeit allmählich bis zum Aufkochen erhitzt, was man zweckmäßiger noch 1—2 mal wiederholt.

2. Abgießen der Farblösung, Eintauchen für mehrere Sekunden in 15% Salpetersäure. Abspülen mit Wasser. Eintauchen in 60—70% Alkohol bis zur Entfärbung. Wenn diese ungenügend ist, wird unter Umständen der ganze Vorgang noch einmal wiederholt.

3. Nachfärben mit verdünnter Methylenblaulösung (gesättigte alkoholische Methylenblaulösung mit Wasser zehnfach verdünnt). Abspülen mit Wasser und Trocknen. Es ist darauf zu achten, daß die Blaufärbung nicht zu stark wird, damit bei reichlichem Zellgehalt nicht die rotgefärbten Bazillen verdeckt werden.

Ich schalte hier noch ein, daß diese Art des Vorgehens nur Bedacht nimmt auf die möglichst sichere Färbung der Tuberkelbazillen. Will man andere Bestandteile des Auswurfs prüfen, z. B. die Art der Zellen oder sonst vorhandene Bakterien, so empfiehlt es sich, besondere Präparate anzufertigen und sie lediglich mit etwas stärkerer (etwa fünffach verdünnter) Methylenblaulösung zu färben. Man tut dann auch gut, den Auswurftropfen nur durch vorsichtiges Ausstreichen mit der Platinnadel zu verteilen, also nicht einen zweiten Objektträger zum Abziehen zu benutzen, weil dabei doch meist die Zellen etwas gequetscht und verunstaltet werden.

Im übrigen aber glaube ich, daß die Ziehlsche Färbung, so wie ich sie angegeben habe, nach wie vor das einfachste und zuverlässigste Färbverfahren ist und für den praktischen Arzt allen billigen Anforderungen entspricht. Allerdings hat sie für wissenschaftliche Zwecke den Nachteil, daß sie gewisse Feinheiten im Bau der Tuberkelbazillen verschleiert, ein Nachteil, der freilich für die Diagnose belanglos ist. Um jedoch auch da abzuhelfen, will ich aus der übergroßen Fülle noch zwei weitere Färbeverfahren herausgreifen und sie dem Leser zugängig machen, zumal sie ebenfalls recht einfach sind und deshalb auch diagnostisch gut zu gebrauchen sind. Es sind das die von Spengler und von Kronberger angegebenen Färbungen, denen zurzeit vielfach nachgerühmt wird, daß sie die altbewährte Ziehlsche Färbung übertreffen sollen. Und zwar soll diese Überlegenheit nicht nur in der Feinheit des Bakterienbildes, sondern auch darin bestehen, daß sie mehr Keime als diese nachweisen. Das ist nun freilich nicht der Fall, wie ich mich überzeugt habe, kann auch nicht der Fall sein, da sich beide Verfahren im Grundwesen durchaus mit der Ziehlfärbung decken, und von dieser nur unwesentliche Abänderungen darstellen, die sich eigentlich bloß auf die Gegenfärbung beziehen. Daß auch einige Tuberkuloseärzte die neuen Färbarten vorziehen, mag zum Teil daran liegen, daß sich für manches Auge die roten Bazillen besser von dem Gelb der Spenglerschen und dem Braungelb der Kronbergerschen Gegenfärbung als von dem Blau beim Ziehlschen Verfahren abheben. Es scheint mir also fast, als ob da persönliche Sinnesanlagen oder auch Gewöhnungen mitspielen, über die sich nicht rechten läßt. Meinem Auge sagt z. B. besser die blaue Gegenfarbe zu, ich will aber jedem die Wahl freilassen und gebe hier der Reihe nach die beiden Vorschriften:

a) Spenglersche Färbung.

1. Färbung unter Erwärmung mit Ziehlscher Karbolfuchsinlösung. Abgießen der Farblösung.

2. Übergießen mit Pikrinsäurealkohol von folgender Zusammensetzung: gesättigte wässerige Pikrinsäurelösung oder Eßbachsches Reagens und absoluter Alkohol zu gleichen Teilen. Dazu kommen mehrere Tropfen (für den Objektträger 8—10) 15% Salpetersäure. Diese Mischung läßt man 2—3 Sekunden entfärben, gießt ab und läßt nochmals Pikrinsäurealkohol, aber diesmal ohne Salpetersäure, 5—10 Sekunden einwirken.

3. Übergießen mit 15% Salpetersäure wenige Sekunden, Abspülen mit Alkohol.

4. Gegenfärbung mit Pikrinsäurealkohol. Abspülen mit Wasser. Trocknen.

b) Kronbergersche Färbung.

1. Färbung mit Ziehlscher Karbolfuchsinlösung unter Erwärmen bis zur Dampfbildung.

2. Entfärbung mit 15% Salpetersäure.

3. Abspülen mit 60% Alkohol.

4. Einwirken von gebräuchlicher Jodtinktur, die mit der vierfachen Menge 60% Alkohols verdünnt ist, für mehrere Sekunden. Abspülen mit Wasser.

Nachdem die Präparate gefärbt und fertiggestellt sind, werden sie mikroskopisch durchmustert, selbstverständlich mit Hilfe der Ölimmersion. Die Zahl der Keime ist nach Lage der Dinge außerordentlich verschieden. Während bei dem einen Auswurf ein Blick ins Mikroskop

genügt, um massenhaft leuchtend rotgefärbte Tuberkelbazillen vor
Augen zu haben, muß man bei anderen Präparaten lange suchen, bis
man den einen oder den anderen Keim entdeckt. Übung, Geduld und
Ausdauer sind nicht zu entbehren und werden stets bessere Ergebnisse
zeitigen als flüchtige Blicke ins Mikroskop. Um die Keimmenge zahlenmäßig auszudrücken, hat man nach Gaffkys Vorschlag die Befunde
in eine ganze Reihe von Gruppen, beiläufig 10, eingeteilt, je nachdem
wie viele Bazillen auf ein Gesichtsfeld oder wie viele Gesichtsfelder auf
einen Bazillus kommen. Genauer, aber noch langwieriger ist die Berechnung nach Ritter. Dabei wird der Bazillengehalt durch einen
Bruch ausgedrückt, dessen Nenner die Zahl der Gesichtsfelder angibt:
z. B. $1/5 =$ durchschnittlich 1 Bazillus in 5 Gesichtsfeldern, $10/1 =$ durchschnittlich 10 Bazillen in 1 Gesichtsfeld. Für praktische Zwecke er-
übrigen sich diese umständlichen Zählungen, und es genügt für die
schriftlichen Aufzeichnungen des Arztes durchaus, wenn man, wie auch
sonst, 1—4 Kreuze macht: also † = spärliche Bazillen, †† = Bazillen
in mäßiger Menge, ††† = reichliche Bazillen, †††† = äußerst zahlreiche
Bazillen. Das reicht um so mehr aus, als auch bei dem einzelnen
Kranken die Keimzahl im Auswurf unter Umständen sehr schwankt,
und zwar nicht nur in längeren Zeitabschnitten, sondern auch in
Wochen und selbst in Tagen. Vor allem bei vorgeschrittenen Fällen
mit Gewebszerfall und Kavernen können in einer Auswurfprobe ungeheure
Mengen, in einer etwas späteren nur wenige Keime vorhanden sein, je
nachdem ob Inhalt aus solchen Zerfallsherden entleert wird oder nicht.

Ich habe schon oben gesagt, daß die Ziehlsche Färbung durchaus
zuverlässig arbeitet. Wenn also auch noch so wenig Tuberkelbazillen
im Auswurf gefunden werden, so ist die Diagnose entschieden. Allerdings ganz ohne jede Fehlerquelle geht es auch hier nicht ab. Dann
und wann sind nämlich säurefeste Stäbchen im Auswurf nachgewiesen
worden, die man Pseudotuberkelbazillen genannt hat, weil sie mit den
echten Tuberkuloseerregern gar nichts zu tun haben und ganz harmlose, zufällige Schmarotzer sind. Das sind aber so äußerst seltene
Vorkommnisse, daß sie selbst einem vielerfahrenen Untersucher nur
wenige Male in den Weg kommen und den praktischen Arzt wohl
kaum je in Verlegenheit setzen dürften. Aber erwähnt muß die Tatsache doch werden, um so mehr, als wir bei der Untersuchung des Harns
und des Kots auf Tuberkelbazillen dieser Fehlerquelle weit öfter begegnen,
in der Tat so oft, daß man praktisch sehr ernsthaft damit rechnen muß.

Häufigkeit
des
Bazillen-
befundes Wie steht es nun mit der Diagnose der Lungentuberkulose, wenn
im Auswurf keine Tuberkelbazillen gefunden werden[? Der Lungen-
kranke neigt dazu, sich in sorgloser Ruhe zu wiegen, wenn sein Auswurf von irgendeiner Untersuchungsstelle als bazillenfrei erklärt ist.
Das ist aber durchaus unberechtigt. Selbst wenn oft wiederholte Untersuchungen die Krankheitserreger vermissen lassen, — und es ist zweifellos, daß man sich mit einer einmaligen, vergeblichen Untersuchung
niemals zufrieden geben darf —, auch dann ist weiter nichts bewiesen,
als daß der Auswurf des Kranken keine Tuberkelkeime enthält oder

vielmehr so und so oft enthalten hat. Diese Feststellung ist aber himmelweit verschieden von der zu beantwortenden Frage, ob der Kranke an Lungentuberkulose leidet oder nicht. Zunächst gibt es viele Fälle, und zwar nicht nur beginnende, sondern auch vorgeschrittene und selbst schwerste Krankheitsfälle, die niemals Auswurf entleeren, auch nicht, wenn man arzneiliche Mittel zur Hilfe nimmt, um Auswurf zu erzwingen. Da fällt also diese wichtige diagnostische Untersuchung von vornherein weg. Leider ist aber auch die Zahl der sicher tuberkulösen Lungenkranken, die regelmäßig auswerfen und doch keine Tuberkelbazillen nach außen befördern, sehr groß. Im Beginn der Krankheit sind bazillenhaltige Ausscheidungen geradezu seltene Ausnahmen. Ja man darf genau genommen in solchen Fällen gar nicht von beginnenden Erkrankungen sprechen. Denn in Wirklichkeit liegen dann schon anatomisch ausgesprochene Veränderungen vor, die nur klinisch wenig in Erscheinung treten. Aber auch in etwas späteren Entwicklungsstufen, also bei leichten und mittelschweren Fällen, werden die Krankheitserreger im Auswurf nur allzuoft vermißt, öfter in der Tat, als man gewöhnlich annimmt, und auch bei weitem häufiger, als sie wirklich gefunden werden. Erst wenn sich deutliche Zerfallsvorgänge in den Lungen mehr und mehr ausbreiten, nehmen die bazillenhaltigen Entleerungen an Zahl zu und die bazillenfreien treten immer mehr zurück, bis diese schließlich nur noch zu den Seltenheiten gehören. Es gibt jedoch dann und wann allerschwerste Erkrankungen, bei denen sich bis zum Tode keine säurefesten Stäbchen nachweisen lassen, trotzdem ständig und reichlich Auswurf entleert und durch die Leichenöffnung die Annahme einer ausgedehnten Lungentuberkulose vollauf bestätigt wird. Rechnet man sämtliche Fälle von Lungentuberkulose, also die leichten, mittleren und schweren Formen zusammen, so kann man schätzungsweise sagen, daß nur in etwa einem Fünftel bis einem Viertel der Fälle Tuberkelbazillen im Auswurf gefunden werden. Das alles muß man wissen, um sich nicht vorzeitig und unbedacht in Sicherheit zu wiegen, die um so trügerischer ist, als sie auf wissenschaftlichen Untersuchungen zu fußen scheint. Man hat nun vielfach angenommen, daß die Tuberkelbazillen doch viel häufiger im Auswurf vorhanden sein müssen, als man sie findet, daß also die Mißerfolge wenigstens zum Teil in der Unvollkommenheit unserer Untersuchungs- und Sinneswerkzeuge begründet sind. In gewissem, allerdings, wie ich hier gleich gestehen will, in beschränktem Grade, trifft das in der Tat zu.

Wir haben drei Wege, die unter Umständen zum Ziele führen. Das erste Verfahren ist die sog. Anreicherung der Bazillen, deren Wesen darin liegt, daß man größere Mengen des Auswurfs verarbeitet, d. h. mit chemischen Mitteln auflöst, von denen die Tuberkelbazillen nicht angegriffen werden. Diesen Weg hat man schon frühzeitig beschritten, und noch jetzt werden immer wieder neue Verfahren angegeben und empfohlen, weil sie besseres als die früheren leisten sollen. Das ist an sich schon ein Beweis, daß bisher noch jede Art der Anreicherung hinter den Erwartungen zurückgeblieben ist. Ich betrachte es daher

Anreicherungsverfahren

nicht als meine Aufgabe, hier jedes einzelne Verfahren zu besprechen, sondern beschränke mich darauf, nur eines kurz zu schildern, das sich mir bislang am besten bewährt hat. Ich habe dabei das zuerst von Uhlenhuth und Xylander ausgearbeitete Antiforminverfahren[1]) im Auge, das allerdings auf sehr verschiedene Art und Weise ausgeführt wird. Ich empfehle die folgende Vorschrift:

1. Ein Teil des Auswurfs wird mit zwei Teilen 50% Antiformins in einem Kolben vermischt und gut durchgeschüttelt. Man läßt stehen, bis eine völlige, klare Lösung erfolgt ist, was meist in längstens einer Stunde eintritt. Die Menge des Auswurfs kann beliebig groß sein, durchschnittlich 5 — 10 ccm. Bei dünnflüssigem Schleim kann man mehr nehmen, bei dickem Eiter muß man mit geringeren Mengen vorlieb nehmen.

2. Zu der Lösung gibt man drei Teile 60% Alkohol oder Brennspiritus. Das ganze wird durch Schütteln gut gemischt und dann wenige Minuten in einer schnellgehenden, am besten elektrischen Zentrifuge ausgeschleudert.

3. Die klare Flüssigkeit wird vorsichtig abgegossen, der Bodensatz auf einen Objektträger gebracht und mit einigen Tropfen verdünnter Essigsäure leicht angesäuert. Letzteres empfiehlt sich, da sich sonst beim Färben leicht die Schicht ablöst.

4. Das lufttrockene Präparat wird über der Flamme fixiert und nach Ziehl oder auf andere Weise gefärbt.

Hat man keine Zentrifuge zur Verfügung, so kann man nach dem Vorschlag von Lange und Nitzsche die Antiforminlösung mit dem Ligroinverfahren auf folgende Weise vereinigen:

1. Ein Teil Auswurf wird mit zwei Teilen 20% Antiformins in einem gut verschließbaren zylindrischen Gefäß vermischt und unter mehrfachem Umschütteln aufgelöst, was unter Umständen mehrere Stunden beansprucht.

2. Zusatz von 2 ccm Ligroin (Kohlenwasserstoff), längeres und sehr häufiges Umschütteln, bis eine völlig gleichmäßige Emulsion entsteht.

3. Der Zylinder wird in ein Wasserbad gestellt und darin bei 60° C so lange gehalten, bis sich das Ligroin an der Oberfläche von der übrigen Flüssigkeit klar abgeschieden hat. Das Ligroin reißt die Tuberkelbazillen mit nach oben, und diese befinden sich dann angereichert in der trüben Grenzschicht zwischen Ligroin und Antiforminlösung.

4. Tropfenweiser Zusatz von 1 ccm Alkohol. Entnahme der Grenzschicht mit der Platinnadel. Ausstreichen auf einem Objektträger, Ansäuern, Trocknen, Fixieren, Färben.

Das Ligroinverfahren hat recht oft befriedigende Ergebnisse aufzuweisen, ist aber meines Erachtens dem Ausschleudern an Sicherheit und Bequemlichkeit unterlegen. Überhaupt darf man von keiner Art

---

[1]) Statt des verhältnismäßig teuren und keineswegs gleichwertigen Antiformin des Handels kann man sich — nach Lorentz — eine Lösung von Natriumhypochlorit leicht und billig auf folgende Weise bereiten: Zu 215 gr Chlorkalk und 286 gr Soda gibt man 2 Liter Wasser, schüttelt tüchtig durch, läßt absetzen und filtriert. Man erhält etwa 1³/₄ Liter Natriumhypochloritlösung, die ohne Zusatz von Lauge dieselben Dienste leistet wie das Antiformin, ja dieses in mancher Beziehung noch übertrifft.

der Anreicherung gar zu viel erwarten. Ein guter und vor allem geduldiger, geübter Untersucher wird in den meisten Fällen auch spärliche Tuberkelbazillen im Auswurf auf dem gewöhnlichen Wege entdecken und nur in einem verhältnismäßig geringen Bruchteil, den ich auf etwa fünf vom Hundert schätze, wird er erst nach der Anreicherung die vorher vergeblich gesuchten Erreger auffinden. Immerhin ist aber auch dieser zahlenmäßig nicht eben große Zuwachs für die Diagnose doch so wichtig, daß man keine Mühe scheuen und das Mittel der Anreicherung stets, wenn nötig, zu Hilfe nehmen sollte.

Ein zweiter Weg, Tuberkelbazillen da zu finden, wo vorher scheinbar keine vorhanden waren, ist die Färbung nach Gram-Much. Ich brauche auf die Muchsche Form des Tuberkulosegiftes nicht einzugehen, da ich alles Wissenswerte darüber bereits gesagt habe. Ich wiederhole hier nur, daß die Muchschen Körnchen oder Körnchenreihen ihre Bedeutung für die Diagnose eben dadurch erhalten, daß sie sich mit der Ziehlschen oder einer anderen verwandten Färbung überhaupt nicht darstellen lassen. Allerdings darf man das Gram-Muchsche Färbverfahren nicht unmittelbar auf den Auswurf anwenden. Das würde leicht zu Verwechslungen mit kokkenartigen Gebilden und deshalb zu Fehlschlüssen führen. Vielmehr ist durchaus erforderlich, daß vorher alle anderen Bakterien aufgelöst und entfernt werden. Das kann aber nach Lage der Dinge nur mit Hilfe des Antiformins geschehen, weil dies der einzige chemische Stoff ist, der bloß die säurefesten Bakterien sowie die nach Much färbbaren Gebilde unversehrt läßt. Man hat also zunächst so vorzugehen, wie es beim Antiforminverfahren bereits geschildert ist, und nur die Färbung gestaltet sich anders. Praktisch wird es mithin darauf hinauskommen, daß man in jedem Falle, wo die Anreicherung durch Antiformin in Frage kommt, neben der Ziehlschen auch die Gram-Muchsche Färbung anwendet, wozu weiter nichts nötig ist, als daß man nach der Vorbehandlung den ausgeschleuderten Bodensatz gleich auf zwei Objektträger verteilt. Obwohl die Färbung nach Gram-Much weniger einfach und handlich als die Ziehlsche ist, will ich hier doch die genaue Vorschrift geben:

Die Farblösung setzt sich folgendermaßen zusammen: 10 Teile einer gesättigten alkoholischen Lösung von Methylviolett B. N. (Grübler, Leipzig) werden mit 90 Teilen 2 % Phenollösung vermischt und filtriert. Diese fertige Lösung ist aber nur beschränkt haltbar. Sie muß dunkelviolett sein; nimmt sie einen helleren Farbton an, was manchmal schon nach drei Tagen eintritt, ist sie für die Darstellung der Muchschen Körner unbrauchbar. Es empfiehlt sich daher, die alkoholische Methylviolettlösung und die Phenollösung getrennt vorrätig zu halten und erst unmittelbar vor dem Bedarf die gerade nötige Menge zu mischen und zu filtrieren.

1. Die farbfertigen Objektträgerpräparate werden aufrecht in einem kleinen Trog für 24 oder sogar 2 mal 24 Stunden in der Farblösung bei Zimmerwärme gehalten. Man kann die Färbung auch beschleunigen, indem man über der Flamme bis zum Aufkochen erhitzt, die Farbflüssigkeit weggießt und durch frische ersetzt, wieder aufkocht und

Färbung nach Gram-Much

diesen Hergang im ganzen 4—5 mal wiederholt. Das langsame Verfahren gibt im allgemeinen klarere Bilder.

2. Abgießen der Farbstofflösung. Ohne Wasserspülung kommt das Präparat für 5—10 Minuten in Jodjodkaliumlösung (Jod 1, Jodkalium 3, aqu. destill. ad 300).

3. Wasserspülung, Eintauchen des Präparates für 1 Minute in 5% Salpetersäure.

4. Eintauchen für 10 Sekunden in 3% Salzsäure.

5. Entfärben in Azetonalalkohol (zu gleichen Teilen), bis sich kein Farbstoff mehr abscheidet.

6. Abspülen in Wasser, Gegenfärbung mit wässeriger Safraninlösung.

Das ganze Färbverfahren ist an sich nichts weniger als schwierig, aber es erfordert sauberes Arbeiten, weil sehr sorgsam die Bildung von störenden Farbstoffniederschlägen vermieden werden muß. Die mikroskopische Durchsicht der gefärbten Präparate setzt Übung und Geduld voraus, weil die Körnchen an sich sehr klein und oft nur in spärlicher Zahl vorhanden sind.

Im übrigen gilt von der Färbung nach Gram-Much das gleiche wie vom Antiforminverfahren. Man wird gewiß in manchen Fällen noch Tuberkulosegift nachweisen können, wo die anderen Färbungen völlig versagen. Aber auch hier handelt es sich doch nur um einen Bruchteil, um den die greifbaren Erfolge bereichert werden.

Tierversuch Die dritte Möglichkeit, Tuberkelbazillen im Auswurf nachzuweisen, wo alles andere erfolglos blieb, ist die Tierimpfung, die in der Tat an Feinheit jedes Färb- oder Anreicherungsverfahren übertrifft. Leider ist der Tierversuch für die Praxis kaum gangbar und kann wohl nur in besonders wichtigen Fällen herangezogen werden. Obwohl der Arzt, wenn er sich zu dieser Prüfung entschließt, in der Regel auf eine öffentliche oder private Untersuchungsanstalt angewiesen ist, so will ich den an sich einfachen Hergang doch in den Grundzügen andeuten.

Der verdächtige Auswurf wird mit Antiformin aufgelöst, wobei darauf zu achten ist, daß höchstens 20% Antiforminlösungen benutzt werden, weil sonst die Tuberkelbazillen doch in ihrer Lebens- und Ansteckungsfähigkeit geschädigt werden könnten. Aus demselben Grunde ist der Alkohol beim Ausschleudern ganz zu vermeiden. Der Bodensatz wird mehrfach mit keimfreier Kochsalzlösung gewaschen und einem erwachsenen Meerschweinchen am besten in die Bauchhöhle eingespritzt. Der Erfolg zeigt sich erst nach mehreren Wochen oder Monaten. Denn so lange dauert es, bis das geimpfte Tier an Tuberkulose stirbt oder so offenkundig tuberkulös ist, daß man es unbeschadet töten kann. Das ist ein weiterer Nachteil des sonst überaus zuverlässigen Verfahrens, und man hat demgemäß versucht, dem Übelstand abzuhelfen und die Entwicklung der Impftuberkulose zu beschleunigen. Da aber die bisherigen Versuche, z. B. durch Quetschung der benachbarten Lymphdrüsen, durch Einspritzung in das Lebergewebe usw., das gesteckte Ziel zu erreichen, noch zu wenig zahlreich und verbürgt sind, so mag es mit der Erwähnung sein Bewenden haben.

Untersuchung mit Röntgenstrahlen.

Für die Erkenntnis der Lungenerkrankungen und insbesondere der Lungentuberkulose ist die Untersuchung mit Röntgenstrahlen die größte und wichtigste Errungenschaft der neuesten Zeit, wie sich denn das Röntgenverfahren gerade in der inneren Heilkunde einen ungeahnt breiten Platz erobert hat. Um beurteilen zu können, was wir von diesem Verfahren für unser Sondergebiet zu erwarten haben, müssen wir uns zunächst die Frage vorlegen: was lassen uns die Röntgenstrahlen überhaupt erkennen? Das Röntgenbild ist seinem ganzen Wesen nach nichts weiter als ein Schattenbild, das nur da Einzelheiten den Augen kundgibt, wo benachbarte Teile verschiedene Durchlässigkeit für die Strahlen haben und sich deshalb voneinander abheben. Daher sieht man mit großer Deutlichkeit Knochen innerhalb von Weichteilen, das Herz umgeben von lufthaltigem Lungengewebe; dagegen bleiben z. B. im Bauche für gewöhnlich, d. h. wenn man keine künstlichen Mittel anwendet, die meisten Einzelheiten verborgen. Wenn man also den Brustkorb eines gesunden Menschen mit den Strahlen untersucht, so sieht man neben den Rippenspangen sowie dem Herzen und den großen Gefäßen, nur helle Zwischenräume, die in mehr oder minder scharfer Andeutung die ästigen Verzweigungen der Bronchien und Lungengefäße, sonst aber keine Schatten erkennen lassen. Die Helligkeit des Lungengewebes und die Deutlichkeit des Bronchial- und Gefäßbaums wird im Einzelfall abhängig sein von der Tiefe des Brustkorbes sowie von der Dicke der oberflächlichen Haut-, Fett- und Muskelschicht. Daraus können wir schon entnehmen, daß es keinen allgemeingiltigen Gradmesser für diese Dinge gibt, sondern daß auch gesunde Menschen die verschiedensten Abstufungen zeigen. Über diese Bedingtheit der Röntgenbilder muß man sich von vornherein klar sein, wobei ich als selbstverständlich voraussetze, daß der Röntgenarzt mit der Beschaffenheit und der Leuchtkraft der angewandten Röntgenröhre vertraut ist. Nach diesen Vorbemerkungen ist es ohne weiteres verständlich, daß sich krankhafte Veränderungen der Brusteingeweide nur durch regelwidrige Schattenbildungen oder Aufhellungen verraten können. Alle Vorgänge also, die dazu führen, daß die Lungen weniger durchlässig für die Strahlen werden, verursachen Schatten; und umgekehrt werden alle Vorgänge, die die Durchlässigkeit erhöhen, aufhellend wirken. Das letztere ist begreiflicherweise weit seltener und kann deshalb gleich vorweggenommen werden. In Frage kommen da für die Lungentuberkulose eigentlich nur die lufthaltigen Kavernen sowie die Luftansammlungen im Brustraum. Alles andere gibt Anlaß zu Verschattungen, die wir ausführlicher besprechen müssen.

Wir haben zu unterscheiden zwischen Schatten, die innerhalb, und solchen, die außerhalb des eigentlichen Lungengewebes entstehen. Jene werden bedingt durch alle Veränderungen, die den Luftgehalt der Lunge vermindern oder ganz verdrängen, und je nachdem wird auch die Schattenbildung abgestuft sein. Man sieht aber gleich, daß die Verdichtung, die einen sichtbaren Röntgenschatten gibt, in ihrer Art und Herkunft an sich nicht im mindesten bestimmt ist, ebensowenig wie etwa eine Dämpfung einen unmittelbaren Schluß auf den ihr zugrundeliegenden Vorgang zuläßt. Aus der Abschattung als solcher kann man also nicht ohne weiteres entnehmen, ob eine Anschoppung, Entzündung, Eiterabsonderung und dergl. mehr vorliegt; noch weniger kann man sagen, ob die Verdichtung tuberkulöser Natur ist oder nicht. Um nur ein Beispiel anzuführen, so kann eine chronische Lungenentzündung das gleiche Schattenbild geben wie eine Tuberkulose. Das ist ein außerordentlich wichtiger Punkt, den man sich stets vor Augen halten sollte. Auf der anderen Seite gibt aber die Röntgenuntersuchung doch viel feinere Aufschlüsse als die Prüfung des Klopfschalls. Denn sie läßt viel kleinere Herde erkennen und zeigt vor allem ein weit deutlicheres Bild von der Verteilung der Herde in den Lungen. Wenn ich z. B. im Röntgenbild eine herdweise Erkrankung der Lungen sehe, die von oben nach unten an Stärke und Ausdehnung abnimmt und vielleicht die unteren Lungenbezirke ganz frei läßt, so kann ich schon mit großer Wahrscheinlichkeit sagen, daß wohl eine tuberkulöse Erkrankung vorliegt. Habe ich dagegen eine ähnlich aussehende Veränderung vor mir, die sich auf ein einziges Unterfeld[1]) beschränkt, bei der also die ganzen übrigen Lungenteile unversehrt sind, so liegt die Vermutung nahe, daß es sich möglicherweise um eine chronische Lungenentzündung nicht tuberkulöser Natur handelt, eine Vermutung, die dann manchmal schon durch die Vorgeschichte bestätigt wird. Aber selbst bei solchen verhältnismäßig leicht zu deutenden Bildern darf man sich niemals ganz allein auf das Röntgenverfahren verlassen. Ganz besonders gilt das von leichteren Erkrankungen, zumal wenn es sich um Herde in den Spitzen handelt. Denn da die Beschaffenheit und Tiefe des Schattens bei den verschiedensten Vorgängen, bei entzündlichen, käsigen und narbigen Veränderungen im Lungengewebe, durchaus keine nennenswerten Unterschiede zu zeigen braucht, so ist es unmöglich, z. B. aus einer Verdunklung einer Spitze schließen zu wollen, ob eine frische tuberkulöse Verdichtung oder eine alte narbige Schrumpfung vorliegt. Höchstens könnte das Vorhandensein von verkalkten Herden, die natürlich im Röntgenbild besonders scharf hervortreten, für das Alter der Erkrankung in Anspruch genommen werden. Aber auch da bleibt immer die Möglichkeit offen, daß alte Kalkherde von frischen tuberkulösen Verdichtungen umgeben oder begleitet sind, was eben die Röntgenstrahlen nicht immer verdeutlichen. Um also in solchen Fällen zu einer stichhaltigen Diagnose zu kommen, ist es nötig, alle anderen Untersuchungen neben oder vielmehr vor dem Röntgenverfahren

---

[1]) Da sich im Röntgenbild die einzelnen Lungenlappen naturgemäß nicht erkennen lassen, diese sich vielmehr teilweise, und zwar in ganz verschiedener Form und Ausdehnung, decken, so ist es für Röntgenuntersuchungen zweckmäßig, das ganze Lungenfeld, von der Spitze bis zum Zwerchfell, wagerecht in drei Teilfelder einzuteilen. Man pflegt daher vom einem Ober-, Mittel- und Unterfeld der Lunge zu sprechen.

heranzuziehen und sich erst aus dem Gesamtbefund ein Urteil zu bilden.

Von den Veränderungen, die außerhalb des Lungengewebes zu Ab- schattungen führen, sind zunächst die Erkrankungen des Brustfells zu nennen. Größere Ergüsse sind meist leicht zu erkennen als starke massige Schatten in den abhängigen Lungenteilen. Nach unten ist dann die Lungengrenze naturgemäß verdeckt, nach oben findet sich meist eine wenig scharfe, ausgebuchtete Grenzlinie, da die Ergüsse an den Wänden emporklettern, dort also höher stehen als in der Mitte. Schwieriger sind manchmal abgesackte Ergüsse zu deuten, die oft eitrig sind und auch bei der Tuberkulose zwischen den einzelnen Lungen- lappen vorkommen, also nicht nur den untersten Lungenteilen ent- sprechen. Ein besonderes Bild geben Flüssigkeitsansammlungen im Rahmen eines Pneumothorax. Sie zeichnen sich dadurch aus, daß sie einen völlig wagerechten Spiegel haben, der beim Schütteln in Wellen hin und her schwappt. Dies Verhalten zeigen übrigens im verkleinerten Maßstabe auch Flüssigkeitsspiegel innerhalb größerer Kavernen, die sich aber meist durch ihren ringförmigen Schattenrand als solche zu er- kennen geben. Auch abgesehen von flüssigen Ausscheidungen führt die Tuberkulose des Rippenfells häufig zu ausgesprochener Schatten- bildung. Und zwar können da sehr ungleichartige Vorgänge durchaus ähnliche Röntgenbilder geben. Gerade bei der Lungentuberkulose ent- wickeln sich im Anschluß an entzündliche Erkrankungen des Rippen- fells öfter mehr oder minder dicke Schwarten, die ausgedehnte und gleichmäßige Verdunkelungen einer ganzen Lunge oder ihres größten Teils verursachen. Je nachdem, ob die Schwarte käsiger oder binde- gewebiger Natur ist, fällt ihre klinische Bedeutung sehr verschieden aus. Hierüber aber gibt das Röntgenverfahren gar keinen Aufschluß, ja es kann dazu verführen, einen verhältnismäßig gutartigen Vorgang für eine Erkrankung schwerster Art zu halten. Denn auch von massigen Verdichtungen einer ganzen Lunge sind diese Schwarten im Röntgen- bild nicht immer scharf zu trennen, zumal dann nicht, wenn sie von ungleichmäßiger Dicke sind und deshalb auch keinen gleichmäßigen Schatten geben. Selbst umschriebene Verdickungen des Rippenfells kommen vor und können Lungenherde vortäuschen oder solche größer und stärker erscheinen lassen, als sie in Wirklichkeit sind. Man sieht also auch hier, daß das Röntgenbild mit großer Vorsicht geprüft und gedeutet werden muß.

Eines der meistumstrittenen Gebiete ist die tuberkulöse Erkrankung der Lungenpforte, also vor allem der dortigen Lymphdrüsen. Wir haben schon gesehen, daß die sog. Hilusdrüsen sehr frühzeitig und fast regelmäßig bei der Lungentuberkulose, ja bei der Tuberkulose überhaupt, erkranken. Infolgedessen werden Drüsenschatten in dieser Gegend bei wirklicher Lungenerkrankung kaum je vermißt. Aber auch gesunde Menschen zeigen im Röntgenbild meist eine vermehrte Hilus- zeichnung, wie man sich auszudrücken pflegt, sei es, daß sie im frühen Lebensalter eine tuberkulöse Lungendrüsenerkrankung durchgemacht und überwunden haben, sei es, daß diese Drüsen durch Aufnahme von Kohle, Staub oder infolge anderer, nicht tuberkulöser Katarrhe vergrößert und geschwollen sind. Es gehört daher eine reichliche Erfahrung dazu, um bei Erwachsenen die Frage zu entscheiden, ob die vorhandene Hiluszeichnung das gewöhnliche Maß übersteigt und ob die Art der Schattenbildung für deren tuberkulöse Natur spricht oder nicht. Je älter der Mensch ist, desto schwieriger ist das Urteil. Nur im frühen Kindesalter ist jede ausgesprochene Verschattung in der Gegend der Lungenpforten verdächtig, weil bei gesunden Kindern etwa bis zum fünften Lebensjahr keine nennenswerte Zeichnung dort zu finden ist. Aber auch dann sollte die Diagnose der Bronchialdrüsentuberkulose nur dann mit Bestimmtheit ausgesprochen werden, wenn keine andere Ursache (z. B. Keuchhusten, Bronchopneumonien irgendwelcher Art usw.) gegeben ist und vor allem, wenn die in diesem Alter wichtige Tuberkulinprobe entscheidend ausfällt. Später kann nur die Anordnung der Drüsenschatten, z. B. ihre reihenförmige Verteilung bis ins Lungengewebe hinein, sowie bei älteren Fällen das Auftreten von Kalkherden in den Drüsen für die tuberkulöse Natur verwertet werden. Freilich ist auch dann nicht ohne weiteres zu sagen, ob eine Erkrankung vorliegt, die bereits abgelaufen ist, oder eine solche, die noch der Behandlung bedarf. Klinische Erwägungen müssen da meist den Ausschlag geben. Im erwachsenen Lebensalter endlich sollte man nur dann eine Tuberkulose der Bronchialdrüsen annehmen, wenn die Schattenbildung an der Lungenpforte sehr beträchtlich ist und von ihr Stränge, sei es nach den Oberlappen, sei es nach unten ziehen, oder wenn sonst Lungenherde nachweisbarsind. Ich will aber hier schon auf eine besondere jugendliche Form der Lungentuberkulose aufmerksam machen, die auch bei Erwachsenen vorkommt und nach meinen Erfahrungen oft recht bösartig ist. Im Röntgenbild, das hier ganz unentbehrlich ist, sieht man bei den Fällen, die ich hier im Auge habe, wie sich von den beiden Lungenpforten fächerförmig die tuberkulöse Herderkrankung nach allen Seiten ausbreitet, so daß in gewissen Entwicklungsstufen gleichsam eine schmetterlingsartige Gestalt der Röntgenverschattung zustande kommt.

Es liegt nicht im Rahmen dieses Buches, alle Feinheiten der Röntgenuntersuchung erschöpfend zu erörtern. Das ist um so weniger nötig, als der praktische Arzt auf dem Lande meist ohne dieses wichtige Hilfsmittel, auskommen muß und der Stadtarzt in der Regel die Unterweisung eines Fachmannes zur Verfügung hat. Jeder Arzt aber sollte doch keine Gelegenheit versäumen, die sich ihm irgend bietet, die Röntgenstrahlen bei seinen Tuberkulosefällen zu befragen; er wird gewiß fast in jedem Einzelfall neue und unerwartete Aufschlüsse erhalten. Zu dem Zwecke ist es aber noch nötig, einige Worte über das Verfahren selbst zu sagen.

 Man kann bekanntlich die Röntgenstrahlen auf zweierlei Art ausnutzen: entweder man durchleuchtet den Kranken und beobachtet das Schattenbild auf dem Röntgenschirm, oder aber man läßt eine Aufnahme machen und sucht den Lungenbefund von der Platte abzulesen, nicht etwa, oder nur im Notfalle, von einem Abzug, der bei weitem nicht die Feinheiten der Platte wiedergibt. Man hat sich darüber gestritten, was besser ist. Ich meine, man sollte das eine tun und das andere nicht lassen. Denn beide Untersuchungsarten haben ihre Vorzüge und auch ihre Nachteile. Die Durchleuchtung gibt ein lebendigeres Bild, man sieht nicht nur die Pulsschläge des Herzens, sondern auch die Bewegungen des Zwerchfells und die Verschiebungen des Brustkorbes, sowie die Aufhellungen des Lungengewebes bei der Atmung und kann vor allem auch den Kranken von vorn und von hinten sowie in verschiedenen schrägen Durchmessern untersuchen, was alles von Wichtigkeit ist. Besonders ist auf das Verhalten der Spitzen und des Zwerchfells zu achten. Keine Aufnahme vermag so deutlich zu zeigen, ob die Lungenspitzen gleich gut durchleuchtet sind wie die übrigen Lungenteile, und erst recht nicht, ob sich die Spitzen bei kurzen Hustenstößen deutlich und klar aufhellen, wie das bei gesunden Menschen sein soll. Das Zwerchfell zeigt ebenfalls nur auf dem Röntgenschirm den Grad und die Grenzen seiner Verschieblichkeit, ob es durch Verwachsungen ganz oder teilweise feststeht, ob es auf der einen oder anderen Seite nachschleppt, ob es gerade oder gewellt ist oder etwa an einer Stelle buckelartig vorspringt, alles Dinge, die mit entzündlichen oder bindegewebigen Verwachsungen in dieser Gegend zu tun haben. Aber auch die Atembewegungen des Rippenkorbes sind deutlich zu verfolgen. Man sieht, ob die Lungen sich gleichmäßig ausdehnen oder ob eine Seite zurückbleibt. Der Verlauf und die Beweglichkeit der Rippen gibt ferner darüber Aufschluß, ob Schrumpfungsvorgänge im Spiele sind, die entweder durch pleuritische Schwarten oder durch narbige Lungenveränderungen bedingt sein können. Die Enge der Zwischenräume oder die Starre der Rippen sowie ihr schrägerer Verlauf auf einer Seite sind dafür maßgebend. Das läßt sich freilich auch auf der Platte nachweisen, da man aber bei der Durchleuchtung den Kranken in verschiedenen Stellungen, bei verschiedener Haltung der Arme und Schulterblätter untersuchen kann, so vermeidet man hier Fehlerquellen, die sich bei einer einmaligen Aufnahme nur allzu leicht einstellen können. Daß sich endlich Verunstaltungen des Brustkorbes und Verlagerungen des Herzens sowie überhaupt die Form und Tätigkeit des Herzens auf dem Röntgenschirm besser und anschaulicher beobachten lassen, versteht sich eigentlich von selbst.

Demgegenüber hat die Röntgenaufnahme den großen Vorteil vor der Durchleuchtung, daß sie viel mehr Einzelheiten und schärfere Umrisse gibt. Sie läßt oft Dinge und Herde erkennen, die sich auf dem Röntgenschirm selbst bei guter Abblendung, die sonst vortreffliche Dienste leistet, dem Auge entziehen. Man hat berechnet, daß bei oberflächlicher Lage die Herde kaum $1/2$ qcm groß zu sein brauchen, bei tiefer gelegenen nur wenig größer, um ein sichtbares Schattenbild auf der Platte zu geben. Infolgedessen ist es nicht selten, daß eine gute Spitzenaufnahme mehrere kleinste Herde klar erkennen läßt, wo die Durchleuchtung scheinbar gesunde Verhältnisse zeigte. Gerade dieses Beispiel lehrt uns, wie man bei beginnender Lungentuberkulose vorzugehen hat, vorausgesetzt, daß eine Röntgeneinrichtung jederzeit zur Hand ist, wie das heutzutage in allen Krankenhäusern und Heilstätten sein sollte. Ist ein Kranker verdächtig, so hat der klinischen Untersuchung die Röntgendurchleuchtung zu folgen. Gibt auch diese noch keinen sicheren Aufschluß, so ist die Aufnahme, zumal der Lungenspitzen, zu veranlassen. Freilich hat auch die Aufnahme Grenzen ihrer Leistungsfähigkeit. Denn es gibt sichere Spitzenkatarrhe mit Geräuschen, die sich im späteren Verlauf auch zweifellos als tuberkulös entpuppen und die doch im Beginn keine Herderkrankung auf der Röntgenplatte nachweisen lassen. Dann sind eben die Verdichtungen noch so winzig, daß sie sich dem Auge entziehen, während sich das Ohr nicht täuschen läßt.

Fehler-
quellen des
Röntgen-
verfahrens Auf Fehlerquellen des Röntgenverfahrens will ich mich nicht einlassen, weil ich fürchte, mich in fachliche Einzelheiten zu verlieren, die dem praktischen Arzt ferner liegen. Nur eines sei noch erwähnt. Die Röntgenuntersuchung kann auf zweierlei Art zu falschen Beurteilungen eines Lungenbefundes führen, wenn dieser auch an sich richtig durch die Röntgenaufnahme oder Durchleuchtung dargestellt wird. Man kann nämlich eine tuberkulöse Lungenerkrankung auf Grund des Röntgenbildes entweder zu schwer oder zu leicht auffassen. Letzteres ist z. B. der Fall bei der akuten Miliartuberkulose, wo man wegen der Kleinheit der Knötchen meist überhaupt nichts sieht. Aber auch bei etwas chronischerem Verlauf der miliaren Tuberkulose können die Herdchen noch so klein sein, daß sie auf dem Röntgenschirm ganz, auf der Platte zum größten Teil übersehen werden, während doch der klinische Verlauf die große Bösartigkeit des Falles ohne weiteres dartut. Häufiger noch kommt das Umgekehrte vor. Die Röntgenstrahlen decken weitverbreitete und auch recht ansehnliche Herde auf, während sich klinisch vielleicht nur mäßige Schallverkürzungen und gar keine Geräusche nachweisen lassen, so daß man auch angesichts des guten Allgemeinzustandes durch das Röntgenbild zunächst überrascht und erschreckt wird. In solchen Fällen handelt es sich aber meist um alte abgelaufene Vorgänge, die freilich zu bindegewebigen Verdichtungen und daher zu Ausschaltungen von Lungengewebe geführt haben, für die Kranken selbst aber keine Gefahr bilden. Freilich sind auch bösartige Fälle nicht ganz selten, — und ich habe schon erwähnt, daß sie in der Kriegs- und Notzeit auch bei uns häufiger waren —, wo geringe Klopf- und Horcherscheinungen mit ausgedehnten Röntgenveränderungen verknüpft sind. Hier klärt aber der schwere Allgemeinzustand und der fieberhafte Verlauf das scheinbare Mißverhältnis ohne weiteres auf.

Der diagnostische Gebrauch des Tuberkulins.

Die diagnostische Bedeutung des Tuberkulins ist in der ersten Begeisterung über die großen Entdeckungen Robert Kochs entschieden sehr überschätzt worden. Aber auch heute noch wird dem Verfahren, durch Tuberkulin das Bestehen einer Tuberkulose beim Menschen nachzuweisen, in den meisten Fachbüchern ein besonders großer Abschnitt gewidmet. Nach dem, was ich über die Erscheinungen der Überempfindlichkeit gegen Tuberkulin bereits gesagt habe, ist das kaum berechtigt und führt immer wieder zu irrtümlicher Bewertung der verschiedenen Tuberkulinproben. Meine Auffassung, die jetzt wohl von der Mehrzahl der Tuberkuloseärzte geteilt wird, geht dahin, daß sich der Wert dieses Stoffes für die Diagnose auf ein recht bescheidenes Maß einschränkt, und ich kann mich daher begnügen, in kurzen Worten das wirklich Wissenswerte zusammenzustellen, was zugleich von praktischem Belang ist.

Zunächst wiederhole ich das Allgemeine über die Tuberkulinempfind- Bedingter
Wert der
Tuberkulin-
proben
lichkeit, wie sie sich im Laufe der Zeiten bei den europäischen Völkern herausgebildet hat. Danach sind Kinder im ersten Lebensjahr mit wenigen Ausnahmen unempfindlich, mit den Jahren nimmt die Unempfindlichkeit stufenweise ab und etwa vom 12.—14. Lebensjahre sind fast alle Menschen bei uns überempfindlich gegen Tuberkulin. Nun besagt aber der positive Ausfall einer Tuberkulinprobe nichts weiter, als daß der betreffende Mensch zu irgendeiner Zeit mit Tuberkelbazillen angesteckt wurde, nicht aber, daß er noch jetzt, d. h. zur Zeit der Probeimpfung, tuberkulosekrank ist. Folglich ist die Tuberkulinimpfung, wenn sie positiv ausfällt, diagnostisch um so besser verwertbar, je jünger der Impfling ist. Mit anderen Worten: Kinder bis zum fünften bis sechsten Jahre, die auf diesen Giftstoff reagieren, sind wahrscheinlich auch tuberkulosekrank, vorausgesetzt daß sie überhaupt verdächtige Krankheitserscheinungen zeigen. Vom 12.—14. Lebensjahre ab ist dagegen die positive Tuberkulinprobe so gut wie wertlos und nur die negative behält noch einen gewissen Wert. Da aber zu der genannten Zeit bereits alle Menschen mit Tuberkelbazillen in Berührung gekommen sind, so hat es dann kaum noch einen praktischen Zweck, überhaupt die Prüfung mit Tuberkulin vorzunehmen. Im Kindesalter von fünf bis zwölf Jahren liegen die Verhältnisse so, daß die negative Probe fast immer, die positive in ständig abnehmendem Maße Bedeutung hat.

Aber auch diese Wirkungsbreite wird noch durch Ausnahmen eingeschränkt. Denn Schwerkranke, auch Kinder, haben oft infolge der allgemeinen Entkräftung ihre Überempfindlichkeit verloren, gewisse Infektionskrankheiten, wie z. B. die Masern, heben sie vorübergehend auf, und endlich gibt es auch dann und wann leichtere Fälle von sicherer Tuberkulose, die aus irgendeinem unbekannten Grunde unempfindlich sind.

Aus alledem ersieht man, innerhalb welch enger Grenzen das Tuberkulin zu diagnostischen Zwecken mit Aussicht auf Erfolg herangezogen werden kann und wie vorsichtig die Ausschläge nach der einen oder anderen Seite beurteilt werden müssen. Ohne genaue klinische Untersuchung und Beobachtung sich auf eine Tuberkulinprobe verlassen zu wollen, ist jedenfalls ein Kunstfehler, und doch möchte ich gerade für das Kindesalter nicht auf dieses einfache Hilfsmittel verzichten. Ich will nur ein Beispiel statt vieler anführen. Die Eltern bringen ihr Kind, bei dem sich Halsdrüsen bemerkbar machen, und das auch sonst körperlich nicht ganz so ist wie es wohl sein sollte, zum Arzt mit der

Frage: Ist das Kind und sind die Drüsen tuberkulös oder nicht? Gibt nun die übrige Untersuchung keinen eindeutigen Befund, fällt aber die Tuberkulinimpfung völlig ergebnislos aus, so ist die Tuberkulose mit großer Wahrscheinlichkeit auszuschließen und der Arzt kann die besorgten Eltern mit gutem Gewissen beruhigen.

Ausführung der Tuberkulin- proben

Es fragt sich nun: wie führt der praktische Arzt eine solche Impfung am besten aus? Über den Stoff brauchen wir nicht viel Worte zu verlieren. Da das Alttuberkulin Koch jedenfalls ein sehr sicher wirkendes und vielerprobtes Mittel ist, so haben wir keine Veranlassung, für rein diagnostische Zwecke eines der vielen anderen Ersatzmittel zu benutzen. Denn alle wirksamen Stoffe, die aus Tuberkelbazillen oder deren Kulturen hergestellt werden, verhalten sich in diesem Punkte genau so wie das Kochsche Tuberkulin, das zweifellos von keinem dieser Stoffe übertroffen wird. Halten wir also am Alttuberkulin fest und sehen wir zu, wie es am besten zur Impfung benutzt wird. Die älteste Form der Tuberkulinprüfung besteht darin, daß bestimmte Mengen des verdünnten Stoffes in planmäßig steigenden Dosen unter die Haut gespritzt werden. Als positiver Ausschlag gilt die Erhöhung der Körperwärme um mindestens 0,5 Grad. Voraussetzung ist also, daß die zu prüfenden Personen nicht fiebern und daß vor der Impfung der Temperaturverlauf mehrere Tage genau beobachtet und festgestellt ist. Eingespritzt wird bei Erwachsenen zuerst 0,0002 ccm, dann, wenn kein Ausschlag erfolgt, nach zwei bis drei Tagen 0,001 ccm, nach weiterer mehrtägiger Pause 0,005 ccm und endlich 0,01 ccm; bei Kindern nimmt man jedesmal die halbe Dosis. Stellt sich auch nach der letzten Gabe kein Fieber ein, so besteht keine Überempfindlichkeit. Man sieht also, dies Verfahren ist zum mindesten umständlich, aber es hat auch viele andere Schattenseiten. Bei Tuberkulösen sind die künstlich hervorgerufenen Fieberbewegungen durchaus nicht gleichgültig, der Nichttuberkulöse aber, der nur tuberkulinüberempfindlich ist, reagiert genau so wie der wirklich Kranke. Man hat freilich gesagt, daß nicht die Fieber- und Allgemeinreaktion entscheidend sei, wohl aber die sog. Herdreaktion. Man meint damit, daß unter Umständen tuberkulöse Herde, die wenige oder gar keine klinische Erscheinungen machen, im Anschluß an solche Tuberkulinimpfung deutlich hervortreten oder aufflackern. Aber erstens trifft das keineswegs in jedem Falle zu, zweitens ist das künstliche und gewaltsame Aufrütteln einer tuberkulösen Erkrankung durchaus nicht immer ungefährlich, und drittens kommen, wie ich mich überzeugt habe, auch falsche Herdreaktionen bei anderen, nicht tuberkulösen Kranken vor. Mag sein, daß man in Krankenhäusern bisweilen mit Erfolg zu diesem Verfahren greift; dem praktischen Arzt kann ich nur den Rat geben, die Finger von dieser unbequemen, vieldeutigen und unter Umständen schädlichen Prüfungsart wegzulassen, das um so mehr, als es viel einfachere Wege gibt, die besser und schneller zum Ziele führen.

Die Pirquet- sche Hauptprobe

Am leichtesten und bequemsten, zumal auch bei Kindern, die ja in erster Linie in Frage kommen, läßt sich die von Pirquet angege-

bene Hautprobe ausführen. Ich pflege sie so anzustellen, daß ich mit
einer nicht zu scharfen Impflanzette, die leicht durch Äther keimfrei
gemacht werden kann, auf beiden Unterarmen in etwa Pfennigstück-
größe die Haut oberflächlich kritzele, und zwar durch Striche, die sich
nach verschiedenen Richtungen kreuzen und dabei nicht zu tief gehen
dürfen, damit kein nennenswerter Blutaustritt erfolgt. Ein besonderes
Hilfsgerät, ein sog. Pirquetbohrer, wie man ihn vielfach anwendet,
ist weder nötig noch auch vorteilhaft; zur Not kann man sich dagegen
sehr gut mit einer ungebrauchten Stahlfeder behelfen. Die Kratzstelle
des einen, etwa des rechten Arms, wird zuerst mit reinem Wasser oder
mit Kochsalzlösung eingerieben und dient als Gegenprobe; die zweite
am linken Arm wird darauf mit unverdünntem Alttuberkulin in gleicher
Weise behandelt. Der Ausfall der Impfung wird erst nach einigen Tagen,
am besten am 3.—4. Tage abgelesen. Die Gegenprobe zeigt dann gar
keine Veränderung. Die Tuberkulinprüfung ist entweder ebenfalls unverändert und dann ist sie negativ ausgefallen. Oder aber man sieht dort
eine deutlich entzündliche Rötung, die sehr verschiedenen Stärkegrad aufweisen kann. Solche positive Tuberkulinprobe nach Pirquet kann
nämlich in einer leichten Rötung oder in einer etwas erhabenen roten
Quaddel im Bereich der Kratzstelle bestehen; sie kann aber auch mehr
oder minder weit über das Kratzfeld hinausgreifen und große derbe
gelblichrote Höfe und Platten setzen, die unter Umständen selbst mit
Bildung von Pusteln auf der Kuppe und entzündlichen Lymphsträngen
in der Nachbarschaft einhergehen.

Ich glaube, daß die Pirquetprobe, in der Weise ausgeführt, allen
praktischen Verhältnissen gerecht wird. Andere Verfahren sind entweder entbehrlich, wie z. B. die Einreibung von Tuberkulinsalbe nach
Moro, oder sogar untunlich und bisweilen schädlich, wie die von Calmette und Wolff-Eisner empfohlene Einträufelung verdünnter Tuber-
kulinlösung in den Augenbindesack (sog. Ophthalmoreaktion). Will man
aus bestimmten Gründen eine besonders feine Prüfung der Überempfindlichkeit vornehmen, so rate ich zu einer Einspritzung einer Tuberkulin-
verdünnung von 1:1000 oder sogar 1:100 in und zwischen die obersten
Schichten der Hautdecke. Bei diesem intrakutanen Verfahren wird eine aus-
gekochte Spritze mit feiner Nadel in die Oberhaut so eingeführt, daß
beim Einfließenlassen der Impfflüssigkeit eine etwa linsengroße weiße
Quaddel entsteht. Auch hier werden, meist schon nach 1—2 Tagen,
entzündliche Höfe und Platten von sehr verschiedener Stärke erzeugt,
die sich bis zur Bildung kleiner Gewebsverluste steigern können. Diese
Impfung ist, wie gesagt, bei weitem die feinste, leider aber auch etwas
umständlich, weil sie sehr sorgfältige Vorbereitung und den Besitz mehrerer Spritzen erfordert, die ausschließlich für diese Prüfung gebraucht
werden. Denn auch hier ist eine Gegenprobe mit Karbolkochsalzwasser
unentbehrlich, und die beiden Spritzen dürfen mit keinen anderen
Stoffen in Berührung kommen, soll nicht die fast überfeine Probe in
ihrer Eindeutigkeit gefährdet werden.

Wir haben jetzt das Rüstzeug kennen gelernt, das uns zur Erkennung der Lungentuberkulose zur Verfügung steht. Ich hoffe auch, dem Leser gezeigt zu haben, daß der Arzt, wenn er von allen Hilfsmitteln ausgiebigen und gewissenhaften Gebrauch macht, wohl gerüstet und ohne Zagen an die Untersuchung eines Brustkranken herantreten darf. In der Tat ist denn auch eine ausgesprochene Lungentuberkulose in vielen Fällen leicht als solche zu erkennen, so leicht, daß sich manche harmlosen ärztlichen Gemüter leider einreden, die Lungentuberkulose überhaupt sei unschwer und mühelos festzustellen. Das ist eine grundfalsche Auffassung, der man nicht oft und scharf genug widersprechen kann. Die Diagnose der beginnenden Lungentuberkulose gehört zu den schwierigsten Aufgaben der inneren Medizin. Wer das nicht glauben will, der zeigt eben nur, daß er auf diesem Gebiete nicht heimisch ist. Ich möchte demgegenüber mit aller Entschiedenheit die Ansicht vertreten,

Fehldiagnosen

daß nirgendwo so viele Fehldiagnosen gestellt werden wie gerade hier. Wer in der Kriegszeit Gelegenheit gehabt hat, Lazarette zu besichtigen, oder wer die Insassen mancher Lungenheilstätten kennt, der weiß ein Lied davon zu singen, wie oft selbst beim besten Willen gefehlt wird. Damit soll also beileibe kein persönlicher Vorwurf erhoben werden, sondern die Schwierigkeit liegt in der Sache selbst, und es ist meine Pflicht, dem Leser darüber reinen Wein einzuschenken.

Aber die Möglichkeit des Irrtums ist doch nicht allein auf die Frühzeit der Krankheit eingeschränkt. Verwechselungen mit anderen Lungenerkrankungen sind auch dann an der Tagesordnung, wenn klinisch sinnfällige Krankheitszeichen vorhanden sind. Freilich ist die irrtümliche Verkennung einer Lungentuberkulose nur dann zu entschuldigen, wenn wiederholte Untersuchungen des Auswurfs keine Tuberkelbazillen haben finden lassen. Da das aber, wie wir wissen, oft genug vorkommt, so habe ich noch zu erörtern, welche Lungenkrankheiten mit der Lungentuberkulose verwechselt und wie sie von dieser allenfalls unterschieden werden können.

Pilzerkrankungen der Lungen

Sehr selten sind chronische Erkrankungen der Lungen, die durch höherstehende Pilze erzeugt werden. Ich nenne da die Strahlenpilze (Aktinomykose), Fadenpilze (Streptothrichose) und Schimmelpilze (Aspergillose). Alle diese Erkrankungsformen können der Tuberkulose täuschend ähnlich sein. Falls nicht andere oberflächlich gelegene Körperteile, wie z. B. Haut und Knochen bei Aktinomykose, gleichzeitig befallen sind, so kann die sichere Diagnose nur in den Fällen gestellt werden, wo die besonderen Erreger im Auswurf erscheinen.

Staublungen

Auch das Krankheitsbild der Lungenveränderungen, die durch berufsmäßige Einatmung von Staub verschiedener Art, wie Kohlen-, Stein-, Metallstaub, entstehen, pflegt einer chronischen Lungentuberkulose zu gleichen. Doch kommt es bei diesen sog. Pneumokoniosen öfter zur Bildung von Bronchiektasien, die unter Umständen besondere klinische Merkmale bieten, manchmal aber ebenfalls der geschwürigen Form der Schwindsucht ähneln können. Nur die Vorgeschichte läßt dann an den Ursprung der Krankheit denken. Anderseits neigen diese

Erkrankungen dazu, — meist wohl durch Aufflackern alter Herde —, in echte Tuberkulose überzugehen. In solchen Fällen ist natürlich eine klinische Abgrenzung beider Vorgänge unmöglich. Wenn auch die Staublunge im allgemeinen nicht allzu häufig ist, so muß man praktisch mit ihr ernstlich rechnen, zumal dort, wo sie, wie in gewissen Industriebezirken, in örtlicher Anhäufung auftritt.

Bösartige Geschwülste, die in den Lungen sowohl an Ort und Stelle entstehen als auch dorthin verschleppt werden können, sind bei genauer Untersuchung in der Regel leichter von tuberkulösen Erkrankungen zu trennen, obwohl sie mit dieser in gewissen Krankheitszeichen übereinstimmen können. Neben krampfhaften Hustenanfällen nenne ich da vor allem den häufigen Blutauswurf und die oft blutigen Ergüsse der Brusthöhle bei Lungengeschwülsten. Kleinere verschleppte Geschwulstknoten lassen sich wohl nur im Röntgenbild durch ihre scharfen Umrisse erkennen. Dagegen bietet der eigentliche Lungenkrebs oft auch sonst recht deutliche Kennzeichen. Er verursacht eine sehr dichte Dämpfung, über der das Atemgeräusch stark herabgesetzt oder ganz aufgehoben wird, zumal dann, wenn der Krebs von der Schleimhaut eines großen Bronchus ausgeht und diesen völlig verstopft, was nicht selten geschieht. Dabei bestehen nur wenige oder gar keine Nebengeräusche, und im weiten Gegensatz zur Tuberkulose werden die Lungenpforten und die Unterlappen bevorzugt. Daß ein solcher Krebs sich auch bei der Röntgendurchleuchtung und -aufnahme meist ganz anders darstellt als ein tuberkulöser Herd, versteht sich von selbst. Schwieriger aber gestalten sich die Dinge, wenn das Brustfell beteiligt ist, besonders schwierig dann, wenn sich dieses durch Krebswucherung in eine Geschwulstplatte verwandelt hat, die ganz ähnliche Erscheinungen wie eine tuberkulöse Schwarte bieten kann. Ein großer Erguß, der überdies viel häufiger als bei der Tuberkulose stark blutige Beschaffenheit hat, kann die Geschwulst verdecken. Aber nach künstlicher Entfernung der Flüssigkeiten treten doch wieder leichter zu deutende Verhältnisse zutage. Außerdem bietet die mikroskopische Untersuchung des Ergusses weitere Handhaben für die richtige Diagnose, sei es, daß sich echte Geschwulstzellen nachweisen lassen, sei es, daß sich reichliche Körnchenkugeln finden, die ebenfalls gegen Tuberkulose sprechen.

Recht unbestimmte Erscheinungen macht eine andere seltene Erkrankung der Lungen, die ich wegen ihrer geschwulstartigen Beschaffenheit den Neubildungen anreihen kann. Ich meine den Hundebandwurm oder Echinokokkus, der bisweilen ansehnliche mit Flüssigkeit gefüllte Blasen in den Lungen, und zwar am häufigsten in den Unterlappen, bildet. Die Diagnose ist sofort gegeben, wenn diese Gebilde ganz oder teilweise in die Bronchien durchbrechen und entleert werden. Die eigenartig geschichteten Häute der Blasen sowie mikroskopisch die leicht zu erkennenden Häkchen und Jugendformen des Bandwurms (Skolices) klären die Natur des Leidens sofort auf. Diese Entleerung ist aber nicht häufig; meist entwickelt sich der Echinokokkus der Lungen langsam und schleichend und muß durch klinische Untersuchung aufgedeckt werden. Die persönlichen Zeichen deuten lediglich auf einen raumbeengenden Vorgang im Brustkorb hin, und sachlich läßt sich in der Regel nur eine Dämpfung nachweisen, deren Deutlichkeit oft durch die Tiefenlage eingeschränkt wird. Wenn man aber überhaupt an die Möglichkeit dieses Leidens denkt und vielleicht dazu durch die Vorgeschichte des Kranken ermuntert wird, so gibt die Röntgenuntersuchung wohl meist die richtige Deutung. Denn derartig scharf begrenzte, rundliche oder eiförmige Geschwülste, wie sie dieser Bandwurm bildet, dürften sonst kaum in den Lungen angetroffen werden. Zu warnen aber ist vor einer voreiligen und neugierigen Punktion der Blase, die leicht dazu führt, die Krankheit zu verschleppen und den in jedem Falle nötigen chirurgischen Eingriff zu erschweren.

Lungenbrand

Leicht zu erkennen und von der Tuberkulose zu unterscheiden ist in der Mehrzahl der Fälle der Lungenbrand. Schwerer Allgemeinzustand bei meist umschriebenen Lungenerscheinungen, stinkend fauliger Auswurf, der trotz sichtlicher Gewebszerstörung in den Lungen keine elastischen Fasern enthält, endlich das oft eindeutige Röntgenbild, das eine Höhlung zeigt, teilweise angefüllt mit schwappender Flüssigkeit und ringsumgeben von entzündlich verdichtetem Lungengewebe — das sind die wichtigsten Merkmale, die in der Regel vor Verwechselungen schützen dürften.

Lungenabszeß

Eher kann ein Lungenabszeß klinisch an Tuberkulose denken lassen, da er oft mit anderweitigen bronchopneumonischen Verdichtungen vergesellschaftet ist. Die Entstehungsgeschichte der Krankheit, der massige, rein eitrige Auswurf, der reich an elastischen Fasern zu sein pflegt, sowie das Röntgenbild werden doch wohl in den meisten Fällen den rechten Weg weisen.

Bronchiektasien

Die Bronchiektasien der Lungen geben ein Krankheitsbild, das in vielen Punkten an das der Lungentuberkulose erinnert, sich von dieser aber doch bei aufmerksamer Beobachtung gut abgrenzen läßt. Gemeinsam ist der chronische Verlauf, der bei den Bronchiektasien noch langsamer ist und später zu schwindsuchtähnlicher Abmagerung führt. Häufig sind ebenfalls bei beiden Krankheiten die Lungenblutungen, die jedoch bei der Tuberkulose öfter ein gefährliches Ausmaß annehmen. Der Auswurf der Bronchiektatiker ist meist sehr reichlich, die Ausscheidungen pflegen sich allmählich in den Hohlräumen anzusammeln und werden dann auf einmal herausbefördert, so daß man von einer „maulvollen" Entleerung spricht. Im Spuckgefäß gesammelt, fließt der unangenehm süßlich, bisweilen auch faulig riechende Auswurf im Gegensatz zum geballten Auswurf der Tuberkulösen zusammen und setzt sich öfter in mehreren Schichten ab. Doch ist das sicher kein ganz durchgreifendes Unterscheidungsmerkmal. Das kann man auch von der eigentümlichen Erscheinung der Trommelschlägerfinger nicht schlankweg sagen, wenn diese auch weit häufiger bei Bronchiektasien als bei Tuberkulose beobachtet werden. Der zweifellos bedeutendste Unterschied zwischen den beiden Krankheiten liegt in der Verteilung der

Herde, die bei der Tuberkulose von oben nach unten an Grad und Stärke abnehmen, während die Bronchiektasien gerade die Unterlappen bevorzugen und die Oberlappen nur ausnahmsweise befallen. Auch im Röntgenbild spielt die Art der Verteilung die Hauptrolle zur Unterscheidung, denn den einzelnen Herden kann man es nicht ansehen, ob sie bronchiektatischer oder tuberkulöser Natur sind.

Man sollte denken, daß sich Stauungslungen infolge von Herzklappenfehlern oder von Herzmuskelentartungen scharf von tuberkulösen Lungenerkrankungen abheben. Das trifft auch zweifellos oft zu, dann nämlich, wenn die Herzerkrankung selber von vornherein feststeht. Aber nicht immer liegen die Dinge so einfach. Abgesehen von dem zufälligen Zusammentreffen von Klappenfehler und Lungentuberkulose, was nicht gerade gewöhnlich ist, gibt es manche Herzfehler, die recht schwer zu erkennen sind und die gerade zu den stärksten Stauungen im Lungenkreislauf führen. Das ist vor allem die Mitralstenose, die, obwohl sie sich nicht selten weder durch deutliche Geräusche noch durch sichtliche Vergrößerung verrät, doch zu den folgenschwersten Herzerkrankungen gehört. Solche Lungenstauungen, deren Ursache versteckt ist, können sich durchaus so anhören, wie gewisse Tuberkuloseformen, zumal wenn gleichzeitig Fieber besteht, was gar nicht selten ist, und wenn neben anderen Geräuschen die Zeichen blutiger Anschoppung des Lungengewebes vorhanden sind und da und dort entzündliche Verdichtungen vortäuschen. Auch das Röntgenverfahren läßt hier öfter, als man vermutet, im Stich. Denn das Schattenbild der Stauungslunge mit seinen strangartig verzweigten Verdichtungen, seiner starken Hiluszeichnung und seiner gar nicht seltenen Spitzenverdunkelung kann manchen Tuberkuloseformen auf ein Haar gleichen. Die Herzform ist aber bei diesen Klappenfehlern auch keineswegs eindeutig, und dazu kommt noch, daß doch auch die Lungentuberkulose zu Veränderungen des Herzens an Gestalt und Lage führen kann. Während im jüngeren Lebensalter Stauungslungen, die durch Herzklappenfehler bedingt sind, mitunter als Tuberkulose aufgefaßt werden, so können bei älteren Leuten umgekehrt tuberkulöse Lungenerkrankungen leicht für Folgeerscheinungen einer Herzmuskelentartung gehalten werden. Es unterliegt wohl keinem Zweifel, daß an sich die Lungentuberkulose mit dem höheren Alter an Häufigkeit abnimmt, während die Schar der Herzmuskelerkrankungen außerordentlich steigt. Aber es ist auch nicht minder zweifellos, daß die Alterstuberkulose weit schwerer zu erkennen ist als die Krankheitsformen, die im jugendlichen und mittleren Lebensalter gewöhnlich zu beobachten sind. Denn während diese in der Regel dem Ohr scharf bestimmte Erscheinungen bieten, so ist im Greisenalter alles unbestimmt und ausdruckslos. Dichte Dämpfungen fehlen ebenso wie umschriebene Verdichtungen mit hochbronchialem Atmen, statt klingenden Rasselns hört man überwiegend einfach trockene und feuchte Geräusche. Kurzum im gleichen Maße wie die anatomischen Vorgänge schlaffer und schleichender verlaufen, so sind auch ihre physikalischen Erscheinungen verwischter. Auf die Weise nähern sie sich aber außerordentlich den Lungenerscheinungen bei der Entartung oder Erweichung des Herzmuskels, so daß in dieser großen Erkrankungszahl die verhältnismäßig spärlichen Tuberkulosefälle des Greisenalters leicht übersehen und verkannt werden. Daß hier das Röntgenverfahren oft erst recht versagt, ist leider nur zu wahr, und von der Untersuchung des Auswurfs ist auch nicht viel zu erwarten. Denn die tuberkulösen Greise haben entweder keinen Auswurf oder sie schlucken ihn herunter. Jedenfalls bleibt die Tatsache bestehen, daß die Diagnose der Alterstuberkulose zu den schwierigsten Aufgaben auf unserem Sondergebiet gehört.

In vielen Punkten läßt sich das eben Gesagte auch auf die **Lungenerweiterung** des Greisenalters ausdehnen, zumal da die Herzschwäche bei dieser Erkrankung wesentlich mitspielt und sich in solchen Lungen besonders leicht Stauungen entwickeln. Anderseits ist es auch keineswegs selten, daß sich in diesen durch das Alter verkümmerten und erweiterten Lungen die Tuberkulose ausbreitet, während das echte und eigentliche Lungenemphysem, das bekanntlich nicht an das höhere Alter gebunden ist, nur selten von tuberkulösen Herderkrankungen heimgesucht wird. Die klassische Lungenblähung aber ist ein so scharf umrissener Krankheitszustand, daß er nicht so leicht mit der Tuberkulose verwechselt werden kann, und ich brauche daher wohl nicht auf die bekannten klinischen Merkmale dieser Erkrankung einzugehen.

Auch das **Asthma** ist unschwer von der Lungentuberkulose zu trennen. Ich will es daher nur erwähnen, ohne mich weiter darauf einzulassen. Da aber Asthmakranke den Arzt sehr häufig befragen, ob sie nicht doch tuberkulös wären, so sei noch darauf hingewiesen, daß sich bei ihnen manchmal noch längere Zeit nach einem Anfall trockene Katarrhe der Lungenspitzen nachweisen lassen, die aber nichts mit tuberkulösen Spitzenerkrankungen zu tun haben. Überhaupt sind trockene Geräusche als Zeichen eines einfachen, nicht tuberkulösen Katarrhs über den Lungenspitzen gar nicht so selten. Sie kommen beim Abklingen etwas länger dauernder Bronchitiden vor, ferner im Anschluß an Lungenentzündungen, und sie sind besonders häufig bei der seuchenhaften **Influenza**, die erst kürzlich wieder ihren Zug über die ganze Erde gemacht hat. Gerade bei der Influenza bleiben bisweilen noch geraume Zeit nach der Entfieberung deutliche katarrhalische Erscheinungen über den Spitzen bestehen, und mit dieser Tatsache muß der Arzt bekannt sein, wenn er nicht durch unbedachte Äußerungen das Wohl des Kranken und sein eigenes Ansehen aufs Spiel setzen will. Daß solche Spitzengeräusche gar nichts zu bedeuten haben und bald spurlos verschwinden, kann um so nachdrücklicher betont werden, als in Ärzte- und Laienkreisen vielfach die Meinung umgeht, daß die Influenza besonders gefährlich für die Ausbreitung etwa schon bestehender tuberkulöser Lungenherde ist. Nach meinen Erfahrungen ist diese Furcht übertrieben, und so gefährlich die letzte Influenza für junge kräftige Personen gewesen ist, so wenig unmittelbare Schäden habe ich von ihr bei tuberkulösen Kranken gesehen. Selbstverständlich geht eine solche schwere Infektionskrankheit an vorgeschrittenen Tuberkulösen nicht spurlos vorüber, aber ich habe doch auch manche ausgesprochene Lungenkranke die Influenza glatt und anstandslos überstehen sehen. Ja, ich möchte fast glauben, daß ein gewöhnlicher, aber heftiger und fieberhafter Erkältungskatarrh der Bronchien unter Umständen mehr Unheil anrichtet als die gefürchtete Influenza. Etwas anders steht es allerdings, wenn sich zur Influenza, wie so häufig, eine Lungenentzündung hinzugesellt. Diese Pneumonien, die wohl meist durch eine besondere Art von Streptokokken erzeugt werden und an sich schon sehr gefährlich sind, können sich nach dem, was ich gesehen habe, nicht ganz selten in käsige tuberkulöse Verdichtungen umwandeln und dann schnell zum Tode führen. Ich erwähne das gerade in diesem Abschnitte, weil eine Diagnose dieser Umwandlung, die sich doch unter den Augen des Arztes vollzieht, physikalisch überhaupt nicht zu stellen ist, klinisch aber nur manchmal aus dem Mißverhältnis vermutet werden kann, das zwischen dem hochfieberhaften Verlauf und dem verhältnismäßig geringen persönlichen Krankheitsgefühl besteht. Da auch die Röntgenstrahlen in diesen Fällen meist versagen, so wird die Diagnose nur dann zur Gewißheit, wenn die Tuberkelbazillen im Auswurf erscheinen, was allerdings wohl meist nicht lange auf sich warten läßt.

Übrigens können natürlich auch echte kruppöse Lungenent- Lungenent-
zündungen zündungen tuberkulös werden und sich in käsige Pneumonien umwandeln, ohne daß sich dadurch etwas an den nachweisbaren Erscheinungen des Klopfschalles und der Atemgeräusche ändert. Überhaupt können alle Lungenentzündungen, die sich nicht lösen und daher chronisch werden, ob sie durch Pneumokokken, Streptokokken oder andere Bakterien erzeugt werden, an sich von tuberkulösen Vorgängen nicht unterschieden werden. Nur der bakteriologische Befund, die Vorgeschichte und die örtliche Verteilung der Erkrankung können zur genauen Diagnose verhelfen. Denn eine chronische Pneumonie mit ihren bindegewebigen Schrumpfungen und Verhärtungen, ihren eitrigen Absonderungen und Einschmelzungen, ihren Erweiterungen der Bronchien bietet naturgemäß im großen und ganzen die gleichen mechanischen Verhältnisse wie gewisse Tuberkuloseformen und muß daher auch die gleichen sinnfälligen Äußerungen machen. Infolgedessen werden weder der klinische Untersuchungsbefund noch auch das Röntgenbild durchgreifende Unterschiede zwischen den beiden Erkrankungen erkennen lassen.

Ferner können wir vor die Frage gestellt werden, ob ein chro- Chronische
Bronchitis nischer Bronchialkatarrh etwas mit Tuberkulose zu tun haben kann. Da solche Kranken ständig husten und auswerfen, so pflegen sie selber oder ihre Angehörigen sehr besorgt zu sein, daß doch eine tuberkulöse Erkrankung dahintersteht. Im allgemeinen ist man ja durch die Art und Verteilung der Geräusche, durch das wenig gestörte Allgemeinbefinden, gegebenenfalls auch durch das Röntgenbild, wohl imstande, chronische Bronchitiden und Lungentuberkulosen auseinander zu halten. Das trifft aber nur zu, wenn es sich um reine Fälle, also nicht um Mischerkrankungen handelt. Nun kommen aber auch bei Tuberkulösen häufig Bronchialkatarrhe vor, und da kann es denn in der Tat schwierig sein, die beiden in ihrer Bedeutung so sehr verschiedenen Vorgänge zu trennen und richtig einzuschätzen. Man kann z. B. leicht in die Versuchung kommen, einen Kranken, der eine sichere, auch durch Bazillenbefund erhärtete Tuberkulose der Oberlappen und zugleich einen Bronchialkatarrh über den ganzen Lungen hat, für einen vorgeschrittenen Schwindsüchtigen zu halten, zumal dann, wenn es sich um einen von Haus aus schwächlichen und mageren Menschen handelt. Denn auf der anderen Seite können sich ja auch miliare und kleinherdige Aussaaten des Tuberkulosegiftes manchmal nur in trockenen katarrhalischen Geräuschen äußern. Da heißt es denn, alles, was man klinisch hört und sieht, genau abzuwägen und erst dann sein Urteil abzugeben, wenn man wirklich alle Hilfsmittel erschöpft hat, von denen in solchen Fällen oft erst die Röntgenuntersuchung das entscheidende Wort spricht.

Lungen-
syphilis Zum Schluß ist noch der Lungensyphilis zu gedenken, die klinisch in der Tat nicht leicht von der Tuberkulose abzugrenzen ist. Während man früher nur von der weißen Pneumonie der Kinder sprach und bei Erwachsenen kaum je an Lues der Lungen dachte, wissen wir heutzutage, daß die Syphilis die Atmungswerkzeuge auch im späteren Lebensalter keineswegs verschont. Leider sind unsere Kenntnisse auf diesem Gebiete sehr gering und unvollständig. Sichere anatomische Belege sind im ganzen nur spärlich vorhanden, aus dem einfachen Grunde, weil die Krankheit im Leben oft nicht erkannt wird und die syphilitischen Lungenveränderungen in der Leiche nicht ohne weiteres als solche anzusprechen sind. Da die Lungenlues entweder herdweise in Form von Gummiknoten oder in strangartiger Ausbreitung entlang den Verzweigungen der Bronchien und Gefäße oder endlich als zellige, sich in dem gesamten Zwischengewebe abspielende Entzündung auftreten kann, so wird man von vornherein ein recht vielgestaltiges klinisches Bild erwarten können. Das trifft in der Tat zu, es hat hier aber keinen Zweck, Einzelheiten zu schildern. Ich will deshalb nur soviel sagen, daß nach meinen Erfahrungen die rein physikalische Untersuchung kaum je imstande ist, die Lungenlues eindeutig von anderen Lungenerkrankungen zu scheiden. Daraus ergibt sich der praktische Rat, bei allen Lungenkranken, deren Auswurf keine Tuberkelbazillen enthält, stets an Lues zu denken, und auf andere Zeichen dieser Allgemeinerkrankung zu fahnden. Dazu gehört heutzutage vor allem auch, daß man das Blut auf den Ausfall der Wassermannschen Probe untersuchen läßt. Gegebenenfalls ist dann eine vorsichtige Behandlung zuerst mit Jodkali, später unter Umständen auch mit Salvarsan zu versuchen, während man gut tut, mit Quecksilber in noch unsicheren Fällen sehr zurückhaltend zu sein, weil dieses Mittel von Tuberkulösen im allgemeinen schlecht vertragen wird. Der Erfolg der Behandlung wird oft erst den Ausschlag geben, ob die Rechnung stimmt. Denn man darf nicht in den Fehler verfallen, was leider oft geschieht, beim positiven Ergebnis der Wassermannschen Blutprobe die vorhandenen Krankheitserscheinungen einfach in Bausch und Bogen für syphilitisch zu halten. Das ist überall falsch, erst recht aber bei den

Lungenerkrankungen. Denn ein früher luetisch angesteckter Mensch kann natürlich später lungentuberkulös werden, und es kommen auch sicher echte Verquickungen von Lues und Tuberkulose vor, die übrigens meist eine recht trübe Aussicht für die Zukunft eröffnen.

Voraussage der Lungentuberkulose.

Ich habe schon an anderer Stelle die allgemeine Voraussage der Lungentuberkulose gestreift und gesagt, daß es kaum möglich ist, genaue Richtlinien zu geben. Immerhin bedarf es doch einiger Winke, um sich im Einzelfall zurecht zu finden, und die sollen hier gegeben werden.

Wenn man einem Fall von Lungentuberkulose gegenübersteht, so wird der mutmaßliche Verlauf zunächst nach zwei Umständen zu beurteilen sein, die in der Krankheit selbst liegen. Es sind das der Grad und die Ausdehnung der Erkrankung. Damit wird freilich nichts weiter als die Binsenwahrheit ausgedrückt, daß sich, je leichter in ihrer Art und je begrenzter in ihrem räumlichen Umfange die krankhaften Veränderungen sind, desto besser auch die Aussichten auf Heilung gestalten und umgekehrt. Mit der Frage aber, wie nach diesen Gesichtspunkten die Voraussage eines tuberkulösen Falles zu stellen ist, setzen wir uns praktisch am besten auseinander, wenn wir die Erkrankungen an Lungentuberkulose entsprechend einteilen und jeden Einzelfall einer bestimmten Gruppe der Einteilung einreihen. Für den Entwicklungsgrad der Lungentuberkulose haben wir diese Arbeit bereits geleistet, und ich bräuche da nur auf den anatomischen Abschnitt zu verweisen. Wie sich der Leser erinnern wird, unterscheiden wir zunächst drei Hauptgruppen, in denen wir alle chronischen Fälle unterbringen können, die eine anatomische Eigenart zeigen:

1. Die verstreute knotige Lungentuberkulose.
2. Die bindegewebige und schrumpfende Lungentuberkulose.
3. Die großknotige bronchopneumonische Lungentuberkulose.

Von diesen drei Formen ist die zweite ihrem Wesen nach als die gutartigste zu bezeichnen. Die erste ist an sich weniger günstig; da aber alle beginnenden Erkrankungen zunächst in diese Gruppe fallen, so erhält man bei geeigneter Behandlung auch hier durchschnittlich gute Ergebnisse, die aber weit mehr als bei Gruppe 2 von der räumlichen Ausdehnung der Vorgänge abhängen. Endlich schließt die dritte Gruppe die Fälle ein, die von vornherein Neigung zur bösartigen Verbreitung und Fortwucherung der Krankheit besitzen, obwohl auch hier Stillstand und Heilung nicht ausgeschlossen ist.

Außer diesen drei Hauptformen haben wir noch vier weitere Gruppen aufgestellt, die für die Frage nach der Vorbedeutung von geringerem Belang sind:

4. Die Misch- und Übergangsformen.

Obwohl sie rein anatomisch vielleicht die meisten Fälle der eigentlichen chronischen Lungentuberkulosen umfassen, so empfiehlt es sich für klinische Zwecke, nur ganz auffällige Mischformen dieser Klasse zuzurechnen. Das sind aber im ganzen nur spärliche Fälle, über deren

Voraussage sich nichts Bestimmtes äußern läßt. Denn der mutmaßliche Verlauf kann erst dann im voraus beurteilt werden, sobald eine oder die andere anatomische Form in den Vordergrund rückt. Wenn das aber eintritt, so zählt man den betreffenden Fall, wie gesagt, zweckmäßig zu einer der ersten Hauptgruppen, wodurch die Voraussage ohne weiteres näher bestimmt ist.

5. Die kavernöse Lungenschwindsucht.
6. Die ausgedehnte käsige Pneumonie.
7. Die akute und chronische miliare Lungentuberkulose.

Die drei Nebengruppen könnte man für unsere jetzigen Zwecke auch zu einer einzigen zusammenfassen. Denn sie enthalten alle durchaus ungünstigen Krankheitsfälle, die jedenfalls nicht mehr Gegenstand einer erfolgreichen Behandlung sein können, sondern unweigerlich zum Tode führen. Freilich die Zeit, in der das geschieht, ist sehr verschieden. Während die Erkrankungen der Gruppe 7 ohne Ausnahme in wenigen Wochen oder Monaten tödlich verlaufen und auch die der Gruppe 6 meist nicht allzulange auf den verhängnisvollen Ausgang warten lassen, ist bei der eigentlichen Schwindsucht die Zeitdauer oft ganz unberechenbar. Der Tod kann ganz plötzlich und unvorhergesehen eintreten, auf der anderen Seite können die offenbarsten Todesanwärter noch unglaublich lange Zeit ihr kümmerliches Dasein fristen. Je mehr man da sieht und erfährt, desto vorsichtiger und zurückhaltender wird man auf die Frage der Angehörigen nach der mutmaßlichen Lebensdauer eines solchen Kranken antworten.

Die Einteilung nach Turban-GerhardtDa diese Einteilung nach ursprünglich anatomischen Gesichtspunkten den örtlichen Umfang der Erkrankung unberücksichtigt läßt, so bedarf sie einer entsprechenden Ergänzung. Das geschieht am besten nach dem Turban-Gerhardtschen Vorschlag auf folgende Weise:

I. Leichte, auf kleine Bezirke eines kleinen Lappens beschränkte Erkrankung, die z. B. bei doppelseitiger Erkrankung der Lungenspitzen nicht über die Schulterblattgräte und das Schlüsselbein, bei einseitiger vorn nicht über die zweite Rippe hinunterreichen darf.

II. Leichte, weiter als bei I., aber höchstens auf den Umfang eines Lappens, oder schwere, höchstens auf den Umfang eines halben Lappens ausgedehnte Erkrankung.

III. Alle über II. hinausgehenden Erkrankungen und alle mit erheblicher Höhlenbildung.

In diesem Grundriß sind als leichte Erkrankungen solche aufzufassen, die bei geringer Schallverkürzung und Dämpfung nur ein rauhes oder abgeschwächt-vesikuläres bis vesiko-bronchiales Atmen und fein- bis mittelblasiges Rasseln zeigen, im wesentlichen also zerstreuten tuberkulösen Verdichtungsherden entsprechen.

Mit schweren Erkrankungen sind ausgedehntere Verdichtungen gemeint, die mit starker Dämpfung und stark abgeschwächtem bis bronchialem Atmen mit oder ohne Rasselgeräusche einhergehen.

Alle Zerfallserscheinungen, die also durch ausgebreitetes klingendes

Rasseln, hohlen Klopfschall, amphorisches Atmen u. dgl. m. gekennzeichnet sind, fallen von vornherein unter Gruppe III.

Dämpfungen, die durch entzündliche Ergüsse im Brustraum bedingt sind, werden bei geringer Ausdehnung nicht gerechnet, bei größerem Umfang als Begleiterscheinungen der Lungentuberkulose gebucht.

Für jede Lungenseite wird auf Grund dieser Einteilung die Entwicklungsstufe der Krankheit besonders angegeben, das Gesamtergebnis aber nach der stärker erkrankten Seite berechnet: z. B. rechte Lunge == III, linke Lunge == II, ganze Lunge == III.

Obwohl alle menschlichen Einteilungen gegenüber den natürlichen Verhältnissen immer etwas Gewaltsames haben, so rate ich doch auch dem praktischen Arzt dazu, seine Tuberkulosefälle nach den Turban-Gerhardtschen, sowie nach meinen anatomischen Vorschlägen zu bezeichnen. Denn man zwingt sich dadurch, dem Einzelfall ein halbwegs anschauliches Bild zu geben, das sowohl für Diagnose wie Prognose wertvoll ist. Am besten geschieht das, indem man für den anatomischen Grundriß die arabischen, für den Turbanschen die römischen Zahlen wählt. Ich will, um das Verständnis zu erleichtern, zwei Beispiele geben: Rechte Lunge: Verstreute Herde über ganzem Oberlappen == II. 1. Linke Lunge: Ausgedehnte großknotige Verdichtungen über dem Oberlappen und der oberen Hälfte des Unterlappens mit klingenden Rasselgeräuschen über den höher gelegenen Teilen der erkrankten Lunge == III. 3. Will man die Befunde beider Lungen zu einem Gesamtergebnis zusammenfassen, so würde man III. 3 wählen, weil der Zustand der linken Lunge zweifellos das zeitige Krankheitsbild sowie den mutmaßlichen Verlauf beherrscht. Man würde also in die Krankengeschichte eintragen: r. II. 1, l. III. 3 == III. 3, und würde aus diesen kurzen Zeichen sofort einen leidlich anschaulichen Einblick in die anatomischen Vorgänge und einen demgemäß recht ungünstigen Ausblick in die Zukunft gewinnen.

Als zweites Beispiel wähle ich folgende Zusammenstellung: Rechte Lunge: Oberlappen, Mittellappen und oberer Teil des Unterlappens von einer bindegewebigen, schrumpfenden Form der Tuberkulose befallen, an der auch im unteren Teil des Unterlappens wenigstens das Rippenfell beteiligt ist == III. 2; linke Lunge: Verstreute Herde, auf die Spitze beschränkt == I. 1. Es ergeben sich also folgende Zeichen: r. III. 2, l. I. 1 == III. 2. Obwohl es sich hier also um eine recht ausgedehnte Erkrankung handelt, so liegen die Verhältnisse doch bei weitem nicht so ungünstig wie im ersten Beispiel. Vielmehr ist eine sachgemäße Behandlung in diesem Falle nicht nur angebracht, sondern auch durchaus aussichtsvoll.

Ich glaube, damit die Vorteile anschaulich verdeutlicht zu haben, die aus solchen einfachen Gruppeneinteilungen fließen, nicht zum wenigsten für die Voraussage eines tuberkulösen Krankheitsfalles, die uns hier beschäftigt. Aber wenn das geschehen ist, wenn ich also einen Fall von Lungentuberkulose in dieser Gruppenordnung untergebracht habe, so ist dadurch doch bei weitem nicht alles erschöpft, was auf den späteren Verlauf einwirken, ihn bestimmen und in andere Bahnen lenken kann. Es sind deshalb noch einige äußere Einflüsse zu besprechen, die für die Voraussage in Betracht kommen.

Äußere Einflüsse auf den Krankheitsverlauf Gewiß trifft es auch bei der Tuberkulose zu, daß im allgemeinen ein kräftig entwickelter und sonst gesunder Körper den eingedrungenen Schädlingen stärkeren Widerstand leistet und leichter mit ihnen fertig wird als ein schwächlich angelegter Körper. Wie wir aber bei dem letzten seuchenhaften Auftreten der Grippe zu unserer Überraschung sehen mußten, daß gerade die blühenden und kraftstrotzenden Menschenleben in erster Linie dieser Ansteckung zum Opfer fielen, so kann man bisweilen auch bei der Tuberkulose beobachten, daß ein gut gebauter und vollsäftiger Mensch scheinbar widerstandslos erliegt, während sich ein schwächlicher, schlecht entwickelter Körper zähe verteidigt und schließlich obsiegt. So läßt sich denn eine allgemein gültige Regel hier nicht aufstellen. Noch weniger gelingt das, wenn man der erblichen Belastung gedenkt, deren trübe Vorbedeutung bei älteren Ärzten noch heute als drohendes Gespenst herumspukt. Im allgemeinen wohl kaum mit Recht. Denn im Verhältnis der Sterblichkeit zur Krankenzahl möchten wohl eher die erblich belasteten hinter den nicht belasteten Tuberkulosekranken zurückstehen. Doch gibt es auch hier wieder Ausnahmen. Denn man erfährt dann und wann von schwer belasteten Familien, die in geradezu erschreckender Weise von der Tuberkulose heimgesucht und dahingerafft werden. Woran das liegt, ob lediglich an zufälligen äußeren oder auch an inneren gesetzmäßigen Ursachen, darüber läßt sich einstweilen noch nichts Bestimmtes sagen. Möglicherweise aber spielen da ungewöhnliche Immunitätsvorgänge mit, also innere Gründe, die jedoch noch der weiteren Erforschung harren und deshalb hier nur angedeutet sein sollen.

Wenn ich eben den kräftigen und den schwächlichen Körper gegenüberstellte und wenigstens in der Mehrzahl der Tuberkulosefälle jenem die günstigere Aussicht auf Heilung zusprach, so paßt das vielleicht in noch etwas höherem Grade und etwas allgemeinerer Geltung für den Vergleich zwischen dem im übrigen gesunden und dem auch sonst kranken Menschen. Denn es unterliegt keinem Zweifel, daß gewisse Krankheiten die Ausbreitung einer bestehenden Lungentuberkulose sichtlich begünstigen und fördern. Ich will hier nicht auf das seltene und mehr zufällige Zusammentreffen der Lungentuberkulose mit anderen Erkrankungen, etwa mit einem Krebs, zu sprechen kommen, wobei dann beide Krankheiten am gleichen Strang, d. h. an der Entkräftung des Körpers, ziehen und dadurch den Ausgang beschleunigen. Vielmehr ist mir darum zu tun, auf solche Krankheiten aufmerksam zu machen, die nicht nur häufig und dann fast regelmäßig, sondern die auch unmittelbar die Weiterentwicklung der Lungentuberkulose fördern, ohne selbst und an sich dem kranken Körper besonders gefährlich zu sein. Von den Allgemeinerkrankungen ist da die Syphilis, von den Organerkrankungen sind vor allem die Störungen der Verdauungsorgane und des Blutes zu nennen.

Daß auf dem von der Lues vorbereiteten Boden das tuberkulöse Gift besonders rasch und verderblich gedeiht, ist eine wohlbekannte Tatsache, die man auch bei der Lungentuberkulose beobachten kann. Nach meinen Eindrücken genügt schon, daß ein Kranker, ohne örtliche luetische Erscheinungen zu haben, noch unter dem Einfluß der syphilitischen Ansteckung steht, um die gleichzeitige Tuberkulose bösartiger zu gestalten. Freilich kann man sich darüber nur dann ein Urteil verschaffen, wenn man die Vorgeschichte der Kranken genau beachtet und in zahlreichen Fällen die Wassermannsche Blutprobe anstellt. In einzelnen Fällen aber kann man den verderblichen Einfluß der Syphilis auf die Tuberkulose auch unmittelbar beobachten. Wenn nämlich ein Lungenkranker sich mit frischer Lues ansteckt, so beobachtet man oft ein schnelles, unaufhaltsames Umsichgreifen der bis dahin durchaus gutartigen oder doch schleichend verlaufenen tuberkulösen Erkrankung. Noch offensichtlicher liegen die Dinge zutage, wenn sich, wie es zuweilen vorkommt, an einer und derselben Stelle, z. B. am Kehlkopf und auf der Haut, syphilitische und tuberkulöse Vorgänge vergesellschaften. Dann wird stets die Tuberkulose in auffallend bösartiger Form auftreten und bald die Oberhand gewinnen.

Klinisch leichter zu erfassen sind die Zusammenhänge zwischen Magen-Darmerkrankungen und Lungentuberkulose. Auf die Art dieser Begleiterkrankung kommt es wenig an, vielmehr im wesentlichen nur darauf, ob die Ernährung dauernd gestört ist oder nicht. Wie die Erfahrung immer wieder lehrt, am eindringlichsten vielleicht in der vergangenen Kriegs- und Hungerzeit gelehrt hat, sind die Aussichten der Lungenkranken auf Besserung und Heilung in weitestem Maße abhängig von der Möglichkeit einer durchweg reichlichen und guten Ernährung. Deshalb wird z. B. ein Magengeschwür, das trotz zeitweiliger stürmischer Erscheinungen in der Zwischenzeit mit einer befriedigenden verdauenden Leistung des Magens einhergeht und daher eine durchschnittlich ausreichende Nahrungsaufnahme zuläßt, den Lungentuberkulösen als solchen kaum schädigen, es sei denn, daß starke Magenblutungen einsetzen, die aber auf einem ganz anderen Brett stehen. Dagegen wird ein sonst belangloser chronischer Magenkatarrh oder auch nur eine nervöse Magenstörung, die eine dauernde Verminderung der Eßlust verursachen und deshalb die Ernährung beeinträchtigen kann, sehr viel ungünstiger auf den Brustkranken einwirken, als das an sich gefährlichere Magengeschwür. Daß stärkere Verdauungsstörungen des Magens und des Darms, wie z. B. das völlige Fehlen von Salzsäure und Pepsin oder das Bestehen von Durchfällen, für die Lungentuberkulose erst recht verderblich sind, versteht sich darnach von selbst. Aber es läßt sich jetzt auch verstehen, warum krankhafte Vorstellungen, die sich auf die Nahrungsaufnahme beziehen, also Verstimmungen rein gemütlicher Art, unter Umständen, die mit ihrer Dauer eng zusammenhängen, schon oft den besten Heilplan durchkreuzt haben, wie denn überhaupt bei Lungenkranken seelische Einflüsse für die Behandlung und deren Erfolg eine gewichtige Rolle spielen, die vom Arzt nicht übersehen werden darf.

10*

 Beim Blut ist einmal seine Beschaffenheit, anderseits sein Umlauf für den Ausgang der Lungentuberkulose von Bedeutung. Beides hängt freilich eng miteinander zusammen. Denn es kommt für die Heilungsaussichten hauptsächlich auf die ständige Zufuhr reichlichen und guten Blutes zu den erkrankten Lungen an. Dies Erfordernis kann natürlich auf verschiedene Art in Frage gestellt werden, entweder durch eine allgemeine Verschlechterung des Blutes oder durch örtliche Störungen des Lungenkreislaufes. Von den allgemeinen Blutveränderungen kommen hier die eigentlichen Blutkrankheiten, wie Leukämie und perniziöse Anämie, kaum in Frage. Dagegen sind die Bleichsucht, d. h. der Mangel an Blutfarbstoff, und die gewöhnlichste Form der Blutarmut, d. h. der Mangel an roten Blutkörperchen, in gleichem Maße schädlich für den gleichzeitig lungenkranken Menschen.

Mehr läßt sich auch einstweilen nicht sagen, als daß eine Verschlechterung des Blutes die Aussichten auf einen günstigen Ausgang der Tuberkulose trübt. Ob und an welchen Einzelbestandteilen des Blutes die Wirkung auf den tuberkulösen Krankheitsverlauf haftet, darüber läßt sich trotz vieler Bemühungen und ebenso vieler Lehrmeinungen ein stichhaltiges Urteil nicht fällen. Es ist auch nach meinen Erfahrungen verfrüht, aus dem Arnethschen Blutbilde, das die Verteilung der verschiedenen Leukozytenformen berücksichtigt, bindende Schlüsse für die Voraussage der Tuberkulose ziehen zu wollen. Ich kann dies Verfahren daher beiseite lassen, und das um so eher, als es für den praktischen Arzt viel zu verwickelt und umständlich ist, und schon deshalb nicht in Frage kommt, mag auch der Grundgedanke nicht ganz von der Hand zu weisen sein. Will der Arzt sich also ein genaueres Bild von der Blutbeschaffenheit seiner Lungenkranken verschaffen, so hat er einstweilen keinen Anlaß, aus dem Rahmen der auch sonst üblichen Blutuntersuchung herauszutreten. Jedenfalls sollte der Arzt unserer Tage verhältnismäßig so einfache Verfahren wie die Bestimmung des Blutfarbstoffes, die Zählung der roten und weißen Blutzellen und die Färbung von Blutausstrichen beherrschen. Zum mindesten aber darf man verlangen, daß die Diagnose der Blutarmut nicht aufs Geratewohl und in oft trügerischem Vertrauen auf den eigenen Kennerblick gestellt wird. Hinter einer scheinbaren Blässe der Haut verbirgt sich oft gar keine Blutarmut, sondern eine Erkrankung der Gefäßnerven, also eine sog. vegetative Neurose, deren Behandlung mit Eisen ganz sinn- und zwecklos ist. Diese Bemerkung gilt natürlich nicht allein für die Tuberkulose, sondern ganz allgemein, ich wollte sie aber nicht unterdrücken, weil ich weiß, welch schädliche Verwirrung oft auf unserem Gebiet mit der unbegründeten Annahme einer Blutarmut angerichtet wird. Um einer solchen Fehlmeinung aus dem Wege zu gehen, braucht der Arzt wirklich nichts weiter zu tun, als den Blutfarbstoff zu bestimmen und einen Blick durch das Mikroskop auf ein frisches ungefärbtes Blutpräparat zu werfen, eine Arbeit, die ihn keine 5 Minuten in Anspruch nimmt und ihn gleichzeitig instand setzt, ein sachliches Urteil abzugeben.

Im Sinne der Blutarmut wirken natürlich auch größere oder öfter wiederholte Blutungen. Auf die Gefahren, die infolgedessen aus Magen- oder Darmgeschwüren, aus Hämorrhoiden und Gebärmuttererkrankungen für Lungentuberkulose entstehen können, brauche ich hier nur hinzuweisen. Zwei Arten von Blutungen aber bergen noch besondere Gefahren in sich, die über den eigentlichen Blutverlust hinausgehen. Die Lungenblutungen, die von der Krankheit selbst ausgehen, wirken natürlich, wenn sie oft und in reichlicher Menge auftreten, auch im Sinne der allgemeinen Blutverarmung ein. Viel häufiger sind hier aber die Schädigungen, die das Lungengewebe selbst erfährt und die oft eine schnelle Ausbreitung der Tuberkulose an Ort und Stelle veranlassen. Jedenfalls sind alle Lungenerkrankungen, die mit regelmäßig wiederholten Blutungen einhergehen, von übler Vorbedeutung. Das trifft auch dann zu, wenn von Haus aus die Erscheinungsform der Tuberkulose gutartiger, etwa bindegewebiger, Natur war. Selbstverständlich aber darf man das Kind nicht mit dem Bade ausschütten und jede kleine Lungenblutung mit besorgter Miene betrachten. Vereinzeltem Bluthusten entgeht kaum ein Fall von chronischer Tuberkulose. Hier handelt es sich aber um die Fälle, wo augenscheinlich die Tuberkulosewucherung in den Gefäßen oder Gefäßscheiden verläuft und deshalb fast gewohnheitsmäßig zur Verletzung der Gefäßwand und damit zu Blutungen führt. Derartige Vorgänge bedingen einen ungünstigen Verlauf, während vereinzelte Blutungen als solche höchstens durch ihre Größe gefährlich werden können.

Die zweite Art der Blutungen, die für die weitere Gefährdung der Kranken besonders in Frage kommt, hängt mit Schwangerschaft, Geburt und Wochenbett zusammen. Hier spielt zweifellos der Blutverlust, der ja immer beträchtlich ist, eine nicht zu unterschätzende Rolle. Aber es werden doch auch sonst gewaltige Anforderungen während der ganzen Zeit an den weiblichen und mütterlichen Körper gestellt, Anforderungen, die die Lungenkranken leider oft mit außerordentlicher Verschlimmerung des Leidens oder mit dem Tode bezahlen müssen. In der Tat ist bei jeder ausgesprochenen Lungentuberkulose der Eintritt der Schwangerschaft ein verhängnisvolles Geschehnis und mit vollem Recht von Ärzten und Laien gefürchtet. Freilich darf man auch hier den Bogen nicht zu straff spannen, und nicht bei jeder beginnenden Spitzenerkrankung an eine künstliche Unterbrechung der Schwangerschaft herantreten. Doch sind die Maßnahmen, die der Arzt bei tuberkulösen Schwangeren zu treffen hat, so einschneidend und von so vielen Erwägungen abhängig, daß ich an anderer Stelle auf diese Verhältnisse ausführlicher zurückkommen muß.

Ein schlechter Umlauf des Blutes in den Lungen ist in weitem Maße abhängig von dem Zustand oder der Leistung des Herzens. Man könnte also wohl auf den Gedanken kommen, daß jede Störung der Herztätigkeit für die Entwicklung und den Verlauf der Lungentuberkulose schädlich sein müßte. Das ist aber keineswegs der Fall. Vielmehr haben wir schon gesehen, daß gewisse Herzfehler die Ausbreitung des tuberkulösen Giftes in den Lungen in der Regel geradezu hemmen.

Und zwar sind das alle die Herzerkrankungen, die oft und leicht zu einer Stauung, also zu einer Überfüllung des kleinen Kreislaufs führen. Vor allem sind da die Mitralfehler zu nennen, und unter ihnen steht wieder die Mitralstenose an der Spitze, die in der Tat den stärksten Schutz gegen die Tuberkulose zu gewähren scheint. Wenn nun eine Überfüllung des Lungenkreislaufs günstig in diesem Sinne wirkt, so müßte die örtliche Blutverminderung den entgegengesetzten Erfolg haben. Machen wir die Probe auf diese Rechnung, so sehen wir, daß dem wirklich so ist. Keine Herzerkrankung erzeugt eine so geringe und ungenügende Durchblutung der Lungen wie die Verengerung der Pulmonalklappe, die bekanntlich meist angeboren ist. Fast alle diese Kranken aber gehen an Lungentuberkulose zugrunde. Das ist nun freilich ein Beispiel, wo die Verhältnisse von Ursache und Wirkung aufs äußerste zugespitzt sind. Aber wir können doch daraus schon schließen, daß in abgestufter Form der gleiche Vorgang auch bei minder schweren Herzerkrankungen, die im selben Sinne wie die Pulmonalstenose wirken, voraussichtlich zu beobachten sein wird. Die Erfahrung bestätigt das, wenn auch naturgemäß nicht so offensichtlich und ausnahmslos wie dort im Beispiel, von dem wir ausgingen. Auch sind es nicht die eigentlichen Klappenfehler oder die sonstigen ausgesprochenen anatomischen Herzerkrankungen, die hier die Hauptrolle spielen. Vielmehr sind es die von Haus aus schwächlich angelegten oder im späteren Leben schwächlich gewordenen Herzen, die eine unzulängliche Durchblutung der Atemwerkzeuge verursachen. Die Schwäche bezieht sich natürlich auf die Leistungsfähigkeit, also auf die Muskelkraft des Herzens, und vor allem führt deshalb die Erschlaffung der rechten Herzkammer zu verminderter Blutzufuhr zu den Lungen und begünstigt dadurch das Wachstum der tuberkulösen Herde. Ich kann mich wohl mit diesen kurzen Ausführungen begnügen, da hier nicht der Ort ist, auf das Heer dieser Herzstörungen einzugehen. Der Tuberkulosearzt wird aber gut tun, dem Herzen und seiner Leistungsfähigkeit seine ganze Aufmerksamkeit zu schenken, und zwar sowohl bei der Behandlung des Kranken, als auch bei der Beurteilung des voraussichtlichen Krankheitsverlaufs.

Die
seelischen
Einflüsse Auf das gemütliche Verhalten der Lungenkranken habe ich schon mehrfach hingewiesen, zumal als ich in diesem Zusammenhange die Verdauungsstörungen berührte. Es kann aber kein Zweifel sein, daß auch ganz allgemein die seelische Stimmung für die Voraussage der Lungentuberkulose sehr bedeutungsvoll ist. Der mit Frohsinn und Heiterkeit oder mit der nötigen Gemütsruhe bedachte Kranke wird, wenn alles andere gleich steht, unstreitig die besseren Genesungsaussichten haben, als der unruhige, leicht erregte, überbesorgliche und ängstliche Mensch. Jeder erfahrene Tuberkulosearzt wird mir darin recht geben, daß viele Tuberkulöse von den kleinen Stimmungen und Verstimmungen des Gemütslebens in außerordentlichem Maße abhängig sind, und daß auf diesem Gebiet gerade vom behandelnden Arzt manches klugerweise getan werden kann, und leider manches unklugerweise verabsäumt wird. Freilich gilt es da ganz besonders, nicht alles über einen Kamm zu scheren. Die Fähigkeit des Arztes, in wenigen passenden und bestimmten Worten, in launigem Scherz oder in bitterem Ernst, seine Kranken entsprechend ihrer Eigenart seelisch zu beeinflussen, sie anzuspornen oder zu zügeln, ist eine Kunst, die nur in der Erfahrung ausreifen, nicht aber aus Büchern gelernt werden kann. Für die Tuberkulose gilt es vor allem, Maß und Stetigkeit zu halten und in der gemütlichen Verfassung der Kranken herzustellen. Der Traurige und Verstimmte muß aufgeheitert, der Besorgte abgelenkt und beruhigt werden. Auf der anderen Seite darf aber auch die Heiterkeit nicht in Ausgelassenheit, die Gemütsruhe nicht in Gleichgültigkeit und Leichtsinn ausarten. Die goldene Mittelstraße führt am besten zu dem, was not tut, und insofern ist die Beschäftigung mit dem Gefühlsleben der Kranken nicht allein wissenswert für den behandelnden Arzt, sondern gibt ihm auch praktische Fingerzeige, wie er die Aussichten auf Gesundung seiner Kranken zu sichern und zu mehren vermag.

Das **Geschlecht** gibt keine Anhaltspunkte für die Voraussage der Lungentuberkulose. Was der Mann an Schädigungen unter Umständen durch seinen Beruf auszuhalten hat, das wird bei der Frau durch die Gefahr von Entbindungen und Wochenbetten aufgewogen. Anders steht es mit dem **Alter** des Kranken, dem gewisse allgemeine Einflüsse auf den Krankheitsverlauf zuzukommen scheinen. Das Kind im ersten Lebensjahr pflegt, wenn es tuberkulös angesteckt wird, rettungslos dem Tode an allgemeiner Tuberkulose verfallen zu sein. Dieses Höchstmaß der Gefährlichkeit nimmt mit den Jahren verhältnismäßig ab, entsprechend dem Gesetz: je häufiger die Krankheitszahl, desto geringer die Sterblichkeit. Mit dem 7.—8. Lebensjahr lenkt die Tuberkulose bereits in anderes Fahrwasser ein. Statt der kindlichen Formen, die wir noch später zu besprechen haben werden, treten immer mehr die chronischen örtlichen Erkrankungen, insbesondere die Lungentuberkulose, in den Vordergrund, und mit dem Eintritt in die Geschlechtsreife fällt auch der Übergang zu den Erscheinungsformen zusammen, die wir bei der Tuberkulose der Erwachsenen zu sehen gewöhnt sind. In den ersten Jahren nach der Geschlechtsreife ist allerdings die Bösartigkeit der Schwindsucht und demgemäß ihre Sterblichkeit größer. Mit steigendem Alter nehmen die Gefahren aber beträchtlich ab, und in höherem Alter ist die Sterblichkeit geradezu als gering zu bezeichnen. Jenseits des 60. Lebensjahres tritt allerdings wieder ein Umschlag ein. Die Widerstandskraft gegen das Tuberkulosegift ist erloschen, Besserungen oder gar Heilungen der Krankheit kommen kaum noch vor, und die Sterblichkeit steigt dementsprechend ständig an, während allerdings die Zahl der Erkrankungen umgekehrt in starkem Absinken begriffen ist.

Endlich sind auch in gewissem Grade die **gesellschaftlichen** Verhältnisse der Lungenkranken, zumal die Vermögensverhältnisse, mitbestimmend auf den Ausgang der Lungentuberkulose. Je mehr sich ein Kranker durch seine äußeren Umstände in die Lage versetzt sieht, viel für seine Gesundheit tun zu können, um so besser werden sich

auch seine Aussichten auf endliche Genesung gestalten. Gute Ernährung, Aufenthalt in guter Luft, Ausspannung von Beruf und Geschäft,
Befreiung von körperlichen Anstrengungen u. dgl. m., das sind alles
Dinge, die Geld kosten. Freilich ist durch die neuzeitliche Gesetzgebung und durch das Versicherungswesen dafür gesorgt, daß ärztliche
Behandlung, Luft-, Liege- und Ernährungskuren auch dem minderbegüterten und armen Teil der tuberkulösen Bevölkerung zugute kommen.
Dadurch ist in der Tat in mancher Beziehung ein sehr wohltätiger
Ausgleich geschaffen. Aber wer wollte leugnen, daß kommenden Geschlechtern noch manches zu tun übrig bleibt, um der großen Mehrzahl
der tuberkulosekranken Menschen die Überwindung ihres Leidens nach
Möglichkeit zu erleichtern?

Die Behandlung der Lungentuberkulose.

Wir haben heutzutage eine ganze Reihe von Verfahren, die die
Heilung oder doch die Besserung der Tuberkulosekranken auf verschiedenen Wegen anstreben. Soweit diese Wege bereits gangbar sind und
sich als zuverlässig erwiesen haben, werden wir sie in diesem Abschnitt
verfolgen, ohne uns in allzuviel Einzelheiten und Kleinigkeiten zu verlieren.

Aus grundsätzlichen Erwägungen stelle ich an die Spitze die sog.
spezifische Behandlung, d. h. das Verfahren, das versucht, die Krankheit mit ihren eigenen Waffen anzugreifen und zu schlagen. Ich tue
das nicht, weil ich überzeugt bin, daß diese Behandlungsart alle anderen
überflüssig macht. Ganz im Gegenteil: ohne Ruhe, reine Luft und vor
allem gute und reichliche Ernährung ist auch die spezifische Behandlung nicht denkbar, und in Zeiten der Not, wie wir sie jetzt durchleben, müssen daher die Erfolge auch des besten Heilverfahrens herabsinken. Vielmehr schiebe ich deshalb den spezifischen Heilplan absichtlich in den Vordergrund, weil er der einzige ist, der das Übel an
der Wurzel packt und also ursächlich wirkt, und weil ich glaube, daß
es Zeit ist, die praktischen Ärzte, die immer noch ablehnend und
gleichgültig oder doch zögernd und unschlüssig diesen Bestrebungen
gegenüberstehen, zu ermuntern, frisch die Hand ans Werk zu legen
und sich durch die Erfahrung eines Besseren belehren zu lassen. Denn
wenn auch keines der vielen spezifischen Tuberkulosemittel für sich in
Anspruch nehmen kann, daß es ein nie versagendes Zaubermittel ist,
so läßt sich doch anderseits auch nicht leugnen, daß im Verein mit
vernünftiger Allgemeinbehandlung kein anderes Verfahren so schnell
und sicher, wenn nicht stets zum Ziele, so doch vorwärts führt. Da
sollte aber heute wirklich jeder Arzt mithelfen, soweit es in sein Arbeitsfeld hineinpaßt. Mag auch auf diesem Gebiet noch vieles unvollkommen
erscheinen, so ist der Weg, der da beschritten wird, doch im Grunde
kein anderer, als den die Natur selber beschreitet. Auch bei der Tuberkulose, die von selbst ausheilt, — und wir wissen heutzutage, zumal
von der Lungentuberkulose, daß das tausendfältig geschieht —, geht

der sich wehrende Körper von den Tuberkelbazillenstoffen aus, die er
benutzt, um auf sie abgestimmte Abwehrstoffe zu bilden und so den
Feind aus dem Felde zu schlagen. Warum soll der Arzt nicht denselben Weg verfolgen, den die Natur ihm vorzeigt, warum soll er nicht
ein Heilverfahren anwenden, das in Wahrheit ein Naturheilverfahren
genannt werden darf, selbst dann, wenn es, wie zurzeit, noch nicht gelungen ist, der Natur alle ihre Geheimnisse abzulauschen? Wahr ist es
freilich, daß uns die Natur das wichtigste Geheimnis verborgen hält.
Wir wissen nichts über die Beschaffenheit der Abwehrstoffe noch auch
über ihre Bildungsstätten, ja wir wissen nicht einmal, ob es sich wirklich
um Stoffe oder nicht vielmehr um Kräfte handelt. Dagegen können
wir mit einiger Bestimmtheit behaupten, daß diese Abwehrstoffe oder
Antikörper, wie man sie ganz allgemein zu nennen pflegt, bei der
Tuberkulose nicht vorwiegend im Blute vorhanden sind oder jedenfalls
dort nur vorübergehend und in geringer Menge nachweisbar sind. Vielmehr spricht vieles dafür, daß die hauptsächlichste Gegenwirkung von
den festen Gewebszellen ausgeht, ohne daß wir sagen könnten, welche
Zellen und wie sie sich am Kampfe beteiligen. Wie dem aber auch
sei, — und es kann hier nicht der Ort sein, auf alle wissenschaftlichen
Lehrmeinungen einzugehen —, Tatsache ist, daß die üblichen Sera,
die sich bei den eigentlichen Gifterkrankungen, wie es die Diphtherie
ist, so trefflich bewährt haben, bei der Tuberkulose völlig versagen.
Ich kann hinzufügen, daß auch Versuche, aus dem Gesamtblut, vor
allem aus den roten Blutkörperchen, Immunkörper gegen Tuberkulose
darzustellen, keine greifbaren Ergebnisse geliefert haben. Unter diesen
Umständen glaube ich, darauf verzichten zu können, den Leser mit
allen diesen Bemühungen bekannt zu machen, von deren Früchten sich
nur das Spenglersche I. K. einen gewissen Freundeskreis erworben hat.
Hier, wo wir auf praktisch erprobte Verfahren angewiesen sind, dürfen
wir es ruhig aussprechen, daß alle Bestrebungen, die tuberkulösen Antikörper in nutzbringender Form zu gewinnen und zu unmittelbarer Behandlung anzuwenden, einstweilen als gescheitert betrachtet werden
können. Damit entfällt die sog. passive Immunisierung, wie der wenig
klare Kunstausdruck lautet, und wir sind nach wie vor auf die aktive
Immunisierung angewiesen. Das heißt aber: wir können zurzeit nur
dadurch spezifische Behandlungserfolge erzielen, daß wir die verarbeiteten
Tuberkelbazillen oder ihre Stoffe den Kranken einverleiben, denen wir
es damit überlassen, auf das eingeführte „Antigen" den entsprechenden
Antikörper selber zu bilden. Da die verdauenden Säfte des Magen-
Darmkanals die sog. Antigene ihrer besonderen Eigenschaften berauben,
indem sie sie chemisch abbauen, so werden die spezifischen Tuberkulosemittel durchweg unter die Haut oder in die Muskeln eingespritzt. Es
handelt sich also bei dem ganzen Vorgang um eine nur mittelbare
Behandlung oder Beeinflussung der Krankheit, indem das eigentliche
Heilmittel erst im Kranken entsteht und von dessen Zellen geliefert
wird, während bei der passiven Immunisierung die spezifischen Heilmittel fertig eingeführt, und also an den kranken Körper weiter keine

Anforderungen gestellt werden, so daß hier von einer unmittelbaren Behandlung die Rede sein kann. Ein vollkommenes, unmittelbar und spezifisch wirksames Mittel besitzen wir überhaupt nicht. Denn der beste derartige Heilstoff, das Diphtherieserum, erfüllt nur einen Teil der wissenschaftlichen Bedingungen: es richtet sich nämlich nur gegen das noch frei im Körper kreisende Gift des Diphtheriebazillus, nicht gegen den Diphtheriebazillus selber, auch nicht gegen das im Gewebe bereits verankerte Gift. Bei der Tuberkulose aber haben wir nicht einmal ein derartiges Antitoxin, das doch als solches wenigstens unmittelbar wirkt. Wenn man sich das vor Augen hält, wird man an die spezifische Tuberkulosebehandlung nicht mit übertriebenen Erwartungen herangehen dürfen, denn es stehen uns ja unmittelbar wirksame Impfstoffe gar nicht zur Verfügung, und wenn der kranke Körper, sei es aus Schwäche, sei es aus einem anderen Grunde, nicht die eigentlichen Heilstoffe liefert, dann wird die Behandlung zum mindesten erfolglos bleiben, unter Umständen sogar schädlich sein können.

Diese einleitenden Bemerkungen hielt ich für nötig, um dem Leser die oft hinter wissenschaftlichen Schlag- und Geheimworten verschanzten Gedankengänge der neuen Immunforschung näher zu bringen. Wir können uns nun damit beschäftigen, wie die Aufgabe von verschiedenen Seiten angefaßt und mehr oder minder gelöst wurde.

Das Alttuberkulin Eröffnet ist diese ganze Art der Behandlung sowie überhaupt die gesamte Immunitätswissenschaft bekanntlich durch das Tuberkulin von Robert Koch. Wie dieser Stoff gewonnen und hergestellt wird, habe ich bereits an anderer Stelle besprochen und brauche hier nicht wieder darauf zurückzukommen. Das Kochsche Tuberkulin enthält im wesentlichen die wasser- und glyzerinlöslichen Stoffe des Nährbodens und der Bazillenmasse selbst, neben vielen anderen Stoffen vor allem die Gifte des Tuberkelbazillus. Wenn man also damit behandelt, so sucht man den Körper im wesentlichen gegen das tuberkulöse Gift zu festigen, und das war wohl auch der Grundgedanke, der Robert Koch anfänglich geleitet und beseelt hat. In diesem Sinne ist zweifellos das Alttuberkulin das beste und wirksamste Mittel geblieben, das von keinem der späteren zahlreichen Tuberkuline übertroffen ist[1]). Es hat·

---

[1]) Möglicherweise ist das von Much und mir dargestellte Partialantigen L. (s. o. S. 10) berufen, als Giftfestigungsmittel mit dem Alttuberkulin in Wettbewerb zu treten. Dieser wasserlösliche Stoff, der außer dem Gift nur noch Salze, aber keine eigentlich spezifischen Leibesbestandteile des Tuberkelbazillus und erst recht keine fremden Beimengungen aus der Nährflüssigkeit enthält, kann in diesem bedingten Sinne wohl ein Reintuberkulin genannt werden. Die Prüfung am tuberkulösen Meerschweinchen hat denn auch ergeben, daß es im gleichen Sinne wirkt wie das Alttuberkulin, aber noch stärker und giftiger ist. Will man also bei Tuberkulosekranken eine reine Giftfestigung erzielen, so sollte man zu diesem Mittel greifen, das jetzt ebenfalls im Handel zu haben ist. Nach meinen bisherigen, etwa 1½ jährigen Erfahrungen muß man allerdings in der Wahl der Fälle sehr vorsichtig sein, weil nur bei einigen wenigen Erkrankungen damit mehr erreicht wird, als mit den unlöslichen bazillären Leibesstoffen. Aber eine weitere wissenschaftliche Prüfung auch von anderer Seite wäre sehr erwünscht.

daher wenig Wert, auf alle diese vielen Handelspräparate einzugehen, die sich meist dadurch vom Alttuberkulin unterscheiden, daß sie schwächer sind als dieses. Da dreht man sich aber bewußt oder unbewußt im Kreise. Denn wenn ich lösliche Tuberkelbazillenstoffe verwende, so will ich gegen das Gift zu Felde ziehen, und da ist das giftigste und wirksamste Mittel gerade das beste, das ich nur entsprechend stärker zu verdünnen brauche, damit es als Heilstoff meinen Absichten, den kranken Körper gegen das Gift zu festigen, gerecht wird. Will ich aber andere im Tuberkulin vorhandene wirksame Körper zur Behandlung heranziehen, dann ist der Gebrauch des Tuberkulins zu verwerfen und auch die Anwendung abgeschwächter und entgifteter Tuberkuline ist zum mindesten umständlich und unwissenschaftlich.

Auf einem ganz anderen Brette steht das ebenfalls von Robert Koch hergestellte Neutuberkulin oder die sog. Bazillenemulsion. Trotz des durchaus irreführenden Namens, der im Neutuberkulin die Köpfe verdreht und ausgemerzt werden sollte, hat Robert Koch mit diesem Mittel einen ganz anderen und, wie ich glaube, aussichtsreichen Weg beschritten. Die Bazillenemulsion ist nämlich nichts weiter als was dieser ihr durchaus treffender Name besagt: eine Aufschwemmung der Vollbazillen, die nur durch äußere mechanische Eingriffe wie Zerhämmern und Zerreiben aufgeschlossen sind, so daß sie von dem Körper, dem sie einverleibt werden, angegriffen und verarbeitet werden können. Es handelt sich also ihrem ganzen Wesen nach um eine Vakzine, die allerdings noch Tuberkulin enthält, aber nicht mehr wie das Alttuberkulin in stark angereichertem Maße, sondern nur soweit dieses Gift dem Bazillenleib selbst natürlicherweise innewohnt. Sicher ist daher bei diesem Mittel nicht in erster Linie der Tuberkulinanteil, sondern die Gesamtheit der übrigen unlöslichen Leibesstoffe das eigentlich oder doch vorherrschend Wirksame. Wenn man also die Kochsche Bazillenemulsion einspritzt, so sucht man nicht nur gegen das Gift, sondern vielmehr gegen den ganzen Vollbazillus zu festigen.

Noch ungeschwächter kommt dies Bestreben zur Geltung in dem von Friedmann angegebenen Schutz- und Heilmittel, das eine Aufschwemmung lebender, also völlig unveränderter säurefester Bazillen bestimmter Herkunft ist. Und zwar handelt es sich um einen Stamm, der ursprünglich aus einer tuberkulös erkrankten Schildkröte gezüchtet wurde und für Mensch und Warmblüter keine krankmachenden Eigenschaften besitzt, nach Friedmanns Auffassung also ein entgifteter Tuberkelbazillus sein soll. Dabei bleibt allerdings völlig im Dunkel, ob die sonstigen Leibesbestandteile des Schildkrötenbazillus mit denen der echten Tuberkelbazillen übereinstimmen. Jedenfalls ist diese Frage von Friedmann nicht geklärt, und nach neueren Versuchen von Much u. a. steht der Friedmannsche Stamm in botanischer Verwandtschaft den echten Kochschen Bazillen ferner als die sonstigen Kaltblütertuberkelbazillen, ja sogar als einige ganz harmlose säurefeste Schmarotzer, die überhaupt keine krankmachenden Eigenschaften besitzen und mit Tuberkuloseerregern rein gar nichts zu tun haben. Damit wäre denn zunächst die wissenschaftliche Stütze des Friedmannschen Verfahrens erschüttert. Das ist wichtig festzustellen, weil an sich der ursprüngliche Gedanke, mit lebenden aber abgeschwächten Erregern zu behandeln, durchaus nicht von der Hand zu weisen ist. Aber der stammt auch keineswegs von Friedmann, sondern von Pasteur, der ihn zur Bekämpfung der menschlichen Tollwut nutzbar gemacht hat. In ganz ähnlicher Weise habe ich selber den gleichen Gedanken vor fast 20 Jahren verwirklicht. Jedenfalls bin ich der erste gewesen, der längere Zeit Aussatzkranke mit lebenden Kulturen eines Fadenpilzes behandelt hat. Dieser Pilz war aus einem echten Leprafall rein gezüchtet und erwies sich durch die wissenschaftliche Untersuchung als eine dem echten Leprabazillus botanisch, chemisch und biologisch nahestehende, aber nicht krankheitserregende Streptothrixart. Man sieht also, die Ähnlichkeit meines Vorgehens mit dem jetzigen Friedmannschen Verfahren geht sehr weit. Trotzdem habe ich die mehrjährigen Versuche aufgegeben, weil die Ergebnisse zu unsicher und ungleichmäßig ausfielen, auch starke allgemeine Gegenwirkungen des kranken Körpers nicht mit Sicherheit vermieden werden konnten. Ich habe mir gesagt, daß sich ein solches Verfahren nicht für den Gebrauch in der allgemeinen Praxis eignet, obwohl ich nicht leugnen kann und will, daß ich einige meiner schönsten Behandlungserfolge bei Lepra gerade mit diesem lebenden Impfungsstoff erzielt habe.

Aber selbst für die Tuberkulose kann Friedmann keinen Anspruch machen auf die Ursprünglichkeit des Gedankens, der seinem Verfahren zugrunde liegt. Vielmehr haben Jahre vorher zuerst Behring, dann auch Koch grundsätzlich denselben Weg beschritten, als sie versuchten, mit lebenden menschlichen Tuberkelbazillen Rinder gegen Tuberkulose zu schützen. Ja noch mehr! Nicht Friedmann, sondern Moeller ist der erste gewesen, der mit lebenden Kaltblütertuberkelbazillen Behandlungsversuche an tuberkulosekranken Menschen gemacht hat, und zwar liegen diese Versuche fast schon 20 Jahre zurück.

Soweit die wissenschaftliche Seite des Friedmannschen Heilmittels. Wie sieht es nun mit den tatsächlichen Behandlungserfolgen aus? Man muß da, um sich ein sachliches Urteil zu bilden, verschiedene Zeitabschnitte auseinander halten. In der Anfangszeit, die noch vor den Krieg fällt, wurde das Mittel mit wenigen Ausnahmen von allen Nachprüfern abgelehnt, und mehrfach wurden schwere Mängel der Herstellung, vor allem grobe Verunreinigungen durch andere Keime nachgewiesen. Mehrere Jahre später gelang es Friedmann, durch die Mitarbeit eines geschulten Fachmannes, diese Mängel zu beseitigen. Nun aber wurde das Mittel zunächst der Allgemeinheit entzogen und nur einer beschränkten Zahl von Ärzten zur Verfügung gestellt, die in der Folge über auffallend günstige Ergebnisse zu berichten wußten. Erst vor verhältnismäßig kurzer Zeit wurde das Verfahren abermals zur allgemeinen Anwendung freigegeben, und seitdem sind die günstigen Urteile hinter den ungünstigen in steigendem Maße zurückgetreten, ja in der letzten Zeit häuft sich die Zahl der Gegner derart, daß man geradezu von einer Fehde gegen Friedmann und sein Werk sprechen kann. Ich fühle mich nicht berufen, in diesen Streit hineinzuleuchten. Meine eigenen Erfahrungen mit dem Friedmannschen Mittel beschränken sich auf einige wenige Fälle von äußerer und innerer Tuberkulose. Wahrheitsgemäß vermag ich nur zu berichten, daß ich weder einen günstigen Einfluß noch auch irgendwelchen Schaden beobachten konnte. Allerdings kann ich es auf Grund langjähriger eigener Arbeiten und Erfahrungen nicht glauben, daß eine einzige Einspritzung einer mäßigen Menge lebender säurefester Bazillen genügen soll, um eine ausgebrochene Tuberkulose zu heilen oder den Ausbruch einer tuberkulösen Erkrankung zu verhüten.

Endlich wäre noch die Tuberkulosebehandlung nach Deycke-Much zu besprechen, die jedenfalls zum ersten Male bewußt gewisse Teilstoffe des Tuberkelbazillus zurückstellt und andere in den Vordergrund schiebt. Dies Verfahren mit den sog. Partialantigenen oder mit den Partigenen, wie der kurze Handelsname lautet, gipfelt darin, daß zunächst der lösliche Giftstoff, also das eigentliche Tuberkulin, ausgeschaltet wird. Behandelt wird vielmehr in der Regel mit den unlöslichen Eiweiß- und Fettkörpern des Bazillenleibes, wie wir sie schon bei unseren chemischen Erörterungen kennen gelernt haben. Das geschieht in der richtigen Erkenntnis, daß der weitaus überwiegende Teil der Tuberkulösen, zumal der Lungenkranken, bereits im höchsten Maße tuberkulinüberempfindlich ist, und deshalb keiner weiteren Zufuhr des Giftes bedarf, das nur die sonstigen immunisierenden Vorgänge durchkreuzen würde. Den Rückstand der ursprünglichen Bazillenmasse, der übrig bleibt, nachdem die Bazillenleiber durch das Säureverfahren völlig aufgeschlossen und aller wasserlöslichen Stoffe entkleidet sind, kann man nun als unverändertes Eiweißfettgemisch (M.Tb.R.) zu Behandlungszwecken benutzen. Oder man kann den Rückstand in seine Einzelteile (A., F. und N.) zerlegen und diese in verschiedener Zusammensetzung und Mischung zu Einspritzungen verwenden. Man sollte nun meinen, daß diese vom Gift befreiten Stoffe oder Stoffgemische dadurch an Wirksamkeit eingebüßt hätten. Das ist aber nicht der Fall, vielmehr übertreffen sie alles, was bisher bekannt gewesen ist, um ein Vielfaches an Wirkung, die am besten am lebenden Menschen gemessen wird. Das geschieht, indem in und zwischen die obersten Hautschichten kleine Mengen des zu prüfenden Stoffes in entsprechender Verdünnung eingespritzt und dadurch oberflächliche linsengroße Quaddeln erzeugt werden. Insbesondere ist das M.Tb.R., auf diese Weise geprüft, viel wirksamer als die ähnlichen Kochschen Präparate. Die Bazillenemulsion übertrifft es um das 10—100fache; das von Koch seinerzeit hergestellte, später aber wieder aufgegebene und praktisch kaum benutzte T.R., — ein Präparat, das dem M.Tb.R. insofern nahe steht, als es gleichfalls, aber auf anderem und zwar mechanischem Wege von den löslichen Stoffen und Giften befreit ist —, sogar um das 100—1000fache. In Versuchen, die eigens zu diesem Zwecke von mir angestellt wurden, ließ sich nachweisen, daß beim M.Tb.R. die obere Grenze der Wirksamkeit erst bei der fabelhaften Verdünnung von 1 : 10 Billionen liegt, wobei, wie ich bemerken will, dieser Teilstoff keineswegs der stärkste und wirksamste ist, sondern vom Eiweißgemisch A. noch überholt wird. Bei alledem besitzen die sämtlichen Partigene nicht entfernt die krankmachende Giftigkeit des Tuberkulins, und es ist deshalb ein viel leichteres, bequemeres und ungefährlicheres Arbeiten mit ihnen möglich, während sich das Tuberkulin oft durch plötzliche und sprunghafte Gegenwirkungen im kranken Körper unangenehm bemerkbar macht. Gleichzeitig sind sie auch darin dem Tuberkulin überlegen, daß sie nicht auf eine bloße Giftfestigung ausgehen, mit der allein es sicher nicht bei der Tuberkulose geschehen ist, sondern daß sie dem Tuberkelbazillus in des Wortes eigenster Bedeutung auf den Leib rücken. Denn als vollwertige Antigene erzeugen sie Antikörper und zwar Teil- oder Partialantikörper, deren jeder einzelne auf den entsprechenden Antigenstoff der Bazillenleiber eingestellt ist, deren Zusammenwirken daher den ganzen Bazillenleib in Schach hält und im günstigsten Falle vernichtet. Aber auch wissenschaftlich gewährt uns das Partigenverfahren Einblick in das verwickelte Getriebe der Immunitätsvorgänge bei der Tuberkulose, wie sie uns bisher nicht im entferntesten zu Gebote standen. Ich will es mir aber versagen, hier ausführlich diese an sich bedeutsamen, aber zum Teil rein wissenschaftlichen Dinge zu besprechen. Soweit es für das Verständnis und für die Ausführung des Heilverfahrens unerläßlich ist, werde ich weiter unten im praktischen Teil darauf zurückkommen.

Wenn man mich fragt, welche Art der spezifischen Behandlung ich der Allgemeinheit empfehle, so wird man es mir nicht verdenken, wenn ich da das Partigenverfahren nenne, das ich nicht nur miterfunden, sondern vor allem praktisch ausgearbeitet und in langen Jahren erprobt habe. Da sich aber die Erfahrung anderer Tuberkuloseärzte aus naheliegenden inneren und äußeren Gründen auf das Tuberkulin und die Bazillenemulsion sowie auf die sonstigen, dem Tuberkulin nahestehenden Mittel bezieht, so würde es einseitig und unvollständig sein, wenn ich nicht in der folgenden praktischen Anweisung alles dies berücksichtigen würde. Zum Glück läßt sich das machen, ohne allzuviel Raum und Zeit zu beanspruchen. Denn alle die verschiedenen Tuberkuline, die es auf eine Giftfestigung des Körpers abgesehen haben, aber auch die Bazillenemulsion, die eigentlich von anderen Gesichtspunkten ausgehen sollte, werden durchweg in ganz ähnlicher Weise gebraucht und eingespritzt, so daß man sie bei der Gebrauchsanweisung sehr wohl zusammenfassen kann. Daraus würde sich denn ergeben, daß wir nur zwei Verfahren vor uns haben, die sich durch die Art ihrer praktischen Ausführung unterscheiden und demgemäß gesondert zu besprechen wären: die Behandlung mit Tuberkulin und das Partigenverfahren.

Behandlung mit Tuberkulin.

Die Tuber-
kulinkur

Die verschiedenen Tuberkuline werden meist in Stammlösungen in den Handel gebracht, die beim Alttuberkulin, als dem Hauptvertreter dieser Heilstoffe, eine braune, dickliche, stark und eigenartig riechende klare Flüssigkeit darstellt. Da das Grundwesen jeder Tuberkulinbehandlung darin besteht, den Körper allmählich an das Gift zu gewöhnen und dadurch zu festigen, so muß man mit starken Verdünnungen beginnen. Auch diese Verdünnungen sind gebrauchsfertig im Handel zu beziehen. Doch rate ich bei den löslichen Tuberkulinen davon ab und empfehle dem Arzt, sich die Verdünnungen selber herzustellen, was mit geringer Mühe zu machen ist. Die löslichen Gifte des Tuberkelbazillus haben nämlich die Neigung, sich in stärkeren Verdünnungen zu spalten und an Wirksamkeit einzubüßen. Infolgedessen sind alle dünneren Lösungen nur sehr begrenzte Zeit haltbar, und, je frischer sie hergestellt sind, desto besser und sicherer wird die Kur vonstatten gehen. Da ich für Anstalten mit Apotheken und wissenschaftlichen Arbeitsstätten keine Vorschriften zu geben brauche, so versetze ich mich in die Lage des praktischen Arztes, der sich mit dem Notwendigsten behelfen muß. Für die Tuberkulinbehandlung braucht er nichts weiter als eine Reihe von weithalsigen, braunen oder grünen Flaschen mit Glasstöpsel von 10 ccm Inhalt, sowie eine gute Spritze mit mehreren Nadeln, am besten eine Rekordspritze mit nicht zu feinen Platiniridiumnadeln, die man jederzeit ausglühen kann. Zur Verdünnung wird in jedem Falle eine Karbolkochsalzlösung benutzt, die etwa folgendermaßen zusammengesetzt ist:

Natr. chlorat. 0,9,
Acid. carbolic. liquefact. 0,6,
Aq. destill. q. s. ad. 100,0.

Herstellung
der Ver-
dünnungen

Vor dem Gebrauch müssen die Flaschen sowie die Spritze durch Kochen in Wasser keimfrei gemacht werden. Bei sauberem Arbeiten ist ein öfteres Auskochen nicht nötig. Die Flaschen bleiben an sich keimfrei, da sie ja stets in genügender Menge Karbol enthalten, und die Spritze kann leicht dadurch gesäubert werden, daß man sie vor dem Gebrauch 2—3 mal aus einem äthergefüllten Wattebausch vollsaugt und den Äther durch 2—3 maliges Durchspülen mit Karbolkochsalzwasser entfernt. Die Verdünnungen stellt man sich folgendermaßen her: Von der Stammlösung, die man als Lösung 1 (L 1) bezeichnet, füllt man mit der Spritze 0,5 ccm in eines der Fläschchen, füllt 4,5 ccm Karbolkochsalzwasser nach und mischt gut durch. Dann hat man 5 ccm einer Lösung 2 (L 2), von der 1 ccm = 0,1 und 1 Teilstrich = 0,01 ccm Tuberkulin enthält. Auf dieselbe einfache Weise entsteht aus L 2 die dritte, 100 fache Verdünnung des Stammtuberkulins = L 3. So fährt man fort, bis man im ganzen, die Stammlösung eingeschlossen, 6 Lösungen L 1 — L 6 hat, von denen sich jede einzelne von der nächst höheren durch eine 10 fache Verdünnung unterscheidet. Die schwächste Lösung L 6 enthält demgemäß in 1 ccm 0,00001 ccm, in einem Teilstrich der Spritze = 0,000001 ccm Tuberkulin. Da die vielen Nullen aber Anlaß zu Verwechselungen und Verwirrungen geben können, so empfehle ich, die Einzelgaben nur durch die Nummer der Lösung und die Zahl

der Teilstriche auszudrücken: also z. B. L6:5 d. h. 5 Teilstriche $= 0{,}5$ ccm
der schwächsten Lösung $= 0{,}000005$ ccm Tuberkulin.

Stärkere Verdünnungen als L6 gebraucht man in der Regel nicht.
Nur bei Fällen, die von vornherein einen ungünstigen Eindruck machen,
stellt man sich eine noch schwächere Lösung L7 her und geht von
der aus. Bei leichteren Erkrankungen kann man dagegen unter Umständen mit schwächeren Verdünnungen etwa mit L5 beginnen. Doch
ist es stets besser, wenn man den Fall und seine Empfindlichkeit gegen
Tuberkulin nicht schon kennt, lieber mit einer kleinen Dosis anzu-
Ausführung der Ein-spritzungen fangen. Die Einspritzungen werden unter die Haut oder besser noch
etwas tiefer in die Muskeln gemacht. Die Stelle der Einspritzung, die
vorher mit Äther zu säubern ist, kann man beliebig wählen, doch
empfiehlt es sich, für die stärksten Lösungen die Rückenmuskeln zu
nehmen, da dort wohl die geringste Empfindlichkeit besteht. Die Einspritzungen können im Anfang zweimal wöchentlich gemacht werden,
später, wenn man zu höheren Gaben aufsteigt, muß man größere Zwischenpausen von 5—10 Tagen einlegen. Genau läßt sich das nicht angeben,
da alles von dem Verhalten des Einzelfalles abhängt. Das gleiche gilt
von der Steigerung der Dosen. Für die untersten Verdünnungen kann
man zu folgendem Vorgehen raten:

$$L6:1. \quad 2. \ 4. \ 8.$$
$$L5:1{,}5. \quad 3. \ 6. \ 10.,$$

so daß hier also stets etwa das Doppelte der vorausgehenden Gabe eingespritzt wird. Von Lösung 4 an fährt man meist besser in lang-
samerer Steigung fort, etwa so: L4:1,5. 2. 3. 4,5. 7. 10., L3:1,5.
2. usf. Man sieht also: hier beträgt die Zunahme jeder Gabe nur
die Hälfte der vorausgegangenen. Aber selbst das ist für die stärksten
Lösungen noch zuviel, so daß man zuletzt nur strichweise ansteigen
kann. Im übrigen kann jeder derartige Plan bei der Tuberkulinbehandlung in jedem Augenblick dadurch umgestürzt werden, daß bei
dem Kranken eine allgemeine Reaktion, d. h. eine fieberhafte Gegenwirkung, einsetzt, und zwar kann die ganz plötzlich und unerwartet
auftreten, selbst wenn die vorherige Tuberkulingabe noch anstandslos
vertragen war. Unter diesen Umständen ist man gezwungen, eine
längere Pause von mindestens einer Woche einzuschalten, dann mit einer
schwächeren Einspritzung von neuem zu beginnen und noch langsamer
und vorsichtiger als das erstemal zu steigen. Ist dagegen die Reaktion nur schwach angedeutet, durch eine Temperaturerhöhung um wenige
Zehntelgrade oder durch eine leichte Störung des Allgemeinbefindens
bezeichnet, so genügt es manchmal, dieselbe Gabe so lange zu wiederholen, bis sie ohne die geringsten Erscheinungen vertragen wird, und
Abschluß der Kur erst dann allmählich weiter zu gehen. Grundsatz aber muß es bei jeder
Tuberkulinbehandlung bleiben, daß so hoch gestiegen wird, wie es irgend möglich ist. Denn sonst wird ja der Hauptvorteil dieses Verfahrens, nämlich die Giftfestigung, nicht erreicht. Als Höchstgabe, die
jedoch nur bei weniger schweren Fällen erreicht wird, darf man wohl

1 ccm der Stammlösung (L 1 : 10.) bezeichnen, eine Gabe, die man aber unter Umständen in längeren Zwischenräumen mehrfach einspritzen kann. In der Regel wird man es schon bei Gaben bewenden lassen, die innerhalb der zehn- und selbst hundertfachen Verdünnung des Tuberkulins, also bei L 2 und L 3 liegen. Daß es oft sehr schwer ist, den richtigen Endpunkt der Behandlung, der natürlich bei jedem Kranken verschieden liegt, genau zu treffen, ist leider eine Schattenseite jedes spezifischen Heilverfahrens, die sich bei der Launenhaftigkeit des Tuberkulins besonders oft und leicht geltend macht. Es ist daher selbstverständlich, daß vom Beginn der Kur an, auf das genaueste, Körperwärme, Puls, Auswurfmenge, Körpergewicht und Lungenbefund regelmäßig und sorgfältig geprüft und verzeichnet werden, weil sich der behandelnde Arzt nur aus der Gesamtheit aller klinischen Anzeichen ein Bild über seine weiteren Maßnahmen und Entschlüsse machen kann.

Aus alledem ersieht man, daß sich die Tuberkulinkur im allgemeinen besser für Anstalten eignet. Jedenfalls sollte der Arzt bei ausgesprochenen Fällen und vor allem bei der erstmaligen Tuberkulinkur darauf dringen, daß der Kranke eine Lungenheilstätte oder wenigstens eine geschlossene Krankenanstalt aufsucht. In leichten Fällen dagegen ist eine Tuberkulinkur bei günstigen äußeren Verhältnissen auch im Hause sehr wohl durchführbar, vorausgesetzt, daß der Arzt an sich in solchen Kuren geübt ist. Besonders aber für die Nachbehandlung, die in fast allen Fällen von Zeit zu Zeit nötig wird und sich nur selten immer wieder in Heilanstalten ermöglichen läßt, kommt die Hilfe des praktischen Arztes sehr in Frage, und es ist daher durchaus zu wünschen, daß sich ein jeder Arzt mit einer oder der anderen Art der spezifischen Tuberkulosebehandlung vertraut macht. Für das sonst etwas schwierige Tuberkulin ist der Hausarzt bei diesen Nachkuren auch insofern in einer besseren Lage, als er durch die vorausgegangene Heilstättenkur bereits über den Grad der Giftempfindlichkeit seines Kranken unterrichtet ist, und anderseits der Kranke selbst schon die nötige Schulung besitzt, um eine Behandlung zu Hause wesentlich zu erleichtern.

Bei meinen Vorschriften über den Gebrauch des Tuberkulins wurde vorausgesetzt, daß die Einspritzungen unter die Haut oder in die Muskeln geschehen. Man hat nun auch andere Wege vorgeschlagen, um das Mittel dem kranken Körper einzuverleiben. Die Einführung in den Magen oder in den Darm kann wohl ohne weiteres als untunlich abgelehnt werden, weil die verdauenden Säfte des Magen-Darmkanals die antigene Eigenart des Tuberkulins zerstören und damit seine Wirksamkeit aufheben. Die Einspritzung in die Venen ist schon von Robert Koch geübt. Aber die oft starken Gegenwirkungen des Körpers sowie die unbequemere Art der Handhabung lassen dies Verfahren für die Allgemeinheit kaum als ratsam erscheinen, zumal wohl kaum dadurch mehr als sonst erreicht wird. Neuerdings wird viel von Einreibungen des Tuberkulins in die unversehrte Haut gesprochen. Zumal Petruschky hat sich zum eifrigen Anwalt dieser Behandlungsweise aufgeworfen. Über das Tuberkulin besitze ich nach dieser Rich-

Andere Arten der Einverleibung des Tuberkulins

tung hin keine Erfahrungen. Dagegen hat sich mir die Einreibung anderer spezifischer Stoffe nicht so bewährt, daß ich mich zu einer Änderung meines bisherigen Vorgehens veranlaßt gesehen habe. Endlich seien noch die Bestrebungen erwähnt, das Tuberkulin auf oberflächliche Verletzungen der Haut einwirken zu lassen und dadurch örtliche Entzündungen zu erzeugen. Dies Vorgehen, das ursprünglich Pirquet für seine Forschungen über die Umstimmung der Haut (Allergie) angegeben und benutzt hat, ist von Ponndorf erweitert und auch der Behandlung mit Tuberkulin dienstbar gemacht worden. Das sog. Ponndorfsche Verfahren, dem übrigens kein eigener Gedanke zugrunde liegt, besteht lediglich darin, daß in Zwischenräumen von drei bis vier Wochen Pirquetsche Hautproben in stark vergrößertem Maßstabe angelegt werden. Ich habe mich davon überzeugt, daß ein gewisser Einfluß auf die Kranken nicht zu verkennen ist, daß dieser aber nicht genügt, um die erprobten Einspritzungen zu verdrängen. Dagegen kann es wohl Wert haben, derartige Immunproben an der Hautdecke von Zeit zu Zeit anzustellen, nicht um einen Kranken im eigentlichen Sinne zu behandeln, sondern um sich über den Immunitätszustand eines bereits behandelten Kranken zu vergewissern und gleichzeitig den Grad der erzielten Immunität nach Möglichkeit aufrecht zu erhalten. Allerdings eignen sich für diesen Zweck besser die unlöslichen Tuberkelbazillenstoffe, die man zweckmäßig in die obersten Hautschichten, also intrakutan, einspritzt, so daß an Ort und Stelle gewissermaßen ein kleines Vorratslager von Immunstoffen geschaffen wird. Diese Probespritzen haben sich mir jedenfalls bedeutend besser bewährt und sind auch meist schonender als die großen Ponndorfschen Hautschnitte.

Andere Tuberkulin- sorten Es liegt dem Plan dieses Buches fern, die große Schar der verschiedenen Tuberkulinarten zu besprechen oder auch nur anzuführen. Soweit es sich um lösliche Stoffe handelt, besteht tatsächlich ein grundsätzlicher Unterschied zwischen ihnen und dem Alttuberkulin nicht. Ich will nur erwähnen, daß manche Tuberkuline, z. B. Denys „bouillon filtré", Spenglers Original-Alttuberkulin (A.T.O.) und Perlsucht-Originaltuberkulin (P.T.O.), ferner auch Beranecks auf besondere Art hergestelltes Tuberkulin nicht wie das Kochsche Mittel eingeengt, also durchweg zehnmal schwächer sind als dieses, was natürlich bei der Anwendung berücksichtigt werden muß. Vielfach gelobt wird das noch unter Robert Kochs Aufsicht hergestellte albumosenfreie Tuberkulin. Es hat zumal in den stärkeren Lösungen den Vorteil, daß es keine Albumosen des Nährbodens enthält und deshalb keine Erscheinungen unspezifischer Überempfindlichkeit auslöst. Auch das Rosenbachsche Tuberkulin hat sich neuerdings eine Reihe von Freunden erworben. Es ist ein Tuberkulin, dessen giftige Teilstoffe durch künstliche Kultur eines Fadenpilzes (Trichophyton holosericum album) vernichtet oder doch abgeschwächt sind. Wirkt es in der Tat daher günstig, wie seine Freunde behaupten, so geschieht es deshalb, weil es kein eigentliches Tuberkulin, also kein reines Giftfestigungsmittel mehr ist, sondern seine immunisierenden Eigenschaften ganz anderen Stoffen verdankt, die auch

im Alttuberkulin vorhanden sind, dort aber von den überragenden
Eigenschaften des Giftes verdeckt werden.

Wenn man sich das überlegt, so wird man sich allerdings fragen
müssen, ob man mit dem Tuberkulin, soweit es eine Anreicherung des
Giftkörpers darstellt, überhaupt auf dem rechten Wege ist. Bekanntlich sind diese Zweifel zuerst in Robert Koch selber aufgetaucht, und
sie waren der eigentliche innere Grund, warum er zu ganz anderen
Präparaten übergegangen ist, die mit dem Alttuberkulin nicht viel mehr
als den Namen gemein haben. Nach meinen eigenen wissenschaftlichen
Anschauungen, aber auch nach den vorliegenden praktischen Erfahrungen
der Behandlung, bedeuten die Kochschen Neutuberkuline einen wesentlichen Fortschritt, weil sie den Hauptton auf die unlöslichen Leibesstoffe des Tuberkelbazillus legen. Bei dem T.R. sind die löslichen
Gifte sogar völlig ausgeschieden, und demgemäß müßte dies wenig beach-
tete Präparat eigentlich das Mittel der Wahl sein. Leider ist aber
seine Wirksamkeit, wie es scheint, durch die starken mechanischen Einwirkungen bei der Gewinnung so abgeschwächt, daß es sich keinen
Platz unter den vielen Tuberkulosemitteln hat erobern können. Es
bleibt also die Bazillenemulsion übrig, die mir jedenfalls für die Behandlung der Tuberkulose weit berufener erscheint als jedes lösliche
Tuberkulin. Die Stammemulsion des Handels ist so eingestellt, daß
sie auf 1 ccm = 0,005 gr Trockenstoff enthält. Im übrigen bedarf es
einer besonderen Gebrauchsanweisung nicht, sondern man kann sich
durchaus an die Vorschriften halten, die ich für das Alttuberkulin gegeben habe. Nur muß man daran denken, daß es sich um eine Aufschwemmung handelt, daß also vor jedem Gebrauch, — sei es, um die
Verdünnung herzustellen oder die Einspritzungen zu machen —, stets
der Inhalt der Fläschchen durch ausgiebiges Umschütteln aufgewirbelt
und gleichmäßig gemischt werden muß. Auch das ist noch zu beachten,
daß öfter als bei den löslichen Tuberkulinen örtliche Stichreaktionen
an den Einspritzstellen auftreten können, sobald man zu stärkeren
Gaben aufsteigt. Nach meinen Anschauungen und Grundsätzen ist das
ein Zeichen, die Kur zu beendigen, und ich betrachte es als eine Erscheinung,
die allein schon genügt, der Bazillenemulsion den Vorzug vor dem Tuberkulin zu geben. Denn nichts ist meines Erachtens bei der spezifischen
Tuberkulosebehandlung so wichtig, wie die richtige Bestimmung des Zeit-
punktes, wann man aufhören soll. Doch werden wir darüber noch mehr
zu hören bekommen, wenn wir jetzt zu dem Partigenverfahren übergehen.

Das Partigenverfahren.

Das Arbeiten mit den Partigenen soll zwei Aufgaben gerecht werden. Erstens soll die Empfindlichkeit des einzelnen Kranken gegen
die Teilstoffe des Tuberkelbazillus festgestellt und dadurch das persönliche Immunitätsbild ermittelt werden. Das geschieht durch das Probe-
stichverfahren. Zweitens soll der Kranke behandelt und der Heilung
oder Besserung zugeführt werden. Beide Verfahren lassen sich ver-

einigen und sollten jedenfalls in allen Heilanstalten, die sich der Partigene bedienen, vereinigt werden. Der praktische Arzt wird sich in
der Regel mit der Partigenbehandlung begnügen müssen, und ich
werde deshalb am Schluß dieses Abschnittes die einfachsten Vorschriften
geben, die es jedem Arzt ermöglichen, das neue Verfahren anzuwenden.
Man wird sich ohne weiteres davon überzeugen, daß sich kein anderes
spezifisches Tuberkulose-Heilverfahren so sicher und bequem durchführen läßt wie gerade diese Behandlungsart. Vorerst will ich aber
schildern, wie und wann die Probestiche gemacht werden und wie sich
die Behandlung gestaltet, wenn man die gesonderten Partigene anwendet. Denn auch der Arzt, der sich auf die einfache Behandlung
mit M.Tb.R. beschränken muß, bedarf jedenfalls eines genauen Einblicks
in die Grundlagen und den Betrieb des ganzen vollausgebildeten Verfahrens.

Die Verdün-
nungen der
Partigene
Von den Teilstoffen des Tuberkelbazillus werden in der Regel nur der Ge-
samtrückstand M.Tb.R. und die gesonderten Partialantigene A., F. und N.
benutzt. Da alle vier unlöslich sind, so werden Aufschwemmungen mit Karbolkochsalzwasser hergestellt. Als Stammlösungen kommen folgende Verdünnungen in den Handel: M.Tb.R. und A. 1:100000, F. = 1:10000 und
N = 1:1000, die sämtlich auf Trockengehalt berechnet sind. Die weiteren
Verdünnungen kann man sich dann selbst machen, wobei darauf zu achten
ist, daß die Aufschwemmungen sehr sorgfältig vor jedem Gebrauch um-
zuschütteln sind. Oder aber man kann auch jede Verdünnung gebrauchsfertig von den chemischen Werken Kalle & Co. A.-G., Biebrich a. Rhein, beziehen, weil — im vorteilhaften Gegensatz zu den Tuberkulinen — selbst
die schwächsten Aufschwemmungen dauernd und unverändert haltbar
sind. Gebraucht werden Aufschwemmungen, die bei M.Tb.R. und A.
bis zu den außerordentlichen Verdünnungen von 1:100000 Millionen,
bei F. und N. bis 1:10000 Millionen hinaufreichen. Der Einfachheit
halber bezeichnet man die Aufschwemmung 1:1000 als Nr. 1 und gibt
dementsprechend den übrigen Aufschwemmungen fortlaufende Nummern.
Mithin werden folgende Nummern gebraucht und sind natürlich auch im
Handel zu haben: von M.Tb.R. und A.: Nr. 3 — Nr. 9, von F.: Nr. 2 — Nr. 8,
von N.: Nr. 1 — Nr. 8.

Die intra-
kutanen
Probestiche
Die Probestiche haben den Zweck, das Immunitätsbild im Einzelfall festzustellen. Da M.Tb.R. ein Gemisch der drei anderen gesonderten Partigene A., F. und N. ist und außerdem dem Eiweiß A. meist
sehr nahe kommt, so braucht es hierbei nicht berücksichtigt zu werden. Die Probestiche, die also nur mit A., F. und N. vorgenommen
werden, sind folgendermaßen zu machen: Man hebt eine Hautfalte
hoch, sticht die Nadel der Spritze, die möglichst wagerecht gehalten
wird, in die oberste Hautschicht, mit der Öffnung nach oben, ein und
erzeugt nun eine linsengroße weiße Quaddel, indem man 0,1 ccm der
zu prüfenden Lösung einspritzt. Geprüft werden im ganzen 13 Lösungen,
und zwar zunächst die gewöhnliche Karbolkochsalzlösung, die als Gegenprobe dient und natürlich völlig wirkungslos bleiben muß. Dann folgen
die Partigene und zwar von A.: Nr. 8 — 5, von F.: Nr. 5 — 2 und N.: Nr. 4 — 1,
wobei man stets mit der schwächsten Lösung beginnt. Diese Auf-

schwemmungen, deren Verdünnungsgrad, wie man sieht, für die einzelnen Partigene sehr verschieden ist, sind auf Grund tausendfältiger Erfahrungen gerade so und nicht anders gewählt. Es hat sich nämlich ergeben, daß im großen Durchschnitt die Wirksamkeit von A.:F.:N. im Verhältnis von 10000:10:1 steht, wenn auch im Einzelfall die wechselvollsten Bilder beobachtet werden.

Um brauchbare Ergebnisse zu erhalten, müssen die Probestiche mit äußerster Sorgfalt und peinlicher Sauberkeit ausgeführt werden. Dazu gehört vor allem eine genügende Anzahl von Spritzen, die niemals mit Tuberkelbazillenstoffen in Berührung gekommen sind und stets nur für ein einziges Partigen, ja meist auch nur für eine einzige bestimmte Verdünnung gebraucht werden dürfen. Sämtliche Partigene sind nämlich außerordentlich widerstandsfähig und werden weder durch Kochen, noch durch die üblichen chemischen Reinigungsmittel angegriffen und vernichtet. Da überdies mit ungewöhnlich verdünnten Lösungen gearbeitet wird, so kann eine einmal gebrauchte Spritze nicht so gereinigt werden, daß sie für andere Aufschwemmungen dienstbar wird. Infolgedessen sind für die Probestiche mit den drei Partigenen A., F. und N. im ganzen 11 Spritzen zu 1 ccm und 11 feinste Platinnadeln nötig. Es empfiehlt sich daher, um Versehen und Mißgriffe zu vermeiden, alles Zubehör zum Partigenverfahren in einem Holzgestell unterzubringen. Ein derartiger sehr bequemer und übersichtlicher Kasten, der alles Nötige auch für die Behandlung enthält, kann von Kalle & Co., Biebrich a. Rhein, bezogen werden. Aus der Anweisung, die von der gleichen Firma geliefert wird, kann sich der Leser überdies über alle Einzelheiten unterrichten, die hier nicht in voller Ausführlichkeit besprochen werden können.

Sämtliche 13 Probestiche werden in einer Sitzung angelegt und das Ergebnis im allgemeinen am vierten Tage abgelesen. Doch müssen die Beobachtungen noch darüber hinaus weiter geführt werden, weil manchmal erst nach einer Woche, bisweilen erst nach mehreren Wochen die Impfungen aufgehen oder sich doch verstärken können. Es bilden sich je nach der Empfindlichkeit des Kranken mehr oder minder große Quaddeln oder derbe Knoten mit entzündlichem Hof, die entsprechend dem Verdünnungsgrad der Aufschwemmungen gleichmäßig abgestuft erscheinen müssen, widrigenfalls man sofort auf Fehler bei der Ausführung aufmerksam wird. Die Gesamtheit der so entstandenen Impf- papeln gibt ein anschauliches Bild von den Abwehrkräften des Körpers und, worauf es vor allem ankommt, von deren Mängeln. Denn in den meisten Fällen wird die eine oder andere Impfreihe ungenügend ausgebildet sein, d. h. hinter den übrigen zurückbleiben, und es gilt nun, durch die Behandlung das Mißverhältnis auszugleichen, also die Empfindlichkeit des Körpers für alle drei Partigene, nicht nur möglichst hoch, sondern auch auf möglichst gleiche Höhe zu bringen. Denn nach unseren wissenschaftlichen Auffassungen, die ich hier nicht in aller Vollständigkeit entwickeln kann, wird der Körper nur dann einer Tuberkuloseansteckung Herr, wenn seine Waffen gegen alle Teilstoffe des

Tuberkelbazillus gleich scharf und ergiebig sind. Von dem Ausfall der Probestiche hängt es nun vielfach ab, was zu tun ist. Sind die Impfpapeln der Fettstoffe F. und N. stark aufgegangen, oder wie man in der Ausdrucksweise der Immunitätswissenschaft zu sagen pflegt, sind die Partialantikörper für die Fette gut entwickelt, was bei allen Tuberkuloseformen die Regel ist, so kann man sowohl mit A. +F.+N. als auch mit M.Tb.R. behandeln. Stehen dagegen die Fettantikörper hinter dem des Eiweißgemisches A. zurück oder sind sie an sich schwach vertreten, dann ist es angezeigt, zu der minder einfachen Behandlung mit A. + F. + N. zu greifen. Denn das M.Tb.R., das zu 66,5% aus A., zu 25,5% aus F. und zu 8% aus N. besteht, muß natürlich infolge dieser Zusammensetzung vorwiegend den Eiweißanteil der Bazillenmasse betonen, während die Fettstoffe entsprechend weniger berücksichtigt werden. Zum Glück sind diese Fälle bei der Tuberkulose im ganzen selten, so daß der Praktiker meist keinen Fehler begeht, wenn er bei leichteren oder minder schweren Fällen die einfachere und bequemere Behandlung mit M.Tb.R. durchführt. Da aber das A. + F. + N.-Verfahren den Vorzug hat, sich besser den Immunitätsverhältnissen des Einzelfalles anzupassen, so ist es in schweren Fällen, die allerdings stets der Anstaltsbehandlung bedürfen, in der Regel vorzuziehen, zumal, wenn es sich um die allererste Spritzkur handelt. Ich will daher zunächst diese etwas verwickelte Behandlungsart beschreiben:

Das A. + F. + N.-Verfahren   Am fünften bis siebenten Tage nach Anlegung der Probestiche mit den drei Partialantigenen kann die Spritzkur beginnen. Von der ursprünglichen Vorschrift, die Anfangsgabe nach dem Ausfall der Hautproben einzustellen, habe ich mich im allgemeinen frei gemacht, da bei schweren Kranken mit darniederliegendem Abwehrvermögen auf diese Weise leicht ein Zustand eintritt, den man als Antigenüberlastung bezeichnen kann. Dieser Zustand stellt aber das gerade Gegenteil von dem vor, was man will. Man erstrebt nämlich die möglichst reichliche Bildung von Antikörpern, und die wird durch die Antigenüberlastung unmittelbar gehemmt oder aufgehoben. Um also diesen heilungswidrigen Vorgang auszuschalten, empfiehlt es sich, ein für allemal mit einer so kleinen Gabe anzufangen, daß bei richtiger Fortsetzung der Kur nichts der Art zu befürchten ist. Diese erste Tagesgabe setzt sich so zusammen:

$$A.: Nr.\ 9\ (1:100\,000\ Millionen) = 0,1\ ccm$$
$$F.: Nr.\ 8\ (1:\ 10\,000\ \quad„\quad = 0,1\ „$$
$$N.: Nr.\ 8\ (1:\ 10\,000\ \quad„\quad = 0,1\ „$$

Unter genauer klinischer Beobachtung des Pulses, der Temperatur, des Körpergewichtes, der Auswurfsmenge usw. wird nun täglich in die Muskeln der Arme, Beine oder des Gesäßes eingespritzt, und zwar nach folgendem Muster, das sich seit Jahren bewährt hat:

1. Tag = je 0,1 A.: Nr. 9, F.: Nr. 8 und N.: Nr. 8.
2. „   = „ 0,15   „   „   „   „
3. „   = „ 0,2   „   „   „   „
4. „   „ 0,3   „   „   „   „

5. Tag = je 0,45 A.: Nr. 9, F.: Nr. 8 und N.: Nr. 8.
6. „   = „ 0,7   „   „   „   „
7. „   = „ 0,1 A.: Nr. 8, F.: Nr. 7 „   N.: Nr. 7.
8. „   = „ 0,15   „   „   „ usf.

Bei den stärksten Aufschwemmungen ist es ratsam, manchmal langsamer, um nur je einen Teilstrich, weiter zu steigen. Die Behandlung wird in dieser Weise fortgeführt, solange es klinisch zweckmäßig erscheint. Wann man die Kur abzubrechen und Pause zu machen hat, läßt sich in der Regel entweder durch Allgemeinerscheinungen wie langsam steigende Temperatur, oder durch örtliche Quaddel- und Knotenbildung an den Einspritzungsstellen entscheiden. Um einen vollen Erfolg zu erzielen, soll man weder zu früh noch zu spät aufhören, und deshalb ist die Bestimmung der Grenzdosis praktisch sehr wichtig. Leider lassen sich aber keine allgemeingültigen Regeln aufstellen, die Beobachtungsgabe und die Erfahrung des behandelnden Arztes treten da in ihr Recht. Je schwerer ein Fall, um so zeitiger soll man durchweg aufhören. Zumal bei Lungentuberkulosen soll man im allgemeinen vorsichtiger sein, bei Tuberkulose anderer Organe darf man oft etwas tatkräftiger vorgehen und zu höheren Gaben aufsteigen. Ist die Grenzdosis erreicht, so tritt zunächst eine Pause von 2 Wochen ein, nach deren Ende die Probestiche wiederholt werden. Bei erfolgreicher Kur pflegen die Stichwirkungen stärker auszufallen, ja das ganze Immunitätsbild kann sich verschoben und verändert haben. Im allgemeinen ist das als ein günstiges Zeichen aufzufassen, während umgekehrt ein Sinken der Empfindlichkeit oft einer Verschlechterung des Krankheitszustandes entspricht. Freilich auch hier gibt es Ausnahmen, im ganzen aber ist diese Verschiebung des Immunitätsbildes auf der Haut das einzige, was die Partigene unter Umständen für die Diagnose und Prognose der Tuberkulose zu leisten vermögen. Denn im übrigen sind sie für diese Zwecke ebensowenig zu gebrauchen wie das Tuberkulin. Jedenfalls aber kann man an der Hand öfter wiederholter Hautstichproben ungefähr beurteilen, ob man mit der Behandlung auf dem rechten Wege ist. Und zwar gilt das nicht allein für das Partigenverfahren selbst, sondern auch für jedes andere spezifische oder unspezifische Heilverfahren, so daß dem Gebrauche der Partigene auch dann ein fruchtbares Feld offensteht, wenn sich der Arzt zur Behandlung mit diesem Mittel nicht entschließen kann.

Je nach der Lage des Krankheitsfalles wird man nach der Pause eine zweite Einspritzungskur folgen lassen, und der Ausfall der neuen Probestiche entscheidet darüber, ob man wieder mit A. + F. + N. weiterspritzt oder zu M.Tb.R. übergeht. Sind die Fettantikörper jetzt genügend stark entwickelt, so ist oft die Fortsetzung der Behandlung mit M.Tb.R. ratsam, das nach meinen Erfahrungen dann in der Regel gut vertragen wird und besonders kräftige Wirkung entfaltet. Bei Lungentuberkulosen wird man sich meist mit zwei Spritzkuren begnügen und die Behandlung lieber nach einem größeren Zwischenraum von mehreren Monaten von neuem aufnehmen. Bei anderen Tuberkulose-

formen, vor allem bei Erkrankungen der Knochen und Gelenke sowie
der Nieren und Blase, kann man sich manchmal gleich zu drei vollen
Behandlungskuren hintereinander verstehen.

Übrigens läßt sich, um das ein für allemal festzustellen, das Partigenverfahren bei jeder Art und Form von Tuberkulose anwenden. Als
alleinige Gegenanzeigen gelten nur zurzeit vorhandene stärkere Lungenblutungen und bestehende oder drohende Tuberkulose der Hirnhäute.
Vor allem bildet etwaiges Fieber kein Hindernis für die Behandlung,
die vielmehr bei fieberhaften Fällen oft zur Entfieberung führt. Vorübergehende Temperatursteigerungen während der Kur sollen im Gegensatz
zum Tuberkulin kein Grund zum Einstellen der Spritzen sein. Das
liegt daran, daß der Körper nur selten und dann nur bei hohen Gaben
ganz plötzlich auf die Partigene mit Allgemeinerscheinungen antwortet,
auf die man bekanntlich beim Tuberkulin ständig gefaßt sein muß.
Wenn also, zumal im Beginn der Partigenkur, Fiebersteigerungen einsetzen, so kann man zehn gegen eins wetten, daß sie in der Krankheit selbst, nicht in der Behandlung begründet sind, und eine genaue
Untersuchung des Kranken wird in der Regel bald die Ursache des
Fiebers aufdecken.

Das
M.Tb.R.-
Verfahren Sehr viel einfacher als die Behandlung mit den drei gesonderten
Partigenen ist das M.Tb.R.-Verfahren. Freilich die Probestiche sollten,
wenn überhaupt, dann stets mit A., F. und N. gemacht werden, weil
nur so ein wissenschaftlich verwertbares Immunitätsbild entworfen wird,
während die Probestiche, lediglich mit M.Tb.R. ausgeführt, höchstens
über die allgemeine Höhe der Hautempfindlichkeit aufklären. Im übrigen
sind die Vorschriften für die Spritzkur mit M.Tb.R. die gleichen, wie
ich sie schon für die A. + F. + N.-Behandlung gegeben habe. Man beginnt im allgemeinen, unabhängig von dem Ausfall der Probestiche,
mit 0,1 ccm der Aufschwemmung Nr. 9 (1 : 100000 Millionen) und steigt
in derselben Weise wie bei A. + F. + N. und nach dem schon gegebenen
Muster allmählich an, indem man täglich einspritzt. Insofern bleibt
also alles beim alten, und die Vereinfachung besteht im wesentlichen
darin, daß man es nur mit einer einzigen Aufschwemmung und nicht
mit Mischungen von dreien zu tun hat und daß man dementsprechend
auch das nötige Handwerkszeug, wie Spritzen, Flaschen und Kästen,
viel knapper zu bemessen braucht.

Obwohl sich auf diese Weise die M.Tb.R.-Behandlung schon wesentlich bequemer und handlicher gestaltet, so rate ich doch davon ab,
etwa in der Sprechstunde eine tägliche Spritzkur durchführen zu
wollen. Das führt nach meinen Erfahrungen nur zu Unzuträglichkeiten,
und tägliche Einspritzungen müssen auf die Behandlung in geschlossenen
Heilanstalten, allenfalls im Hause des Kranken, beschränkt bleiben.
Schon daraus geht hervor, daß in keinem ausgesprochenen oder schweren
Die ambu-
lante Parti-
genbehand-
lung Lungenfalle ambulant gespritzt werden sollte. Dagegen läßt sich
das M.Tb.R.-Verfahren bei leichteren Tuberkuloseerkrankungen sehr
wohl und mit gutem Erfolg in der Sprechstunde durchführen, wenn
man nach einem anderen Plan verfährt. Am besten haben sich bei

mir zweimal wöchentliche Einspritzungen bewährt, deren Einzelgaben sich in folgender Weise steigern:

1. Einspritzung 0,1 ccm d. Aufschwemmung M.Tb.R. Nr. 9 (1 : 100 000 Mill.)
2.   „   0,2   „   „   „   „   „   „   „
3.   „   0,4   „   „   „   „   „   „   „
4.   „   0,8   „   „   „   „   „   „   „
5.   „   0,15 „   „   „   „   Nr. 8 (1 :   10 000   „   )
6.   „   0,3   „   „   „   „   „   „   „
7.   „   0,6   „   „   „   „   „   „   „
8.   „   0,1   „   „   „   „   Nr. 7 (1 :   1000   „   )
9.   „   0,2   „   „   „   „   „   „   „
10.   „   0,4   „   „   „   „   „   „ usf.

Man sieht also, daß sich die Einzelgaben hier jeweils um das Doppelte erhöhen, so daß man, trotzdem nur alle 3—4 Tage gespritzt wird, doch ganz gut vorankommt. Allerdings dauert die Kur etwas länger als die tägliche Behandlung. Das ist aber kein Schaden und kann angesichts der großen Bequemlichkeit und Kostenersparnis für den Kranken von diesem sehr wohl in Kauf genommen werden. Ich habe gefunden, daß dieses Vorgehen durchweg sehr gut vertragen wird und wende es deshalb auch im Krankenhause bei schweren Kranken an, wenn ich eine Antigenüberlastung befürchte. In schwersten Fällen gehe ich sogar öfter zu wöchentlichen Einspritzungen über oder verbinde die halbwöchentliche Behandlung bei den kleinen Dosen mit der wöchentlichen bei den stärkeren Dosen, und zwar gilt das nicht nur für das M.Tb.R., sondern auch für die gesonderten Partigene A. + F. + N. Um aber kein Mißverständnis aufkommen zu lassen, betone ich ausdrücklich, daß, abgesehen von der eben angeführten Einschränkung, bei der Behandlung im Krankenhause nach wie vor die täglichen Spritzen die besten und wirksamsten Kuren geben. Anders aber liegen die Verhältnisse, wie gesagt, bei der ambulanten Behandlung, zu der man allerdings nur bestimmte, jedenfalls leichtere und nicht fiebernde Fälle heranziehen sollte, vor allem auch solche, die schon vorher in einer Heilanstalt eine tägliche Vollkur durchgemacht haben und deren Empfindlichkeit man daher einigermaßen kennt. Denn die einzige und wesentliche Schwierigkeit liegt bei der ambulanten Spritzkur abermals in der Frage: wann muß aufgehört werden? Diese Frage ist hier ja besonders schwer zu beantworten weil die tägliche Beobachtung wegfällt und man auf die mehr oder minder zuverlässigen Angaben der Kranken angewiesen ist. Ist der Kranke schon früher behandelt, weiß er also Bescheid, so läßt sich meist der Endpunkt der Kur mit genügender Sicherheit feststellen. Man braucht dann nur den Kranken wiederholt und eindringlich zu belehren, daß er bei den höheren Dosen ständig sowohl auf Allgemeinerscheinungen wie Unwohlsein, steigende Temperatur usw., als auch vor allem auf die örtliche Quaddelbildung an der Einspritzungsstelle acht hat und den Arzt sofort davon in Kenntnis setzt. Schwieriger und unbequemer gestaltet sich die Lage,

Tabelle 1.

Art der Tuberkulose	Zahl		Erfolg positiv				Erfolg negativ		
			1.	2.	3.	4.	5.	6.	7.
	ab-solut	%	geheilt	fast geheilt	wesent-lich ge-bessert	gebessert	unver-ändert	ver-schlech-tert	ge-storben
Lunge I	385	28,1	256=66,5%	77=20,0%	33= 8,5%	17=4,4%	1=0,3%	1=0,39%	—
Lunge II	247	18,8	55=22,3%	78=31,6%	59=23,8%	36=14,6%	10=4,1%	6=2,4%	3=1,2%
Lunge III	737	53,9	6=0,8%	51=6,9%	214=31,2%	216=29,2%	113=15,2%	61=8,6%	60=8,1%
Summe:1369=72,3%									
Lupus	18	—	7	2	5	3	—	1	—
Knochen- und Ge-lenktuberkulose, z. T. fistulös . . .	79	—	23	7	18	18	7	4	2
Drüsentuberk. . . .	98	—	25	27	28	13	5	—	—
Weichteilfisteln . . .	19	—	9	3	2	2	3	—	—
Urogenitaltuberk. .	40	—	6	7	7	12	7	1	—
Peritonealtuberk. . .	30	—	16	3	2	2	2	.2	3
Pleuritis exsud. . .	69	—	39	9	5	14	1	1	—
Kehlkopftuberk. . .	39	—	—	1	10	13	8	4	3
Summe: 392 = 27,7%									
Gesamtsumme:	1761		Erfolg positiv 1452 = 82,4%				Erfolg negativ 309 = 17,6%		

Tabelle 2.

Lungen-tuberkulose	Zahl		Erfolg positiv					Erfolg negativ			
	ab-solut	%	1. geheilt	2. fast geheilt	3. wesent-lich ge-bessert	4. gebessert	Summe	5. unver-ändert	6. ver-schlech-tert	7. ge-storben	Summe
cirrhotisch	99	32	7 = 7%	21 = 21%	33 = 33%	25 = 25%	87%	8 = 8%	5 = 5%	—	13%
knotig	191	62	4 = 2%	9 = 5%	57 = 30%	48 = 25%	62%	29 = 15%	28 = 15%	16 = 8%	38%
pneumonisch . . .	16	6	—	—	10 = 64%	1 = 6%	70%	2 = 12%	1 = 6%	2 = 12%	30%
Summe:	306										

Tabelle 3.

Dauererfolge:

Statistik der Landesversicherungsanstalt der Hansestädte.

Lungentuberkulose	I. Grades 142,	nach 2 Jahren arbeitsfähig			134 = 94%	
„	II. „ 132,	„ 2 „		„	120 = 91%	
„	III. „ 61,	„ 2 „		„	46 = 75%	
	Summe 335,	nach 2 Jahren arbeitsfähig			300 = 89%	
Tuberkelbazillen positiv 46.		„ 2 „		„	28 = 61%	
„ negativ 289.		„ 2 „		„	272 = 94%	

wenn die Kranken zum ersten Male gespritzt werden oder wenn sie von Haus aus unachtsam und unverständig sind. Meist aber kann sich der Arzt helfen, wenn er in den späteren Abschnitten der Spritzkur genau auf den Lungenbefund, das Allgemeinbefinden und das Körpergewicht aufmerkt, und überdies in zweifelhaften Fällen den Kranken 24 Stunden nach der Einspritzung wieder in die Sprechstunde bestellt, um sich selbst vom Vorhandensein oder Fehlen örtlicher Erscheinungen zu überzeugen. Im äußersten Notfalle hört man eben lieber etwas eher auf, wie denn überhaupt gewaltsame Steigerung der Dosen bei der Lungentuberkulose durchaus nicht erstrebenswert ist. Abgesehen von dieser Schwierigkeit kann ich aber nur sagen, daß die ambulante Behandlung mit M.Tb.R., bei richtiger Auswahl der Fälle, denkbar leicht durchzuführen ist und in der Einfachheit und Sicherheit des Ablaufs jedem anderen spezifischen Heilverfahren, zumal der Tuberkulinbehandlung überlegen ist. Ich kann sie daher mit gutem Gewissen dem praktischen Arzt empfehlen und weiß, daß sie schon oft, in dieser Form ausgeübt, zu schönen Erfolgen geführt hat[1]).

Nachuntersuchung und Nachbehandlung

Zum Schluß möchte ich noch auf eine etwas andere Anwendungsweise aufmerksam machen, die zumal für die Bestrebungen der Landesversicherungsanstalten auf dem Gebiete der Tuberkulosebekämpfung in Frage kommt. Für diese Zwecke ist es in den meisten oder sogar in allen Fällen wünschenswert, die zunächst in einer Heilanstalt regelrecht mit den Partigenen behandelten Kranken nicht nur von Zeit zu Zeit nachzuuntersuchen, sondern auch darnach zu streben, den erzielten Heilerfolg auf möglichst einfache Weise dauernd oder doch für längere Zeit festzuhalten. In mehrjähriger Arbeit hat sich uns da folgendes Verfahren bewährt. Nach der Entlassung aus der Anstalt werden die Kranken in der ersten Zeit alle 6 Wochen wiederbestellt und mit einer intrakutanen Einspritzung von 0,1 ccm M.Tb.R. Nr. 6 (1 : 10 Millionen) bedacht, oder bei starker Überempfindlichkeit mit der zehnfach kleineren Gabe. Bleiben Befund und Arbeitsfähigkeit befriedigend, so werden nach Ablauf eines halben Jahres längere Zwischenpausen eingelegt, die sich nach Art und Schwere der Erkrankung zu richten haben. Auf diese Weise werden die Beobachtungen durch volle zwei Jahre weitergeführt, nach deren Ablauf der Kranke als praktisch geheilt betrachtet wird. Tritt aber während dieser Beobachtungszeit eine Verschlechterung ein, so werden die Kranken sofort wieder der regelrechten Behandlung in einer Heilanstalt zugeführt. Auf diesem Wege erhält man nicht nur ein Bild von den Dauererfolgen des Partigenverfahrens, sondern es gelingt auch oft, ohne große Kosten den durch die erstmalige

---

[1]) Welch großen wirtschaftlichen Vorteil die planmäßig durchgeführte ambulante spezifische Behandlung der Tuberkulose zeitigt, geht aus den Erfahrungen hervor, die von der Landesversicherungsanstalt der Hansestädte Hamburg, Bremen und Lübeck zurzeit gemacht werden. In Lübeck behandeln über 50⁰/₀ aller praktischen Ärzte die leichteren Tuberkulosefälle mit ambulanten spezifischen Spritzkuren. Die Folge ist, daß seit 1918 die Zahl der Heilverfahren für Lübeck ständig abnimmt, während sie für Hamburg und Bremen sogar stark zugenommen hat. Daß diese, in großem Ausmaße erfolgenden, ambulanten Kuren keinen Schaden tun, — und auf diesen Nachweis allein kommt es hier an —, ist daraus zu ersehen, daß sich die Sterblichkeit an Tuberkulose in Lübeck besonders günstig stellt, — nicht nur für Erwachsene, sondern auch für Kinder —, und daß ferner die Verhältniszahl der jährlichen Invalidisierungen an Tuberkulose in Lübeck zum mindesten nicht höher ist als in Hamburg und Bremen. Durch die planmäßige Mitarbeit der praktischen Ärzte, die leichter Erkrankte spezifisch behandeln, werden also der Landesversicherungsanstalt jährlich nicht unerhebliche Kosten erspart, die sonst für Heilverfahren in geschlossenen Krankenanstalten aufgewandt werden müßten und jetzt für andere Zwecke der Tuberkulosebekämpfung zur Verfügung stehen. Das ist aber ein wirtschaftliches Ergebnis, dessen Bedeutung zumal in der gegenwärtigen Notzeit nicht gering anzuschlagen ist.

Behandlung erzielten Immunitätszustand aufrecht zu erhalten und zu befestigen. Selbstverständlich steht nichts dem im Wege, daß der Arzt auch für andere Kranke ein ähnliches, je nach der Lage des Falles sinngemäß abgeändertes Verfahren anwendet. Das hat den Vorteil, daß der tuberkulöse Kranke, der vielfach in leichtsinniger Weise sein Leiden vernachlässigt, längere Zeit unter ärztlicher Aufsicht steht und dabei zugleich spezifisch beeinflußt wird. Oft wird das genügen, um einen Rückfall zu verhüten, und wenn es nicht gelingt, so hat es der Arzt wenigstens in der Hand, rechtzeitig einzuschreiten und wieder eine richtige Kur durchzusetzen. Denn man darf nicht glauben, daß diese Hautimpfungen einer geordneten Behandlung gleichkommen. Sie können und sollen nur dafür sorgen, daß gewonnenes Gebiet nach Möglichkeit nicht verloren geht, sie vermögen aber an sich nicht, wahre Heilerfolge zu erzwingen. Das muß man wissen, um in der Praxis richtigen Gebrauch von diesem bequemen Verfahren zu machen.

Ich glaube, daß der Leser nicht im Unklaren darüber sein wird, wie ich über die Vorzüge des Partigenverfahrens gegenüber der Tuberkulinbehandlung denke. Ich kann mir daher wohl eine ausführliche und vergleichende Würdigung der Erfolge mit den verschiedenen Arten der spezifischen Tuberkulosebehandlung ersparen. Um aber doch ein zahlenmäßiges Bild zu geben, was sich mit den Partialantigenen erreichen läßt, habe ich auf S. 170 u. 171 drei Tabellen abgedruckt, die in knappster Form neben einer allgemeinen Übersicht auch manche Einzelheiten enthalten.

Ergebnisse der Partigenbehandlung

Aus diesen Zusammenstellungen mag sich der Leser sein Urteil selber bilden. Noch besser aber, wenn er das Urteil aufschiebt, bis er eigene Erfahrungen gemacht hat. Allerdings sind die auf Tabelle 1 wiedergegebenen Erfolge bei Kranken erzielt, die ausschließlich im Krankenhause behandelt wurden, also Ruhe, gute Luft und auskömmliche Verpflegung genossen. Ich habe schon öfters erwähnt und wiederhole es, daß im Gefolge schlechter Ernährung und aufreibender Sorgen, wie wir sie im Kriege erlebt haben, nicht nur die Krankheitsformen schwerer, sondern auch die Heilergebnisse ungünstiger werden müssen. Man wird also damit zu rechnen haben, daß überall da, wo solche jammervollen Verhältnisse andauern, die Tuberkulose noch weiter vermehrte Opfer fordern und ihre Behandlung öfter als sonst im Stiche lassen wird. Das gilt aber naturgemäß für jede Behandlungsart der Tuberkulose, und es geht daraus hervor, daß wir auf die gute Pflege und Ernährung der Tuberkulösen stets angewiesen sind, wenn wir diesen Kranken wirklich helfen wollen. Damit will ich freilich nicht in den umgekehrten Fehler verfallen und der guten Pflege, Luft und Ernährung die einzige und ausschlaggebende Rolle bei der Gesundung der Tuberkulösen zusprechen. Es sind das wichtige Hilfsmittel, ohne die wir in der Behandlung nicht weiter kommen, aber die Heilung wird durch sie nur erleichtert, nicht ursächlich bedingt. Denn, was man auch tun und wie man einen Tuberkulosekranken auch behandeln mag, stets geht die Heilung unmittelbar aus von der Bildung der Antikörper, d. h. der auf die Tuberkelbazillen eingestellten und abgestimmten Ab-

Wesentliche Rolle der Antikörperbildung

wehrkräfte. Wenn das aber der Fall ist, und daran kann nicht gezweifelt werden, so geht aus dieser Tatsache mit zwingender Beweiskraft hervor, daß jede Heilung einer tuberkulösen Erkrankung letzten Endes auf die Tuberkelbazillen, d. h. auf deren antigene Leibesstoffe zurückgreift. Der Kreis schließt sich damit, und, von höherer Warte aus betrachtet, sind Krankheit und Heilung in gewissem Sinne ein und dasselbe, nichts weiter als die Endstücke einer einzigen langen Kette. Jeder Arzt also, der Tuberkulöse mit Erfolg zu behandeln versteht, treibt bewußt oder unbewußt Immunbehandlung. Ja auch der kranke Körper, der, sich selbst überlassen, aus eigener Kraft gesundet, macht nichts anderes. Man stelle sich einmal in groben Umrissen vor, was denn im tuberkulosekranken Menschen oder Tier vor sich geht. Da, wo das belebte Gift haftet, werden einige Tuberkelbazillen wachsen, andere wieder zugrunde gehen. Warum das im Einzelfall geschieht, können wir natürlich nicht beantworten. Aber es ist einmal in der ganzen Natur so, und jedes Lebewesen ist früher oder später dem Untergange geweiht. Wenn aber Tuberkelbazillen absterben, so werden ihre Leiber allmählich aufgeschlossen, sei es von den Säften oder den Zellen des Körpers. Jedenfalls werden Leibesstoffe der Erreger mit antigenen Eigenschaften frei, und nun kann die Bildung von Antikörpern einsetzen, die, wie wir gesehen haben, entsprechend dem verwickelten Aufbau der Erreger in verschiedene Teilantikörper zerfallen, je nachdem sie auf die Gifte, die Eiweiß- oder Fettstoffe des Bazillus eingestellt sind. Damit aber beginnt schon die Abwehr und die Heilung. Freilich bestimmt der Anfang noch nicht den weiteren Verlauf. Vielmehr wird es von vielen Einzelumständen, auf die wir hier nicht einzugehen brauchen, abhängen, ob Heilung oder Krankheit fortschreiten. Ist aber das erstere der Fall, so geschieht es einzig und allein dadurch, daß die Antikörper nach Art und Mischung ausreichen, um den Dingen eine günstige Wendung zu geben. Ob ich also durch Einspritzung von Leibesstoffen der Tuberkelbazillen bewußt einen Reiz setze, um Antikörper zu erzeugen, oder ob ich mich darauf beschränke, dem kranken Körper Schädlichkeiten fernzuhalten, und ihn durch allgemeine Maßnahmen zu kräftigen suche: die Besserung, falls sie gelingt, geht stets denselben Weg. Und dieser Weg ist, wie wir gesehen haben, spezifisch vorgezeichnet. Daran muß man die Eiferer immer wieder erinnern, die von der spezifischen Tuberkulosebehandlung nichts wissen wollen und ihr die Luft-, Liege- und Ernährungskuren als etwas grundsätzlich Verschiedenes entgegensetzen. Freilich wird man von gegnerischer Seite einwenden, daß es Fälle gibt, bei denen die spezifische Behandlung versagt, während die geduldig durchgeführte Liege- und Ernährungskur doch noch ein befriedigendes Ergebnis zuwege bringt. Der Einwand besteht in den Tatsachen zu Recht, aber die Schlußfolgerung dürfte unzutreffend sein. Die Beobachtungen, die hier zugrunde liegen, beziehen sich durchweg auf Tuberkulinkuren, und da ist es allerdings häufig, daß, zumal bei schweren Fällen, die erneute künstliche Giftzufuhr die Giftüberempfindlichkeit steigert und dadurch die Abwehrkräfte des Körpers schädigt, so daß die eigentlichen Immunitätsvorgänge durchkreuzt werden. Aber auch bei der Partigenbehandlung kann man es unter Umständen, allerdings nur bei vorgeschrittenen Tuberkuloseformen, beobachten, daß eine Antigenüberlastung von Schaden ist. Man muß eben, wie ich das immer wieder betont habe, damit rechnen, daß Immunität und Krankheit eng zusammenhängen, daß also günstige und ungünstige Wirkungen eng beieinander liegen und ineinander übergehen. Am anschaulichsten stellt man sich die Verhältnisse, die bei jeder spezifischen Beeinflussung natürlicher oder künstlicher Art obwalten, in Gestalt einer Kurve vor. Den aufsteigenden Schenkel dieser Kurve würden die immunisierenden oder nützlichen Eigenschaften, den absteigenden Schenkel die krankmachenden oder schädlichen Wirkungen der Antigene einnehmen. Der Gipfel aber bedeutet das vielgesuchte Optimum, dessen Kenntnis uns mit einem Schlage zum Herren der ganzen Lage machen würde, wenn es nicht eben so schwer zu fassen wäre. Denn leider ist dieses Optimum keine stetige Größe; es liegt vielmehr nicht nur bei verschiedenen Kranken auf ganz verschiedener Höhe, sondern es verschiebt sich auch bei jedem einzelnen Kranken ständig, je nach dem Zustande der Krankheit oder der Immunität. Daraus folgt aber, daß es nicht die spezifische Behandlung ist, die versagt, sondern nur die Art, wie diese Behandlung durchgeführt wird von uns Menschen, die wir die richtige und beste Dosierung im Einzelfalle nicht kennen. Ferner folgt daraus, daß es in dem einen Falle ein Fehler sein kann, sog. spezifische Mittel einzuspritzen. Wenn z. B. an sich schon eine Antigenüberlastung besteht, so ist natürlich das einzig richtige Verfahren, zunächst die Liege- und Ernährungskur einzuleiten. Im anderen Falle kann wieder der Verzicht auf die Einspritzungen, also die ausschließliche Beschränkung auf die Pflege des Kranken, erst recht einen Fehler bedeuten, dann z. B., wenn aus irgendeinem Grunde in ungenügender Menge Antikörper gebildet werden. Kurzum, jeder einzelne Krankheitsfall hat seine Sonderart, und der Arzt muß sich bemühen, diese richtig zu erfassen und bei der Wahl der Behandlung zu berücksichtigen.

Immunität und Krankheit

Die hygienisch-diätetische Behandlung.

Nach alledem wird man sich über das scheinbar widersinnige Wort klar werden, daß man auch dann eine Tuberkulose spezifisch behandelt, wenn man zu rechter Zeit und in vollem Bewußtsein dessen, was man tut, den Kranken ruhig gewähren läßt. Nur so aber sollte auch die Ruhe- und Pflegekur des Tuberkulosekranken aufgefaßt und angewandt werden, nicht als eine Behandlungsart, die für sich besteht und der spezifischen wohl gar entgegengesetzt ist, sondern als eine nützliche und notwendige Ergänzung der eigentlichen spezifischen Behandlung, mit der sie letzten Endes auf gleichem Boden steht. Es sind also wohl zwei verschiedene Wege, aber keine verschiedenen Richtungen. Denn beide Wege führen zum selben Ziel und beide müssen daher in

Verhältnis der nicht spezifischen zur spezifischen Behandlung

verständiger und angemessener Weise verfolgt und benutzt werden. Je nach der Lage des Falles wird man bald den einen, bald den anderen Weg beschreiten, meist aber auf beiden zugleich vorwärts streben. In diesem Sinne möchte ich nunmehr die „hygienisch-diätetische" Behandlung der Lungentuberkulose besprechen, wobei der Leser bemerken wird, daß der gelehrte fremdsprachliche Ausdruck sehr einfache und naheliegende Verhältnisse bezeichnet, die oft mit ganz unnötigem Aufwand von Worten und Gelehrsamkeit vorgetragen werden. Es handelt sich eben um nichts weiter als um die ganzen äußeren Einflüsse, die auf jeden Menschen einwirken und die es bei den Lungenkranken gilt, möglichst günstig zu gestalten, damit der Körper Zeit und Kraft gewinnt, sich seines heimtückischen Feindes zu erwehren. Wir können zweckmäßig unsere Aufgabe in vier Abschnitte teilen, die wir der Reihe nach besprechen wollen. Und zwar kommen folgende Einwirkungen in Betracht: 1. Ruhe und Bewegung, 2. Ernährung, 3. sonstige Körperpflege, 4. Klima.

Ruhe und Bewegung   1. Man hat sich darüber gestritten, ob die Verteilung von Ruhe und Bewegung bei der Behandlung der Lungenkranken mehr im Sinne der Schonung oder der Übung vorgenommen werden soll. Die ältesten Fachärzte, wie Brehmer, waren eher geneigt, die Bewegung in den Vordergrund zu schieben, die neueren Tuberkuloseärzte betonen eindringlicher die Ruhe. Ganz allgemein läßt sich diese Frage naturgemäß bei den mannigfaltigen Stufengraden der Krankheit und bei dem verschiedenen körperlichen und seelischen Verhalten der Kranken nicht beantworten. Doch läßt sich im großen Durchschnitt sagen, daß, zumal für die erste Zeit der Behandlung, die Ruhe unerläßlich ist und daß die Bewegung erst in späteren Abschnitten der Kur in ihr Recht tritt.

Selbstverständlich gehört ein Lungenkranker mit ausgesprochenem Fieber ins Bett und ins Zimmer, und zwar so lange, bis das Fieber geschwunden ist. Also für diese Kranken kommt zunächst auch die sonst so günstig wirkende Liegekur im Freien noch nicht in Frage. Von dieser Regel sollte man nur ausnahmsweise abgehen, nur dann nämlich, wenn der gefühlsseelische Zustand des Kranken den dauernden Aufenthalt im Krankenzimmer nicht verträgt, was bei nervös reizbaren Menschen vorkommen kann, ferner in hoffnungslosen Fällen, wo der Arzt jedem möglichen Wunsch des Kranken gern entgegenkommen wird. Sonst heißt es hier für den Arzt, völlige Bettruhe zu gebieten, für den Kranken aber, dem ärztlichen Gebot unbedingt zu gehorchen. Alles Schwanken auf der einen und jeder Ungehorsam auf der anderen Seite pflegt sich da zu rächen. Erst allmählich, wenn die Körperwärme zur Norm absinkt, kann man an die Freiluftkur denken. Man wird sich bei schwersten Fällen zuerst auf das Öffnen der Fenster beschränken und erst nach einigen Tagen zum eigentlichen Liegen im Freien übergehen, dessen Dauer man je nach dem Kräftezustand der Kranken allmählich steigern kann.

Aber auch abgesehen von den fieberhaften Lungentuberkulosen sollte es nicht nur für die Anstaltsbehandlung, sondern auch für eine

im eigenen Heim des Kranken durchgeführte Kur, als Regel gelten,
daß jeder neue Kranke zunächst für einige Tage ins Bett gesteckt wird.
Das ist nötig, um eine genaue klinische Beobachtung zu ermöglichen,
es ist ferner zweckmäßig, um dem Kranken den Ernst seines Leidens
vorstellig zu machen, und schließlich ist es erwünscht, um dem Arzt
die Zeit zu geben, sich über die Art der Behandlung schlüssig zu werden.
Es ist deshalb ein allerdings nur äußerlicher, aber doch nicht zu unter-
schätzender Vorteil der Partigenbehandlung, daß die Vornahme der
intrakutanen Probestiche dem behandelnden Arzt die passende Gelegenheit gibt, um die anfängliche Bettruhe selbst den Leichtkranken mund-
gerecht zu machen.

Wenn aber von vornherein kein Fieber besteht oder das Fieber Liegekur
durch Bettruhe beseitigt ist, dann heißt es sobald wie möglich, jedenfalls nach Ablauf der Beobachtungszeit: heraus ins Freie zur Liegekur.
Auch hier wird man von Fall zu Fall verschieden vorgehen. Leichtkranken wird man nach wenigen einleitenden Tagen gleich die volle
Freiluftbehandlung zuteil werden lassen, die sich auf mindestens sechs-
stündige Ruhe im Liegestuhl erstreckt. Wie man die Liegestunden
verteilt, hängt ab von der sonstigen Tageseinteilung, von den Mahlzeiten und den Witterungsverhältnissen. Ich lasse in unserem nordischen Klima für gewöhnlich vormittags drei Stunden und nachmittags
drei Stunden in völliger körperlicher Ruhe liegen und vermeide die
feuchtkalten Morgen-, sowie die späteren Abendstunden. Ich glaube,
es bedarf da keiner ausführlichen Vorschriften, die doch nicht den besonderen Verhältnissen gerecht werden können. Der gesunde Menschen-
verstand des Arztes und auch des Kranken wird wohl je nach Lage
der Dinge leicht das Richtige treffen.

Anders liegt die Sache bei Schwerkranken, auch dann, wenn das
persönliche Wohlbefinden wenig gelitten hat. In solchen Fällen wird
man besonders im Anfang vorsichtiger zu Werke gehen. Zunächst
wird man sich für den allerersten Beginn der Kur einen geeigneten,
möglichst warmen Tag aussuchen. Ferner wird man solche Kranken
in den ersten Tagen nur kurze Zeit im Freien lassen, und erst bei
günstigem Verlauf allmählich stundenweise den Aufenthalt im Freien
verlängern, bis endlich die volle Stundenzahl erreicht ist. Dann aber
soll auch die ganze Zeit abgelegen werden, und zwar, wenn geeignete
Schutzvorrichtungen vorhanden sind, womöglich bei jeder Witterung.
In den Anstalten pflegen zu diesem Zwecke besondere Liegehallen vorhanden zu sein, die nach Süden geöffnet, gegen rauhe Winde geschützt, in unseren Breiten also vor allem nach Norden und Osten
geschlossen sind. Entgegen manchen widersprechenden Anschauungen
glaube ich, daß es jedenfalls für nordische Witterungsverhältnisse angebracht ist, diese Liegehallen mit einer Heizvorrichtung zu versehen,
damit die Liegekur auch im Winter und in den naßkalten Übergangszeiten ohne Unterbrechung durchgeführt werden kann. In der Privat-
praxis läßt sich eigentlich in jedem Garten ein sonniges und wind-
geschütztes Plätzchen finden, das sich für den Liegestuhl eignet; im

Notfall aber kann leicht durch eine Holzplanke oder eine spanische Wand, auch durch ein Zeltdach ein solcher Liegeplatz geschaffen werden. Allenfalls tut es auch ein genügend breiter, nach Süden gelegener Balkon, und schließlich, wenn alle Stricke reißen, ein sonniges Zimmer, dessen Fenster weit geöffnet werden.

Vor allem hat der behandelnde Arzt darauf zu achten, daß die Liegekur streng nach Vorschrift durchgeführt und nicht etwa als Spielerei betrieben wird. Die Kranken sollen wirklich liegen, d. h. nicht etwa sitzen, hocken oder andere beliebige Körperstellungen einnehmen. Für den Anfang ist sogar eine möglichst wagerechte Ruhelage auf dem Rücken anzuraten, weil das der Lungendurchblutung zweifellos zugute kommt, wenn ich mir auch von den übertriebenen Bestrebungen, durch Tieflagerung des Kopfes und Erhöhung des Beckens eine Hyperämie der Lungen und besonders der Lungenspitzen zu erzielen, nicht allzuviel versprechen kann. Später und bei günstigem Verlauf wird man die ganz wagerechte Lage zugunsten der bequemeren halbsitzenden Stellung, erst zeitweilig, dann mehr und mehr aufgeben und den Kranken wieder an gewisse Beschäftigung gewöhnen. Schon aus diesem Grunde bevorzuge ich die Liegestühle mit verstellbarem Kopfteil, und meine, daß besonders der Muttraysche Liegestuhl allen Anforderungen gerecht wird. Die Beschäftigung, von der ich eben gesprochen habe, soll zuerst nur die Gedanken ablenken und fesseln, also nicht körperlich sein. Man wird harmlose Spiele, das Lesen guter, nicht aufregender Bücher, die dem Arzte vorgelegt werden sollten, endlich leichte, die Augen nicht anstrengende Handarbeit im Laufe der Zeit gern gestatten, unter Umständen sogar begünstigen. Es ist Sache des ärztlichen Taktes, da für die geistigen Bedürfnisse der verschiedenen Kranken die richtige Wahl zu treffen.

Übung   Erst nach längerer Zeit, deren Dauer sich nach dem Grade und dem Verlauf der Krankheit richtet, tritt die Bewegung in ihr Recht und hat die Ruhe in steigendem Maße abzulösen. Wann das zu geschehen hat, läßt sich allgemeingültig natürlich nicht sagen. Bei der Partigenbehandlung pflege ich z. B. während der Zeit der erstmaligen Einspritzungen auf strenge Ruhe zu halten, nach dieser Erstlingskur aber, vorausgesetzt, daß sie erfolgreich verlaufen ist, zu gleichzeitiger Bewegung überzugehen. Bei sehr empfindlichen und schwächlichen Personen wird man öfters zuerst zur Massage greifen und dann erst auf eigene körperliche Bewegungen dringen. Natürlich muß die Bewegung erst recht, mehr noch als die Ruhe, genau verordnet und auf den Einzelkranken abgestimmt werden. Man wird mit kurzen Spaziergängen von etwa einer Viertelstunde auf ebenem Gelände anfangen und nach und nach den Kranken an größere körperliche Leistungen gewöhnen. Im Sommer sind die frühen Morgen- und die späteren Nachmittagsstunden besonders geeignet, und diese Verteilung läßt sich auch am besten mit der gleichzeitig weiterzuführenden Liegekur vereinigen. Aber auch bei kräftigeren Personen, die schon an weitere Ausflüge gewöhnt sind, sollte man darauf achten, daß sie mindestens

eine halbe Stunde vor den Mahlzeiten zurück sind und also noch Zeit
finden, sich vorher auszuruhen.

Sehr zweckmäßig würde es sein, wenn man die Lungenkranken am
Schluß der Behandlung, bevor man sie für ihren Beruf wieder freigibt,
planmäßig an Arbeit, und zwar nach Möglichkeit an eine dem Berufe
entsprechende oder doch ähnliche Arbeit, gewöhnen könnte. Man
würde damit die weite Kluft, die in den meisten Fällen zwischen dem
Kuraufenthalt, zumal in einer Heilstätte, und der heimischen Erwerbs-
tätigkeit klafft, zum Nutzen und Segen der Kranken überbrücken, die
sonst nur zu leicht durch den plötzlichen Übergang von Ruhe zur
Arbeit geschädigt werden. Leider muß das bei der übergroßen Mehrzahl der Tuberkulösen in der Regel ein frommer Wunsch bleiben, weil
es an der nötigen Zeit und den nicht minder nötigen Geldmitteln fehlt.
Dem praktischen Arzt wird es aber im Einzelfalle öfter möglich sein,
den Übergang schonender zu gestalten, und deshalb sei auf diese oft
fühlbare Unzulänglichkeit aufmerksam gemacht. Will und kann der Arzt
einen Lungenkranken unter möglichst günstige Bedingungen stellen,
so wird er Ruhe und Bewegung in folgender Weise verteilen müssen:
Im ersten Abschnitt der Behandlung ist völlige Ruhe und Schonung
das Gebot der Stunde, es folgt die Zeit der überwiegenden Schonung,
dann hat allmählich die Übung einzusetzen, die erst die Schonung nur
begleitet, dann aber mehr und mehr in den Vordergrund zu treten
hat, bis sich endlich der Eintritt in die berufliche Tätigkeit fast ohne
merklichen Sprung vollziehen kann.

2. Die Ernährung ist, wie schon mehrfach hervorgehoben wurde, Ernährung
von geradezu entscheidender Bedeutung für den Verlauf der Lungentuberkulose. Darüber braucht man nach den traurigen Erfahrungen
dieses Krieges und seines Gefolges, der Not und des Hungers, wirklich
nicht viel Worte zu verlieren. Man darf aber den Satz, daß Nahrungs-
mangel eine der größten Gefahren für Lungenkranke bildet, nicht etwa
für die Behandlung in dem Sinne umkehren, daß möglichst reichliche
Ernährung den Tuberkulösen unter allen Umständen guttut. Eine
sinnlose Überernährung, wie sie zeitweilig auch von Ärzten geübt wurde
und wie sie in Laienkreisen noch heute vielfach für besonders ersprieß-
lich gehalten wird, ist geradezu schädlich, weil sie in unnützer Weise
Herz und Lungen überanstrengt. Auch die Eiweißmast, die man öfter
rühmen hört, ist meist zweckwidrig, zum mindesten einseitig. Eher könnte
man für eine besondere Betonung und Erhöhung der Fettzufuhr eintreten, wenigstens scheint es, als ob nichts schädlicher wirkt als der
ausgesprochene Fettmangel. Am richtigsten verfährt man aber zweifellos, wenn man den Tuberkulösen eine gute und nahrhafte gemischte
Kost bietet, die eben alle Hauptbestandteile, Eiweiß, Fette und Kohle-
hydrate in etwas gesteigerter Menge enthält. Im allgemeinen braucht
man durchschnittlich 4000 Wärmeeinheiten täglich nicht wesentlich zu
überschreiten, sollte allerdings womöglich auch nicht unter 3000 Wärmeeinheiten heruntergehen. Als passendes Verhältnis für die Verteilung
von Eiweiß, Fett und Kohlehydraten in der Nahrung kann man sich

die Zahlenreihe 1 : 2 : 4 merken, an die man natürlich nicht ein für allemal gebunden ist, sondern von der man in besonderen Fällen sinngemäß abweichen kann. Doch wollen meines Erachtens solche Zahlen, die allerdings in gelehrten Büchern sehr beliebt sind, nicht allzuviel besagen. Man darf nicht vergessen, daß es nicht allein die Menge macht, sondern auch die Beschaffenheit der Speisen, die Verdaulichkeit, die Art der Zubereitung und die Schmackhaftigkeit. Ganz besonders gilt das selbstverständlich von kranken Menschen, die an sich schon oft wählerisch und empfindlich sind. Man wird kaum übertreiben, wenn man behauptet, daß 1000 Wärmeeinheiten einer schmackhaft zubereiteten und dargebotenen Mahlzeit, die eben die Eßlust reizt und fördert, mindestens soviel wert ist und soviel bedeutet, wie die doppelte Menge eines schlecht gekochten und lieblos angerichteten Essens. Die Kalorienberechnung hat gewiß ihre große wissenschaftliche Bedeutung. Aber am Krankenbett darf man auch nicht vergessen, daß die Zahl der Wärmeeinheiten eben doch nur das Was?, nicht das Wie? berücksichtigt. Jedenfalls bin ich der Meinung, daß der Arzt, der sich über die Angemessenheit der Nahrung für seine Lungenkranken vergewissern will, immer noch am besten tut, das Essen selbst zu schmecken. Wenn er dann noch die Menge der verabreichten Einzelmahlzeiten durch den Augenschein feststellt, so hat er sich auf denkbar einfachste Weise ein Urteil verschafft, das sachkundiger ist, als wenn er sich in langwierige Berechnungen der Wärmeeinheiten vertieft.

Man sieht also, daß die Ernährung des Tuberkulösen für einen praktisch veranlagten Arzt nicht allzu schwer zu regeln ist. Es herrschen eben die gleichen Grundsätze, die auch bei der Ernährung gesunder, arbeitender Menschen gelten oder dort gelten sollten. Nur wird man, wie gesagt, durch kleinere Zwischenmahlzeiten die Tagesmenge über das durchschnittliche Maß erhöhen und auf die Güte und Verdaulichkeit der Speisen besonders bedacht sein. Ich könnte daher mit diesen kurzen Ausführungen das Kapitel der Ernährung verlassen und will auch nur noch wenige Punkte streifen.

Milch und
Eier Mit Recht erfreut sich die Milch eines besonderen Rufes als stärkendes Nahrungsmittel für Lungenkranke. Es ist auch durchaus richtig, daß gute Milch mit ihrem reichlichen, leicht verdaulichen Fettgehalt sowie ihrem wertvollen, feinflockigen Eiweiß uns vortreffliche Dienste leistet. Aber auch hier pflegen die Menschen oft über das Ziel hinauszuschießen. Es wird eben nur zu leicht geglaubt, daß es die Masse tut, und nun wird in sinnloser Weise Milch nicht getrunken, sondern geschlappt, mit dem Erfolg, daß der Magen und vielleicht auch das Herz bald versagen. Wenn man hört, daß von solchen Kranken täglich drei, vier und mehr Liter Milch vertilgt werden, so soll man diesem Unsinn steuern. Ein Liter wirklich guter Milch ist eine ausreichende tägliche Zulage und über einundeinhalb Liter am Tag zu trinken, kann auf die Dauer nur schädlich sein. Jedes Übermaß rächt sich. Dasselbe gilt von den Eiern, die ebenfalls eine besonders angemessene Mischung von Eiweiß und Fett in leicht nutzbarer Form aufweisen und deshalb mit

Recht als wertvolle Nahrung gelten. Mehr als drei bis vier Eier sind aber in der Regel vom Übel, jedenfalls nicht nötig, wenn nicht von vornherein die ärztliche Absicht besteht, eine regelrechte Mastkur durchzuführen. Dazu gibt die Tuberkulose als solche nach meinen Erfahrungen nur ausnahmsweise begründeten Anlaß. Wohl aber kann eine derartige Ernährungskur angezeigt sein, wenn die Lungenkranken gleichzeitig an andersartigen Schwächezuständen leiden. Ich pflege sie auch bei Tuberkulösen anzuordnen, wenn es sich um allgemein schwächliche oder nervöse Personen handelt, oder wenn z. B. eine ausgesprochene Magensenkung mit Unterernährung usw. besteht. In solchen Fällen bevorzuge ich die ausgezeichnete Lenhartzsche Ernährungskur, die gerade der Ernährung mit Eiern einen weiten Spielraum läßt, im übrigen sich aber auch dadurch auszeichnet, daß von vornherein auf gleichzeitige körperliche Übung, zuerst in Form der Massage, dann der Bewegungskur Bedacht genommen wird.

Von künstlichen Nährmitteln, die heutzutage haufenweise auf den Markt gebracht und wahllos angewandt werden, pflege ich durchweg abzusehen. Höchstens kann man den reinen Malzpräparaten das Wort reden. Dagegen ist der Lebertran zweifellos ein wertvolles Hilfsmittel zur körperlichen Kräftigung tuberkulöser Kranker. Besonders beliebt ist ja der Lebertran im Kindesalter, wie ich meine, mit vollem Recht, aber auch bei Erwachsenen tut oft die tägliche Verabreichung von etwa 30—50 g dieses flüssigen Fettes gute Dienste. Allerdings empfiehlt es sich, den Lebertran nur in den kälteren Jahreszeiten zu geben, da er in heißen Sommertagen leicht Widerwillen und Übelkeit, selbst ausgesprochene Magenstörungen verursacht.

Man hört heutzutage viel von dem Salzstoffwechsel der Tuberkulösen sprechen. Das Schlagwort der „Demineralisation", ursprünglich in Frankreich geprägt, geht auch bei uns um und richtet in gewissen Köpfen Verwirrung an. Meines Erachtens ist bislang kein schlüssiger Beweis dafür erbracht, daß die Tuberkulose als solche zu einer Entziehung der Salze führt. Daß sich freilich bei den schweren Formen der Schwindsucht diese Erscheinungen der Demineralisation zeigen, soll nicht bestritten werden, ist aber auch weiter nicht verwunderlich, da solche Kranke eine allgemeine Störung des gesamten Stoffwechsels aufweisen. Das große Heer aber der Tuberkulösen, also alle leichten, ausgesprochenen und mittelschweren Fälle lassen keine Störung des Stoffwechsels erkennen, die über das hinausgeht, was man auch bei Gesunden zuzeiten beobachten kann. Im übrigen ist das beste Mittel gegen die Demineralisation eine gesunde und vernünftige gemischte Kost, und das dürfte im wesentlichen des Pudels Kern sein.

Im Zusammenhange mit der Ernährung möchte ich noch kurz die Genußmittel berühren. Vom Alkohol ist ein irgendwie günstiger Einfluß auf die Tuberkulose nicht zu erwarten. In größeren Mengen wirkt er geradezu schädlich. Wer also nicht an Alkohol gewöhnt ist, sollte erst recht als Kranker nicht damit anfangen. Anderseits ist dann und wann ein gutes Glas Wein oder Abends ein Glas echtes Bier oder

Porter nicht zu beanstanden. Stärkere alkoholische Getränke sind völlig zu verbieten, es sei denn, daß der Arzt z. B. Kognak als Zusatz zur Milch oder als Mittel gegen Nachtschweiße, also gewissermaßen als abgemessene Arznei verordnet. Ganz ablehnend verhalte ich mich zum Tabak, und zwar in jeder Form. Jedenfalls sollte der Lungenkranke, so lange er sich in Behandlung befindet, dieses Genußmittel ganz meiden. Nach meiner Erfahrung ist selbst bei starken Rauchern eine völlige Enthaltsamkeit leichter und sicherer durchzuführen als der mäßige Genuß des Tabaks. Aber auch während der behandlungsfreien Zeit sollte der Lungenkranke enthaltsam sein. Denn das Rauchen wirkt nicht nur durch die örtliche Reizung und Schädigung der Atmungswege, sondern der Tabak ist auch ein starkes Gift für das vegetative Nervensystem, und dessen Unversehrtheit ist bei jeder Krankheit, und nicht zum wenigsten bei der Tuberkulose, von höchstem Belang. Nur in Ausnahmefällen und nur zu Zeiten völligen körperlichen Wohlseins sollte der Arzt 1—2 leichte Zigarren erlauben, andere Formen des Tabakgenusses aber, wie das Rauchen von Pfeifen oder gar Zigaretten mit dem unvermeidlichen Aufsaugen des Rauches in die Lungen, endlich auch das Tabakkauen, ein für allemal verbieten.

Wasser- und Luftbehandlung 3. Von sonstigen Maßnahmen zur Kräftigung und Genesung der Lungenkranken nenne ich vor allem die verschiedenen Formen der Behandlung mit Wasser und Luft. Diese sozusagen natürlichen Hilfsmittel haben das gemeinsame, daß sie im wesentlichen auf die äußere Haut wirken, auf diese einen unmittelbaren Reiz ausüben, der sich dann mittelbar, mit Hilfe der Nerven und Gefäße, auf den übrigen Körper fortpflanzt und ausbreitet. Es kann für mich kein Zweifel sein, daß eine sorgsame Pflege der Haut einem jeden Lungenkranken zugute kommt, erst recht dann, wenn zugleich eine reizbare Schwäche der vegetativen Nervenbahnen besteht, was ja bei der außerordentlichen Verbreitung dieser Neurose nicht selten ist. Aber auf diesem Gebiet ist und wird viel gesündigt durch übertriebene Vielgeschäftigkeit. Nur das richtige Maß, der goldene Mittelweg führt zum Ziel, darüber hinaus gerät man auf Abwege und erreicht das Gegenteil von dem, was man will. Für eine vernünftige Handhabung dieser Hilfsmittel dem Arzt die hauptsächlichen Richtlinien zu zeigen, das soll der Zweck der folgenden Zeilen sein.

Bäder, Duschen usw. Jeder Lungenkranke sollte mindestens einmal, am besten zweimal wöchentlich ein Reinigungsbad mit ausgiebiger Abseifung des ganzen Körpers nehmen. Die Temperatur soll 32—34°C betragen, aber auch bei empfindlichen Kranken 35°C nicht übersteigen. Heiße Bäder sind nicht empfehlenswert. Am besten werden die Vormittagsstunden für die Bäder benutzt, zumal dann auch viele sonst fiebernde Kranke normale Temperatur haben. Hoch- oder dauernd Fieberkranken wird man Vollbäder nur gelegentlich bei zufälligem Absinken der Körperwärme verabreichen. Beim Verlassen des Bades wird die Haut kräftig abgerieben bis zur Rötung, und auch die sonst außer Bett befindlichen Kranken kommen für mindestens 1 Stunde ins Bett.

Sind neurotische Erscheinungen vorhanden, so sind unter Umständen medizinische Bäder angebracht. Bei sonst kräftigen Personen bevorzuge ich da Salz- und Solbäder von 10 Minuten Dauer, die ebenfalls zweimal wöchentlich gegeben werden. Zweckmäßig ist, die Temperatur des Bades allmählich absinken zu lassen. Ich pflege mit 35^0 C anzufangen und jede Woche einen Grad weniger zu nehmen, so daß die letzten Bäder nur noch 30^0 C haben. Handelt es sich um weniger kräftige und vor allem aufgeregte reizbare Kranke, so wähle ich lieber Fichtennadelbäder und ziehe diese Bäder bei gleichbleibender Temperatur von 34^0 C allmählich in die Länge, indem ich von Woche zu Woche um 5 Minuten bis zu halbstündiger Badedauer steige.

Schwachen und schwerkranken Personen, die keine Vollbäder vertragen, sollte doch eine ausgiebige Hautpflege zuteil werden. Am schonendsten sind da die morgendlichen feuchten Abreibungen mit kaltem Wasser. Für minder schwache Kranke kann man unter Umständen morgens an den Nichtbadetagen kalte Abklatschungen verordnen. Schließlich sind für kräftigere, außer Bett befindliche Lungenkranke tägliche Duschen oder Abbrausungen, je nach Empfindlichkeit von $15-25^0$ C, empfehlenswert. Alle diese Maßnahmen sollten bei Tuberkulösen niemals mit warmem Wasser ausgeführt werden. Da es sich darum handelt, einen Reiz auf die Haut auszuüben und gleichzeitig die Kranken abzuhärten, so ist kaltes Wasser in der bezeichneten Wärmelage einzig und allein angebracht. Das augenblickliche Gefühl der Kältewirkung soll eine Gegenwirkung auslösen, die durch rascheren und kräftigeren Blutumlauf ein behagliches Wärmegefühl erzeugt. Wo das nicht der Fall ist, da sollte man lieber alle Arten der Wasserbehandlung als nutz- und zwecklos beiseite lassen. Jedenfalls ist das besser, als durch Anwendung warmen Wassers die ohnehin oft zu Erkältungen neigenden Lungenkranken noch mehr zu verweichlichen. Anderseits sind aber auch alle gewaltsamen Abhärtungen zu widerraten, weil sie an den Kräftevorrat der Tuberkulösen Anforderungen stellen, denen diese Kranken nicht oder nur scheinbar gewachsen sind. Auch hier wird die aufmerksame Beschäftigung des Arztes mit dem Einzelkranken das richtige Mittelmaß unschwer finden.

Milder und sicherer läßt sich eine gewisse Abhärtung, die für Lungen- Luftbäder kranke durchweg ratsam ist, durch Luftbäder erzielen. Allerdings erfordert auch diese Maßregel genaue ärztliche Anleitung und Überwachung. Die Behandlung kranker oder schwächlicher, aber auch die Kräftigung sonst gesunder Personen durch die Einwirkung von Luft und Licht auf den unbekleideten Körper ist heutzutage ja geradezu Modesache geworden und gilt in gewissen Laienkreisen als Allheilmittel für alle möglichen Gebrechen. Es ist auch nicht von der Hand zu weisen, daß die Freiluftbehandlung außerordentlich gute Dienste leistet, zumal bei überarbeiteten, abgespannten und verlebten Großstädtern. Aber sie ist doch kein gleichgültiges Mittel, das man wirklich kranken Menschen, wie den Tuberkulösen, in jeder Form und Ausdehnung gestatten darf. Man muß mit einem Worte das Luft- und Lichtbad dosieren, und das ist

Sache des behandelnden Arztes, der die Art und den Umfang des Bades nach Lage und Befund des Einzelfalles zu bestimmen und zu beaufsichtigen hat. Dann allerdings erweist sich dies Verfahren auch für unsere Kranken als heilsam und segensreich, während ein laienhaftes Betreiben meist durch das Zuviel des Guten in das schädliche Gegenteil umschlägt. Als Richtschnur für die praktische Durchführung der Luftbäder bei Lungenkranken möge folgendes dienen:

Man beginnt am besten mit Zimmerluftbädern. Beim erstmaligen Luftbad im Freien soll die Temperatur mindestens 18° C betragen und dessen Dauer nicht über 10 Minuten ausgedehnt werden. Das Bad soll an einem windgeschützten, trockenen und schattigen Platz genommen werden. Allmählich kann man die Bäder auf eine halbe Stunde ausdehnen, bei leichtkranken, kräftigen Personen auch wohl noch länger. Es empfiehlt sich, während des Bades unter Aufsicht Frei- und Marschübungen machen zu lassen. Die Zeit des Luftbades richtet sich naturgemäß nach der Jahreszeit. Im Sommer wird man die Bäder in den Vormittagsstunden, etwa von 9—10 Uhr, oder in den späteren Nachmittagsstunden geben, in kälterer Jahreszeit wird man sie mehr auf den Mittag verlegen. Nach dem Bade wird zunächst ein kurzer Spaziergang gemacht und erst dann wieder zur Liegekur geschritten. Die Bekleidung beschränkt sich auf den Badeanzug. Will man die Luft länger auf den Körper einwirken lassen, so empfiehlt es sich, eine vollständige, wenn auch leichte und durchlässige Gewandung vorzuschreiben. Solche Dauerbäder sollten aber bei Lungenkranken nur an warmen Tagen und zwar im Hochsommer, nicht in den Übergangszeiten gestattet werden.

Im allgemeinen kann man aber mit der Erlaubnis der gewöhnlichen Luftbäder viel freigiebiger sein als bei der Wasserbehandlung der Tuberkulösen. Denn während z. B. die Duschen und Brausen eigentlich nur bei den günstigen Formen der Lungentuberkulose, vor allem also bei den bindegewebigen und schrumpfenden Erkrankungen, in Frage kommen, kann man die Anzeige für die Freiluftbehandlung etwas weiter fassen und auch die leichteren Grade der knotigen Lungentuberkulose mit in den Bereich dieser Behandlungs- und Abhärtungsart ziehen.

Sonnenbäder

Sehr viel vorsichtiger aber sollte man mit dem Sonnenbad sein, und gerade hier wird von unkundigen Laien aus Mißverstand viel Schaden angerichtet. Die Sonnenbäder sind zweifellos recht eingreifende, nichts weniger als harmlose Dinge, und sie müssen daher mit besonderer ärztlicher Umsicht dem Kräftezustand des einzelnen Kranken angepaßt werden. Seitdem vor allem Bernhard in Samaden und nach ihm Rollier in Leysin die Wirkungen der Hochgebirgssonne für die Behandlung der Gelenks- und Drüsentuberkulose, also im wesentlichen der äußeren Tuberkulose, herangezogen haben, ist es in aller Ärzte und Laien Munde und Gedanken, daß die Höhensonne ein oder vielmehr das Heilmittel für die Tuberkulose sei. Es ist aber gut, hier gleich die vielfach übertriebenen Ansichten und Erwartungen auf ihr richtiges Maß zurückzuführen. Ich lasse ohne weiteres gelten, daß das Sonnenlicht ein außerordentlich wertvolles Hilfsmittel für unsere Heilbestrebungen ist, aber das alleinige und unfehlbare Heilmittel ist es sicher nicht. Das trifft schon für die sogen. chirurgische Tuberkulose nicht zu, wo sich die Behandlungsdauer zum mindesten auf Jahre erstrecken muß und anderer Hilfsmaßnahmen keineswegs entbehren kann. Hier aber handelt es sich meist um verhältnismäßig widerstandsfähige, durch die örtliche Erkrankung noch wenig geschwächte Personen, während wir es bei der Lungentuberkulose zum wenigsten mit sehr anfälligen, oft auch schwächeren Kranken zu tun haben. Dazu kommt noch, daß das Sonnenlicht keineswegs überall gleichwertig ist. Die Wirkung der Hochgebirgssonne ist sicher verschieden von der Sonne des Tieflandes. Das darf man wohl ohne weiteres annehmen, obwohl wir wissenschaftlich durchaus nicht über alle Einzelheiten der Sonnenstrahlen aufgeklärt sind.

Aus alledem begreift es sich, daß, wer planlos Lungenkranke der Sonnenbestrahlung aussetzt, die unangenehmsten Nackenschläge erleben wird. Abgesehen von Verbrennungen werden Fiebersteigerungen, Blutungen, ja Verschlechterungen des Lungenbefundes keineswegs selten sein. Anderseits kann es für mich keinem Zweifel unterliegen, daß die Sonne bei richtiger Ausnutzung ihrer Kräfte auch bei den Lungenkranken vollauf ihre Schuldigkeit tut und es wohl verdient, voll und ganz ausgenutzt zu werden. Die Frage ist also die, wie habe ich es anzustellen, um die nützlichen Wirkungen des Sonnenbades den Kranken dienstbar zu machen und die schädlichen auszuschalten?

Zunächst ist da wichtig die sachgemäße Auswahl der Kranken. Tuberkulöse mit fortschreitenden Lungenveränderungen, Fiebernde und Blutende sind selbstverständlich ausgeschlossen, ebenso alle nervös reizbaren und überempfindlichen Personen. Es bleiben also übrig die günstigeren, chronischen und zur Vernarbung neigenden Formen, bei denen weder Fieber noch Blutung besteht oder droht. Während des Sonnenbades sollen die Kranken liegen unter öfterem Wechsel der Körperlage, so daß die Sonne von allen Seiten und auf alle Teile wirken kann. Der Kopf hat geschützt zu sein durch eine leichte Bedeckung, bei empfindlichen Personen empfiehlt sich ein nasses Kopftuch. Die Zeit beschränkt sich im Anfang auf wenige Minuten (3—5), um allmählich auf etwa 20 Minuten zu steigen. Nur in Einzelfällen und unter sehr vorsichtiger Verlängerung der Zeitdauer kann man die Bäder auf Stunden ausdehnen. Mehr denn je muß beim Sonnenbad die Losung des Arztes sein: eines schickt sich nicht für alle. Im übrigen bin ich der Meinung, daß man gut tut, länger dauernde Sonnenbestrahlungen bei Lungenkranken mehr örtlich einwirken zu lassen und den Körper gewissermaßen in Abschnitte einzuteilen, die der Reihe nach an verschiedenen Tagen vorgenommen werden. Ein anderes Mittel, die Sonnenbäder ohne Schaden zu verlängern, besteht darin, daß man den Kranken eine leichte und lichtdurchgängige, weiße Bekleidung verordnet. Am Schluß des Bades, zumal nach reichlicher Schweißabsonderung, empfiehlt sich eine feuchte Abreibung oder eine kühle Regendusche mit folgendem halbstündigen Aufenthalt im Zimmer.

Klimatische
Kuren

4. Die Einwirkungen der frischen Luft, des verstreuten Tages- und prallen Sonnenlichtes führen uns fast von selber zu den vielbesprochenen klimatischen Einflüssen auf die Tuberkulose. Ich betrachte es nicht als meine Aufgabe, in den Hexenkessel der gelehrten Streitigkeiten über die klimatische Behandlung der Lungentuberkulose hineinzugreifen, um so weniger, als unsere Kenntnisse über die Wirkung des Klimas auf den kranken Menschen im ganzen gering und vielfach fraglich sind. Zweifellos handelt es sich da nur zum kleineren Teil um unmittelbare Einwirkungen. Meist wirkt das Klima erst mittelbar auf den Kranken durch das Nervensystem, wobei auch die seelische und gemütliche Verfassung des Einzelmenschen nicht zu vergessen ist. Schon daraus läßt sich der Schluß ziehen, daß ein und dasselbe Klima nicht den gleichen Einfluß auf diesen wie auf jenen gesunden oder kranken Menschen ausübt. Das ist denn auch in der Tat der Fall, und nichts wäre verkehrter, als plan- und wahllos Lungenkranke in ein bestimmtes Klima, etwa ins Hochgebirge, zu schicken. Ich führe gerade dieses Beispiel an, weil es in Laienkreisen geradezu Mode geworden ist, die von manchen Fachärzten unterstützt wird, Lungentuberkulose und Hochgebirge in einem Atem zu nennen. Wir stoßen da eben wieder auf den so oft gerügten Fehler, an sich wertvolle Eigenschaften eines Heilmittels ins Ungemessene und Geheimnisvolle zu steigern. Deshalb ist eine nüchterne Betrachtung der klimatischen Frage ganz besonders am Platze.

Gerade um von vornherein allen Übertreibungen die Spitze zu bieten, stelle ich als ersten Satz auf, daß an sich die Lungentuberkulose in jedem Klima, unter jedem Himmel und in allen Breiten ausheilen kann. Dieser Satz, den heutzutage wohl alle einsichtigen und sachkundigen Fachärzte unterschreiben werden, soll aber nicht bedeuten, daß klimatische Einflüsse gleichgültig und belanglos seien. Es ist vielmehr sicher, daß ein sonniger Himmelsstrich, der frei von rauhen Winden, feuchten Nebeln und schroffen Temperaturschwankungen ist, dem Lungenkranken günstigere Bedingungen der Genesung bietet als eine licht- und sonnenarme, von Staub, Rauch oder Nebel erfüllte Luft. Das Klima ist also kein zauberhaftes Mittel, das die Heilung verursacht, wohl aber sie befördert und begünstigt. Immerhin ist schon viel getan, wenn man imstande ist, von seinen Lungenkranken die schlimmsten Unbilden der Witterung und die Schäden der Luftverunreinigung fernzuhalten. Das läßt sich aber fast in jedem Klima erreichen, und selbst in der Nähe der heutigen Großstädte mit ihrer ungesunden Rauchplage lassen sich geeignete Schlupfwinkel ausfindig machen, die dem Lungenkranken die nötigsten äußeren, günstigen Bedingungen zur Genesung bieten.

Von dieser grundsätzlichen Beurteilung abgesehen, lassen sich die klimatischen Wirkungen in solche der Anregung und der Schonung des Körpers und der Lungen einteilen. Es ist klar, daß die eigentlich heilsamen Einflüsse zur ersten Gruppe gehören. Am stärksten anregend, wenn auch auf durchaus verschiedenen Wegen, wirken das Hochgebirge auf der einen und das Meer auf der anderen Seite. Schon daraus geht hervor, daß beide Klimaarten nicht für vorgeschrittene Schwerkranke oder für nervös schwächliche Menschen taugen. Für solche Fälle tritt das schonende Klima in sein Recht. Für europäische Verhältnisse ist hier das klassische Beispiel die französische und italienische Riviera sowie die oberitalienischen Seen. Aber auch sonst wird man noch an den Gestaden des mittelländischen Meeres geeignete Orte für Lungenkranke finden, die vor allem der Schonung in der gleichmäßigen, milden, von allen heftigen Reizen freien Luft bedürfen.

Zwischen diesen beiden äußersten Polen der stärksten Anregung und der mildesten Schonung befinden sich nun die Kurorte des Mittelgebirges sowie der nordischen See. Jene lassen sich in ihrer Wirkung durch ihre verschiedene Höhe und Bewaldung, diese durch ihre Lage an Nord- oder Ostsee, sowie durch das Vorwiegen von Land- oder Seewinden mannigfaltig abstufen. Da es, wie gesagt, die anregenden Eigenschaften sind, denen ein Klima in erster Linie seinen Heilwert verdankt, so ist es verständlich, daß höhere sonnige Bergeslagen mit geringeren Waldbeständen kräftiger wirken als z. B. das thüringische Waldgebirge, daß ferner der Nordsee mit ihren vorherrschenden Seewinden und ihrem starken Salzgehalt der Vorrang vor der trockenen, salzarmen Luft der Ostseeküsten gebührt.

Endlich wäre noch die nordische Tiefebene zu nennen, die, wie man weiß, zahlreiche Luftkurorte und Heilstätten zur Tuberkulosebehandlung enthält. Eine besondere anregende Wirkung, die ja vielfach gerade in dem starken Wechsel des Klimas liegt, können diese Orte naturgemäß für einen Bewohner des Tieflandes nicht beanspruchen. Aber sie haben doch einen nicht zu verachtenden Vorteil, der den übrigen abgeht. Schicke ich z. B. einen Lungenkranken, der sich dafür eignet, ins Schweizer Hochgebirge, so werde ich voraussichtlich nach einer Winterkur, die ja mit Recht besonders beliebt ist, einen guten Fortschritt in der Genesung zu verzeichnen haben. Nun kommt aber der Kranke wieder nach Hause zurück in die Tiefebene mit ihrer feuchtkalten Witterung, und schon setzt eine Reihe von Erkältungen ein, die sein Leiden von neuem gefährden. Es bleibt oft nichts anderes übrig, als den Kranken jedesmal, sobald daheim die ungünstige Jahreszeit anhebt, wieder zurück in die Berge zu schicken, bis endlich nach jahrelanger Bemühung die Lungenerkrankung ausgeheilt ist. Das ist aber eine Behandlung, deren Durchführung nicht so sehr vom Arzt als vom Geldbeutel, sowie von allen möglichen anderen äußeren Verhältnissen abhängt und jedenfalls oft genug an diesen äußeren Hindernissen scheitert. Dagegen, schicke ich meinen Kranken beispielsweise in eine im norddeutschen Tiefland gelegene Heilstätte, so werde ich vielleicht zunächst etwas langsamere Fortschritte bemerken. Ich habe aber auch nicht mit der Gefahr der Rückfälle zu rechnen, wenn der Kranke wieder daheim ist, weil er ja nicht wie dort ein günstiges mit einem ungünstigen Klima vertauscht. Mit anderen Worten: das Hochgebirge wird oft vortreffliche Anfangserfolge, das heimische Tiefland dagegen die besseren Dauererfolge aufzuweisen haben. Natürlich setze ich in meinem Beispiel voraus, daß die ganze Heilwirkung einzig und allein den klimatischen Einflüssen überlassen wird. Denn wenn ich andere Heilverfahren, vor allem die spezifische Behandlung anwende, dann schrumpft der Vorteil einer Kur im Hochgebirge ganz außerordentlich zusammen. Ich persönlich wenigstens habe schon manchen Kranken durch die Partigenbehandlung daheim geheilt oder gebessert, der aus der Schweiz unverrichteter Sache nach Hause kam.

Ich denke, daß diese Andeutungen genügen werden, um dem praktischen Arzt die Wahl eines klimatischen Kuraufenthalts zu erleichtern, falls er sich aus bestimmten Gründen dazu entschließt. Wenn man nur den kranken Menschen wirklich kennt, so wird man für ihn auch ohne gelehrte Spitzfindigkeiten leicht nach den angegebenen Grundsätzen einen passenden Ort ausfindig machen. Ganz verfehlt aber wäre es, was leider dann und wann geschieht, wenn der Arzt einen hoffnungslos Schwindsüchtigen auf weite Reisen schickt. Das Klima auch des Hochgebirges kann keine Wunder verrichten, und ein Schwerkranker ist allemal daheim oder in der Nähe seiner Heimat am besten aufgehoben.

Die Strahlenbehandlung.

Wenn ich hiermit die Allgemeinbehandlung der Tuberkulose mit den natürlichen Mitteln der Ruhe und Bewegung, der Pflege und Ernährung sowie des Wassers, der Luft und des Lichtes abschließe, so kann ich den Faden, den ich im letzten Abschnitte geknüpft habe, gleich weiterspinnen. Ich meine, daß sich eng an die natürliche Wirkung des Lichtes und der Sonne die künstlichen Bestrahlungen anschließen. Für die Lungentuberkulose kommen im wesentlichen zwei Arten der Strahlenbehandlung praktisch in Frage: 1. die Behandlung mit der sog. künstlichen Höhensonne und 2. mit Röntgenstrahlen.

Die künstliche Höhensonne 1. Die künstliche Höhensonne ist ein Apparat, der durch Verdampfung von Quecksilber im elektrischen Bogen ein sehr grelles, an ultravioletten und chemischen Strahlen reiches Licht entwickelt. Schon der Name, der wohl in erster Linie den geschäftlichen Gründen der Anpreisung seine Entstehung verdankt, soll ausdrücken, daß es sich hier um einen Ersatz der natürlichen Sonne des Hochgebirges handelt, deren Wirkungen ja in aller Munde sind. Nun, dieser Name hält nicht das, was er verspricht. Es kann gar keine Rede davon sein, daß die Strahlen des künstlichen Apparates mit denen der Sonne gleichzusetzen sind. Schon eine oberflächliche Beschäftigung mit der Zusammensetzung der Strahlen, die von der natürlichen und künstlichen Höhensonne ausgehen, läßt erkennen, daß bei der letzteren die Wärmestrahlen so gut wie ganz fehlen, und die ultravioletten Strahlen auf Kosten anderer angereichert sind. Da uns eine tiefere Kenntnis auf diesem Gebiet überhaupt noch abgeht, so sind wir auf die Beobachtungen an lebenden Menschen angewiesen, und die belehren uns, daß in der Tat die Wirkungen des Apparates von denen der natürlichen Sonne durchaus verschieden sind, daß also der Handelsname den Tatsachen willkürlich vorgreift. Trotz dieser Unterschiede, die, besonders bei der Lungentuberkulose, die natürliche Sonne als überlegen in ihrer heilenden Wirkung erscheinen lassen, hat sich aber doch die künstliche Höhensonne ein ziemlich allgemeines Bürgerrecht erworben; wie ich glaube, nicht mit Unrecht. Jedenfalls haben wir Ärzte, die nur in der verhältnismäßig sonnenarmen Niederung arbeiten, einen derartigen Apparat nötig, der, wenn auch kein vollgiltiger Ersatz der Sonne, doch eine, in ähnlichem Sinne wie diese, entschieden kräftigende und anregende Wirkung auf den kranken Körper ausübt. Man kann die künstliche Höhensonne örtlich und allgemein wirken lassen. Mit der örtlichen Bestrahlung wird man meist anfangen und sich bei schwächeren Menschen damit begnügen. Später und bei kräftigeren Personen wird man die Allgemeinbestrahlung anwenden. Es versteht sich von selbst, daß stets die Einzelgaben genau und sorgfältig vom Arzte bestimmt werden. Denn abgesehen von heftigen Verbrennungen, die allerdings meist gutartig sind und unter geeigneter Behandlung bald abheilen, können durch übertriebene Bestrahlungen allgemeine Schwächungen des Körpers, Fieberbewegungen und Blutungen ausgelöst werden. Man beginnt deshalb stets mit kurzen, nur wenige Minuten dauernden, Bestrahlungen und steigt bei der örtlichen Anwendung bis auf 1 Stunde, bei der Allgemeinbestrahlung auf höchstens $1/2$ Stunde. Nach unseren eigenen Erfahrungen ist es zweckmäßig, die der künstlichen Höhensonne fehlenden Wärmestrahlen durch elektrisches Glühlicht zu ersetzen. In der sog. Solluxlampe hat man einen solchen Apparat, der die chemischen und die Wärmestrahlen vereinigt und sich trefflich für die örtliche Behandlung der Brust eignet. Für die Ganzbestrahlungen benutzen wir die sog. Hallenhöhensonne, deren Quecksilberlampe von einem Kranz elektrischer Glühbirnen umgeben ist, und die außerdem den großen Vorteil besitzt, eine ganze Reihe von Personen (etwa 7) zu gleicher Zeit zu bestrahlen.

Ich möchte an den Schluß dieser Besprechung die Bemerkung setzen, daß selbstverständlich die künstliche Höhensonne oder ähnliche Apparate keine Heilmittel darstellen, die das Grundleiden ursächlich angreifen. Um den Körper zu kräftigen, sind sie wohl geeignet und haben sich in diesem Sinne durchaus bewährt. Aber es würde ein Fehler sein, sich bei der Behandlung von Lungenkranken auf solche Bestrahlungen zu beschränken. Wie so manches andere sollen sie nur als Hilfsmittel gebraucht werden, die vor allem die spezifische Behandlung unterstützen und fördern können.

Ein sehr viel eingreifenderes Verfahren sind die Röntgenbestrahlungen, die sich von Jahr zu Jahr ein größeres Gebiet in der Bekämpfung menschlicher Krankheiten, nicht zum mindesten der Tuberkulose, erobern. Allerdings feiern die Röntgenstrahlen ihre Haupterfolge bei anderen Tuberkuloseformen, bei den Erkrankungen der Haut, der Drüsen, der Knochen und Gelenke usw. Aber auch für die Behandlung der Lungenkranken werden sie in steigendem Maße herangezogen. Meine eigenen Erfahrungen reichen noch nicht aus, um mir ein entscheidendes Urteil über den Nutzen der Röntgentiefenbestrahlungen zu erlauben. Aber auch die von anderer Seite bekanntgegebenen Erfahrungen sind noch nicht groß genug, um den Wert des Verfahrens in allen Einzelheiten festzulegen. Jedenfalls aber scheinen mir die bisherigen Ergebnisse zu weiteren Versuchen zu ermuntern. Freilich darf man seine Erwartungen nicht allzuhoch spannen und nicht die gleichen auffälligen Wirkungen bei der Lungentuberkulose verlangen, die den Röntgenstrahlen zweifellos bei den obengenannten Formen der äußeren Tuberkulose zukommen. Denn bei diesen ist, nach meiner Überzeugung, tatsächlich ein unmittelbarer Einfluß der Röntgenstrahlen auf den tuberkulösen Krankheitsvorgang nicht zu verkennen. Ich lasse es dahingestellt sein, an welcher Stelle dieses Vorganges die Strahlen angreifen, vermute aber, daß es eher die Zellen des kranken Gewebes als die Erreger selbst sind. Wenn das wirklich der Fall sein sollte, so würden die Röntgenstrahlen eine wesentliche und wertvolle Ergänzung der spezifischen Behandlung mit Antigenen sein. Und ich habe auf Grund meiner recht ausgiebigen Erfahrungen auf diesem Gebiete in der Tat den Eindruck, daß dem so ist, daß also die Röntgenbehandlung bei diesen Tuberkuloseformen mehr ist als ein bloßes Hilfs- und Unterstützungmittel unserer sonstigen ärztlichen Maßnahmen. Bei der Lungentuberkulose liegen nun aber die Dinge doch anders. Einmal ist das Wiederherstellungsvermögen des Lungengewebes sehr beschränkt, sicher viel beschränkter als z. B. das der Haut und der Drüsen, dann ist aber vielleicht auch die Beweglichkeit der Lungen ein Grund, warum hier die Wirkung der Röntgenstrahlen weniger zur Geltung kommt als bei den oberflächlich gelegenen Körperteilen.

Es liegt nun nicht im Rahmen dieses Buches, das sich in erster Linie an den praktischen Arzt wendet, auf die ganze schwierige und verwickelte Technik der Röntgentiefenbestrahlungen einzugehen. Die Ausführung der Röntgenbehandlung unserer Lungenkranken muß unbedingt den Röntgenfachärzten vorbehalten bleiben. Das erfordert schon das regelrechte Verantwortlichkeitsgefühl, das jeden Arzt abhalten sollte, sich mit Dingen zu befassen, zu denen er nicht die nötige technische Vorbildung und praktische Erfahrung haben kann. Bei der sehr eingreifenden, örtlichen und allgemeinen Wirkung der Röntgenstrahlen rächt sich nichts mehr als unkundiges Herumpfuschen. Es genügt daher zu wissen, daß die Röntgenbestrahlungen der einzelnen kranken Lungenstellen meist in etwas größeren Abständen von 2—3 Wochen vorgenommen werden, wobei sich die Dosierung nach der Tiefenlage des Herdes richten muß. Da aber zur Zeit stets nur ein begrenztes Lungenfeld bestrahlt werden kann, so ist die Zahl der wirklichen Röntgenbestrahlungen abhängig von dem Umfang der Erkrankung und von der Zahl der Erkrankungsherde und von der Zahl der dadurch notwendigen Einstellungen. Bei ausgedehnten Lungentuberkulosen wird man also mit häufigeren, 2—3mal wöchentlichen Bestrahlungen zu rechnen haben. Wie dem auch sei, jedenfalls läßt sich die Röntgenbehandlung vortrefflich mit dem spezifischen Heilverfahren vereinigen, die sie, wie gesagt, in bedeutungsvoller Weise ergänzt, vorausgesetzt natürlich, daß sie auch bei der Lungentuberkulose annähernd das leistet, was man sich auf Grund der Erfahrungen bei der äußeren Tuberkulose davon verspricht.

Was ferner der praktische Arzt von dem Röntgenverfahren noch kennen muß, das ist die Beantwortung der Frage, wann und bei welchen Kranken es zu befürworten und anzuwenden ist. Hier wie überall sollte man ein neues Heilverfahren, wie es die Röntgentiefenbestrahlungen der Lungen sind, nicht an hoffnungslose Fälle verschwenden, wie das leider nur zu oft geschieht. Das trübt nur den Blick für jeden vernünftigen Fortschritt. Anderseits hat es aber auch keinen Zweck, leichte Spitzenerkrankungen, deren man durch die sonstigen Behandlungsmethoden mit ziemlicher Sicherheit Herr wird, gleich von vornherein mit dem Schwergeschütz der Röntgenbestrahlung zu bekämpfen, ganz abgesehen davon, daß es sich auch um ein recht kostspieliges Verfahren handelt. Man wird also gut tun, die Röntgenstrahlen bei schweren und mittelschweren, zum mindesten aber ausgesprochenen und diagnostisch sicheren Fällen anzuwenden, zumal dann, wenn man auf andere Weise nicht recht vorankommt. Erfordernis ist freilich außerdem auch, daß die Kranken körperlich noch nicht erheblich geschwächt sind, also, wie man sagt, etwas zuzusetzen haben. Denn die Röntgenstrahlen erzeugen stets neben örtlichen auch allgemeine Wirkungen, die sich oft zunächst in Temperatursteigerungen sowie in Störungen des Allgemeinbefindens äußern, die man wohl als Röntgenkater bezeichnet.

Die chirurgische Behandlung.

Die chirurgische Behandlung der Lungentuberkulose ist ebenfalls ein Kind der neueren Zeit. Eigentlich aber hat sich nur ein einziges Verfahren so eingebürgert, daß es auch in Laienkreisen weit bekannt geworden ist und daher von jedem Arzt richtig beurteilt und eingeschätzt werden muß. Es ist das der sog. künstliche Pneumothorax, der von Forlanini erdacht, 1892 zuerst ausgeführt und 1894 veröffentlicht wurde. Das Verfahren besteht darin, einen kranken Lungenflügel durch Einblasen von Stickstoff — oder auch von keimfreier Luft — in den Pleuraraum zusammenzupressen und gewissermaßen auszuschalten. Nach Forlanini geschieht das mittels einer feinen Hohlnadel, die an geeigneter Stelle in die Brusthöhle eingeführt wird, und durch die dann aus einem einfachen Apparat das Gas einströmt. Einige Jahre später, 1898, hat Murphy dasselbe Verfahren angegeben nur mit dem Unterschiede, daß er die Pleura durch einen Schnitt freilegt und erst dann eröffnet. Im übrigen sind, wie stets bei einem neuen technischen Verfahren, von verschiedenen Seiten Abänderungen oder Verbesserungen vorgeschlagen, die alle miteinander,

Der künstliche Pneumothorax

einschließlich des Murphyschen Schnittes, nichts an der Tatsache ändern, daß Forlanini das ausschließliche Verdienst an der Erfindung des künstlichen Pneumothorax gebührt. Über die Frage, ob Schnitt oder Punktion zweckmäßiger sei, ist viel gestritten worden. Es ist richtig, daß durch die Punktion einige Unglücksfälle verursacht wurden. Es kann eben vorkommen, daß die Nadel nicht in den freien Pleuraraum trifft, sondern in die Lunge eindringt und sogar ein Gefäß eröffnet. Läßt man in solchem Falle ohne weiteres das Gas einströmen, so können natürlich neben Gasansammlungen im Gewebe auch tödliche Gasembolien eintreten. Infolge solcher unliebsamen Erfahrungen schien es zeitweilig, als ob die Schnittmethode die ursprüngliche Forlaninische Punktion verdrängen würde. Seitdem aber jetzt allgemein ein Quecksilbermanometer eingeschaltet wird, das zuverlässig den negativen Druck anzeigt, sobald die Nadel im freien Pleuraraum liegt, wird wohl von den meisten Ärzten wieder die einfache Punktion bevorzugt. In der Tat ist der Zwischenrippenschnitt, den auch wir anfänglich benutzt haben, nicht nur umständlich, zeitraubend und quälend, sondern es ist auch nicht gleichgültig, ob man einem Kranken mit schwerer Lungentuberkulose eine Operation ersparen kann oder nicht. Außerdem hat das Stichverfahren. den großen Vorteil, daß man in einer Sitzung unter Umständen an verschiedenen Stellen punktieren kann und deshalb auch bei ausgedehnten Verwachsungen des Rippenfelles weit bessere Aussichten hat, doch noch zum Ziele zu gelangen, als beim Murphyschen Schnitt. Wir haben daher das operative Vorgehen aufgegeben oder wenden es nur ganz ausnahmsweise an, und sind mit der Forlaninischen Punktion durchweg sehr gut gefahren.

Ich erspare mir eine ausführliche Schilderung der technischen Einzelheiten. Der praktische Arzt wird nicht allzuoft in die Lage kommen, einen Pneumothorax selbst anzulegen. Entschließt er sich aber doch dazu, so muß er sich auch der Mühe unterziehen, das Verfahren vorher unter fachärztlicher Anleitung zu lernen und zu üben. Das ist bald geschehen, denn die Technik ist in der Tat herzlich einfach und erfordert kein besonderes Geschick. Nur muß man solche Dinge gesehen und mit sachkundiger Hilfe selbst versucht haben und sie nicht aus Büchern ablesen. Vor allem rate ich dazu, das Instrumentarium so einfach wie möglich zu wählen. Zwei große graduierte 2 Liter-Flaschen, ein Quecksilbermanometer, Schläuche und die nötigen Verbindungsstücke, sowie gute Hohlnadeln, von denen ich die Denekeschen empfehle, das ist alles, was man gebraucht.

Wenn ich aber hier das technische Verfahren, sowie die Ausrüstung und Vorbereitung beim künstlichen Pneumothorax für einfach erkläre, so gilt das keineswegs für die Entscheidung, wann und bei wem dieser Eingriff gemacht werden soll. Dazu gehört Überlegung und Erfahrung und vor allem eine äußerst genaue Untersuchung, bei der in jedem Falle ohne Ausnahme das Röntgenverfahren, und zwar sowohl die Durchleuchtung wie die photographische Aufnahme, zu Rate gezogen werden muß. Es erhebt sich also die Frage, bei welchen Fällen ist der Pneumothorax angezeigt? Es sind da im wesentlichen fünf Forderungen aufzustellen.

1. Die Lungenerkrankung muß überwiegend einseitig sein. Man hat wohl anfänglich gemeint, daß die andere Lunge wirklich völlig gesund sein müsse. Solche Fälle kommen freilich vor, sind aber recht selten, und wenn man sich an diese Forderung halten würde, so wäre die Anlegung des Pneumothorax auf Ausnahmefälle eingeschränkt. In der Tat hat sich aber gezeigt, daß eine geringe Erkrankung der zweiten Lunge nicht viel ausmacht. Wo uns außerdem heute wirkungsvolle spezifische Behandlungswege zur Verfügung stehen, kann man selbst mäßige Erkrankungen der nicht auszuschaltenden Lunge in den Kauf nehmen, zumal dann, wenn der Unterlappen sicher völlig gesund ist. Ja, Forlanini selber hat gezeigt, daß man in Ausnahmefällen sogar bei schwereren, aber nicht zu ausgedehnten Erkrankungen beider Lungen erst die eine Lunge ausschalten und nach ihrer Ausheilung und Entfaltung die zweite vornehmen kann.

2. Die kranke Lunge muß entweder ausgedehnt ergriffen sein oder es muß sich bei geringerer Ausdehnung um schwerere Veränderungen des Lungengewebes, zumal um Zerstörungen, handeln. Gegen dieses Gebot wird leider nicht selten gesündigt. Der künstliche Pneumothorax ist und bleibt ein gewaltsamer Eingriff, der nur dann unternommen werden sollte, wenn er nach Lage der Dinge nicht zu vermeiden ist. Denn man darf nicht vergessen, daß der Träger eines Pneumothorax doch erheblich in seiner Leistungs- und Arbeitsfähigkeit herabgesetzt und darauf angewiesen ist, die einzige ihm zur Atmung dienende Lunge nach Möglichkeit zu schonen. Die meisten unserer Kranken sind aber nicht in dieser glücklichen Lage, und diese sozialen Rücksichten verdienen gewiß neben den ärztlichen Grundsätzen sorgsam erwogen und berücksichtigt zu werden. Wenn aber gar, wie das vorkommt, leichte Spitzenerkrankungen oder gar diagnostisch zweifelhafte Fälle aufs Geratewohl mit einem Pneumothorax bedacht werden, so ist das einfach als leichtsinnig und unrecht zu verurteilen. Es gibt nur eine Anzeige, die es gestattet, auch bei minderschweren Lungentuberkulosen zum Pneumothorax zu schreiten: die liegt dann vor, wenn eine genügend lange durchgeführte andersartige Behandlung den Nachweis liefert, daß der Fall dauernd fortschreitet.

3. Der Pneumothorax muß technisch möglich sein. Diese Möglichkeit hängt von dem Vorhandensein oder Fehlen eines freien Pleuraraumes ab. Ist die Brusthöhle völlig durch Verwachsungen ausgefüllt und verschlossen, so ist es eben ein Ding der Unmöglichkeit, die betreffende Lunge auszuschalten. Die Ausführbarkeit der Stickstoffeinblasung zu ergründen, ist Sache der Voruntersuchung. Das ist der springende Punkt, wo nur das Röntgenverfahren Aufschluß geben kann, weil da die üblichen physikalischen Methoden meist im Stiche lassen. Bei der Röntgendurchleuchtung muß festgestellt werden, ob und wie weit das Zwerchfell der kranken Seite beweglich ist, und die Röntgenaufnahme muß zeigen, an welchem Ort die besten Aussichten bestehen,

die Pleurahöhle oder wenigstens einen Teil oder Rest dieses Hohlraums zu treffen. Freilich ganz sicher ist auch das Röntgenverfahren nicht. Es kommt nicht so ganz selten vor, daß das Röntgenbild noch Hoffnungen auf die Ausführbarkeit des Pneumothorax erweckt, die hernach beim praktischen Versuch nicht bestätigt werden. Anderseits kann es aber auch einmal geschehen, daß ein Versuch glückt, wo die Röntgenuntersuchung das kaum erwarten ließ.

4. Der Kräftezustand des Kranken muß so beschaffen sein, daß der Eingriff voraussichtlich keine unmittelbare Lebensgefahr bedingt. Das ist besonders dann zu überlegen, wenn der Pneumothorax auf der linken Seite angelegt werden soll. Durch die Wirkung auf das Herz ist die linksseitige Lungenausschaltung stets unbehaglicher als die rechtsseitige. Selbst ein gesundes Herz pflegt nach Anlegung des Pneumothorax auf der linken Seite einige Zeit, manchmal mehrere Tage, ängstlich zu flattern, wovon man sich durch die Röntgenschau leicht überzeugen kann. Ein schwaches oder gar krankes Herz kann unter Umständen ernstlich gefährdet sein, und diese Gefahr muß vorher wohl bedacht sein. Selbstverständlich ist der Pneumothorax zwecklos und sinnwidrig, wenn außer der Lungentuberkulose schwere tuberkulöse Erkrankungen anderer Organe, z. B. des Darmes, bestehen, die die Aussicht auf Heilung von vornherein in Frage stellen. Auch eine ernstere Kehlkopftuberkulose pflegt, wie die Erfahrung zu lehren scheint, den Erfolg des künstlichen Pneumothorax ungünstig zu beeinflussen.

5. Lungenerkrankungen, die immer wieder zu Blutungen neigen, lassen den Pneumothorax dann als angezeigt erscheinen, wenn der Sitz der Blutungen mit einiger Sicherheit festzustellen ist.

Ergebnisse
des Pneu-
mothorax Man wird nun fragen: wie sind denn die bisherigen Ergebnisse des künstlichen Pneumothorax? Die statistischen Angaben geben kein durchaus klares Bild. Denn es hängt naturgemäß sehr von der Auffassung des einzelnen Facharztes ab, wann er diesen Eingriff für berechtigt hält. Ich persönlich stehe, wie gesagt, auf dem Standpunkt, daß ich nur dann einen Pneumothorax mache, wenn die sonstige, vor allem die spezifische Behandlung nicht vorwärts kommt, oder der Fall so liegt, daß von vornherein die Aussichten für die spezifische Behandlung gering sind. Wer diese Ansicht nicht teilt und die Anzeigen zum Eingreifen weitherziger stellt, wird selbstverständlich weit ansehnlichere Erfolgszahlen als ich für dieses Verfahren buchen können. Denn man kann ohne weiteres sagen, daß, wenn der Pneumothorax gleich von vornherein glückt und zwar auf der ganzen Linie glückt, daß sich dann auch meist der weitere Verlauf günstig gestaltet. Und ich will nicht verhehlen, daß es unter solchen Umständen oft eine Freude ist, solchen Fall weiter zu verfolgen. Bei leichteren Fällen wird das natürlich häufiger eintreffen, bei den schwereren aber ist man leider meist nicht so glücklich. Denn entweder wird der Pneumothorax durch Verwachsungen überhaupt unmöglich gemacht oder er gelingt aus demselben Grunde nur teilweise, so daß auch nur ein Teil der Lunge wirklich ausgeschaltet und zusammengepreßt wird. Denn das ist der springende Punkt, auf den alles ankommt. In den nicht zusammengefallenen Lungenteilen wuchert das Gift ungestört weiter, ja wird durch die Behinderung des Blutumlaufs wohl gar noch begünstigt. Aber auch Vorgänge im Innern der Lungen, narbige Teilschrumpfungen, starrwandige Kavernen u. dgl. m. hemmen bisweilen den Lungenkollaps, und lassen dann den zunächst gelungenen Pneumothorax doch scheitern. Kurzum die Behandlung mit dem künstlichen Pneumothorax legt dem Arzt manche bittere Entsagung auf, lohnt ihn freilich auch mit manchem schönen Erfolg. Aber so sehr ich geneigt bin, das Verfahren Forlaninis für einen beachtenswerten Fortschritt zu halten, so wenig kann ich den übereifrigen Lobrednern des Pneumothorax recht geben, die damit die Lungentuberkulose als solche zu bekämpfen glauben. Wenn man gewissenhaft abwägt, wann der Eingriff berechtigt oder erlaubt ist, dann kommen nach meiner Schätzung etwa 5—6% der Lungenkranken dafür in Frage, und von dieser Verhältniszahl sind noch die Versager abzuziehen. Man sieht also, es handelt sich um eine Methode, die im Einzelfall sehr viel Segen stiften kann und die kein vernünftiger Facharzt missen möchte; aber die Lungentuberkulose als Volksseuche wird dadurch kaum berührt. Das liegt in der Natur der Sache und fällt nicht der Methode zur Last, muß aber gerade dem praktischen Arzt einmal gesagt werden, damit er nicht aus der Literatur falsche Eindrücke empfängt.

Nun noch einige praktische Bemerkungen. Aus der Betonung der Röntgenuntersuchung geht schon hervor, daß der Ort des Einstichs ganz von dem jeweiligen Befund abhängt. Eine Regel läßt sich da nicht geben. Man kann, wenn nötig, überall eingehen, nur wird man nach Möglichkeit die unmittelbare Nähe des Herzens vermeiden. Sehr gut eignen sich die seitlichen Flanken des Brustkorbes, doch darf man sich auf eine solche Lieblingsstelle nicht versteifen. Bei der ersten Stickstoffeinblasung kommt es weniger darauf an, daß man gleich einen vollständigen Pneumothorax schafft, sondern man kann sich mit einer Luftblase genügen lassen, die groß genug ist, daß man bei der dann bald zu machenden Nachfüllung keinen Schwierigkeiten begegnet. Dazu reichen 200—300 ccm Stickstoffgas meist aus, anderseits steht bei günstigen Verhältnissen nichts im Wege, daß man gleich ganze Arbeit macht und 1000—1200 ccm Gas einströmen läßt. Von dem Umfang des erzielten Pneumothorax wird man sich möglichst bald, wenn es der Zustand des Kranken irgend erlaubt, am Tage nach der Anlegung durch die Röntgendurchleuchtung überzeugen. Der Röntgenbefund ist im weiteren Verlauf maßgebend für die Zahl und Menge der Nachfüllungen. Zunächst wird man in der Regel schon nach 8 Tagen nachfüllen müssen, dann kann man Pausen von 2—3 Wochen eintreten lassen, und geht alles gut, die Zwischenräume immer größer werden lassen bis zu einem halben Jahr. Da sich aber bei einmal bestehendem Pneumothorax die Nachfüllungen sehr leicht und einfach bewerkstelligen lassen und dem Kranken keine Beschwerden machen, so ist auch die häufigere Vornahme der Gasfüllung, wenn es die Verhältnisse fordern, nicht zu beanstanden. Abgesehen vom Röntgenbild

Praktische Winke für die Ausführung des Pneumothorax

13*

ist natürlich der Allgemeinzustand und vor allem auch der manometrische Druck im Innern des künstlichen Pneumothorax maßgebend für die jedesmal zu verwendende Gasmenge. Ein nennenswerter Überdruck ist unter allen Umständen zu vermeiden, und stellen sich klinische Erscheinungen des Überdrucks, wie Beklemmungen, Atemnot, Verdrängung des Herzens, Herzbeschleunigung usw. ein, so muß lieber der Druck nachgeprüft und, wenn nötig, Gas abgelassen werden.

Auf eine sehr häufige Begleiterscheinung des Pneumothorax habe ich noch aufmerksam zu machen. Das ist die Bildung eines mehr oder minder großen Ergusses im Raume des Pneumothorax. Meist ist dieser Erguß rein serös und bleibt dauernd keimfrei. Dann ist er in der Regel durchaus belanglos und unterstützt sogar in wirkungsvoller Weise das völlige Zusammenfallen der Lunge. Man soll daher diese Exsudate ruhig gewähren lassen, höchstens bei sehr starker Ansammlung käme eine entlastende Punktion in Frage. Anders liegen natürlich die Dinge, wenn eine Infektion des Pleuraergusses stattfindet. Meist kommt es dann zu einer eiterigen Umwandlung, zu einem Pyopneumothorax, der ein sehr ungünstiges Ereignis ist und in der Regel trotz chirurgischer Maßnahmen zum Tode führt.

Der Zweck des künstlichen Pneumothorax ist ja, die kranke Lunge völlig zusammenzupressen und dadurch das tuberkulöse Gewebe allmählich zur Verödung zu bringen. Wer das im Auge behält, wird sich von vornherein sagen müssen, daß dazu lange Zeit erforderlich ist. In der Tat ist nichts verkehrter, als einen solchen Pneumothorax nach kurzem Bestehen wieder eingehen zu lassen. Man kann im allgemeinen damit rechnen, daß vor Ablauf von 2 Jahren die endgültige Ausheilung der ausgeschalteten Lunge nicht erfolgt. Erst nach Ablauf dieser Frist kann man also daran denken, die Nachfüllungen ganz zu unterlassen und den Kranken als geheilt zu betrachten, vorausgesetzt, daß die andere Lunge gesund geblieben ist. Was nun aus der vorher ausgeschalteten Lunge wird, hängt ganz von der Ausbreitung und Entwicklungsstufe der Erkrankung ab. Schwere Zerstörungen heilen narbig und der Lungenstumpf kann sich dann nicht wesentlich wieder ausdehnen. Ein etwa übrig bleibender Hohlraum füllt sich mit seröser Flüssigkeit und dieser Zustand kann dauernd so bleiben. Anderseits können minder schwere Lungenerkrankungen, vor allem verstreute Herde, mit geringen Veränderungen des Lungengewebes ausheilen, so daß sich nach dem Eingehen des Pneumothorax eine fast völlige Ausdehnung und Atemleistung der Lunge wieder herstellt.

Es versteht sich von selbst, daß der Arzt die andere Lunge, selbst dann, wenn sie anfänglich scheinbar ganz gesund war, nie aus den Augen lassen darf. Leider macht sie gar nicht so ganz selten nach gut gelungenem und tadellos wirkendem Pneumothorax doch zu guterletzt noch einen Strich durch die Rechnung. Deshalb heißt es nach getaner Arbeit, nicht die Hände in den Schoß legen, sondern dafür sorgen, daß die einzige dem Kranken einstweilen gebliebene Lunge gesund bleibt oder, wenn sie schon befallen war, möglichst schnell und sicher ausheilt.

Das kann aber, wie die Dinge liegen, wieder nur die spezifische Behandlung leisten, und zwar eine Behandlung, die nicht mit heftigen Reaktionen und stürmischen Allgemeinerscheinungen arbeitet. Gerade deshalb ist hier mehr als sonst noch das Partigenverfahren am Platze und ich kann, auf meine Erfahrungen gestützt, nur warm empfehlen, den künstlichen Pneumothorax mit diesem spezifischen Heilverfahren zu verknüpfen.

Mit dem Pneumothorax ist die chirurgische Inangriffnahme tuberkulöser Lungen keineswegs erschöpft. Wie wir schon gesehen haben, lassen sich durch die Stickstoffeinblasung durchaus nicht alle Lungen völlig zusammenpressen; Verwachsungen, Narbenzüge, Kavernen sind da die Hindernisse. Diesem Übelstande zu begegnen, hat man von chirurgischer Seite Operationen ersonnen und ausgeführt, die durch teilweise Entfernung des Rippenkorbes den auf andere Weise nicht möglichen Lungenkollaps erzwingen sollen. Ich übergehe die technischen Einzelheiten dieser Operationen, deren es mehrere gibt (die Thorakoplastik nach Schede und die Pfeilerresektion nach Wilms). Ihre Ausführung muß geschulten und erfahrenen Chirurgen überlassen bleiben. Doch muß der Arzt wissen, wie er sich zu solchen Eingriffen zu stellen hat.

Wenn schon in dem großen Schwarm der Lungenkranken die Fälle, die sich für das Verfahren Forlaninis eignen, nur einige vom Hundert betragen, so ist die Zahl der Erkrankungen, die für diese großen Operationen in Betracht kommen, noch weit geringer. Mancher praktische Arzt, der gut beschäftigt ist, wird vielleicht in seinem ganzen Leben keinen einzigen derartigen Fall zu Gesicht bekommen. Anderseits ist das Heer der Tuberkulösen so groß, daß an gewissen Sammelstellen, wo die Kranken fast aus allen Teilen der Welt zusammenströmen, doch eine größere Zahl solcher Operationen gemacht und schon aus naheliegenden äußeren Gründen in Ärzte- und Laienkreisen besonders lebhaft besprochen wird. Die Verhältniszahl bleibt aber stets gering. Denn, um solche Operationen zu rechtfertigen, müssen folgende Forderungen erhoben werden: Die Kranken müssen an sich zur Gruppe der Pneumothoraxfälle gehören, der Pneumothorax aber aus irgendeinem Grunde ausgeschlossen, doch aber der Lungenkollaps dringend angezeigt sein. Sind diese örtlichen Bedingungen erfüllt, so muß der in jedem Falle schwerkranke Mensch doch noch in einer solchen allgemeinen Körper- und Kräfteverfassung sein, daß er die Operation, die zu den gewaltigsten chirurgischen Eingriffen überhaupt gehört, vermutlich wird aushalten können. Man sieht also, daß diese Vorbedingungen nicht gerade häufig zusammentreffen werden.

Wie sind nun aber die Erfolge? Aus dem Gesagten erhellt schon, daß mit einer beträchtlichen Sterblichkeit zu rechnen ist. In der Tat gehen nicht wenige der Operierten im unmittelbaren Anschluß an den Eingriff zugrunde: Der Rest ist noch im Verlaufe der Wundheilung manchen Fährlichkeiten ausgesetzt. Übersteht er alles glücklich, so erhebt sich wieder die Frage, was wird aus ihm, d. h. wie stellen sich die Dauererfolge? Es kann nun kein Zweifel sein, daß in einigen

Fällen solche Operationen lebensrettend wirken; daß also Kranke, die sonst rettungslos verloren sind, einzig und allein dem Chirurgen Leben und Gesundheit verdanken. Durchaus menschlich begreiflich erscheint es, daß dann die glücklichen Operateure solche Fälle eifrig besprechen und in wissenschaftlichen Versammlungen zeigen und daß auch die Kranken nicht wenig stolz auf ihren „Fall" sind. Das ändert aber alles nichts an der Tatsache, daß die wirkliche Zahl der Dauererfolge äußerst gering ist, und wesentlich geringer als sie nach der Fachliteratur zu sein scheint. Ich selber wenigstens habe mehrere solcher Glanzfälle gesehen, wo die Lunge der operierten Seite keineswegs als geheilt betrachtet werden konnte und die andere Lunge unzweifelhaft tuberkulös krank war. Also das Ergebnis einer unparteiischen und sachlichen Prüfung dieser Operationen läßt sich in die Mahnung kleiden, daß man erst nach reiflicher Erwägung zu diesem äußersten Mittel greifen oder raten sollte, das neben reichlichen Versagern verhältnismäßig wenige, aber glänzende Erfolge aufzuzählen hat.

Die arzneiliche Behandlung.

Die arzneiliche Behandlung der Lungentuberkulose muß in zwei Abschnitte geteilt werden, je nachdem die Heilbestrebungen darauf ausgehen, das Grundleiden zu bessern oder nur bestimmte Krankheitserscheinungen zu beseitigen oder zu lindern. Man darf also von einer allgemeinen und symptomatischen arzneilichen Behandlung sprechen. Nun, die Allgemeinbehandlung der Tuberkulose durch Arzneien ist, wie ich glaube, für den einsichtigen und erfahrenen Arzt kurz und bündig zu erledigen. Ein rein chemisches Mittel, das die Ursache der Krankheit, also den Erreger, angreift oder gar vernichtet, gibt es nicht. Es würde wirklich nutzlose Raum- und Zeitverschwendung sein, wenn ich mich hier mit den Hunderten und aber Hunderten von Arzneien und Drogen beschäftigen wollte, denen man im Laufe der Zeiten eine Wirkung auf den tuberkulösen Vorgang zugesprochen hat. Die Arzneien wechseln wie die Moden; die meisten tauchen plötzlich auf und verschwinden bald wieder, andere erfreuen sich längere Zeit eines gewissen Rufes, wie z. B. das Arsen und die verschiedenen Kreosot- und Guajakolpräparate. Auf die Tuberkulose haben auch sie nicht den geringsten Einfluß, allenfalls mögen sie bei manchen Tuberkulösen auf Begleiterscheinungen des Grundleidens eine gewisse Wirkung haben. Bestenfalls sind es also symptomatische Mittel, die man unter Umständen geben oder auch nicht geben kann. Jedenfalls darf der Arzt, der seine Behandlung eines heilbaren Lungenkranken darauf beschränkt, daß er ein Rezept verschreibt und etwa Guajakol verordnet, nicht den Anspruch erheben, daß er dem Kranken gegenüber seine volle ärztliche Pflicht erfüllt. Das muß einmal mit aller Schärfe ausgesprochen werden. Es ist geradezu beschämend, wie gierig manche Fachgenossen jedes neue chemische Mittel, das ihnen auf dem Wege der geschäftlichen Anpreisung bekannt wird, sofort aufgreifen, und in der bequemen Form des Rezeptes an den Mann bringen, während sie an den wissenschaftlichen Errungen-schaften der spezifischen Heilmethoden achtlos vorübergehen. Da es nicht meine Absicht ist, das Rüstzeug dieser eingefleischten gedanken-losen Rezeptschreiber zu vermehren, vielmehr der Zweck dieses Werkes gerade darin besteht, den denkenden Arzt in der Praxis mit den An-schauungen und Fortschritten der Wissenschaft bekannt zu machen und auf den überragenden Wert der spezifischen Tuberkulosebehandlung aufmerksam zu machen, so erspare ich mir die Besprechung aller jener trügerischen Mittel. Nur aus Billigkeitsgründen will ich einige wenige chemische Stoffe nennen, deren Empfehlung zur Behandlung der Tu-berkulose wenigstens auf wissenschaftlichem Boden steht. Das ist zu-nächst das von Landerer eingeführte zimmtsaure Natrium, das sog. Hetol. Es handelt sich da ohne Zweifel um ein Mittel mit inter-essanten biologischen Eigenschaften. Daß das Hetol, intravenös einge-spritzt, eine starke Leukozytose erzeugt, davon habe ich mich selber vielfach überzeugen können. Aber die praktischen Erfahrungen am Krankenbett haben die Erwartungen, die sich Landerer und seine anfangs zahlreichen Anhänger von dieser leukozytären Wirkung bei der Tuberkulose versprachen, leider nicht erfüllt. Während heute das Hetol bereits halb vergessen ist, hört man zurzeit viel von Kupfer- und Goldverbindungen, denen von verschiedenen Seiten gleichfalls heilende Wirkungen auf tuberkulöse Herde zugeschrieben werden. Ich habe über diese Stoffe — mit Ausnahme des Krysolgans, das ich an anderer Stelle besprechen werde, — kein eigenes Urteil, da ich weder Zeit noch Gelegenheit gehabt habe, sie alle zu prüfen. Obgleich die Präparate herge-stellt sind in Anlehnung an die wissenschaftlichen Anschauungen Ehrlichs und seiner Schule, so möchte ich doch bezweifeln, ob es möglich sein wird, den zähen und widerstandsfähigen Tuberkelbazillus in ähnlicher Weise durch Metallverbindungen anzugreifen, wie das Ehrlich im Sal-varsan bei dem äußerst zarten und hinfälligen Lueserreger gelungen ist. Die bisher bekannt gewordenen klinischen Ergebnisse sprechen jedenfalls keineswegs für einen auffälligen Einfluß dieser Stoffe auf den tuberkulosekranken Körper.

Wenn wir somit die arzneiliche Allgemeinbehandlung der Lungen-tuberkulose mit Fug und Recht in die Rumpelkammer verbannen, so ist doch der symptomatischen Hilfe, die uns gewisse chemische Mittel und Drogen gewähren, nicht zu entraten. Natürlich kann es nicht meine Aufgabe sein, alle Arzneien aufzuzählen, die bei zufälligen Be-gleiterscheinungen einmal einem Lungenkranken nützlich sein mögen. Das hieße die ganze klinische Arzneimittellehre aufrollen. Vielmehr wollen wir uns darauf beschränken, die Mittel zu erwähnen und abzuhandeln, die für wirklich tuberkulöse Krankheitszeichen in Frage kommen. Wir können in der Hauptsache vier mit der Lungentuberkulose eng ver-knüpfte Erscheinungen aufzählen, die vorübergehend oder dauernd der arzneilichen Behandlung bedürfen. Symptoma-
tische Be-
handlung

1. Wie wir schon an anderer Stelle gehört haben, wird das Fieber bei der Tuberkulose nicht immer durch die gleiche Ursache bedingt. Bekämp-
fung des
Fiebers

Die Erhöhung der Körperwärme, die ein Ausdruck des Kampfes gegen die Krankheitskeime ist, sollte nicht durch künstliche Mittel herabgedrückt werden. Die beste Hilfe gegen dieses echt tuberkulöse Fieber ist die Unterstützung der natürlichen Abwehrkräfte, und das geschieht bei weitem am sichersten und schnellsten durch eine sachgemäße spezifische Behandlung. Dagegen gibt es auch bei mittelschweren Fällen von Lungentuberkulose, häufiger aber noch bei Drüsen- und Bauchfelltuberkulosen ein Fieber, das durch die Aufsaugung krankhafter Erzeugnisse, wie abgestorbener Gewebsmassen u. dgl., ausgelöst wird und als Ausdruck der Überempfindlichkeit (Anaphylaxie) aufzufassen ist. Solche Temperatursteigerungen wirken nun auf die Dauer sehr ungünstig auf den kranken Körper ein, die Abwehrkräfte werden dadurch geschwächt und die Krankheitserreger gewinnen allmählich die Überhand. Auch dieses Fieber läßt sich natürlich zweckmäßig auf spezifischem Wege bekämpfen, aber wir besitzen doch ein Mittel, es gleich von vornherein einzudämmen und so der Antigenbehandlung die Wege zu ebnen. Dieses Mittel ist nun das Pyramidon, das ohne Zweifel einen ganz besonderen und auffälligen, durch kein anderes Fiebermittel erreichten Einfluß auf gewisse Fieberformen im Gefolge der Tuberkulose ausübt. Ich gebe es gern in Verbindung mit einem anderen Stoff, am häufigsten mit Laktophenin, doch auch mit Aspirin, Phenazetin usw., weil ich mit anderen den Eindruck gewonnen habe, daß dadurch die Pyramidonwirkung verstärkt wird. Ich lasse es meist in gleichmäßiger Verteilung über den ganzen 24stündigen Tag nehmen, also je nach Lage des Falles in 12—8- oder selbst 6—4stündigen Zwischenräumen und zwar in Gaben von 0,1—0,2, nur selten höher. Wenn man in dieser Weise das Pyramidon solchen Kranken verabreicht, die sich nach meiner Auffassung dafür eignen, dann wird man nicht nur eine sichere und schnelle, sondern auch eine für das Befinden des Kranken sehr wohltätige Wirkung erzielen. Dagegen pflegt es in nicht geeigneten Fällen wie alle anderen Mittel entweder ganz im Stiche zu lassen oder durch gewaltsames Herunterdrücken der Temperatur den Kranken mehr Unbehagen als Nutzen zu bereiten.

Endlich gibt es noch eine dritte Art von Fieber im Verlaufe schwerer Lungentuberkulose, das ist das unregelmäßige oder hektische Fieber der Schwindsüchtigen, das durch Mischinfektionen entsteht. Diese oft gewaltsamen Temperaturbewegungen liegen naturgemäß außer dem Bereich der spezifischen Behandlung, werden aber leider auch durch die chemischen Fiebermittel wenig beeinflußt. Entgegen anderen Erfahrungen meine ich, daß hier noch am besten das Chinin und das verwandte Optochin wirken, ohne natürlich dem Grundübel Einhalt gebieten zu können.

Bekämpfung des Hustens 2. Der Husten der Lungenkranken wird in den früheren Abschnitten der Krankheit am besten durch kalte oder laue Umschläge und Brustwickel bekämpft. In solchen Fällen, wo dauernd ein quälender Husten unterhalten wird, weil die zähe Beschaffenheit des Bronchialschleimes die Entleerung hemmt, treten die bekannten „Ex-

pektorantien“, wie Ipekakuanha, radix Althaeae, Senega usw. in ihre
Rechte. Das beste schleimlösende Mittel dürfte allerdings das Jodkali
oder Jodnatrium sein, das ich gern in Verbindung mit einem der eben
genannten Drogen gebe. Endlich, je weiter die Erkrankung vorgeschritten ist, um so mehr ist der Arzt auf die eigentlichen Betäubungsmittel angewiesen. Zunächst wird man mit den schwächeren
Mitteln wie Kodein auskommen. Neuerdings wird das Parakodin vielfach gerühmt. Auch das Opium ist gut zu gebrauchen; ich gebe anfänglich gern das alte Dowersche Pulver, später bevorzuge ich Einspritzungen von Pantopon. In schweren und schwersten Krankheits-
fällen ist endlich die Morphiumspritze die einzige Erlösung aus der
Qual. Die Schwindsüchtigen vertragen in der Regel das Morphium
ganz ausgezeichnet und es liegt deshalb kein Grund vor, ängstlich
damit zu sparen. Jedenfalls ist der ewige Husten mit seinen gewaltsamen Erschütterungen des ganzen Körpers, seinen sich bis zur Er-
stickung steigernden Anfällen von Atemnot bei weitem gefährlicher
und schädlicher für diese Kranken als das viel verschriene Morphium,
ganz abgesehen von den einfachen Geboten der Menschlichkeit, die es
dem Arzt zur Pflicht machen, solche qualvollen Zustände mit allen
Mitteln zu bekämpfen.

3. Eine der lästigsten Erscheinungen für die Lungenkranken sind
die häufigen Nachtschweiße. Treten sie im Beginne der Erkrankung
auf, so handelt es sich meist um zufällige Begleiterscheinungen, die
nicht der Tuberkulose, sondern einer gleichzeitigen vegetativen Neurose
zur Last fallen. In diesem Falle führt nur eine Allgemeinbehandlung
mit Wasser-, Luft- und Sonnenbädern zum Ziel. Wir haben es hier
aber mit den Nachtschweißen der Schwerkranken zu tun, deren Kräftezustand solch eingreifende Kuren nicht mehr verträgt. Von äußeren
Maßnahmen kommen da nur noch die feuchten Abreibungen in Betracht. Man wird solche Kranke vor allem abends mit Essigwasser,
3 % Karbollösung oder mit spirituösen Abwaschungen, wie Franzbrannt-
wein, Kampfer- oder Mentholspiritus behandeln. Meist wird man aber
auf arzneiliche Hilfe nicht verzichten können, um so weniger, je
schwächer der Kranke ist. Allgemeiner Anerkennung erfreut sich als
schweißhemmendes Mittel die Belladonna sowie das Atropin. Freilich
läßt die innerliche Verabreichung dieser Stoffe sehr oft im Stich. Dagegen wirken Einspritzungen von Atropin in der Regel günstig. Ich
pflege mit sehr kleinen Dosen, etwa 1 Dezimilligramm anzufangen
und langsam anzusteigen, bis ich die im Einzelfall wirksame Gabe erreicht habe, um dann nach einigen Tagen allmählich wieder herunter-
zugehen. So gelingt es öfter, die Kranken wenigstens für geraume
Zeit von dieser lästigen und schwächenden Störung zu befreien. Von
anderen im gleichen Sinne wirkenden Mitteln nenne ich noch das
Agarizin, das besonders in Frankreich beliebt zu sein scheint, mir aber
keine besonders guten Dienste geleistet hat. Dagegen habe ich den
Eindruck, daß bisweilen das von anderer Seite empfohlene Veronal
mit oder ohne Phenazetin die Nachtschweiße vorübergehend beseitigt

oder doch herabmindert. Auch die alte halbvergessene Kampfersäure gebe ich dann und wann in abendlichen Dosen von 1—2 g mit gutem Erfolg. Neuerdings wird von fachärztlicher Seite das Pyramidonum bicamphoricum gerühmt, über das ich aber nur geringe eigene Erfahrungen besitze, die für die Brauchbarkeit des Mittels zu sprechen scheinen.

Bekämp-
fung der
Blutungen 4. Die Lungenblutung ist wohl von allen Vorkommnissen im Verlaufe der Krankheit das, was den Kranken am meisten ängstigt und dem Arzte die größte Sorge bereitet. Leider müssen wir offen bekennen, daß gerade hier die ärztlichen Machtmittel am häufigsten versagen, sich vielfach als unzulänglich herausstellen. Das gilt auch im wesentlichen von den spezifischen Heilverfahren, und es liegt wohl an den anatomischen Verhältnissen, die ich an anderer Stelle auseinandergesetzt habe, daß dem so ist. Die Angst und Sorge um den Bluthusten haben sich im Laufe der Zeit so zugespitzt, daß es bis vor kurzem noch als Grundsatz galt, selbst bei den kleinsten blutigen Beimischungen im Auswurf den Kranken sofort ins Bett zu stecken und ihn zu längerer vollkommener Ruhe zu verdammen. Auch jetzt mag es noch einige Fachärzte geben, die in diesem Punkte besonders ängstlich und vorsichtig sind. Anderseits gehen manche Tuberkuloseärzte neuerdings so weit, daß sie die Bettruhe selbst bei stärkeren Blutungen verurteilen und die Kranken zum Aufstehen und zur Bewegung anhalten. Beide Parteien schießen meines Erachtens über das Ziel hinaus. Die Wahrheit liegt mal wieder in der Mitte. Es ist gewiß übertrieben, bei jeder kleinen Blutspur das ganze ärztliche Rüstzeug in Tätigkeit zu setzen. Damit schreckt man nur den Kranken und ändert an der Sache rein gar nichts. Aber es ist nicht minder verkehrt, Kranke sofort nach erheblicher Lungenblutung frei umherlaufen zu lassen und das ganze immerhin aufregende Ereignis als belanglos hinzustellen und demgemäß die Hände in den Schoß zu legen. Solche Kranke gehören unweigerlich ins Bett, sie müssen sich völlig ruhig verhalten, auch ihre natürlichen Bedürfnisse im Bett verrichten, das Sprechen möglichst vermeiden, und man wird gut tun, ihnen für einige Tage nur flüssige und gekühlte Speisen zu verabreichen. Auch darüber herrscht Meinungsverschiedenheit, ob man den Blutern ohne weiteres Morphium geben soll oder nicht. Die Frage ist dahin zu beantworten, daß nur dann etwas gegen den Husten gegeben werden soll, wenn er wirklich besteht. Oft wird das Blut ohne jeden Husten entleert und auch nachher stellt sich kein Hustenreiz ein. Da wäre es zwecklos und verkehrt, gleich zur Morphiumspritze zu greifen. Anderseits halte ich es für notwendig, bei ausgesprochenen und sich wiederholenden Blutentleerungen, die mit Hustenanfällen auftreten und von Hustenreiz begleitet und gefolgt sind, sofort dafür zu sorgen, daß die Atmungsorgane möglichst ruhig gestellt werden. Das geschieht aber zweifellos am besten durch Einspritzungen von Morphium in vollwirksamen, also nicht zu kleinen Dosen.

Während nun das Morphium nur mittelbar auf die Blutung wirken kann, bemüht man sich gleichzeitig, die Blutung selber durch geeignet erscheinende Stoffe zum Stehen zu bringen. Es werden da eine große Reihe von Arzneimitteln empfohlen und angewandt, was immer der Fall zu sein pflegt, wenn keines seine volle Schuldigkeit tut. Es ist gewiß nicht leicht, den Wert eines blutstillenden Mittels richtig einzuschätzen. Dazu gehören viele Beobachtungen und Erfahrungen. Häufig steht ja eine solche Lungenblutung ganz von selber, um nicht wiederzukehren, und es wäre natürlich ein Fehlschluß, wollte man diesen günstigen Ausgang auf die jeweils gegebene Arznei schieben. Eigentlich sind nur die nicht allzu seltenen Tuberkulosefälle, wo immer wieder von Zeit zu Zeit Lungenblutungen auftreten, wirklich geeignet, die Eigenschaften eines bluthemmenden Mittels zu bewerten. Da muß man denn sagen, daß die allermeisten nicht viel taugen. Innerlich gegeben lassen sogar alle miteinander im Stich. Ich glaube also nicht, daß es einen sachlichen Zweck hat, Plumbum aceticum, Tannin, Sekale, Styptizin, Hydrastis, Eisenchlorid und wie sie alle heißen, zu geben. Auch von dem innerlichen Gebrauch von Kalksalzen, wie Calcium chloratum und lacticum, die man wegen ihrer die Blutgerinnung fördernden Eigenschaften eingeführt hat, konnte ich keine nennenswerten Erfolge sehen. Auf alle diese inneren Mittel kann man also getrost verzichten, wenn man sich nicht entschließt, sie bloß zur Beruhigung der Kranken zu verordnen. In richtiger Erkenntnis dieser Sachlage versucht man auch, durch Einspritzungen gelöster Stoffe zum Ziele zu kommen. Zeitweilig waren Gelatineeinspritzungen unter die Haut sehr beliebt. Man muß damit vorsichtig sein und nur nach allen Regeln der Kunst keim- und sporenfrei gemachte Gelatinelösungen benutzen, z. B. die Gelatina sterilisata pro injectione, die von der Firma Merck hergestellt und in zugeschmolzenen Glasröhren vertrieben wird. Allzuviel Gutes habe ich von diesen übrigens recht schmerzhaften Einspritzungen nicht gesehen. Das gleiche kann ich wohl von den jetzt gerade vielfach empfohlenen Kochsalzlösungen sagen, die man in 10 % iger Lösung in die Venen einspritzt. Immerhin werden diese Spritzen gut vertragen, während das ebenfalls erst seit kurzem empfohlene Koagulen vorübergehende Allgemeinstörungen verursacht und dabei durchaus unzuverlässig ist. Die besten Dienste haben mir persönlich intravenöse Einspritzungen von Kalziumchlorid in Gaben von 0,2 — 0,25 geleistet, die täglich zu wiederholen sind, bis die Blutungen endgültig, d. h. mindestens seit drei bis vier Tagen, verschwunden sind. Ich habe den Eindruck, daß ich mit diesem Mittel in einzelnen Fällen wirklich geholfen habe, will aber nicht verhehlen, daß mir genug Fälle vorgekommen sind, wo auch diese Maßregel versagt hat. Wo sich eben der tuberkulöse Vorgang in der Wand eines größeren Gefäßes abspielt und infolgedessen von Zeit zu Zeit richtige Lücken und Löcher in der Gefäßwand entstehen, da kann auch das beste blutstillende Mittel aus der Ferne nichts nützen. Das liegt in der Natur der Sache: eine größere Blutung kann man eben mit Sicherheit nur an Ort und Stelle zum Stehen bringen und das ist leider ausgeschlossen. Das einzige mechanische Hilfsmittel, das wir bei einer Lungenblutung benutzen können, ist der Pneumothorax, und von wie vielen Umständen der Erfolg dieses Eingriffs abhängt, haben wir ja bereits zur Genüge kennen gelernt.

Damit können wir die Besprechung der arzneilichen Tuberkulosebehandlung schließen. Sie ist absichtlich kurz ausgefallen. Denn der Arzt soll gerade bei der Lungentuberkulose nur im Notfalle zu Arzneistoffen seine Zuflucht nehmen. Das gilt auch für die symptomatische Behandlung. Der Lungenkranke hat freilich stets zu klagen, er ist häufig sehr anspruchsvoll, und das erstreckt sich auch auf seine kleinen Gebrechen, die er vom Arzt gewürdigt wissen will. Wer da nachgibt, kommt bald aus der Verlegenheit nicht mehr heraus. Es ist eben Sache des ärztlichen Taktes und Ansehens, mit allen diesen Klagen auch so fertig zu werden, ohne gleich zum Rezept zu greifen. Freilich gehört dazu, daß auch der behandelnde Arzt dem Kranken etwas zu bieten vermag, daß also der Kranke die allmählichen Fortschritte in seiner Genesung tatsächlich am eigenen Leibe spürt. Das leistet aber, wie ich immer mahnend wiederhole, am besten und sichersten die spezifische Behandlung, verbunden mit gesundheitlicher Pflege- und Ernährungskur.

Behandlung
in Heil-
anstalten

Nachdem wir nun gesehen haben, wie und womit die Lungentuberkulose zu behandeln ist, bleibt noch die Frage offen, wo denn behandelt werden soll. Ich habe schon in meiner Besprechung der spezifischen Kuren empfohlen, womöglich und wenigstens bei ausgesprochenen, mittelschweren und schweren Fällen die erste Behandlung in einer geschlossenen Heilanstalt unter fachärztlicher Leitung durchmachen zu lassen. Es ist daher gleichgültig oder jedenfalls für den Heilerfolg nicht ausschlaggebend, ob der Kranke in ein Privatsanatorium, in eine Heilstätte, in ein Tuberkulosekrankenhaus oder auch in eine Tuberkuloseabteilung eines städtischen Krankenhauses aufgenommen wird, vorausgesetzt, daß die gesundheitlichen Verhältnisse günstig sind und daß der Krankendienst unter sachkundiger fachärztlicher Leitung steht. In welcher Anstalt man also einen Lungenkranken unterzubringen hat, ist im wesentlichen eine wirtschaftliche Frage und regelt sich heutzutage für die überwiegende Mehrzahl der Kranken durch ihr Verhältnis zum Krankenkassen- und Versicherungswesen fast von selber. Wenigstens gilt das theoretisch. Praktisch freilich liegen die Dinge doch etwas anders. Nach Angaben aus dem Jahre 1918 können die sämtlichen deutschen Heilanstalten, die für den Tuberkulosedienst in Betracht kamen, etwa 80000 Betten zur Verfügung stellen, im Jahr also kaum mehr als 280000 Kranke aufnehmen. In Wirklichkeit haben wir aber wohl mit der dreifachen Zahl lungenkranker Menschen zu rechnen, die der Anstaltsbehandlung nach unseren Grundsätzen bedürfen. Damit hängt es zusammen, daß viele Gesuche um Aufnahme abschlägig beschieden werden und die Kranken, deren Antrag genehmigt wird, zum mindesten einen, meist mehrere Monate bis zur Aufnahme warten müssen. Der

weitaus größte Teil der Lungenkranken aber kommt überhaupt nicht
zur Aufnahme in eine geschlossene Heilanstalt und wird dauernd zu-
hause oder in der Sprechstunde vom Haus- oder Kassenarzt behandelt.
So lagen die Dinge schon kurz vor Ausbruch des Krieges, jetzt hat
sich die ganze Sachlage natürlich ganz beträchtlich nach der ungünstigen Seite hin verschoben. Die Anstalten haben sich vermindert
und werden sich für absehbare Zeit auch nicht vermehren können,
dagegen ist die Zahl der Tuberkulosekranken zunächst wesentlich gestiegen und wird sich in Deutschland nach aller menschlichen Voraus-
sicht noch jahrelang auf beträchtlicher Höhe halten, trotzdem zur Zeit
ein deutliches Absinken der Tuberkulosesterblichkeit zu verzeichnen ist.
Das heißt aber nichts anderes, als daß das Schwergewicht der Tuberkulosebehandlung in erhöhtem Maße dem praktischen Arzt anheimfällt. Es ist daher mehr denn je nötig, daß der Arzt in Stadt und Land genaue theoretische
und praktische Kenntnisse von der Tuberkulose und ihrer Behandlung besitzt. Ja, es ist eine Ehrenpflicht für jeden Arzt, sich diese Kenntnisse zu
verschaffen, sie zu erhalten und zu erweitern. Das ist ja auch der eigentliche Kern und die innere Berechtigung dieses Buches, das gerade dem allgemeinen Arzt ein Führer auf dem Gebiete der Tuberkulose sein will.

Mit dieser erstrebenswerten besseren Ausbildung der Ärzte schneiden
wir eine wichtige Frage an, die in diesem Zusammenhang kurz be-
leuchtet werden soll. Das ist die Frage nach der Bekämpfung der
Tuberkulose als Volksseuche. Ich bin mir klar darüber, daß die Jetztzeit mit ihrer gesellschaftlichen und wirtschaftlichen Not auf allen Gebieten, zumal bei uns in Deutschland, der denkbar ungünstigste Augenblick ist, um einen aussichtsreichen Kampf gegen den gemeinsamen
Feind der Menschheit zu führen. Aber die augenblickliche Notlage
entbindet uns Ärzte keineswegs von der Pflicht, alles, was in unseren
Kräften steht, auch jetzt zu tun und zu versuchen, um wenigstens die
nicht bloß drohende, sondern bereits tatsächliche starke Ausbreitung
der Seuche tunlichst einzudämmen. Jedenfalls haben wir allen Grund,
fest und klar die Aufgabe und die Möglichkeiten ihrer Lösung ins Auge
zu fassen, und das soll hier geschehen.

Man kann den Kampf gegen die Tuberkulose in der gedanklichen
Vorstellung von vornherein auf zwei verschiedene Arten führen: Entweder man sinnt auf Mittel und Wege, um der Tuberkulose mit einem
Schlage beizukommen und sie binnen kurzem auszurotten, oder aber
man versucht, der Seuche da und dort, wo es irgendwie geht, Boden
abzugewinnen, sie also in langsamem Fortschritt, der sich auf viele Jahrzehnte, wahrscheinlich auf Jahrhunderte ausdehnen wird, zurückzudrängen
und so die Menschheit nach und nach von dieser Geißel zu befreien. Um
den ersten Zweck zu erreichen, wären ein oder wenige große, mächtig wirkende Mittel nötig, die das Übel an der Wurzel fassen müßten. Im zweiten
Falle würden viele kleinere Mittel allmählich zum Ziele führen.

Man sage nicht, daß der erste Weg durchaus nur ein erträumtes
und unwirkliches Gebilde der Einbildungskraft sei und außer dem
Bereich des menschlichen Vermögens liege. Wir haben das Beispiel

der Pocken, wo der geistreiche Einfall eines Arztes tatsächlich eine
verheerende Seuche so gut wie ausgerottet hat. Wo, wie in Deutschland, die Jennersche Schutzimpfung wirklich durchgeführt wird, ist
den Pocken, wie der Krieg gelehrt hat, so gründlich der Boden entzogen, daß die Seuche trotz vielfacher Einschleppung und Ausbreitung
des Giftes nur hier und da ein kaum merkliches, schnell erlöschendes
Aufflackern gezeigt hat. Am Erfolg gemessen ist die Jennersche Erfindung unstreitig die größte Ruhmestat unserer Wissenschaft, und wer
wollte angesichts dieses siegreichen Ausganges den Vernichtungskampf
gegen andere Infektionskrankheiten wie die Tuberkulose ohne weiteres
für hoffnungslos erklären?

Der zweite Weg wird, wenigstens bei uns und auch in vielen
anderen Ländern, schon seit langem beschritten, und man hat den
Kampf an verschiedenen Stellen eröffnet, mit Hilfe von Mitteln, die
wir im Gegensatz zu den Waffen der Ausrottung als kleine Mittel
bezeichnen können. Da wir hier auf bekanntem Boden stehen und den
schon betretenen Weg nur weiterzugehen brauchen, so wollen wir uns
zunächst mit diesen kleinen Mitteln beschäftigen.

Fachausbil-   1. Eines dieser Mittel haben wir schon kennen gelernt. Es ist
dung des eben die bessere und gründlichere Ausbildung des praktischen
praktischen Arztes in allen Fragen der Tuberkuloseforschung und -Behandlung.
Arztes   Bei der Ungunst der äußeren Verhältnisse ist für uns in Deutschland
dieser Weg zweifellos von besonderer Wichtigkeit, weil er verhältnismäßig wenig Kosten macht und sich an die maßgebende Körperschaft
im ganzen Reich wendet. In richtiger Würdigung dieser Sachlage ist
man gegenwärtig mit Recht eifrig bemüht, durch geschulte Fachärzte
möglichst alle Berufsgenossen in Stadt und Land über die Tuberkulose,
ihre Bedeutung und Bekämpfung allseitig aufzuklären und von neuem
zu belehren. Sehr zu wünschen wäre es, daß diese Bestrebungen überall
auf fruchtbaren Boden fallen, daß sich die Tuberkuloseärzte mit Eifer
und Geschick ihrer Lehraufgabe annehmen und die praktischen Ärzte
Zeit und Gelegenheit ausnutzen möchten, um ihre alten Kenntnisse
aufzufrischen und neue zu erwerben. Denn der Plan wird nur dann
seinen Zweck erfüllen, wenn es gelingt, die weitesten ärztlichen Kreise
in den Dienst der gemeinsamen Sache zu stellen. Erst wenn möglichst
jeder Arzt, der im praktischen Leben steht, nicht nur gelernt hat, seine
Lungenkranken sachgemäß zu untersuchen und zu behandeln, sondern
es auch versteht, im Haus, in der Familie, in der Sprechstunde aufklärend und beratend zu wirken, dann erst wird der Gedanke des
Planes lebendig. Dann erst wird man in der Tat davon sprechen
können, daß nun ein Kampf gegen die Volksseuche einsetzt, der desto
größeren Erfolg verspricht, je mehr Ärzte sich an ihm beteiligen. Gerade die praktischen Vertreter unseres Berufes haben es in der Hand,
der Gesundung unseres Volkes die wichtigsten Dienste zu leisten, wenn
sie nicht bloß dem Einzelkranken ihre Mühe und Hilfe widmen, sondern
wenn sie auch auf die Umgebung ihrer Lungenkranken ein wachsames
Auge werfen, vor allem aber, wenn sie die Zukunft des Volkes, die

Kinder, vor Ansteckungen zu bewahren wissen. So würden schließlich, wenn der Plan wirklich ausreift und Früchte trägt, aus Schülern der Wissenschaft Lehrer des Volkes, und darum sollte sich kein Arzt trotz aller Arbeit und Plage scheuen, noch einmal und aus freien Stücken in die ärztliche Schule zu gehen und wenige Stunden der Woche dem Lernen und der Weiterbildung zu widmen. Die Zeit aber muß lehren, ob und welche Erfolge dieses Mittel zur Bekämpfung der Tuberkulose bringen wird. Jedenfalls kann und muß dieser Weg beschritten werden, und wenn dieses Buch zu dem gleichen Zwecke sein Scherflein beiträgt, so ist seine wesentlichste Aufgabe erfüllt.

2. Die Lungenheilstätten jeder Art, mit denen wir in Deutschland reichlicher versehen sind als die meisten anderen Länder, sind als weiteres Mittel im Kampfe gegen die Tuberkulose gedacht und in dieser Absicht errichtet. Wir haben aber schon gesehen, daß sie auch bei uns nur einen Bruchteil der Kranken aufnehmen können. Das schränkt natürlich ihren Wert als allgemeines Kampfmittel ein. Dazu kommen aber noch andere Vorbehalte, die ihren Wert beeinträchtigen. Zunächst kann es keinem Zweifel unterliegen, daß die Heilstätten in recht großer Zahl solche Personen beiderlei Geschlechts aufnehmen, die weder tuberkulös sind noch waren, oder aber, was wohl häufiger vorkommt, die nur alte Lungenherde haben, im Grunde genommen also ebenfalls nicht der Heilstättenbehandlung bedürfen. Diese Tatsache kann nur den Nichtfachmann in Erstaunen setzen. Wer aber weiß, wie schwierig gerade die Diagnose der beginnenden Lungentuberkulose ist, der wird mit den Fehldiagnosen der Vertrauensärzte, die solche Kranken in eine Anstalt schicken, nicht allzu streng ins Gericht gehen. Immerhin ließe sich durch besondere Ausbildung und Auswahl dieser Vertrauensärzte, vor allem aber durch Schaffung von Untersuchungsstellen, die mit den nötigen diagnostischen Hilfsmitteln, zumal mit einer guten Röntgeneinrichtung versehen sein müßten, ein großer Teil dieses oft gerügten Übelstandes beseitigen. Ferner ist im allgemeinen in den Anstalten, die den Krankenkassen und Landesversicherungsbehörden unterstehen, — und von diesen ist hier ja in erster Linie die Rede —, die Behandlungszeit wenigstens für ausgesprochene und schwerere Fälle durchschnittlich zu kurz, um eine genügende Gewähr gegen Rückfälle zu bieten. Leider wird sich in absehbarer Zeit daran nichts ändern lassen. Denn Deutschland wird kaum in der Lage sein, durch Neubau die Zahl der Heilstätten zu vermehren, und durch die starke Zunahme der Tuberkulose wird die Behandlungszeit für den Einzelkranken eher herabgemindert als verlängert werden. Abermals wird dadurch der berechtigte Ruf laut, eine bessere Sichtung der aufzunehmenden Kranken zu gewährleisten, und das hängt wieder eng mit einer gründlicheren Ausbildung der beteiligten Ärzte zusammen. Endlich hat man gegen die Heilstätten den Vorwurf erhoben, daß die meisten Lungenkranken dort in eine Umgebung gebracht werden, zu denen ihre heimischen Verhältnisse nach jeder Richtung in geradezu schreiendem Gegensatze stehen. Man hat nicht mit Unrecht gesagt,

daß, wenn solche Kranke nach der kurzdauernden Behandlung und Besserung in der Heilstätte wieder nach Hause und in die Arbeit, zumal aber in den ganzen ungesunden Betrieb der Großstadt kommen, sie in vielen Fällen bald wieder von der Krankheit heimgesucht werden. Das ist, wie gesagt, nicht ganz zu leugnen. Wer aber wollte so grausam sein, deshalb die bedauernswerten Kranken von der, wenn auch nur vorübergehenden Wohltat eines Aufenthalts in frischer Luft und in einwandsfreier Pflege auszuschließen? Allerdings wäre es am Platze, auf gesunde Einfachheit solcher Anstalten zu dringen und übertriebenen äußeren Prunk, der nichts mit sachgemäßer Pflege und Behandlung zu tun hat, mehr als bisher beiseite zu lassen.

Auf alle Fälle aber wollen wir besonders den Landesversicherungs- und ähnlichen Wohlfahrtsanstalten Dank wissen, daß sie mit großen Geldmitteln gerade den Kampf gegen die Tuberkulose aufgenommen und in dieser wohlgemeinten Absicht eine stattliche Zahl mustergültiger Heil- und Erholungsstätten geschaffen haben. Denn man wird nun alle jene mehr oder minder getadelten Ausstände freimütig zugeben und doch sagen müssen, daß die Heilstätten unseren Kranken vortreffliche Dienste leisten und daß auch wir Ärzte sie ungern entbehren möchten, wenngleich nicht alle Hoffnungen, die man anfänglich auf ihren Einfluß in der Tuberkulosebewegung setzte, in Erfüllung gegangen sind. Ein Hauptvorzug der Heilstättenbehandlung liegt jedenfalls darin, daß die Kranken ein für allemal es lernen, wie sie sich in allen äußeren Verhältnissen einzurichten haben. Sie erfahren da praktisch, wie die Pflege des Körpers zu geschehen hat, wie das Krankenzimmer gehalten sein soll, wie mit dem Auswurf umzugehen ist. Kurzum, sie lernen die ganze Zucht einer gesunden, der Krankheit angemessenen Lebensweise, und das ist ein Gewinn, den jeder einsichtige Kranke auch in das häusliche Leben hinübernehmen und wovon er bleibenden Nutzen haben wird.

Fürsorge-
stellen
    3. Die neuere Zeit hat uns in ständig wachsender Zahl eine Art von Einrichtungen schaffen lassen, die zuerst im Ausland entstanden und in etwas veränderter Form auf deutsche Verhältnisse übertragen sind. Ich meine damit die Fürsorgestellen für Lungenkranke, die sich aus den französischen „Dispensaires" entwickelt haben. Diese Wohlfahrtseinrichtungen sorgen bei uns für eine ganze Reihe von Dingen, die sämtlich der Ausbreitung der Tuberkulose entgegenarbeiten und auf Krankheitsschutz und Verhütung eingestellt sind. Zu dem Zwecke werden zunächst regelmäßige Sprechstunden abgehalten, in denen ein geeignet erscheinender Arzt die Kranken oder Verdächtigen, die die Fürsorgestelle von selber aufsuchen oder vom praktischen Arzt ihr überwiesen werden, untersucht, die Diagnose feststellt und Ratschläge erteilt. Diese Beratung erstreckt sich nun vor allem auf die häusliche und körperliche Pflege in allen ihren Teilen, auf die Ernährung, zu der in normalen Zeiten gegebenenfalls Beiträge in Milch, Eiern usw. geliefert werden, ferner auf die Absonderung von Kranken, auf die sachgemäße Beseitigung und Vernichtung des Auswurfs u. dergl. m.

Natürlich werden auch die Kranken oder bei Kindern deren Eltern angewiesen, den Arzt aufzusuchen und eine planmäßige Behandlung durchzuführen. Denn es besteht der Grundsatz, daß der Fürsorgearzt unter keinen Umständen selber behandelt, auch die spezifischen Stoffe werden grundsätzlich nur angewandt, soweit sie für die Diagnose, z. B. bei Kindern, oder für die sonstige Beurteilung des Falles in Betracht kommen. Ob das richtig ist, darüber läßt sich streiten und wird auch gestritten. Allem Anschein nach aber wird man einstweilen bei dem bisherigen Verfahren bleiben. Das geschieht natürlich mit Rücksicht auf die praktischen Ärzte, denen die Fürsorgestelle nicht ihre Erwerbsbedingungen schmälern will. Soweit arzneiliche Vorschriften in Frage kommen, ist dies Vorgehen auf der ganzen Linie zu billigen. Anders steht es nach Ansicht Vieler mit der spezifischen Tuberkulosebehandlung. Man muß zu Nutz und Frommen der Allgemeinheit, die gerade in der Jetztzeit nicht zu kurz kommen darf, es unbedingt verlangen, daß sich die praktischen Ärzte mehr als bisher mit den spezifischen Kuren vertraut machen und sich ihrer in weitestem Maße bedienen. Wenn das nicht der Fall sein sollte, und es steht da wieder die lückenhafte ärztliche Ausbildung hindernd im Wege, wird man auf die Dauer an der grundsätzlichen Verbannung der spezifischen Behandlung aus den Fürsorgesprechstunden nicht festhalten können, will man nicht einen wesentlichen Angriffspunkt in der Tuberkulosebekämpfung einfach aufgeben. Es ist aber von den schon vielgenannten Bestrebungen zur ärztlichen Fortbildung sowie von dem gesunden Gemeinsinn der Ärzte zu hoffen, daß man es bei der bisherigen Handhabung bewenden lassen kann, ohne daß die Kranken oder die Ärzte in ihren berechtigten Interessen geschädigt werden. Jedenfalls vertrete ich persönlich den Standpunkt, daß zum Wohl der Sache alles geschehen sollte, um Reibungsflächen zwischen den praktischen Ärzten und den Fürsorgestellen nach Möglichkeit zu vermeiden oder zu beseitigen. Im übrigen dürfte es sich empfehlen, als Fürsorgeärzte nur fachkundige Mitglieder unseres Standes einzusetzen, die sich ausgiebig mit der Tuberkulose beschäftigt haben. Das erhöht nicht nur den Wert der Sprechstunden und des ganzen Dienstbetriebes in der Fürsorge, sondern es verschafft dieser Wohlfahrtseinrichtung auch eine bessere Stellung gegenüber den übrigen Ärzten, die natürlich lieber Rat und Belehrung von einem Facharzt als von ihresgleichen annehmen und auch suchen werden. Es wird also auf diese Weise ein friedliches, bereitwilliges und nutzbringendes Zusammenarbeiten zwischen Fürsorgedienst und Ärzteschaft angebahnt und gewährleistet. In größeren und mittleren Städten mit neuzeitlichen Krankenhäusern empfiehlt sich vielfach, in irgendeiner Weise, sei es räumlich oder persönlich, den Fürsorgedienst an ein Krankenhaus anzugliedern, weil da die notwendigen Hilfsmittel der Röntgenuntersuchung zur Verfügung stehen. Andernfalls müßten die Geldmittel beschafft werden, um die Fürsorgestelle mit allen nötigen Einrichtungen, vor allem also auch mit einer Röntgeneinrichtung zu versehen.

Der Fürsorgedienst für die Lungenkranken erschöpft sich nun keineswegs in der ärztlichen Sprechstunde. Die Einstellung von Schwestern ermöglicht es, auch die Wohnungen der Kranken zu besuchen, dort nach dem Rechten zu sehen und die ärztlichen Anratungen an Ort und Stelle zu veranlassen oder zu überwachen. Die Schwester wird vor allem auf die Reinlichkeit in der Wohnung, auf die saubere Pflege der Kranken, auf die Absonderung zumal der Kinder von hustenden Schwindsüchtigen, auf die sachgemäße Behandlung aller ansteckenden Auswurfsstoffe zu achten haben. Des weiteren hat sie auf die Überführung vorgeschrittener Kranker in geeignete Krankenanstalten zu dringen und nach ihrer Entfernung oder nach ihrem Tode für die Desinfektion der von ihnen bewohnten Räume zu sorgen. Kurzum, dieser häusliche Dienst ist sehr vielseitig und erfordert auf der einen Seite liebevolles Eingehen auf die Bedürfnisse der Kranken und ihrer Angehörigen, auf der anderen Seite tatkräftiges, unter Umständen sogar rücksichtsloses Durchsetzen der gesundheitlich notwendigen Maßregeln. Es ist eine oft gemachte Erfahrung, daß für diese Art der Arbeit lediglich weibliche Hilfe in Betracht kommt und wir haben allen Grund, für den Dienst in Haus und Familie gut ausgebildete, taktvolle und selbstsichere Schwestern auszuwählen.

Nach alledem glaube ich, daß die von Pütter in Deutschland eingeführten Fürsorgestellen berufen sind, eine wichtige Rolle im Kampfe gegen die Tuberkulose zu spielen. In der Tat ist die Lungenfürsorge darin allen anderen kleineren Mitteln der Seuchenbekämpfung überlegen, daß sie die eigentlichen Brutstätten der Tuberkulose, d. h. die Wohnungen und Familien der ärmeren Bevölkerung, berücksichtigt und sich in großem Maße der gefährdeten Kinder, also der Zukunft unseres Geschlechtes annimmt. Gerade in der trostlosen Jetztzeit wird man mehr als je auf den Ausbau und die Vermehrung der Fürsorgestellen bedacht sein, schon deshalb, weil sie die geringsten Ansprüche an unsere wirtschaftliche Leistungsfähigkeit stellen und ohne Zeitverlust ins Werk gesetzt werden können. Schon vor dem Kriege verfügten wir über einige Tausend solcher Fürsorgestellen, so daß die größeren und mittleren Städte wohl durchweg ausreichend versehen sind. Dagegen fehlt es noch in den kleineren Städten und Ortsgemeinschaften, vor allem aber auf dem Lande. Es wird Sache der nächsten Zukunft sein, hier möglichst schnell und gründlich Abhilfe zu schaffen.

In wirkungsvoller Weise wird der Fürsorgedienst unterstützt, wenn, wie es in vielen Städten schon jetzt der Fall ist, gleichzeitig Erholungsstätten eingerichtet werden, wo Erwachsene und vor allem Kinder während der guten Jahreszeit wenigstens tagsüber in frischer Luft, fern von dem Dunst und Qualm der Städte, aber doch in leicht erreichbarer Nähe weilen können. Da es sich bei diesen Wohlfahrtseinrichtungen in erster Linie um die Gesundung der heranwachsenden Jugend handelt, so sind die an manchen Orten gestifteten Waldschulen warm zu begrüßen und sollten nach Möglichkeit vergrößert und vermehrt werden.

Alle diese Anstalten können aber nur dann gedeihen und wirklich Ersprießliches leisten, wenn sie nicht auf private Wohltätigkeit angewiesen sind, sondern wenn sie, wie das schon jetzt der Fall ist, von den Landesversicherungen, von den Städten und Gemeinden gegründet, ausgebaut und bezahlt werden. Es wäre auch in diesem Zeitalter, das sich die vernünftige Vergesellschaftung vieler Betriebe zur Aufgabe macht, ein wohl zu erwägender Gedanke, die ganze Fürsorgebewegung staatlich, durch ein Reichswohlfahrtsamt zu regeln. Jedenfalls besteht für die Tuberkulose ein dringendes Bedürfnis, alle unsere menschlichen, ärztlichen und wirtschaftlichen Kräfte anzuspannen, um der verheerenden Volksseuche Einhalt zu gebieten. Hier aber liegt neben der Aus- und Fortbildung der Ärzte eine schon bereite, ausbau- und leistungsfähige Handhabe vor, die unsere zeitigen Kräfte auch nicht übersteigt. Also ich meine, man solle gerade an diesen Punkten die Hebel ansetzen, will man darauf bedacht sein, ein gesunderes Geschlecht aufzuziehen.

Vor allem aber muß der Kampf gegen die Tuberkulose mehr als bisher in das **Kindheitsalter** verlegt werden. Das ist die einfache und eigentlich selbstverständliche Schlußfolgerung aus der wissenschaftlichen Erkenntnis, daß bei uns zu Lande die Ansteckung mit Tuberkulose ganz überwiegend in früher Kindheit erfolgt. Bei Beratungen über die notwendigen und möglichen Maßnahmen zur Bekämpfung der Tuberkulose, die eine Reihe von Fachleuten jüngst in Lübeck gepflogen haben, ist folgerichtig an die Spitze der beschlossenen Forderungen der Satz gestellt: Ausbau
der Tuber-
kulose-
bekämpfung

„Der notwendige **Ausbau** der Tuberkulosebekämpfung hat im **Kindesalter** zu beginnen. Jedoch kann den Kindern nicht losgelöst von der Familie geholfen werden; die Hilfe muß vielmehr meist gleichzeitig der ganzen Familie zugute kommen. Tuberkulosefürsorge muß in der Regel Familienfürsorge sein."

Aus diesem grundlegenden Leitsatz ergeben sich alle anderen Forderungen fast von selbst. Ich muß es mir versagen, hier den gesamten Kampfplan gegen die Volkskrankheit im einzelnen auszumalen. Nur noch einen Punkt, der in diesem Zusammenhange besonders wichtig ist, will ich ausführlich an der Hand der Lübecker Vorschläge wiedergeben:

„Von **größter** Wichtigkeit ist die **allgemeine Erfassung** der Tuberkulose.

1. Die geeignetste und beste Gelegenheit zu einer allgemeinen Erfassung der **Kinder** bietet das **Impfgeschäft.** Die Impftage müssen zur Untersuchung auf Tuberkulose ausgenutzt werden.

2. Über den Rahmen der schon bestehenden Polizeiverordnungen hinaus wird die gesetzliche **Anzeigepflicht** für **ansteckungsfähige** Tuberkulose gefordert.

3. Die beherrschende Erfassungsstelle ist die **Tuberkulosefürsorgestelle,** die am besten imstande ist, durch Zusammenwirken von klinischer Untersuchung, spezifischer Impfung und Röntgenverfahren die schwierige Diagnose der Tuberkulose im Kindesalter zu sichern. Sie muß so ausgebaut werden, daß:

14*

a) ihren Anordnungen amtliche Geltungskraft verliehen wird;
b) ein unmittelbarer amtlicher Verkehr zwischen dem Fürsorgearzt und den zuständigen Behörden möglich ist;
c) eine hinreichende, nicht zu sparsame Ausstattung mit Geldmitteln erfolgt, wobei jedoch zweckmäßigerweise von einer
   völligen Verstaatlichuug des Betriebes abzusehen ist.

4. Von größter Bedeutung ist die Meldung und Überweisung der praktischen Ärzte sowie der Krankenanstalten an die Tuberkulosefürsorge."

Wenn ich endlich noch erwähne, daß wir in Lübeck eine Neuordnung und Ausgestaltung der schulärztlichen Fürsorge erstreben, die in den Dienst der Tuberkulosebekämpfung gestellt werden soll, und daß ferner geplant wird, die sämtlichen einzelnen Fürsorge-Einrichtungen und Maßnahmen zu verknüpfen und dadurch ein planmäßiges Zusammenarbeiten aller Fürsorgezweige zu ermöglichen, so ist damit alles gesagt, was für den Leser auf diesem Gebiete von Belang ist. —

Große Mittel im Kampfe gegen die TuberkuloseUnd nun wollen wir für einen Augenblick den Boden der praktischen Wirklichkeit verlassen und uns auf das Gebiet der theoretischen Möglichkeiten wagen. Ich meine damit jene großen Mittel, von denen ich oben sprach und die es erlauben würden, der Tuberkulose den Garaus zu machen. Freilich sind wir, wie ich gleich betonen will, heute noch weit von der Verwirklichung dieses letzten und höchsten Zieles entfernt, in mancher Hinsicht vielleicht weiter als je. Aber es handelt sich doch auch nicht um leere Träumereien, die für irgendein Wolkenkuckucksheim am Platze sein mögen, uns Bürger einer harten Welt jedoch nichts angehen.

Hebung des VolkswohlstandesDer eine von den beiden Wegen, die ich hier im Sinne habe, zielt darauf ab, der Tuberkulose den Boden abzugraben, auf dem sie sich entwickeln kann. Wenn auch nicht ausschließlich, so ist die Tuberkulose doch vorwiegend eine Krankheit der wirtschaftlichen Not, der niedrigen Löhne, der schlechten Ernährung, der ungesunden Wohnungsverhältnisse. Das erfahren wir ja jetzt wieder am eigenen Leibe. Umgekehrt aber wird die Tuberkulose zurückgehen in gleichem Schritt mit der Verbesserung der gesamten Lebenshaltung eines Volkes. Auch das haben wir am eigenen Volke erlebt. Der außerordentliche wirtschaftliche Aufschwung Deutschlands in den letzten Jahrzehnten vor dem Kriege brachte einen von Jahr zu Jahr steigenden Rückgang der Erkrankungs- und Sterblichkeitsziffer der Tuberkulose mit sich. Wenigstens glaube ich nicht, daß es die Bestrebungen der Heilstätten- und Fürsorgebewegung gewesen sind, so verdienstlich sie an sich sein mögen, die jenen stetigen und beträchtlichen Rückgang hervorbrachten. Dazu waren diese Einflüsse zum Teil, wie die Fürsorge, erst viel zu kurze Zeit am Werke, zum anderen Teil, wie die Heilstätten, konnten sie nur einem Bruchteil der Bevölkerung zugute kommen. Sie haben in bescheidenen Grenzen sicher nützlich gewirkt; ohne die Hebung des deutschen Volkswohlstandes wären sie aber wirkungslos verpufft. Wenn man also meiner Auffassung beipflichtet, so würde ohne den verlorenen

Krieg eine ständige Weiterentwicklung Deutschlands im Sinne der letzten Friedenszeit mit einem gleichlaufenden Absinken der Erkrankungen an Tuberkulose einhergegangen sein. Nun ist allerdings dafür gesorgt, daß die Bäume nicht in den Himmel wachsen. Ein weiterer wirtschaftlicher Aufschwung hätte freilich der deutschen Arbeiterschaft bessere Lebensbedingungen geschaffen, aber bei dem großen Bedarf des kapitalistischen Industrie- und Handelsstaates an Arbeitskräften würde sich auch die Zahl der Arbeiter sowohl durch Geburtenüberschuß als auch durch Zuwanderung vermehrt haben. Damit wäre denn doch über kurz oder lang ein Stillstand eingetreten, sowohl in der Aufwärtsbewegung für die wirtschaftlichen Verhältnisse der arbeitenden Bevölkerung, als auch in der Abwärtsbewegung für die Volksseuche. Soll also wirklich eine Ausrottung der Tuberkulose verwirklicht werden, so darf die Bevölkerung eines Landes wie Deutschland nicht über eine bestimmte Kopfzahl heranwachsen, die wieder abhängig ist von den Ernährungsmöglichkeiten im Lande. Wie das zu machen wäre, ist natürlich eine Frage, die uns hier nicht zu beschäftigen braucht. Daß aber das völlige Verschwinden einer Seuche durch solchen wirtschaftlichen Aufschwung bewirkt werden kann, das lehrt die Geschichte der Lepra in Mittel- und Westeuropa. Denn diese Krankheit ist weniger durch die Absonderung und Einsperrung der Kranken, als durch die Hebung der allgemeinen Lebenshaltung am Ausgang des Mittelalters so gut wie spurlos aus diesen Ländern verbannt. Wir brauchen also nicht die Segnungen eines Staatswesens wie es das Utopien des Thomas More war, sondern wir bedürfen aller Wahrscheinlichkeit nach nur eines bestimmten Grades allgemeinen Wohlstandes, um auch die Tuberkulose tatsächlich zu beseitigen. Allerdings müssen wir gegenwärtig Entsagung üben, denn für Deutschland wenigstens wird in absehbarer Zeit diese glückliche Stunde nicht schlagen.

Den zweiten Weg habe ich bereits angedeutet durch meine Erinnerung an die Jennersche Schutzpockenimpfung. Einstweilen freilich besitzen wir für die Tuberkulose noch kein Verfahren, das auch nur rein wissenschaftlich die Hoffnung auf die glückliche Lösung dieser Aufgabe erwecken könnte. Solange wir uns darauf versteifen, solche Impfstoffe bei der Tuberkulose lediglich an Meerschweinchen auf ihren Schutzwert zu prüfen, solange, fürchte ich, werden wir auch des Rätsels Lösung nicht näher kommen. Die einzig brauchbaren Wesen, die zu nutzbringenden Versuchen auf diesem Gebiete taugen, sind das Rind und der Mensch. Beim Rinde ist bekanntlich die Schutzimpfung gegen Tuberkulose im Anschluß an die grundlegenden Versuche Behrings von verschiedenen Seiten in Angriff genommen. Von einem erfolgreichen Ergebnis aller dieser Bemühungen kann man zurzeit nicht sprechen. Freilich sind solche Versuche für den einzelnen kaum durchführbar, einmal wegen der Kosten, dann aber auch wegen der schwierigen äußeren Verhältnisse. Um zu einem greifbaren Ergebnis zu kommen, müßte man nämlich sehr große Viehbestände, am besten alle aus einem bestimmten größeren Bezirk, durchimpfen und nun ab-

warten, was aus den geimpften Tieren unter natürlichen Verhältnissen
wird. Die Nachprüfungen, wie sie heutzutage üblich sind, und die meist
darin bestehen, daß wenige vorbehandelte Tiere mit einer massigen
künstlichen Infektion bedacht werden, sind durchaus zu beanstanden,
weil sie von der Schutzimpfung viel zu viel verlangen. Wenn man
sämtliche vakzinierte Menschen durch künstliche Impfungen mit leben-
dem Pockengift auf ihre Immunität prüfen wollte, so würde die
Jennersche Schutzimpfung wahrscheinlich sehr schlecht bestehen.
Praktisch aber hat das Verfahren vollen Erfolg gehabt, und es ist
durchaus nicht ausgeschlossen, daß wir bereits Impfstoffe besitzen, die,
richtig angewandt und vernünftig geprüft, einen für praktische Zwecke
ausreichenden Schutz gegen Tuberkulose verleihen. Wenn man aber
bedenkt, daß sich bei einer so chronischen Krankheit, wie es die
Tuberkulose ist, auch die Immunität nur langsam entwickeln kann,
so wird man einsehen, daß diese Versuche äußerst langwierig sein
müssen, vielleicht die Lebensspanne eines menschlichen Geschlechts
übersteigen werden. Aus allen diesen Gründen bin ich überzeugt, daß
wir die wichtige Frage der Rinderimmunisierung nur beantworten
können, wenn sich der Staat und dessen berufene Vertreter dieser
Aufgabe annehmen und sie mit Hilfe der wissenschaftlichen Forschung
planmäßig zu lösen suchen.

Vielleicht würde man noch schneller zum Ziele kommen, wenn man
Schutzimpfungen am Menschen, zumal am Kinde, ausführen könnte.
An und für sich wäre nichts dagegen zu sagen, wenn man mit ab-
getöteten Antigenen arbeitet. Denn es ist hinlänglich bewiesen, daß
solche Stoffe, die für tuberkuloseinfizierte Menschen eine außerordentliche Wirkungsstärke besitzen, für nicht infizierte Menschen und für
alle Neugeborenen völlig harmlos sind. Ob es freilich möglich sein
wird, mit solcher toten Impfmasse ausreichende Schutzwirkungen zu
erzielen, steht dahin. Ausgeschlossen ist es nach den bisherigen wissenschaftlichen Erfahrungen nicht. Aber ich fürchte, daß alle diese Versuche, — und sie müßten auf sehr breiter Grundlage eingeleitet werden —, an dem Widerstande und an den Vorurteilen der Menschen
scheitern werden. Auch hier haben wir uns also wohl oder übel zu
bescheiden und müssen einstweilen der Seuche freien Lauf lassen, so
weit wir ihr nicht mit unseren kleinen Mitteln wenigstens Hemmschuhe
anlegen können. Ich wollte aber doch diesen wichtigen Abschnitt
nicht schließen, ohne wenigstens die Möglichkeiten, die sich uns bieten,
unbekümmert um alle vorgefaßten Meinungen, ernsthaft ins Auge zu
fassen.

2. Abriß der übrigen Organtuberkulose.

In den vorigen Abschnitten habe ich die Lungentuberkulose sowie
die allgemeinen Gesichtspunkte in der Tuberkulosefrage so ausführlich
behandelt, daß der Leser sich, wie ich glaube, ein deutliches Gesamtbild von der praktisch wichtigsten tuberkulösen Erkrankung des Men-

schen und von der Bedeutung der Tuberkulose als Volksseuche wird
machen können. Es liegt mir nunmehr ob, auf die besonderen Verhältnisse einzugehen, die die tuberkulösen Veränderungen der übrigen
menschlichen Körperteile hervorbringen. Da es aber nicht im Plane
dieses vorwiegend praktischen Werkes liegt, mit der gleichen Ausführlichkeit die ganze Krankheitslehre der Tuberkulose zu besprechen, so
werde ich dem Leser in folgendem nur einen kurzen Abriß dessen
geben, was bei den Erkrankungen der einzelnen Organe hauptsächlich
zu beachten ist. Ich will also hier nur die Erinnerung des Lesers
auffrischen und seine Aufmerksamkeit wecken. Für besondere Fälle,
wo übrigens auch der Fachmann nie auslernt, muß ich ihn auf die
größeren Handbücher verweisen, die mehr zum Nachschlagen als zum
Lesen dienen sollen. Ich beginne mit der Besprechung der Gewebs-
und Körperteile, die außer den eigentlichen Lungen noch zu den At-
mungsorganen zu rechnen sind.

Die Tuberkulose des Brustfells.

Es ist klar, daß das Brustfell als seröser Überzug der Lungen, des
Rippenkorbes und des Zwerchfells bei einer tuberkulösen Erkrankung
der Lungen stets beteiligt ist. Oft aber sind die anatomischen Veränderungen so geartet, daß sie klinisch nicht in Erscheinung treten.
Das gilt z. B. von einzelnen miliaren Knötchen, von manchen kleinen
und abgegrenzten fibrinösen Beschlägen des Brustfells, von vielen bindegewebigen Verwachsungen zwischen den beiden Pleurablättern. Solche
Vorgänge brauchen wir hier nicht zu berücksichtigen, sondern stellen
im wesentlichen vier Erscheinungsformen der tuberkulösen Brustfell-
erkrankung auf.

1. Die Pleuritis exsudativa, d. h. die Entzündung des Brust- Pleuritis ex-
fells mit serösem Erguß, verdient in vorderster Linie genannt zu werden. sudativa
Ist sie doch oft eine Früherscheinung der Tuberkulose und eröffnet
also den traurigen Reigen. Man hat sich oft und lange darüber gestritten, ob eine plötzlich einsetzende Pleuritis ohne sonstige tuberkulöse Veränderungen wirklich zur Tuberkulose gehört oder nicht. Die
einen wollten so weit gehen und fast alle pleuritischen Ergüsse für
tuberkulös ansprechen, also die Erkältungspleuritis auf ein Mindestmaß
zurückführen. Andere wieder wollen von der tuberkulösen Natur der
meisten Ergüsse im Brustraum nichts wissen und schränken die tuberkulöse Pleuritis auf wenige Fälle ein. Die Wahrheit scheint mir zu
sein, daß die größere Zahl, jedenfalls gut zwei Drittel der Rippenfellentzündungen, die zur Beobachtung kommen, tuberkulöser Natur
ist, daß sich aber ein anderer, wenn auch geringerer Teil auf rheumatischer
Grundlage entwickelt. Wir haben nun zwei Kennzeichen, die wohl Diagnosti-
nicht unfehlbar sind, aber in den meisten Fällen doch eine Unter- sche Kenn-
scheidung zulassen. Erstens finden sich in den tuberkulösen Ergüssen zeiche
als Zellen meist nur einkernige Lymphozyten, während bei anderen
Entzündungsformen mehr oder minder zahlreiche vielkernige Leuko-

zyten beigemischt sind. Allerdings kommen Ausnahmen vor, doch sind im tuberkulösen Erguß in der Regel nur dann Leukozyten in größerer Zahl nachweisbar, wenn es sich bereits um ältere Erkrankungen handelt, wenn also auch die Lungen schon deutliche Herde erkennen lassen. Jedenfalls ist die mikroskopische Untersuchung auf die Zellen eines jeden pleuritischen Ergusses sehr anzuraten, während man das Färben auf Tuberkelbazillen, wenigstens bei den Frühformen, als aussichtslos ruhig beiseite lassen kann. Im allgemeinen wird sich da, wo nur Lymphozyten gefunden werden, der Verdacht auf Tuberkulose bestätigen. Der zweite Weg, die Brustfellentzündungen zu unterscheiden, ist klinischer Art. Es empfiehlt sich in jedem Falle, wo kein bestimmter Verdacht auf Tuberkulose besteht, zunächst eine antirheumatische Behandlung mit heißen Umschlägen, Packungen, Schwitzkuren und innerlichem Gebrauch von kräftigen Salizylgaben einzuleiten. Eine richtige Erkältungspleuritis pflegt darauf zurückzugehen. Ist das nicht der Fall, so tut man gut, nicht lange zu warten, sondern nach spätestens 14 Tagen mit der spezifischen Behandlung zu beginnen, die bei den Frühformen durchweg binnen kurzem zur Ausheilung führt. Ein Fehler ist es, zu viel Gewicht auf die Vorgeschichte der Krankheit zu legen. Ein tuberkulös belasteter Mensch kann eine rheumatische Rippenfellentzündung bekommen, und bei einem sonst unverdächtigen Kranken kann durch Erkältung eine tuberkulöse Pleuritis ausgelöst werden.

Klinische
Merkmale Die Erscheinungen des Brustfellergusses sind meist eindeutig, so daß wesentliche diagnostische Schwierigkeiten nicht entstehen. Im Beginne pflegt Fieber zu bestehen, meist von mittlerer Höhe zwischen 38 und 39° C, seltener ist das Fieber ganz gering, und am seltensten sehr hoch über 40° C. Der Erguß zeigt sich für die physikalische Untersuchung durch die Dämpfung zuerst in den unteren und hinteren Bezirken des Brustraumes an, allmählich wird die Dämpfung stärker und steigt nach oben auf. Schließlich kann der ganze Brustraum volllaufen, wobei dann ein vollkommen leerer Klopfschall, der sog. Schenkelschall, entsteht. In gleichem Maße pflegt mit zunehmender Dämpfung auch das Atemgeräusch abgeschwächt zu werden, was durch die Pressung der Lunge ohne weiteres verständlich ist. Die Abschwächung kann sich naturgemäß bis zur völligen Aufhebung steigern. An der Grenze des Flüssigkeitsergusses ist der Klopfschall meist hohl oder tympanitisch gedämpft, das Atemgeräusch infolge des zusammengedrückten Lungengewebes hauchend bronchial, meist abgeschwächt im Gegensatz zu dem lauten scharfen Bronchialatmen über entzündeten Lungenteilen. Im Röntgenbild sieht man bei freiem, nicht abgekapseltem Pleuraerguß stets eine bogenförmig verlaufende obere Grenzlinie, die an den Seiten des Brustkorbes höher hinaufgeht als an der Wirbelsäule. Bei Verwachsungen kann natürlich die Begrenzung anders verlaufen und gegebenenfalls ganz unregelmäßig erscheinen. Niemals aber ist sie wagerecht. Ein wagerechter Flüssigkeitsspiegel zeigt sich nur bei wirklichen Hohlräumen im Innern des Brustkorbes, im Verlaufe der Tuberkulose also nur in großen Kavernen, und vor allem beim Pneumothorax jeder

Art. Eine solche Flüssigkeitsansammlung kennzeichnet sich auch dadurch, daß sie beim Schütteln des Kranken auf dem Röntgenschirm deutlich schwappt und Wellen schlägt, eine Erscheinung, die der einfachen serösen oder eitrigen Pleuritis stets fehlt.

Bei umfangreichem Erguß im Brustraum kann schon äußerlich der Brustkorb auf der kranken Seite vorgewölbt erscheinen. Ferner kommt es dann zu Verdrängungen der inneren Organe. Die Lunge kann zu einem kleinen Stumpf zusammenschrumpfen, der dann dicht an die Wirbelsäule gepreßt wird. Das Zwerchfell wird abgeflacht und nach unten gedrängt und drückt seinerseits auf die Bauchorgane. Vor allem aber kann das Herz mehr oder weniger nach der gesunden Seite verdrängt werden, und das macht unter Umständen ausgesprochene Störungen der Herztätigkeit und damit des Blutkreislaufs, die um so heftiger auftreten, je schneller sich der Erguß entwickelt. In solchen Fällen ist natürlich eine baldige Entleerung des Ergusses dringend angezeigt.

Wenn irgendwelche diagnostische Zweifel auftreten, ist die Probepunktion angezeigt, die am besten in den unteren, hinteren oder seitlichen Abschnitten des Brustkorbes zu erfolgen hat. Ich stehe auf dem Standpunkt, daß man sich wo möglich in jedem Falle von der Beschaffenheit der Flüssigkeit überzeugen soll, nicht nur um zu sehen, ob ein einfacher, klar seröser, trüber, blutiger oder eitriger Erguß vorliegt, sondern auch um durch die mikroskopische, gegebenenfalls auch durch die bakteriologische Untersuchung die Grundursache des Leidens aufzudecken. Möglichste Klarheit in der Diagnose ist meines Erachtens eben immer anzustreben.

Dagegen braucht man nicht in jedem Falle, wo ein Erguß nach- Behandlung
gewiesen ist, diesen gleich zu entleeren. Selbst mittelgroße Flüssigkeitsansammlungen werden oft anstandslos vertragen. Erst wenn Verdrängungserscheinungen zumal von seiten des Herzens auftreten, oder aber wenn die Ergüsse längere Zeit bestehen, ohne sich zurückzubilden, ist die Entleerung nach außen angezeigt. Sie wird meist mit dem Potainschen Saugeapparat vorgenommen, in der Absicht, keine Luft in den Pleuraraum gelangen zu lassen. Man muß sich hüten, die Lunge gar zu schnell zu entlasten, weil dadurch unangenehme Schwächezufälle verursacht werden können, auch gibt man meist den Rat, bei großen Exsudaten nicht mehr als $1\frac{1}{2}$ Liter auf einmal zu entleeren. Neuerdings macht sich das Bestreben geltend, das, was man früher ängstlich vermied, nämlich das Eindringen von Luft in den Brustraum, gerade zu begünstigen. Man will damit erreichen, daß die plötzliche Ausdehnung der Lungen sowie auch die Bildung von stärkeren Verwachsungen vermieden wird. Am besten geht man dann wohl so vor, daß man im Anschluß an die Punktion nach Art des künstlichen Pneumothorax eine abgemessene Menge Stickstoff oder keimfreier Luft einströmen läßt, und zwar empfiehlt sich, nicht mehr als die Hälfte der herausgelassenen Flüssigkeit durch Gas zu ersetzen. Im allgemeinen aber kommt der praktische Arzt mit der gewöhnlichen Entleerung aus, vorausgesetzt, daß er rechtzeitig, weder zu früh noch zu spät, daran geht.

Auf die übrige Behandlung der tuberkulösen Pleuritis serosa brauche ich nicht weiter einzugehen. Sie deckt sich mit der Allgemeinbehandlung der Tuberkulose, und die spezifischen Heilverfahren sind in erster Linie anzuwenden. Insbesondere hat sich das Partigenverfahren bei dieser tuberkulösen Erkrankung fast ausnahmslos bewährt.

2. Während die seröse Rippenfellentzündung nur im Beginne Schmerzen verursacht, die verschwinden, sobald die Flüssigkeit die beiden Pleurablätter auseinanderdrängt, zeichnet sich die trockene Pleuritis durch häufige Stiche und unangenehme Empfindungen in mannigfaltiger Abstufung aus. Das ist begreiflich, wenn man sich die anatomischen Vorgänge klar macht. Es handelt sich ja im Beginne um fibrinöse Ausschwitzungen, die erst auf dem einen, dann auch bald auf dem anderen Pleurablatt erfolgen und nun mit rauhen Flächen aneinander scheuern. Später wandeln sich die entzündlichen Massen in bindegewebige Stränge um, die wohl weniger schmerzen, aber doch oft ein unangenehmes Gefühl von Druck oder Ziehen lange Zeit unterhalten. Zunächst sind die trockenen Pleuritiden klein und eng begrenzt. Wir haben dann scharf umschriebene Schmerzbezirke, die mit Neuralgien der Zwischenrippennerven verwechselt werden können und oft verwechselt werden. Als Merkzeichen zur Unterscheidung mag folgendes dienen: Bei der fibrinösen Rippenfellentzündung wird die Atmung stärker gehemmt als bei den Neuralgien, das Atemgeräusch pflegt deshalb dort meist abgeschwächt zu sein. Sind die bekannten Reibegeräusche, bei zarten Beschlägen feines knisterndes Reiben, bei zottigen Auflagerungen grobes Lederreiben, vorhanden, dann ist die Diagnose sofort gegeben. Oft aber fehlen diese Zeichen oder sind undeutlich. Dann sprechen die von mir schon erwähnten Nervendruckpunkte für die neuralgische Natur. Ferner pflegt der Kranke mit einer trockenen Pleuritis die befallene Seite ruhig zu stellen, er legt sich deshalb gern auf diese Seite, während bei der Neuralgie umgekehrt die gesunde Seite für die Lage bevorzugt wird.

Klinisch kann die fibrinöse Pleuritis zu allen Zeiten der Krankheit, in frühen und späten Abschnitten, auftreten, und bei manchen Kranken pflegt sie bald hier bald dort zu erscheinen, um entweder wieder zu verschwinden oder narbige Verwachsungen an Ort und Stelle zu bilden. So kann es nicht wundernehmen, daß bisweilen der ganze Pleuraraum oder doch große Teile des Brustfells nach und nach befallen werden, daß es infolgedessen zu ausgedehnten Verlötungen beider Brustfellblätter und damit zur mehr oder minder vollständigen Verödung des ganzen Brustraumes kommt. Die narbige Umwandlung hält sich bald in bescheidenen Grenzen, so daß nur zarte flächenhafte Verwachsungen entstehen, bald zeigt sie derberes Gepräge und es bilden sich dicke, feste Schwarten. Endlich gibt es Fälle, wo innerhalb der schwartigen Massen der tuberkulöse Vorgang ungestört weiter schreitet. Dann entwickeln sich käsige Knoten und diese käsig-schwartige Erkrankung des Rippenfells gehört zu den bösartigsten Tuberkuloseformen, die meist unter hohem Fieber und schnellem Kräfteverfall unaufhaltsam zum Tode führt.

Das ist wichtig zu wissen, weil solche Fälle manchmal bei der ersten Untersuchung keine besonders ausgedehnten Lungenerscheinungen zeigen und bei der völligen Verlötung des Pleuraraumes auch keine unmittelbaren Zeichen dieser eigenartigen Krankheitsform nachweisen lassen. Die Röntgendurchleuchtung schafft hier oft erst Aufklärung, kann aber auch im Stiche lassen, wenn die Schwarten noch nicht so dick sind, daß sie eine deutliche Röntgenverschattung bewirken. Übrigens gibt es eine ganz andere Erkrankung, die sich von dieser Form der tuberkulösen Pleuraschwarte manchmal nur schwer oder gar nicht unterscheiden läßt. Das ist das Endotheliom der Pleura, das mit Vorliebe die Lungenoberfläche mit einem schwartigen Überzug bedeckt, der nach und nach den ganzen Brustraum ausfüllt und verödet. Wenn nicht andere tuberkulöse Herde die Natur des Leidens aufdecken, so wird öfter die Diagnose erst bei der Leichenschau enthüllt.

Eine örtliche Behandlung der trockenen tuberkulösen Pleuritis besitzen wir nicht. Feuchte, vor allem heiße Umschläge, Jodeinpinselungen und Einreibungen werden mehr angewandt, um die Schmerzempfindungen zu lindern und den Kranken zu trösten, als daß eine unmittelbare Heilwirkung damit erzielt wird. Die allgemeine und spezifische Behandlung sind die wesentlichsten Heilmittel, die wir anwenden können, die aber bei den geschilderten bösartigen Formen ebenfalls im Stiche lassen.

3. Die eitrige tuberkulöse Pleuritis ist eine Erscheinung, die meist einer vorgeschritteneren Stufe der Krankheit entspricht. Sie zeichnet sich vor anderen Eiterungen im Brustraum durch ihr weniger heftiges Einsetzen und ihren milderen, chronischen Verlauf aus. Immerhin ist die Unterscheidung zwischen einem echten rein tuberkulösen Empyem und einer andersartigen eitrigen Infektion des Pleuraraumes bei einem Tuberkulösen nicht ohne weiteres gegeben. Es heißt also den Eiter genau untersuchen, und zwar nicht nur mikroskopisch und färberisch, sondern auch durch Anlegen von Kulturen. Denn derartige Nebeninfektionen sind zumal in Grippezeiten nicht selten, können aber auch so entstehen. In solchem Falle wird man sich öfter zu operativem Vorgehen, also zur Rippenresektion, entschließen müssen. Ist dagegen durch die Untersuchung festgestellt, daß ein rein tuberkulöses Empyem vorliegt, so wird man in den meisten Fällen die Resektion zu vermeiden suchen. Am besten wendet man statt dessen die sogen. Bülausche Heberdrainage an, die übrigens auch beim serösen Erguß gute Dienste leistet. Das Verfahren besteht einfach darin, daß ein nicht zu dicker Troikart mit einem langen Schlauch verbunden ist, der nach unten, und zwar unter Wasser, geführt wird. Auf diese Weise entsteht beim Abfließen des Eiters eine ständige Heberwirkung, die es gestattet, den Brustraum völlig zu entleeren, wenn man nur den Kranken so lagert, daß die kleine Vorrichtung ruhig liegen bleiben kann. Eine Rippenresektion führt meist zu Mischinfektionen und deshalb zu vermehrter Eiterung mit allen ihren Gefahren. Wenn man also mit der sonstigen allgemeinen Behandlung sowie mit der Punktion und

Drainage nicht zum Ziele kommt, so wird man zu einer größeren plastischen Operation des Brustkorbes raten müssen, weil nur so der tote Raum ausgefüllt und beseitigt werden kann.

Eine besondere Erwähnung verdienen an dieser Stelle noch die tuberkulösen Entzündungen ganz bestimmter Pleuragegenden. Es sind das die Pleuritis pericardiaca, diaphragmatica und interlobaris. Alle drei können serös, fibrinös, schwartig und eitrig sein. Sie unterscheiden sich also anatomisch in nichts von den sonstigen tuberkulösen Pleuraerkrankungen. Das Besondere liegt bei ihnen vielmehr einzig und allein in dem örtlichen Sitz der Entzündung.

Pleuritis pericardiaca Die Pleuritis pericardiaca, bei der die Außenwand des Herzbeutels in Mitleidenschaft gezogen wird, birgt nicht nur die Gefahr in sich, daß die tuberkulöse Infektion auf den eigentlichen inneren Herzbeutel übergreift, sondern auch so schon gerät das Herz, und noch mehr die großen Gefäße, durch die entzündlich veränderte Nachbarschaft in Bedrängnis. In solchen Fällen treten oft Störungen des Blutlaufs ein, und diese äußern sich auch physikalisch durch geräuschartige Veränderungen der Herztöne, die besonders an der Basis des Herzens deutlich sind. Mir scheint, daß diese Geräusche weniger im entzündlichen Beginn der Erkrankung, als vielmehr bei der narbigen Umwandlung in Erscheinung treten. Es handelt sich eben um Zusammenschweißungen, Verziehungen und Verdrängungen, die sich weniger am Herzen als an den großen Gefäßen abspielen, und natürlich für die Weiterentwicklung der Tuberkulose von ungünstiger Vorbedeutung sind.

Pleuritis diaphragmatica Die Pleuritis diaphragmatica ist deshalb besonders wichtig, weil sie sehr starke Beschwerden, Schmerzen und Beklemmungen bei der Atmung verursacht und dabei oft nur einen sehr geringen Befund erkennen läßt. Oft lenkt nur die besonders stark gehemmte oder aufgehobene Bauchatmung und das völlige Überwiegen der Brustatmung die Aufmerksamkeit auf diesen Sitz. Am sichersten läßt sich diese Form der Pleuritis bei der Röntgendurchleuchtung erkennen, wo man die kranke Seite des Zwerchfells außer Tätigkeit gesetzt sieht. Bei älteren Veränderungen finden sich deutliche Verziehungen des Zwerchfells und unregelmäßige Gestaltungen seiner Oberfläche. Vielfach sind die Pleuritiden des Zwerchfells nur sehr lästig und schmerzhaft, bisweilen aber, wenn sie nämlich eitrig sind, auch recht gefährlich. Auf jeden Fall muß der Arzt mit dieser Möglichkeit rechnen.

Pleuritis interlobaris Endlich sei noch die interlobäre Pleuritis kurz erwähnt. Sie spielt sich, wie der Name sagt, in den tiefen Einstülpungen ab, die sich links zwischen Ober- und Unterlappen, rechts zwischen Ober- und Mittellappen, sowie zwischen Mittel- und Unterlappen befinden. Durch die physikalische Untersuchung ist diese Entzündungsform der Pleura zunächst in der Regel kaum als solche zu erkennen. Dagegen bestehen oft sehr lebhafte Allgemeinerscheinungen wie Fieber und Krankheitsgefühl, bei Eiterung auch Schüttelfröste, und der Arzt, der nicht an diesen Erkrankungssitz denkt, kann in großer Verlegenheit sein. Auch hier pflegt meist das Röntgenbild Aufklärung zu schaffen, wenigstens wenn der Herd bereits seit einiger Zeit besteht, und wenn sich abgekapselte Exsudate gebildet haben. In letzterem Falle sieht man im Röntgenbilde oft quer oder schräg verlaufende breitstreifige Schatten, die dann keinen Zweifel mehr über Sitz und Art der Erkrankung lassen.

4. Zuletzt haben wir noch eine Veränderung der Brusthöhle zu besprechen, die nur ein mittelbares Erzeugnis der Tuberkulose ist, also mit der eigentlichen tuberkulösen Entzündung und Wucherung nichts zu tun hat. Wir können den Pneumothorax, — denn um diesen handelt es sich hier —, aber doch mit Recht als tuberkulös bezeichnen, weil er in der Tat im Gefolge dieser Lungenerkrankung so häufig ist, daß alle anderen Ursachen weit dahinter zurücktreten.

Der tuberkulöse Pneumothorax

Der tuberkulöse Pneumothorax entsteht dann, wenn das Brustfell an einer Stelle durch eine oberflächliche Gewebszerstörung durchlöchert wird, so daß die Luft aus der Lunge in den Rippenraum einströmt. Es braucht sich keineswegs immer um eine größere Kaverne zu handeln, sondern auch kleine Zerfallsherde können dies Ereignis zuwege bringen. Deshalb kann es vorkommen, daß bei scheinbar Leichtkranken plötzlich ein Pneumothorax auftritt, der dann natürlich den Fall in wesentlich ungünstigerem Lichte erscheinen läßt. Tritt nun die Luft in die Brusthöhle, so entsteht entweder ein teilweiser Pneumothorax, wenn nämlich Verwachsungen zwischen den beiden Pleurablättern bestehen. Oder ist das nicht der Fall, so haben wir einen völligen oder freien Pneumothorax vor uns. Ferner ist noch zu unterscheiden zwischen einem offenen und geschlossenen Pneumothorax. Dieser kommt dann zustande, wenn das Loch oder die Lücke im Brustfell alsbald verklebt und sich wieder schließt, jener ist gegeben, wenn die Verbindung zwischen Lunge und Brusthöhle bestehen bleibt, die Luft also wechseln kann. Verhältnismäßig häufig geschieht es nun bei der Lungentuberkulose, daß die Lungenpleurafistel sich nur bei der Einatmung öffnet, sich bei der Ausatmung dagegen klappenartig schließt. Man kann dann von einem Ventil- oder Klappenpneumothorax sprechen, der eine besonders ernste Bedeutung hat, wie wir gleich sehen werden.

Schon aus dieser Aufzählung der verschiedenen Formen des Pneumothorax kann man ersehen, daß alle möglichen Abstufungen vorkommen. In der Tat gibt es Fälle, wo sich die Luftansammlung ganz unmerklich herausbildet und manchmal während des Lebens gar nicht einmal erkannt wird. Anderseits setzt der Pneumothorax bisweilen sehr stürmisch ein und kann geradezu das Leben gefährden, ja sogar einen plötzlichen Tod herbeiführen. Ein abgekapselter Pneumothorax wird bei dichten Verwachsungen unter Umständen nicht viel ausmachen, das Enströmen der Luft in den freien Brustraum ist natürlich weit bedrohlicher. Mit Recht wird aber der Ventilpneumothorax besonders gefürchtet, weil da bei jeder tiefen Einatmung die Spannung im Innern der Brusthöhle zunimmt und es infolgedessen zu starken und plötzlichen Verdrängungen und Pressungen der übrigen Brustorgane, des Zwischenrippenfellraums mit den großen Gefäßen des Herzens und selbst der anderen Lunge kommen muß. Für die augenblickliche Gefahr beim

Durchbruch der Luft in die freie Brusthöhle macht natürlich auch der Zustand der zweiten Lunge sehr viel aus. Ist sie ebenfalls ausgedehnt krank, so steht das Leben auf des Messers Schneide und die Tage des Kranken sind auch dann gezählt, wenn er die erste Gefahr übersteht. Ist dagegen die zweite Lunge gesund oder nur wenig befallen, dann kann sich der Zustand nach den ersten heftigen Erscheinungen bald beruhigen und in einigen Fällen schließt sich an den Durchbruch eine auffällige Besserung an, die bei jahrelangem Bestehen des Pneumothorax einer Heilung nahe kommen mag. Solche Fälle, von denen ich auch einige wenige gesehen habe, mögen es gewesen sein, die Forlanini zu seinen Versuchen mit dem künstlichen Pneumothorax veranlaßt und ermutigt haben.

Der plötzliche Eintritt des tuberkulösen Pneumothorax ist meist unverkennbar: Die heftige Atemnot, der kleine Puls, die Vorwölbung der einen Brusthälfte, sowie die Ausbuchtung der Zwischenrippenräume an der betroffenen Seite, die plötzliche Blaufärbung der Haut und Schleimhäute u. a. m. läßt einen Zweifel über den Ernst der Dinge nicht zu und wird durch eine oberflächliche Beklopfung und Behorchung sofort bestätigt.

Anderseits kann die Diagnose eines schon länger bestehenden Pneumothorax recht schwierig sein. Jedenfalls sind die klassischen Erscheinungen durchaus nicht immer vorhanden. Wenn das der Fall ist, wenn also die übliche Untersuchung des Klopfschalls und des Atemgeräusches keinen einwandsfreien Befund ergeben und doch der Verdacht des Pneumothorax besteht, dann ist das Röntgenverfahren wohl stets imstande, die Entscheidung zu fällen.

In der größeren Zahl der Fälle aber läßt sich auch ohne das die Diagnose stellen. Der Klopfschall pflegt doch meist auffallend tief und laut zu sein, während er nur beim offenen Pneumothorax einen hohlen Klang annimmt. Das Atemgeräusch ist daher häufiger abgeschwächt, meist hauchend, seltener eigentlich hohl, daneben pflegen metallisch klingende Geräusche aufzutreten. Dagegen gibt nach meinen Erfahrungen die sog. Stäbchenperkussion bei weitem nicht in allen Fällen das metallische Klirren, das man zu erwarten gewohnt ist. Sein Fehlen darf also nicht gegen die Annahme des Pneumothorax verwertet werden.

Im weiteren Verlaufe bleibt es nun fast nie bei dem einfachen Pneumothorax. Da eine Verbindung mit der kranken Lunge und daher auch mit den keimhaltigen Luftwegen besteht oder doch zeitweilig bestanden hat, so ist eine Infektion der Brusthöhle die Regel. Infolgedessen entwickelt sich in dem luftgefüllten Hohlraum eine Entzündung, die zu einem Erguß entweder seröser oder eitriger Beschaffenheit führt. Man pflegt dann von einem Sero- oder Pyopneumothorax zu sprechen. Bei längerem Bestehen wird der Inhalt schließlich meist eitrig, kann sich auch noch weiter zersetzen und jauchig werden. Über die Beschaffenheit des Ergusses kann man sich nur durch die Probepunktion Auskunft verschaffen. Die Frage, ob überhaupt ein Erguß vorhanden ist, läßt sich meist sehr leicht beantworten. Die wagerecht nach oben abschließende Dämpfung in den unteren Teilen des Pneumothorax macht darauf aufmerksam. Wenn man dann das Ohr dort unmittelbar an den Brustkorb legt und gleichzeitig den Kranken schüttelt, so wird man so gut wie immer das deutliche Plätschern der Flüssigkeit hören, das meist ausgesprochen metallisch klingt. Eine wertvolle Bestätigung der klinischen Diagnose gibt natürlich die Röntgendurchleuchtung, wo der wagerechte, schwappende Flüssigkeitsspiegel auf den ersten Blick den Sachverhalt erkennen läßt.

Nach allem, was wir gesagt haben, ist es klar, daß der tuberkulöse Pneumothorax stets ein sehr ernstes Geschehnis ist, selbst dann, wenn er ohne stürmische Erscheinungen einsetzt. Er ist aber doch in vielen Fällen keineswegs so ungünstig, wie man ihn früher wohl angesehen hat. Jedenfalls liegt kein Grund vor, die Hände in den Schoß zu legen. Tritt der Pneumothorax plötzlich ein, so ist naturgemäß zunächst die Behandlung erste Gefahr zu beseitigen. Da diese vom Herzen droht, so sind starke Herzmittel angezeigt. Daneben aber lassen sich betäubende Arzneien wohl nie vermeiden. Es gilt jedenfalls, dem Kranken Ruhe zu verschaffen und auch den Husten nach Möglichkeit zu bekämpfen. Da ist denn die Morphiumspritze unentbehrlich und man sollte damit auch bei schlechter Beschaffenheit des Herzens nicht sparen.

Ist das Schlimmste überstanden, so richtet sich das ärztliche Verhalten ganz nach der Art des Pneumothorax. Bei der geschlossenen Form, ebenso beim Seropneumothorax wird man zunächst ruhig abwarten und der Zeit die Aufsaugung der Luft überlassen können. In letzterem Falle wird man sich allerdings von Zeit zu Zeit von der Beschaffenheit des flüssigen Inhalts überzeugen müssen. Denn ein Pyopneumothorax darf auf die Dauer nicht sich selbst überlassen werden. Da treten die Rippenresektion oder auch größere plastische Operationen am Brustkorb in ihr Recht, deren Ausdehnung naturgemäß wesentlich durch den Kräftezustand des Kranken mitbestimmt wird und dessen Erfolg meist von dem Verhalten der anderen Lunge abhängt. Immerhin muß man selbst bei gutem Ausgang des operativen Eingriffs in vielen Fällen bleibende Fisteln, die mehr oder minder Eiter absondern, in den Kauf nehmen.

Das schleunigste Handeln ist beim Bestehen eines Klappenpneumothorax geboten. Öfteres Punktieren und Ablassen der Luft, das bei anderen Formen unter Umständen angebracht sein kann, ist hier zwecklos, ebenso kommen die Rippenresektion oder größere operative Eingriffe in der Regel nicht in Betracht. Dagegen scheint sich die von Unverricht vorgeschlagene künstliche Fistel in vielen Fällen zu bewähren. Das Verfahren ist einfach und besteht darin, daß an passender Stelle ein Zwischenrippenraum eröffnet und in den Pleuraspalt ein zweckmäßiges, ziemlich weites Dauerrohr eingelegt, das den Überdruck beseitigt und gleichzeitig häufige Spülungen des Innenraumes gestattet.

Tuberkulose der oberen Luftwege.

In der Nase werden am häufigsten einzelne tuberkulöse Geschwüre Nase und beobachtet, die sich mit Vorliebe auf dem unteren knorpeligen Anteil Nasen-
rachenraum

der Nasenscheidenwand entwickeln. Es kommen aber auch geschwulstartige Formen der tuberkulösen Wucherung vor und recht häufig greift der Lupus des Gesichts und der inneren Nase auch auf die innere Schleimhaut über. Die Behandlung hat neben spezifischen Einspritzungen in örtlichen Ätzungen mit Milchsäure, gegebenenfalls in Auskratzungen, vor allem aber in Bestrahlungen zu bestehen, für die hier wegen seiner Handlichkeit das Radium besonders zu empfehlen ist.

Zumal bei schweren Lungenerkrankungen können sich auch im Nasenrachenraum tuberkulöse Geschwüre oder Neubildungen entwickeln, die aber mehr anatomisches Interesse besitzen. Ferner kann der Lupus auf den Nasenrachenraum übergreifen und endlich gibt es zweifellos eine Tuberkulose der Rachenmandel, die sich aber von nicht tuberkulöser Wucherung grob anatomisch nicht unterscheidet und als solche nur mikroskopisch erkannt werden kann. Gegebenenfalls steht nichts im Wege, die tuberkulöse Mandel wie jede andere in üblicher Weise zu entfernen. Man hat versucht, auf Grund der histologischen Untersuchung die Rachenmandel als häufige Eintrittspforte für das tuberkulöse Gift in Anspruch zu nehmen. Bei dem versteckten Sitz dieses Gebildes ist diese Ansicht wohl recht unwahrscheinlich, zum mindesten sehr übertrieben.

Ich erwähne nur noch, daß die Luftröhre und die gröberen Bronchien nur bei vorgeschrittenster Lungentuberkulose erkranken und dann bisweilen von tuberkulösen Schleimhautgeschwüren dicht besetzt sein können, ohne daß in der Regel die Möglichkeit besteht, diese Erkrankung während des Lebens sicher zu erkennen, geschweige denn zu behandeln. Damit ist das Wichtigste über die oberen Luftwege gesagt, allerdings mit Ausnahme des Kehlkopfes, der wegen seiner großen Bedeutung eine etwas ausführlichere Besprechung erfordert, obwohl ich nur das für den praktischen Arzt Wissenswerte herausgreife und den größeren Teil der Einzelheiten der fachärztlichen Ausbildung überlassen muß.

Tuberkulose
des Kehl-
kopfes Man hat viel darüber geredet, ob es eine auf den Kehlkopf beschränkte Tuberkulose gibt. Vor allem die Anhänger der Richtung, die die Verbreitung des tuberkulösen Giftes auf dem Luftwege behaupten, sind nicht müde geworden, solche Fälle herauszusuchen. Richtig ist, daß Fälle beobachtet sind, wo auch die Leichenschau grob anatomisch keine anderen Herde hat entdecken lassen. Aber diese Beobachtungen sind sehr spärlich und können den Einwand nicht entkräften, daß doch noch mikroskopisch z. B. in Drüsen tuberkulöse Veränderungen hätten gefunden werden können. Richtig ist ferner, daß schwere Kehlkopftuberkulosen bei geringer Lungenerkrankung vorkommen. Aber auch hier sind die Fälle, wo anatomisch das klinische Mißverhältnis bestätigt wurde, sehr selten. Denn oft genug verdeckt oder erschwert eine ausgedehnte Kehlkopferkrankung die physikalische Untersuchung der Lungen. Seitdem wir die Röntgenstrahlen zur Verfügung haben, wird dieses Mißverhältnis entschieden weit seltener beobachtet. Sicher ist jedenfalls, daß in der ganz überwiegenden Mehrzahl der Fälle die Kehlkopferkrankung von der Lungentuberkulose abhängig, von dieser ausgegangen ist und mit ihr gleichen Schritt hält.

Die tuberkulöse Erkrankung des Kehlkopfes tritt zunächst immer als Wucherung und Neubildung auf, erst nach einiger Zeit und bei oberflächlichem Sitz stellt sich geschwüriger Zerfall ein, und es bilden sich flache und dann meist speckig belegte oder tiefere, zackig zerfressene Geschwüre. Die schwerste Form der Zerstörung entwickelt sich dann, wenn durch geschwürig tuberkulöse Eintrittspforten Eitererreger in die Tiefe dringen. In solchen, Gott sei Dank recht seltenen, Fällen kommt es zu einer sog. Perichondritis laryngea, in deren Verlauf Teile des Knorpels absterben. Solche Ereignisse sind stets sehr gefährlich, denn es können dabei leicht durch Schwellungszustände, die die Gegend der Stimmritze befallen und diese verengern oder verschließen, heftige Erstickungsanfälle mit tödlichem Ausgang erfolgen. Jedenfalls erheischen sie öfter den sofortigen Kehlkopfschnitt, ohne daß es dadurch gelingt, dem zerstörenden Vorgang Einhalt zu gebieten. Im übrigen ist der Verlauf der Kehlkopftuberkulose recht chronisch, und zwar in gleichem Maße wie die gleichzeitige Lungenerkrankung. Alle Teile des Kehlkopfes können ergriffen werden, der Kehldeckel, die falschen und wahren Stimmbänder, die ganze Hinterwand sowie die ary-epiglottischen Falten. Bisweilen kann das ganze Organ ringförmig von tuberkulösen Geschwüren angefressen sein, die in schwersten Fällen auch noch in die Luftröhre hinabsteigen.

Die Diagnose kann und soll lediglich mit Hilfe des Kehlkopfspiegels Diagnose gestellt werden, und bei dem leisesten Verdacht darf der behandelnde Arzt nicht versäumen, seine Lungenkranken zu spiegeln. In den meisten Fällen wird ja eine Veränderung der Stimme die ärztliche Aufmerksamkeit auf den Kehlkopf hinlenken, aber es gibt doch auch recht ausgesprochene Tuberkulosen dieses Organs, ohne daß erhebliche Heiserkeit oder Stimmlosigkeit auftritt. Anderseits ist nicht jeder Lungenkranke, der heiser oder stimmlos wird, gleich von Kehlkopftuberkulose befallen. Schwer Lungenkranke haben oft eine schwache, klanglose Stimme, ohne daß sie kehlkopfkrank sind. Leichtere Kranke können sich durch Erkältung einen chronischen Kehlkopfkatarrh zuziehen, und hysterische Lungenkranke können die Stimme durch Nervenlähmungen verlieren. Allen diesen Irrtümern geht der Arzt aus dem Wege, wenn er sich von vornherein zur Gewohnheit macht, viele und häufige Untersuchungen mit dem Kehlkopfspiegel vorzunehmen, was auch das einzige Mittel ist, durch Übung Sicherheit in der Erkennung von Kehlkopfveränderungen aller Art zu erwerben.

Für den auf diese Weise geübten Untersucher ist die Diagnose der Kehlkopftuberkulose bei ausgesprochenen Fällen im allgemeinen leicht. Die wurstförmigen Verdickungen des Kehldeckels, die flachen oder zackigen Geschwüre auf allen Teilen des Kehlkopfes, die Schwellungen an der Hinterwand und die walzen- oder knotenförmigen Verdickungen an den Stimmbändern usw. sind durchaus unverkennbar, zumal dann, wenn sie einseitig sind und dadurch katarrhalische Vorgänge ausschließen lassen. Überhaupt muß man sich stets vergegenwärtigen, daß die Tuberkulose in erster Linie eine Neubildung ist. Deshalb sind geschwulstartige Wucherungen im Kehlkopf wie Papillome und selbst gewisse Krebsformen manchmal schwerer von der Tuberkulose abzugrenzen als Katarrhe. Freilich soll aber auch nicht geleugnet werden, daß die beginnende tuberkulöse Erkrankung sehr viel schwerer zu beurteilen und als solche zu erkennen ist. Da gibt es doch Fälle, deren Spiegelbefund zunächst den Schwellungszuständen bei einem chronischen Kehlkopfkatarrh recht ähnlich sein kann, zumal dann, wenn sich auf dem Boden einer älteren katarrhalischen Erkrankung die Tuberkulose zu entwickeln beginnt. In solchen Fällen kann nur eine sorgfältige Beobachtung mit oft wiederholten Nachuntersuchungen zum Ziele führen. Auch die Syphilis des Kehlkopfes kann zu Verwechslungen Anlaß geben, wenn auch der Ausfall der Wassermannschen Blutprobe und gegebenenfalls die probeweise eingeleitete Behandlung mit Jod und Quecksilber wertvolle Fingerzeige für die richtige Auffassung geben. Sehr schwierig und bisweilen unmöglich kann die Unterscheidung zwischen einer sog. Pachydermia laryngis und tuberkulösen Verdickungen sein. Jedenfalls trifft das für das Spiegelbild als solches zu, und die Diagnose hat sich dann auf andere Umstände zu stützen.

Laryngo-
skopie

Die Handhabung des Kehlkopfspiegels kann aus Büchern nicht gelernt werden, und ich darf sie daher als bekannt voraussetzen. Nur einige wenige Bemerkungen werden dem Leser nützlich sein. Mit einiger Geduld kommt man eigentlich bei jedem Kranken zum Ziel, vor allem, wenn man zuerst nur möglichst kleine Spiegel gebraucht. Im Notfalle muß man den Kehlkopf vorher durch Kokain oder ähnliche Mittel, wie Novokain und Suprarenin, unempfindlich machen. Will man den Kehlkopf gut überblicken, so muß der Kranke e oder i anlauten, am besten in singendem Tone. Soll die Hinterwand genau zu Gesicht kommen, so lasse man den Kranken erhöht sitzen oder ganz aufstehen. Umgekehrt, will man die Vorderwand und die untere Seite des Kehldeckels besser übersehen, so richte man sich selber auf.

Verlauf und
Prognose

Die Kehlkopftuberkulose ist zweifellos trotz ihres meist recht chronischen Verlaufs stets eine ernste Erkrankung und als Begleiterscheinung der Lungenerkrankung mit Recht gefürchtet. Denn sie beeinträchtigt nicht nur die Stimme und das Sprechvermögen, sondern sie bereitet auch mit der Zeit dem Kranken oft die bittersten Qualen. Gewisse Reizerscheinungen treten allerdings schon früh auf. Husten ist meist vorhanden, aber nicht immer durch die Veränderungen des Kehlkopfes, sondern oft mehr durch die Lungenerkrankung bedingt. Doch kann durch tuberkulöse Wucherungen oder Geschwüre schon frühzeitig ein sehr lästiger Reizhusten mit dem Gefühl von dauerndem Kribbeln, Stechen usw. hervorgerufen werden. Im späteren Verlauf steigern sich die Beschwerden. Es stellen sich Schmerzen ein, die sich schon von selber fühlbar machen oder erst durch die Sprech-, Schling- und Schluckbewegungen ausgelöst werden. Schließlich können sie so stark werden, daß sich die Kranken scheuen, zu sprechen, zu schlucken und zu essen. Auf die Weise kann die Ernährung sehr leiden und die Kranken kommen schnell herunter, zumal die Speisen oft auch dann, wenn sich die Kranken zum Essen zwingen, infolge der starken Reizbarkeit des ganzen Halses wieder hochkommen, in die Nase geraten und selbst Erstickungsanfälle auslösen. In der Tat können die letzten Abschnitte einer Kehlkopfschwindsucht für den Kranken außerordentlich qualvoll sein, und es erfordert die größte Geschicklichkeit, Sorgfalt und Geduld des Arztes, um den Zustand nur einigermaßen erträglich zu machen.

Infolge aller dieser Erscheinungen ist von vornherein neben der Allgemeinbehandlung eine sorgsame symptomatische Behandlung gar nicht zu entbehren. Nach jeder Richtung hin erweist sich die Kehlkopftuberkulose als eine der hartnäckigsten Tuberkuloseformen. Das gilt selbst von der spezifischen Behandlung, die wohl eine Reihe schöner Erfolge zu buchen, aber doch auch mit vielen Versagern zu rechnen hat.

Man wird deshalb von Anfang an mit allen Mitteln, die zur Verfügung stehen, die spezifische Kur unterstützen. Ich nenne da zunächst die Bestrahlungen, für die nach meinen Erfahrungen besonders Röntgenlicht und Radium in Betracht kommen. Von anderer Seite wird auch das Finsenlicht gelobt und neuerdings sucht man auch die natürliche und künstliche Sonne durch besondere Vorrichtungen dienstbar zu machen. Auch auf diesem Gebiet sind die Erfolge nicht unbestritten, und wenn sie wirklich eintreten, so geschieht das recht langsam und erst nach mehrfach wiederholten Strahlenkuren.

Neuerdings machen die von Spieß eingeführten intravenösen Einspritzungen mit einer besonderen Goldverbindung, dem Krysolgan, viel von sich reden und werden von mancher Seite warm empfohlen. Nach meinen bisherigen Erfahrungen kann ich dem Mittel eine spezifische Einwirkung auf die tuberkulösen Gewebsvorgänge nicht zusprechen. Da aber die Einspritzungen durchweg gut vertragen wurden und in manchen Fällen den Heilungsvorgang zu unterstützen scheinen, so sind weitere Versuche durchaus angebracht, obwohl ich für meine Person zumal den Röntgen- und Radiumstrahlen eine größere Wirkungsbreite bei der Behandlung des tuberkulösen Kehlkopfes einräumen möchte als dem Krysolgan, und in der Tat gerade diesen Strahlen eine Reihe schöner Erfolge verdanke.

Auch die örtliche Behandlung darf nicht übergangen werden. Ich persönlich halte am meisten von Milchsäureätzungen, die mit 50% Lösungen oder auch mit reiner Milchsäure vorgenommen werden. Ferner scheinen mir Einblasungen von Jodoform, Jodol und ähnlichen Stoffen bisweilen günstig zu wirken. Alle diese Maßnahmen sollte der behandelnde Arzt selber ausführen und zwar unter Leitung des Kehlkopfspiegels, so daß wirklich nur die kranken Stellen bedacht werden und nicht blindlings der ganze Hals gepinselt oder eingestäubt wird. Sehr beliebt sind auch die Einatmungen fein verstäubter öliger Arzneimittel. Man gebraucht dazu am besten den sog. Wiesbadener oder Wikö-Apparat und kann diese Art der Inhalation ruhig den Kranken überlassen. Als Heilmittel kommen vor allem Menthol in etwa 20% öliger Lösung, ferner Eukalyptusöl, Terpentin usw. in Frage.

Jedenfalls werden die krankhaften Reize im Kehlkopf auf diese Weise günstig beeinflußt, und einer solchen symptomatischen Behandlung können wir, wie gesagt, bei der Kehlkopftuberkulose nicht entraten. Man wird deshalb außer den schon genannten Maßnahmen oft auch für eine planmäßige örtliche Betäubung des Kehlkopfes sorgen müssen, und das geschieht meines Erachtens am besten mit Lösungen von Kokain, Novokain oder ähnlichen Ersatzstoffen des Kokains. Im allgemeinen genügen 5% Verdünnungen, denen man zur Erhöhung der Wirkung in verschiedenem Verhältnis Suprarenin in der 1°/₀₀ Stammlösung zusetzen kann. Vor allem hat man bei den schweren, durch Schluckschmerzen geplagten Kranken dafür zu sorgen, daß diese Pinselungen regelmäßig vor den Mahlzeiten gemacht werden. Selbstverständlich wird man aber oft außer der örtlichen auch allgemein wirkende Betäubungsmittel wie Morphium anwenden müssen.

Schließlich sei noch die chirurgische Behandlung der Kehlkopftuberkulose kurz erwähnt. Es handelt sich vorwiegend um Entfernung tuberkulöser Wucherungen durch Herausschneiden, Ausschaben und Brennen tuberkulöser Geschwüre. Das Brennen wird durchweg auf galvanokaustischem Wege bewerkstelligt. Größere Operationen von außen werden seltener gemacht und kommen noch am häufigsten bei den schweren perichondritischen Erkrankungen in Betracht, obwohl da nicht selten der hoffnungslose Allgemeinzustand alle Bemühungen vereitelt. Da alle diese chirurgischen Eingriffe große Übung und Geschicklichkeit voraussetzen, so müssen sie durchaus in den Händen geschulter und erfahrener Fachärzte bleiben. Deshalb genügt es für den praktischen Arzt zu wissen, daß unter Umständen solche Maßnahmen berechtigt sind und auch erfolgreich sein können.

Tuberkulose der Blut- und Lymphorgane.

Von den Organen des eigentlichen Blutkreislaufs kommt eigentlich nur das Herz bei der Tuberkulose in Betracht. Das Herzfleisch wird allerdings meist nur im Sinne der Entartung, also nur mittelbar und im vorgeschrittenen Verlauf einer ausgedehnten Organtuberkulose verändert, während echte Ansiedlungen des Tuberkulosegiftes im Herzfleisch anatomische Seltenheiten sind, die uns hier nichts angehen.

Perikarditis Die praktisch wichtigste tuberkulöse Herzerkrankung ist die Entzündung des Herzbeutels. Sie ist wohl stets vorwiegend fibrinöser Natur, doch kommen Ergüsse von klar- oder trübseröser, manchmal auch blutiger, nur selten eitriger Beschaffenheit neben und gleichzeitig mit den fibrinösen Ausschwitzungen in einem nicht allzu geringen Bruchteil der Fälle vor.

Die Entzündung, — denn gerade am Herzbeutel beobachtet man am häufigsten die rein entzündliche Form der Tuberkulose —, kann ziemlich plötzlich eintreten und unterscheidet sich dann klinisch wenig oder gar nicht von einer andersartigen Perikarditis. Das bezieht sich nicht nur auf die Erscheinungen und Gefahren im Beginn, sondern auch im weiteren Verlauf der Erkrankung, und ich kann daher wohl von einer Schilderung absehen. Ich will nur hervorheben, daß infolgedessen die Diagnose der tuberkulösen Natur einer solchen Herzbeutelentzündung unter Umständen sehr schwierig sein kann, dann nämlich, wenn nicht eine bestehende Lungenerkrankung oder ein anderer tuberkulöser Herd in der Nachbarschaft den Zweifel gleich im Keim erstickt. Anderseits kann sich die tuberkulöse Herzbeutelerkrankung auch langsam und schleichend entwickeln, also von vornherein einen chronischen Verlauf einhalten. Solche Erkrankungen sind oft überhaupt sehr schwer zu erkennen und werden auch gar nicht selten übersehen. Denn Vergrößerungen der Herzdämpfung und Geräusche können manchmal ganz fehlen, während in anderen Fällen die bekannten Reibegeräusche, die an das Arbeiten von Lokomotiven erinnern, sofort darauf hinweisen, was da los ist. Eine wertvolle Hilfe, um zu einer sicheren Diagnose zu kommen, ist stets die Röntgendurchleuchtung, die auch in den sonst unklaren Fällen meist schon eine Veränderung des Herzumrisses erkennen läßt.

Bei längerem Bestehen der Herzbeutelentzündung entstehen früher oder später, je nachdem ob Ergüsse die beiden Perikardblätter auseinander halten oder nicht, bindegewebige Verwachsungen, die schließlich zu einer vollständigen Verödung des ganzen Herzbeutels führen. Natürlich ist das kein gleichgültiger Vorgang, weil dadurch die schweren Gefahren der Kreislaufsstörung gegeben sind, die in vielen Fällen auch dann zum Tode führen, wenn die eigentliche tuberkulöse Entzündung zur Ausheilung kommt. Man hat deshalb neuerdings versucht, in Anlehnung an die Erfahrungen mit dem künstlichen Pneumothorax, in geeigneten Fällen Stickstoff oder Luft in den Herzbeutel einzublasen. Man hat dazu aus naheliegenden Gründen meist die Fälle gewählt, wo ein größerer Erguß vorhanden war, der sowieso eine Punktion angezeigt erscheinen ließ. Man hat dann mit der Nadel an der linken Herzseite außerhalb der Brustwarzenlinie und zwar je nach Lage der Dinge im 5. bis 7. Zwischenrippenraum einzugehen, den Erguß langsam und mit großer Vorsicht abzulassen und etwa die Hälfte der Flüssigkeitsmenge durch Gas oder Luft zu ersetzen. Da ich keine eigenen Erfahrungen über diese Art des Vorgehens besitze, beschränke ich mich auf die Erwähnung.

Im übrigen wird man in allen Fällen, wo der Allgemeinzustand es zuläßt, die spezifische Behandlung wenigstens versuchsweise anwenden. Daneben aber bedarf das Herz der auch sonst üblichen Maßnahmen: vor allem im entzündlichen Beginn ist das Auflegen einer Eisblase angezeigt, und im ganzen Verlauf sind in wechselnder Stärke und Häufigkeit herzanregende Arzneimittel, zumal Digitalis zu verabreichen.

Auch das Endokard wird häufiger, als man früher glaubte, bei der Tuberkulose in Mitleidenschaft gezogen. Jedenfalls sieht man bei Leichenöffnungen recht oft, wenn man nur darauf achtet, feine papilläre Auflagerungen und Wucherungen an den Klappen, in denen Tuberkel-

bazillen nachgewiesen sind. Klinisch spielen diese Veränderungen allerdings nur eine untergeordnete Rolle. Denn meist werden die Beschläge
auf den Herzklappen nicht so groß und mächtig, daß sie wesentliche
Herz- und Kreislaufstörungen hervorrufen. Immerhin sind sie aber
doch groß genug, um bisweilen richtige endokardiale Geräusche zu erzeugen und auf die Dauer die Tätigkeit und Kraft des Herzens zu
lähmen. Deshalb muß man diese Dinge kennen, die auch sonst wissenswert sind, weil sie das durch bakteriologische Untersuchungen festgestellte
zeitweilige Kreisen von Tuberkelbazillen im Blute anatomisch bestätigen.

Milz   Von den Lymphorganen bespreche ich zuerst die Milz. Daß sie bei einer allgemeinen akuten oder chronischen Miliartuberkulose oft von kleinen Knötchen oder auch größeren Tuberkeln durchsetzt wird, ist eine anatomische Tatsache, die für alle Organe des menschlichen Körpers gilt und hier deshalb ein für allemal erwähnt sein mag. Von klinischem Belang ist diese Knötchenaussaat, soweit das einzelne Organ in Frage kommt, in keinem Falle, auch nicht bei der Milz. Dagegen gibt es, wie wir heute wissen, auch eine Milztuberkulose als selbständige Krankheit. Da die Haupterscheinung in einer allmählich wachsenden Milzgeschwulst besteht, die bisweilen Aszites verursachen kann, so ist die Diagnose selten mit völliger Sicherheit zu stellen. Denn die Veränderungen des Blutes, die man beschrieben hat, sind weder regelmäßig vorhanden noch fehlen sie bei anderen Milzerkrankungen. Wenn man bedenkt, eine wie große Zahl von Milzgeschwülsten verschiedensten Ursprungs beim Menschen vorkommen, so wird man sich sagen können, daß die Diagnose in der Regel nur aus anderen tuberkulösen Zeichen geschlossen oder vielmehr wahrscheinlich gemacht werden kann. Trotz ihrer großen Seltenheit sei aber die Milztuberkulose hier angeführt, weil die chirurgische Entfernung der Milz in einer Reihe von Fällen gut überstanden ist und zur Heilung geführt hat.

Im Gegensatz zur Milz bilden die Lymphdrüsen den Lieblingssitz der tuberkulösen Ansteckung. Ja, wenn der Leser sich dessen
erinnert, was ich bereits im allgemeinen Teil ausgeführt habe, so kann
man sagen, daß es kaum einen Tuberkulosefall gibt, wo sie nicht beteiligt sind. Sind sie doch in den meisten Fällen die Stätten, wo die
in den Körper eingedrungenen Erreger zunächst abgefangen werden.
Es ist daher klar, daß sie in allergrößtem Umfange, gerade im Beginn
der Ansteckung mit Tuberkelbazillen, erkranken, und deshalb begegnen
wir dieser ursprünglichen Drüsentuberkulose vorwiegend im kindlichen
oder jugendlichen Lebensalter. Anderseits ist natürlich auch der umgekehrte Vorgang häufig, nämlich daß im Anschluß an die Tuberkulose
eines Organs die benachbarten Drüsen erkranken. Dieser abgeleiteten
Drüsentuberkulose wird man demgemäß besonders bei Erwachsenen
und im vorgerückten Alter begegnen. Im übrigen glaube ich mich
schon deutlich genug ·über die Bedeutung der Lymphdrüsen in der
ganzen Tuberkulosefrage ausgesprochen zu haben, so daß ich mich hier
auf die klinischen Erscheinungen und die Behandlung beschränken kann.

Die Bronchialdrüsentuberkulose, deren Allgemeinbedeutung wir eben- Bronchial-
falls schon gewürdigt haben, ist klinisch im wesentlichen eine Erkran- drüsen
kung des Kindesalters. Die Diagnose liegt aber keineswegs auf der
Hand. Man wird darauf hingewiesen, wenn man Kinder, zumal aus
belasteten Familien, beobachtet, die schlecht aussehen, sich nicht recht
entwickeln, zu Katarrhen neigen, oft erhöhte Temperatur oder auch
unregelmäßiges Fieber u. dgl. m. zeigen. Aus alledem darf man aber
noch keine zu weitgehenden Schlüsse ziehen. Denn diese Erscheinungen können bei Kindern auch durch andere Zustände ursächlich
bedingt sein, und bei blühend aussehenden Kindern kann man ausgesprochene Drüsentuberkulose finden. Es handelt sich also darum,
die Diagnose zu sichern, den Verdacht einwandfrei zu bestätigen. Mit
Hilfe des Klopfschalles ist das nur selten möglich, denn eine Dämpfung
kann nur durch recht große Drüsenpakete erzeugt werden. Man soll
sich also auf die öfter beschriebenen „paravertebralen und parasterna-
len" Dämpfungsbereiche nicht gar zu sehr verlassen, nämlich nur dann,
wenn sie deutlich sind und nicht erkünstelt zu werden brauchen. In
allen Fällen, wo man überhaupt Verdacht hat, darf daher die Röntgendurchleuchtung nicht versäumt werden. Auch sie würde zu falschen
Schlüssen führen, wenn man jede Vermehrung der Hiluszeichnung als
Beweis für eine Bronchialdrüsentuberkulose gelten lassen wollte. Vielmehr müssen die Schatten wirklich als Drüsenschatten anzusprechen
sein, also im Bilde als mehr oder minder abgegrenzte Flecken erscheinen. Ferner ist besonders auf die hochsitzenden Drüsenschatten
zu achten, weil die tiefer gelegenen öfter nichts mit Tuberkulose zu
tun haben. Vor allem aber muß das kranke Kind auf Tuberkulin
reagieren, also mindestens eine deutliche Pirquetsche Hautprobe geben.
Sonst bleibt die Diagnose immer noch fraglich, ja in der allergrößten
Zahl der Fälle wird man bei negativem Ausfall der Tuberkulinprobe
die Annahme einer Drüsentuberkulose aufgeben müssen, auch wenn
das Röntgenbild deutliche Drüsenschatten zeigt.

Während sich aber hier bei vorsichtiger Wertung aller Befunde Mesenterial-
doch meist eine Diagnose stellen läßt, die praktisch die Beantwortung drüsen
der Frage ermöglicht, ob spezifisch behandelt werden soll oder nicht,
so fehlt bei der Tuberkulose der Mesenterialdrüsen meist jede diagnostische Sicherheit. Das Röntgenverfahren läßt hier naturgemäß im
Stich, und wenn man erst Drüsengeschwülste durch die Bauchdecken
hindurchfühlt, dann pflegt es für die Behandlung meist zu spät zu
sein. Es bleibt also hier nichts anderes übrig, als sich von einer
genauen Beobachtung des Allgemeinbefindens, des Körpergewichts,
etwaiger Verdauungstörungen, des Fiebers, im ganzen also mehr durch
Eindrücke als durch zuverlässige Zeichen leiten zu lassen. Voraussetzung ist aber natürlich erst recht hier, daß nur bei positiver
Pirquet-Reaktion die Annahme einer Mesenterialdrüsentuberkulose in
Frage kommt. Ausgenommen sind nur die vorgeschrittenen Fälle, die
man wegen des sichtlichen Hinschwindens des kranken Kindes unter
dem Namen der Tabes mesaraica zusammengefaßt hat. Da kann in

der Tat die Pirquetsche Probe negativ ausfallen infolge des schweren Krankheitszustandes, der dann aber aus anderen Gründen meist keinen Zweifel an der Diagnose übrig läßt.

Halsdrüsen   Ganz anders und klar am Tage liegen die Verhältnisse bei der so ungemein häufigen Tuberkulose der Halslymphdrüsen. Sie ist weniger an das kindliche Alter gebunden als die Erkrankung der innerlichen Drüsen, pflegt aber auch mit zunehmendem Alter an Häufigkeit abzunehmen. Hier spielt sich also alles vor unseren Augen und in den tieferen Schichten der Halsgegend im Bereich unseres Tastgefühles ab. Wir können leicht feststellen, ob nur einzelne Drüsen befallen sind oder ob sich große mehr oder minder zusammenhängende Pakete gebildet haben. In der Tat sind sie bisweilen so klein und unscheinbar, daß man sie mit dem tastenden Finger suchen muß, anderseits kommen mächtige Geschwülste vor, die den Hals zu beiden Seiten vom Ohr bis zum Schlüsselbein sowie die ganze Kinngegend polsterartig ausfüllen. Obgleich die äußeren tuberkulösen Drüsen am häufigsten am Halse sitzen, so brauchen sie doch nicht auf diese Gegend beschränkt zu sein, sondern können auch in der Achselhöhle, in der Leistenbeuge und selbst am Rumpf auftreten, und zwar sowohl im Gefolge der Halslymphome als auch ohne diese, also für sich allein und gesondert.

Verschiedene Formen der tuberkulösen Lymphome   Wichtig ist ferner noch, daß die tuberkulösen Drüsen in ihrem feineren Aufbau keineswegs gleichartig sind. Man kann drei verschiedene Formen unterscheiden, die freilich nicht scharf voneinander abzugrenzen sind und vielfach ineinander übergehen: Wenn die Lymphome sich nur aus zelligen Tuberkeln zusammensetzen, ohne Neigung zum käsigen Zerfall zu zeigen, so darf man von zelligen Drüsen sprechen. Diese Form entwickelt sich am schnellsten, ja kann fast so rasch aufschießen wie akut entzündliche Drüsen, die im Gefolge anderer Infektionskrankheiten, besonders des Scharlachs, vorkommen. Bei der zweiten Form überwiegen die Erscheinungen des Zerfalls, und man wird sie deshalb die käsigen Drüsen nennen. Sie fühlen sich derber und härter an, wuchern natürlich weit langsamer und bilden sich auch schwerer zurück als die rein zelligen Lymphome. Drittens kann man von narbigen Drüsen sprechen, wenn in größerem Umfange bindegewebige Schrumpfungen auftreten, neben denen sich meist auch kalkige Umwandlungen verkäster Stellen finden. Endlich stellen sich, vorwiegend bei den beiden letzten sowie bei allen Mischformen, oft eitrige Einschmelzungen ein; sich selbst überlassen sucht der Eiter naturgemäß den Weg nach außen, durchbricht die Haut, und es bilden sich eiternde Fisteln, die sich oft in ein Netz unterhöhlter Gänge verzweigen.

     Daß bei solchen verwickelten örtlichen Vorgängen auch mannigfache allgemeine Störungen und Fieberbewegungen vorhanden sein können, liegt auf der Hand, ein genaues Bild läßt sich aber von solch regellosem Verlauf nicht geben.

Unterscheidung von anderen Drüsengeschwülsten   Wenn sich nun auch Schwellungen, Entzündungen und Geschwülste der äußeren Drüsen ohne weiteres verraten, so ist ihre Natur keineswegs mit gleicher Leichtigkeit festzustellen. Gewiß sieht man es vielen

Drüsen und besonders den traubig zusammengesetzten Drüsenpaketen oft ganz gut an, daß sie tuberkulös sind. Aber das trifft durchaus nicht auf alle Fälle zu, Verwechslungen kommen bei Kindern wie bei Erwachsenen nicht allzuselten vor. Selbst entzündliche Drüsenschwellungen ganz anderer Herkunft können zeitweilig für tuberkulöse gehalten werden und die großen mächtigen Geschwülste sind unter Umständen schwer von anderen Erkrankungen zu unterscheiden. Es kommen da folgende Dinge in Betracht: Syphilitische Lymphome verraten sich durch die Wassermannsche Reaktion, im Notfall durch eine probeweise eingeleitete Jod-Quecksilber-Behandlung. Das maligne Lymphom sowie das echte Lymphosarkom zeigen in der Regel nicht die Zusammensetzung aus vielen Drüsen, wie das bei der Tuberkulose der Fall ist, sondern stellen sich mehr als einheitliche Geschwülste dar. Vor Verwechselung mit leukämischen Drüsen schützt die mikroskopische Untersuchung des Blutes, die in keinem Falle ebensowenig wie die serologische unterlassen werden sollte. Dagegen sind die aleukämischen Lymphadenosen auf den ersten Blick schwer zu unterscheiden. Das gleiche gilt von der Hodgkinschen Krankheit. Freilich führt hier oft eine gleichzeitige Milzgeschwulst auf den rechten Weg. Doch braucht die Milz bei den genannten Krankheiten, auch bei der Leukämie, durchaus nicht immer sehr erheblich vergrößert zu sein, und ausgesprochene fühlbare Milzschwellungen kommen auch bei ausgedehnteren tuberkulösen Lymphomen vor. Da nun, schon wegen der Behandlung, in allen Fällen eine genaue, zweifelsfreie Diagnose angestrebt werden sollte, so gebe ich bei fraglichen Fällen den dringenden Rat, sich nicht mit Vermutungen zu begnügen, sondern ein Probestückchen herauszuschneiden und eine histologische Untersuchung vornehmen zu lassen. Dann wird sich wohl stets die Natur der unklaren Drüsengeschwulst sicher ergründen lassen, und damit ist der Weg für die Behandlung gewiesen.

Noch vor 25—28 Jahren, in meiner Ausbildungszeit als junger Krankenhausarzt, galt es als Grundsatz, tuberkulöse Drüsen chirurgisch zu entfernen, trotzdem wir auch damals schon ein spezifisches Heilverfahren, nämlich das Tuberkulin, besaßen. Große Lymphome des Halses mit Kunst und Geschick herauszuschälen, war ein beliebtes und bewundertes Glanzstück der Operateure und erforderte in der Tat nicht nur viel Übung und Sicherheit, sondern auch gute anatomische Kenntnisse. Denn wollte man wirklich alles Krankhafte entfernen, — und das wurde jedesmal angestrebt —, so mußten oft die ganzen Muskeln, Nerven und Gefäße, an denen der Hals so überreich ist, bis auf die Wirbelsäule freigelegt und aus den Lücken und Nischen des Gewebes auch die kleinsten tief versteckt sitzenden Drüsen herausgeholt werden. Das machte sich alles sehr gut, die mächtige Wunde wurde kunstreich geschlossen und vernäht, und, wenn alles regelrecht verlief, so heilte sie anstandslos mit strichförmiger Narbe und ohne Störung der Beweglichkeit. So weit war der Erfolg des Eingriffs vortrefflich, der Kranke wurde geheilt und sehr zufrieden mit dem schönen Ergebnis entlassen. Aber in einem großen Teil der Fälle dauerte für den Kranken die

Freude nicht lange, denn nach mehreren Monaten war oft der ganze Erfolg vernichtet. Die Drüsen, die eben doch nicht ganz entfernt waren, hatten sich in der Tiefe neu gebildet, waren dann mit großer Schnelligkeit gewuchert und die Sache war genau so wie vordem, oft noch schlimmer, denn nunmehr war an eine neue Operation in der Regel nicht mehr zu denken. So stellten sich in vielen, vielen Fällen die Dinge bei verhältnismäßig günstigem Verlauf, wenn ich also ganz absehe von den mannigfachen Zwischenfällen und unglücklichen Ausgängen solcher Operationen. Da aber die Chirurgen oft nicht die ungünstigen Endergebnisse zu Gesicht bekamen, so blieb noch bis in die neuere Zeit alles beim alten; nur langsam wurde Wandel geschaffen, und es gibt leider auch heute noch manche Chirurgen, die bei tuberkulösen Drüsen sofort mit dem Messer bei der Hand sind. Ich bin nun der Überzeugung, und mit mir so gut wie alle Tuberkuloseärzte und heutzutage wohl auch die meisten und jedenfalls die einsichtigen Chirurgen, daß diese operative Vielgeschäftigkeit bei den tuberkulösen Lymphomen fehlerhaft und oft geradezu verderblich ist. Das darf man mit um so größerem Recht aussprechen, als wir heute Verfahren besitzen, die ohne derartige Eingriffe vielleicht etwas langsamer, aber mit weit größerer Sicherheit zum Ziele, d. h. zur dauernden Beseitigung der Erkrankung führen, und das ohne die Kranken zu schädigen oder auch nur zu belästigen. Wegen der Wichtigkeit dieser Erkenntnis stelle ich die Mahnung, bei der Tuberkulose der äußeren Lymphdrüsen nicht gleich das Messer zu ziehen, hier gleich in den Vordergrund und bitte den Leser, die Mahnung zu beherzigen und praktisch zu betätigen. Ich möchte mich aber auch gleich dagegen verwahren, als ob ich nun jedem operativen Eingriff auf diesem Sondergebiete abhold bin. Das ist nicht der Fall, vielmehr wird man auch hier oft genug die Hilfe des Chirurgen in Anspruch nehmen oder auch selber zum Messer greifen müssen. Ich wende mich nur mit aller Entschiedenheit gegen die früher beliebten sog. „Totalexstirpationen". Dabei kommt nichts heraus. Dagegen muß bei eitrigen Einschmelzungen dem Eiter durch Einschnitt Abfluß verschafft werden, Fisteln und Gänge müssen freigelegt und ausgekratzt, abgestoßene käsige Massen entfernt werden. Endlich können und sollen auch sehr wohl einzelne Drüsen, z. B. solche, die in dickes, schwieliges Narbengewebe eingebettet oder die größtenteils vereitert, verkäst oder verkalkt sind, gründlich nach allen Regeln der Chirurgie herausgeschält und entfernt werden. Aber hier gilt mehr denn je der Spruch: In der Beschränkung zeigt sich erst der Meister.

Spezifische u. Strahlenbehandlung   Nach diesem Ausflug ins chirurgische Gebiet wollen wir nun die neugebahnten Wege der Behandlung betreten. Neben guter Ernährung und gesunder Körperpflege kommen da im wesentlichen zwei Wege in Betracht: die spezifische Behandlung und die Bestrahlung. Jene wirkt mehr allgemein, diese mehr örtlich. Man sollte deshalb nicht sagen, die eine sei der anderen überlegen oder umgekehrt. Wer wie ich Gelegenheit gehabt hat, beide Behandlungsarten für sich abgesondert

kennen zu lernen, ist sich darüber klar, daß hier von einem Wettstreit
nicht die Rede sein kann und darf, daß sie sich vielmehr in wertvoller
Weise ergänzen und daher nach Möglichkeit in ständiger Gemeinschaft
angewandt werden sollten. Für den, der diese jahrelange Schule der
Erfahrung nicht durchgemacht hat, kann ich sagen, daß die spezifischen
Kuren, vor allem das Partigenverfahren, imstande sind, ganz allein und
ohne jede andere Beihilfe die tuberkulösen Lymphome zum Verschwinden
zu bringen. Allerdings gelingt das nicht in jedem Fall und es geht
auch nicht jedesmal gleich schnell. Es hängt eben vieles von der anatomischen Form der Drüsen ab. Die zelligen Lymphome werden meist
sehr schnell und günstig beeinflußt, und ich habe außerordentlich große
Geschwülste ausschließlich durch die Einspritzungen beseitigt. Je mehr
sich Zerfallserscheinungen oder bindegewebige Umwandlungen im Drüsen-
gewebe abspielen, um so langsamer und unvollkommener pflegen die
Erfolge zu sein. Seitdem ich aber von vornherein mit den Einspritzungen die Bestrahlungen verknüpfe und im rechten Augenblick kleinere
chirurgische Eingriffe, wie ich sie oben bezeichnet habe, nicht verschmähe,
seitdem komme ich mit diesen Lymphomen fast stets verhältnismäßig
schnell und sicher zu einem vortrefflichen Enderfolg. Freilich Geduld
ist bei der Tuberkulose einmal nicht zu entbehren und Monate werden
stets verstreichen, bis man seiner Sache sicher ist. Aber da auf diese
Weise allem Anschein nach auch die Dauererfolge vortrefflich ausfallen
und die Kranken durch den immunisierenden Einfluß der Behandlung
in der Regel ausreichenden Schutz vor Rückfällen gewinnen, so ist das
keine verlorene Zeit, sondern kann dem späteren Leben voll und ganz
gutgeschrieben werden.

Von den Bestrahlungen kommen nun die natürliche Sonne, das
ultraviolette Licht der Quecksilberlampe und die Röntgen- und Radiumstrahlen zur Anwendung. Die künstliche Höhensonne pflege ich jetzt
nur noch zur vorbereitenden Behandlung, besonders bei Kindern und
schwächlichen Personen, zu gebrauchen, während man das natürliche
Sonnenlicht stets bei der Liegekur ausnutzen kann. Die Hauptbedeu-
tung gebührt aber den Röntgenstrahlen, die entschieden eine starke
Wirkung auf das krankhafte lymphatische Gewebe ausüben. Sie sind
auch deshalb sehr praktisch im Gebrauch, weil die Bestrahlungen nur
alle 1—2 Wochen gemacht werden und also sehr vorteilhaft mit
der spezifischen Kur zu vereinigen sind. Auch das Radium, das in
seiner Wirkung den Röntgenstrahlen sehr nahesteht, läßt sich in vielen
Fällen gut verwerten, zumal dann, wenn man auf bestimmte örtlich
begrenzte Stellen eine kräftige Strahlendosis geben will.

Mit dieser vereinigten Behandlung kommt man eigentlich meist
zum Ziel. Einer inneren arzneilichen Behandlung bedarf es überhaupt
nicht, es sei denn, daß man zur besseren Ernährung Kindern Lebertran
oder blutarmen Kranken Eisen-Arsen geben will. Salz- und Solbäder,
die oft gebraucht und gerühmt werden, gehören in das Gebiet der
Allgemeinpflege. Dasselbe gilt von den klimatischen Kuren, die ja
zumal im Kindesalter besonders beliebt sind. Ich bin durchaus kein

Gegner, eher ein großer Freund dieser Behandlung. Aber ich sage mir:
Der erste Grundsatz muß sein: möglichst bald die tuberkulösen Drüsen
durch wirklich ursächliche Behandlung zu beseitigen; erst dann, wenn
diesem Gebot Genüge geschehen ist, soll an die Kräftigung in passen-
dem Klima gedacht werden. Wenn es aber gelingt, von vornherein
spezifische Kur und Strahlenbehandlung gleichzeitig mit klimatischer
Heilwirkung zu verknüpfen, so bin ich der letzte, der sich dem wider-
setzen würde. Nur gebührt jener durchgreifenden Behandlung durchaus der Vorrang.

Tuberkulose der Körperdecke.

Zur Körperdecke rechne ich nicht nur die Haut, sondern auch das
Unterhautzellgewebe, das nicht selten Sitz tuberkulöser Veränderungen
ist. Und zwar handelt es sich durchweg um entzündliche Vorgänge,
die sofort in Eiterung übergehen und die bekannten sog. kalten Abszesse darstellen. Wenn sie nicht abhängig sind von Tuberkulosen der
Muskeln, Knochen und Gelenke in der Nachbarschaft, so entstehen sie
meist durch Verschleppung von Keimen auf dem Blutwege. Damit
hängt es wohl auch zusammen, daß sie weniger bei reiner Lungentuberkulose, sondern öfter bei Kranken vorkommen, die mehrfache
tuberkulöse Herderkrankungen haben. Wenn diese kleineren oder
größeren Abszesse, die meist dünnflüssigen und mit käsigen Bröckeln
untermischten Eiter enthalten, die darüberliegende Haut durchbrechen,
so entstehen Fisteln, die von selber wenig oder gar keine Neigung
zur Heilung haben. Durch spezifische Behandlung, zumal durch die
Partigene, sind sie durchweg glatt und bald zu beseitigen, selbst ohne
chirurgische Nachhilfe, die aber doch bisweilen ratsam erscheint. Jedenfalls haben wir eine ganze Reihe solcher Fälle von Weichteiltuberkulose
in wenigen Wochen durch die Einspritzungen völlig und dauernd ausgeheilt.

Bei der Tuberkulose der Haut unterscheidet man eine fast verwirrende Zahl verschiedener Erscheinungsformen, die zum Teil mit den
seltsamsten Namen belegt sind. Es wäre wirklich Zeit, in dieses Durcheinander verschiedenster Bezeichnungen Ordnung und Einheitlichkeit
nach bestimmten Gesichtspunkten, nicht, wie es jetzt geschieht, nach
rein äußerlichen Erscheinungen, zu bringen. Da wir aber sowieso die
tuberkulösen Hauterkrankungen hier nicht erschöpfend behandeln können, so wollen wir einstweilen die üblichen Benennungen beibehalten,
um nicht die Verwirrung durch eine neue, aber nicht genügend begründete Einteilung noch zu vermehren.

Zunächst kann man zwei große Gruppen ziemlich scharf auseinanderhalten: 1. die bazillären Tuberkulosen, die eben dem lebenden Erreger
ihre Entstehung verdanken, 2. die sog. Tuberkulide, d. h. die Hautveränderungen, die wahrscheinlich nur durch giftige Stoffe der Tuberkelbazillen erzeugt werden.

Die erste Gruppe pflegt man wieder zu teilen in die eigentlichen
Tuberkulosen und in die Lupusformen, obwohl diese Unterscheidung

für den tieferblickenden Arzt oft etwas Künstliches hat und obwohl im Einzelfall bisweilen eines in das andere überzugehen scheint.

Ich bemerke gleich, daß ich in folgendem nur die praktisch einigermaßen wichtigen und auch häufigeren Formen aufzähle und bespreche, und wende mich zunächst zu den eigentlichen Tuberkulosen.

Die ersten beiden Erkrankungen, die hierher gehören, haben das gemeinsame, daß sie vornehmlich bei Kindern und jugendlichen Personen beobachtet werden. Es sind das der Lichen scrophulosorum und das Scrophuloderma. Jener ist ein Hautausschlag, der aus kleinen gelblich-blaßroten, in Gruppen angeordneten Knötchen besteht. Er findet sich mit Vorliebe auf Rücken und Bauch, seltener im Gesicht und an den Gliedern. An sich handelt es sich um eine im ganzen gutartige Erkrankung, die sich meist durch kräftigende Allgemeinbehandlung sowie durch Einreibungen mit grüner Seife und mit Lebertran beseitigen läßt. Auch spezifische Behandlung kommt in Frage.

Das Scrophuloderma stellt anfänglich größere, derbe, im Unterhautgewebe sitzende Knoten dar, die sehr an das Aussehen syphilitischer Hautgummata erinnern. Die eigentliche Haut ist anfänglich nicht befallen, sondern über den Knoten frei verschieblich. Später verwächst sie aber mit den Knoten, diese können durchbrechen, so daß sich eiterabsondernde Hautgeschwüre bilden. Auch diese Erkrankung ist meist gutartig und wird in der Regel glatt geheilt, gegebenenfalls unter Beihilfe von Bestrahlungen.

Als Tuberculosis cutis verrucosa bezeichnet man solche tuberkulösen Hautveränderungen, die nicht von innen heraus, d. h. durch Verschleppung der Keime im Körper, sondern durch Ansteckung von außen entstehen. Allerdings kann diese Ansteckung z. B. bei Lungenkranken auch durch den eigenen bazillenhaltigen Auswurf erfolgen, aber stets handelt es sich um eine Impftuberkulose, wo das belebte Gift an Ort und Stelle der erkrankten Haut von außen aufgenommen ist. Sie hat deshalb fast stets ihren Sitz an den Händen oder Unterarmen und findet sich überwiegend bei sonst gesunden Menschen. Vor allem wird sie öfter bei Schlachtern beobachtet, die sich durch kranke Rinder angesteckt haben, und in der Tat findet man dann als Erreger die Tuberkelbazillen der Rinderperlsucht. Das Aussehen erinnert, wie der Name besagt, an warzenartige Gebilde, die als rötliche derbe Höcker und Pusteln in Gruppen zusammenstehen. Der Verlauf ist unbehandelt sehr chronisch; es besteht wenig Neigung zur Ausheilung, aber auch keine zur weiteren Ausbreitung, so daß also auch hier keine wesentliche Gefahr besteht. Am besten werden die Hautgebilde mit dem Messer und scharfen Löffel kurzerhand entfernt oder durch Brennen vernichtet. Auch Bestrahlungen sind von Erfolg begleitet.

Nahe verwandt mit der letzten Form sind die Leichentuberkel, die man in der Regel nur bei Ärzten und Anatomiedienern findet. Im Gegensatz zur Tuberculosis cutis verrucosa haben sie aber, sich selbst überlassen, entschiedene Neigung, auf dem Lymphwege weiterzukriechen. Dagegen sind sie, wenn man aufpaßt und, was am besten ist, sie gleich gründlich herausschneidet, durchaus ungefährlich.

Lupus vul-
garisViel wichtiger für den praktischen Arzt, weitaus die wichtigste tuberkulöse Hauterkrankung ist der sog. Lupus vulgaris. Er beginnt stets in Form kleiner, stecknadelgroßer Knötchen, die kupfer- oder bläulichrot erscheinen und auf geröteter Umgebung sitzen. Diese Lupusknötchen befinden sich in den obersten Schichten der eigentlichen Haut, also eben unterhalb der epithelialen Decke. Es sind zellige Wucherungen, und zwar Anhäufungen kleinster Tuberkel. Deshalb sind die Lupusknötchen weich und lassen sich leicht eindrücken. Sie treten am deutlichsten hervor, wenn man eine Glasplatte, etwa einen Objektträger auf die Haut preßt. Dann heben sich die einzelnen Lupusknötchen scharf von der nunmehr blutarm gemachten Umgebung ab. Obwohl jeder, auch der ausgedehnteste Lupus aus derartigen Knötchen, die natürlich vielfach zusammenfließen, ursprünglich entstanden ist, so entwickelt sich doch mit der Zeit ein außerordentlich vielgestaltiges äußeres Hautbild, das im einzelnen zu beschreiben zu weit führen, ohne Abbildungen auch wenig Wert haben würde. Ich beschränke mich darauf, einige Formen mit ihren Namen zu bezeichnen: Von Lupus hypertrophicus spricht man, wenn sich Wucherungen frischen zarten Bindegewebes bilden, so daß stellenweise fleischig weiche Hautgeschwülste entstehen. Beteiligt sich auch das Epithel an der Wucherung, so hat man papilläre warzige Gebilde vor sich. Als Lupus exfoliativus bezeichnet man die Formen, wo größere entzündlich gerötete Flächen mit starker Schuppung der oberflächlichen Schichten hervortreten, während sich am Rande frische Knötchen finden, die das Weiterkriechen des lupösen Vorganges besorgen. Tritt die Randausbreitung besonders stark in den Vordergrund und machen sich in der Mitte zugleich teilweise Rückbildungen und Vernarbungen bemerkbar, so redet man wohl von Lupus serpiginosus. Endlich wäre noch der Lupus exulcerans hervorzuheben, der durch geschwürigen Zerfall ausgezeichnet ist, eine Erscheinung, die allerdings bei keinem älteren Lupus ganz fehlen wird.

Sitz und
VerlaufDer Lieblingssitz der lupösen Erkrankung ist das Gesicht und ganz besonders die Nase und deren nächste Umgebung. Von da aus pflegt er aber, sich selbst überlassen, weite Flächen des Gesichts zu befallen. Diesem Verhalten, der dem Lupus im Volksmunde den sehr bezeichnenden Namen der „fressenden Flechte" eingetragen hat, sowie dem häßlichen Sitz im Gesicht verdanken es die bedauernswerten Kranken, daß sie, wo sie sich blicken lassen, Schrecken, Entsetzen und ebenso abergläubische wie unbegründete Angst vor Ansteckung verbreiten. Diese Furcht vor der „fressenden Flechte" ist nur insoweit berechtigt, als ja in manchem Falle ganze Gesichtsteile, vor allem die Nasenspitze, aber auch die Augenlider zerstört werden können, so daß nicht nur das Gesicht verunstaltet, sondern auch das Augenlicht bedroht wird. Im übrigen verschont der Lupus unter Umständen kein Gebiet der Haut, und auch manche der Haut benachbarten Schleimhäute sind vor ihm nicht sicher. Das Innere der Nase wird recht häufig ergriffen, und auch die Schleimhaut des Mundes, des Rachens und selbst des Kehlkopfes kann lupös erkranken, wobei sich der krankhafte Vorgang, ebenso wie bei der Haut, in den oberflächlichsten Schichten der Schleimhaut, aber unterhalb des Deckepithels abspielt.

Der Verlauf des Lupus ist sehr chronisch, Zeiten langsamen Fortschrittes wechseln mit Zeiten scheinbaren Stillstandes. So vergehen Jahre und Jahrzehnte langsamsten Wachstums, und häufig, ohne die Träger, abgesehen von den scheußlichen Entstellungen des Gesichts, wesentlich zu schädigen. Ja, man glaubt sogar, daß der Lupus oft einen gewissen Schutz gegen die tuberkulöse Erkrankung anderer lebenswichtiger Organe gewährt. Dem sei wie ihm wolle. Jedenfalls können Lupuskranke, obwohl die Krankheit in der Regel im jugendlichen Alter beginnt, alt und grau werden und sterben, ohne tuberkulös zu werden. Anderseits ist aber auch nicht zu verhehlen, daß doch manche Lupöse lungenkrank werden oder eine andere Organtuberkulose erwerben und dieser erliegen.

Wenn nun im allgemeinen gesagt wird, daß die Diagnose des Lupus leicht sei, so mag das für viele Fälle stimmen, aber für alle sicher nicht. Freilich mit den gewöhnlichen Hautausschlägen kann der Lupus vulgaris auf die Dauer nicht gut verwechselt werden. Dagegen ist die Unterscheidung von gewissen syphilitischen Hauterkrankungen recht schwierig, ja nach dem Aussehen allein oft ganz unmöglich. Es gibt eine Art der Hautsyphilis, die man mit Recht als Lupus syphiliticus bezeichnet hat und die in den früheren und mittleren Abschnitten der Entwicklung dem tuberkulösen Lupus gleicht wie ein Ei dem andern. Bei uns zu Lande ist allerdings diese Form der luetischen Hauterkrankung verhältnismäßig selten, und daher wird der Arzt nicht allzuoft in diese diagnostische Verlegenheit geraten. Aber anderswo ist der syphilitische Lupus häufig. Ich habe in der Türkei zahlreiche Fälle gesehen und kann nur sagen, daß ich im Anfang oft hereingefallen bin, weil die Ähnlichkeit einfach außerordentlich ist. Heutzutage sind wir allerdings so glücklich, daß wir, wenn wir nur aufpassen, durch die Untersuchung des Blutes nach Wassermann auf die rechte Fährte gewiesen werden. Außerdem klärt in jedem zweifelhaften Falle die antiluetische Behandlung nach kurzer Zeit über die wahre Natur eines solchen Hautleidens auf. Der Lupus syphiliticus mag aber als warnendes Beispiel dienen, und deshalb habe ich ihn hier dem Leser vor Augen gestellt. Die Syphilis der Haut ist ganz außerordentlich vielgestaltig, und es gibt kaum eine Hautkrankheit, die nicht von ihr getreulich nachgeahmt und vorgetäuscht wird. Das gilt auch grade für die Tuberkulose der Haut, und zwar nicht bloß für die lupöse Form. Deshalb soll man stets auch in scheinbar klaren und einwandsfreien Fällen an die Möglichkeit einer syphilitischen Hautveränderung denken, und eigentlich in jedem Falle die serologische Blutuntersuchung zu Rate ziehen.

Die Behandlung des Lupus ist in jedem Falle schwierig und langwierig. Am leichtesten wird man noch fertig mit ganz beginnenden lupösen Herden, die man am besten vorsichtig herausschneidet, um eine möglichst glatte und unauffällige Narbe zu erhalten. In manchen Fällen ist damit die Sache ein für allemal erledigt. Leider sind aber auch bei sorgfältigster Entfernung der krankhaften Hautstellen Rückfälle in den Narben nicht selten und erheischen dann meist eine andere, nicht chirurgische Behandlung, weil sonst, wenigstens im Gesicht, die Narben ebenso schlimm und schlimmer aussehen wie der Krankheitsherd selber. Die spezifischen Einspritzungen, denen ich sonst, wie der Leser weiß, die erste Stelle einräume, sind auch beim Lupus nicht zu verachten, und ich habe einige sehr schöne Erfolge damit erzielt. Aber in der Mehrzahl der Fälle bleibt es bei Teilerfolgen, und es gelingt meist nicht, ausgedehnte lupöse Erkrankungen einzig und allein auf diesem Wege zu beseitigen. Wenigstens trifft das für die Partigene zu, während möglicherweise hier der Wirkungsbereich des Tuberkulins etwas größer ist. Das liegt daran, weil das Tuberkulinverfahren mit Herdreaktionen arbeitet, und die sind hier auf der Haut bisweilen sehr gut zu gebrauchen, während sie bei den inneren Tuberkulosen ein zweischneidiges Schwert bedeuten. Grade diese auffälligen Herdreaktionen, die das Tuberkulin beim Lupus erzeugt, sind es ja gewesen, die bei Ärzten und Laien in der ersten Begeisterung über die auffälligen Fernwirkungen dieses spezifischen Mittels die großen Erwartungen geweckt haben, die nachher leider nicht in dem gewünschten Maße erfüllt wurden. Jedenfalls kann auch vom Tuberkulin auf Grund der bisherigen Erfahrungen gesagt werden, daß es allein in der Regel nicht zum Ziele führt.

Die Behandlung, die da ergänzend eingreift, ist die Bestrahlung mit den verschiedenen Lichtarten. Es ist das große Verdienst Finsens gewesen, auf die trefflichen Heileigenschaften des Lichtes in wissenschaftlich begründeter Weise aufmerksam zu machen. Den Beweis lieferte er durch seine überraschenden Erfolge gerade beim Lupus mit der von ihm erfundenen Finsenschen elektrischen Bogenlichtlampe, und seit dieser Tat hat sich die Lichtbehandlung in den verschiedensten Formen einen wichtigen Platz in der ärztlichen Heilkunst, nicht nur für Haut-, sondern auch für alle möglichen anderen Krankheiten erobert, nicht zum wenigsten, wie wir schon gesehen haben, auf dem Gebiet der Tuberkulose. Auch heute gelten die Finsenbestrahlungen als sehr wirksames Bekämpfungsmittel des Lupus, und manche Fachärzte sind geneigt, ihnen hier sogar die erste Stelle einzuräumen. Ich kann aus eigener Erfahrung mir kein Urteil erlauben, und ich war schon aus äußeren Gründen von jeher darauf angewiesen, mich mit der künstlichen Höhensonne sowie mit den Röntgen- und Radiumstrahlen zu begnügen. Ich habe keinen Grund, das zu bereuen. Vor allem möchte ich der geschickten Ausnutzung der Röntgen- und Radiumwirkungen eine wichtige und geradezu überragende Rolle bei der Lupusbehandlung zuerkennen. Auf die Einzelheiten der Technik einzugehen, ist hier nicht der Ort, das ist Sache eines geschulten Röntgen- oder

Hautarztes, dem die Ausführung der Bestrahlung und damit auch die nicht geringe Verantwortung zu übertragen ist. Jedenfalls ist es uns bisher in den meisten Fällen gelungen, zu sehr befriedigenden Ergebnissen zu kommen, und es ist dabei sehr zu begrüßen, daß die Behandlung, die sich bei schweren Fällen auf Jahre zu erstrecken hat, sehr gut ambulant durchgeführt werden kann. In neuerer Zeit sind in vielen Städten besondere Anstalten geschaffen, die auch den besitzlosen Lupuskranken die Wohltaten aller neuzeitlichen Heilmethoden, vor allem auch der Bestrahlungen, zugute kommen lassen. Man hofft, dadurch einen großen Schritt in der Bekämpfung dieser häßlichen Krankheit vorwärtszukommen.

Von sonstigen Heilmitteln gegen den Lupus nenne ich noch die Ätzungen, die mit chemischen Stoffen ausgeführt werden. Den meisten Anklang hat wohl die Pyrogallussäure gefunden, der, als Salbe aufgelegt, eine geradezu abgestimmte Wirkung auf das lupöse Gewebe nachgerühmt wird. Im übrigen gibt es noch eine große Menge anderer Ätzmittel, die von Hautärzten empfohlen werden. Ich nenne Phenol, kaustisches Kalium, Antimonsalben, Resorzinpasten u. a. m. Ich habe einzelne sehr beachtenswerte Erfolge gesehen, die von Hautärzten mit diesen Ätzmitteln erzielt waren, bin aber der Meinung, daß sie nur auf abgegrenzte Herde mit Vorteil anwendbar sind und viel Übung und Geschick in der Dosierung erheischen, weil der Unerfahrene mehr Unheil als Segen damit anrichten kann.

Von sonstigen Verfahren nenne ich noch die Behandlung mit heißer Luft nach Holländer sowie die Vereisung des Lupus. Ein Urteil über ihre Wirkung kann ich mir nicht anmaßen, da ich sie aus eigener Erfahrung nicht kenne. Ich persönlich glaube auch, im Beginne mit kleinen chirurgischen Eingriffen, später mit spezifischer Behandlung und Bestrahlungen auszukommen.

Die zweite große Gruppe der Hautveränderungen, die unter dem Einfluß des Tuberkulosegiftes entstehen, sind die Tuberkulide. Über ihre Entstehung gibt es verschiedene Ansichten: die einen glauben, daß sie lediglich durch Gifte des Erregers, die andern, daß sie durch abgeschwächte Tuberkelbazillen oder auch durch tote Bazillentrümmer erzeugt werden. Wie dem auch sei, jedenfalls handelt es sich um Erscheinungen mannigfaltiger Art und Form, die sich klinisch von der echten Tuberkulose der Haut scharf abheben. Es sind eine ganze Reihe, zum Teil recht seltene, Erkrankungen dieser Gruppe beschrieben. Ich begnüge mich, einige wenige, nur die hauptsächlichsten, herauszugreifen.

Eines der verhältnismäßig häufigsten Tuberkulide ist der Lupus erythematosus. Er beginnt mit einem roten Fleck, der mit fettigen Schuppen belegt ist. Ganz langsam und allmählich breitet sich dieser ursprüngliche Fleck aus und kann recht ansehnliche Ausdehnung gewinnen. Wie beim Lupus sitzt er mit Vorliebe im Gesicht und breitet sich da von der Nase auf die beiden Wangen in regelmäßiger, schmetterlingsähnlicher Gestalt aus. Recht häufig befällt er auch den behaarten Kopf, an anderen Körperteilen ist er seltener, kommt aber vereinzelt überall einmal vor. Die Behandlung dieses chronischen Leidens ist nicht sehr erfreulich, da oft auf scheinbare Ausheilungen Rückfälle kommen. Am meisten angewandt werden Ätzmittel, heiße Luft, Erfrierungen mit Äthylchlorid oder flüssiger Kohlensäure. Die spezifische Behandlung scheint wenig zu leisten. In den wenigen Fällen, die ich bisher behandelt habe, konnte ich sie aus äußeren Gründen nicht anwenden, und habe die besten Ergebnisse von Bestrahlungen mit ultraviolettem Licht gesehen.

Erythema nodosum   Recht häufig ist ferner ein Tuberkulid, das dem bekannten Erythema nodosum in jeder Beziehung vollkommen gleicht. Man hat sich darüber gestritten, ob diese Form wirklich tuberkulösen Ursprungs ist. Ich glaube auf Grund von Erfahrungen, die zufällig recht ansehnlich sind, sagen zu können, daß es sicher ein tuberkulöses Erythema nodosum gibt. Ich schließe das daraus, daß es Fälle dieser Hauterkrankung gibt, die der üblichen antirheumatischen Behandlung völlig spotten, im Gegenteil dabei ständig an Umfang und Verbreitung zunehmen. Mit einem Schlage aber ändert sich die Sachlage, wenn man die spezifische Behandlung mit Partigenen beginnt. In der Tat ist die Wirkung stets überraschend. Schon nach wenigen Spritzen bilden sich die großen Knoten zurück und in kurzer Zeit ist die ganze Erkrankung spurlos verschwunden, um nicht wiederzukehren. Ich kann daher nur den Rat geben, meinem Beispiele zu folgen und in jedem Falle von Erythema nodosum, sobald Salizylpräparate im Stiche lassen, sofort zur Spritze zu greifen und mit Partigenen zu behandeln.

Erythema induratum   Ein anderes Tuberkulid, das ebenfalls dem Erythema nodosum sehr ähnlich sieht, wird als Erythema induratum beschrieben. Es soll sich von jenem nur dadurch unterscheiden, daß es die Neigung hat, an die Oberfläche der Haut vorzudringen und geschwürig zu zerfallen. Ich halte es nach der Beschreibung nicht für unmöglich, daß diese Geschwüre nur die spätere Entwicklungsstufe eines ursprünglichen tuberkulösen Erythema nodosum ist.

Lupus pernio   Auch die als Lupus pernio beschriebene Erkrankung geht mit großen derben Knoten einher, die durch ihre blaurote Färbung an Frostbeulen erinnern. Sie findet sich mit Vorliebe im Gesicht, sowie an Händen und Füßen. Da über ihre tuberkulöse Natur kein Zweifel zu bestehen scheint, so dürfte, wie für alle Tuberkulide mit Ausnahme des Lupus erythematosus, in erster Linie eine Antigenkur in Frage kommen.

Die Tuberkulose der Verdauungswerkzeuge.

Der Verdauungskanal kann in allen seinen Teilen, vom Munde bis zum After, unter Umständen tuberkulös erkranken, aber mit sehr verschiedener Häufigkeit. Der obere Abschnitt wird nur selten von tuberkulösen Herden heimgesucht, der untere Abschnitt, der Darm erkrankt innen und außen, d. h. sowohl die Schleimhaut wie das Bauchfell, recht häufig.

Schon am Eingang des Mundes, an den Innenflächen der Lippen und am Zahnfleisch finden sich bisweilen tuberkulöse, zackig zerfressene Geschwüre. Selbst die Zähne sind nicht sicher vor den Bazillen. Man hat in kariösen Zähnen sowie im Zahnfleisch das Gift in Form der Muchschen Granula nachweisen können. Die Schleimhaut des inneren Mundes und der Zunge zeigt manchmal geschwürige Erkrankung tuberkulöser Natur. Daneben aber kommen geschwulstartige Formen vor in Gestalt derbentzündlicher Platten oder auch weicher Knoten, z. B. auf der Zunge, sowie ausgedehnte lupöse, also oberflächliche Ausbreitungen. Alle diese Dinge sind recht selten und finden sich meist bei vorgeschrittenen Lungenkranken. Ihre Behandlung hat zunächst darauf Bedacht zu nehmen, daß der Mund und die Geschwüre peinlich sauber gehalten werden, damit keine fauligen Zersetzungen eintreten. In jedem Falle ferner, wo es der Zustand erlaubt, ist die spezifische Behandlung zu versuchen. Ich habe in mehreren Fällen bei tuberkulösen Lippen- und Zungengeschwüren weitgehende Besserungen durch das Partigenverfahren erzielen können.

Eine besondere Erwähnung verdienen die Gaumenmandeln. Mit Recht werden sie heutzutage als häufige Eintrittspforten für den Erreger der Tuberkulose betrachtet. Sie erheischen deshalb sorgfältige Bewachung besonders im Kindesalter. Allerdings wird das erschwert, weil oft die Tuberkelbazillen das Gewebe der Mandeln durchwandern, ohne dort sichtbare Erscheinungen hervorzurufen. Es ist daher anzunehmen, daß das Gift, in vielen Fällen von Lymphomen des Halses, auch dann von den Mandeln aus eingedrungen ist, wenn man an diesen grobanatomisch keine Veränderungen sehen kann. Man hat aber bei der histologischen Untersuchung des Gewebes unzweifelhafte Tuberkelbazillen sowie klassische Tuberkel in solchen scheinbar unversehrten Mandeln gefunden. Trotzdem sollte man nicht allzueilig damit sein, irgendwie verdächtige Mandeln gleich zu entfernen. Dadurch wird an den Dingen nichts geändert, weil der Eingriff meist zu spät kommt, und man beraubt die Kinder dieser kleinen Schutzorgane, deren Wert man nicht unterschätzen darf und die ganz mit Unrecht zeitweilig für überflüssig gehalten worden sind. Dagegen wird es sich empfehlen, stark gewucherte und demgemäß in ihrem Gewebe krankhaft veränderte Mandeln gründlich herauszunehmen, weil sie in solchem Zustand doch nichts mehr taugen und nur die Träger belästigen und beim Schlucken behindern.

Der Rachen erkrankt etwas häufiger als Mund und Zunge. Und zwar haben wir verschiedene Formen zu unterscheiden: die geschwürige Form, die am häufigsten beobachtet wird, die miliare Form, die leicht erkennbar ist und manchmal die ganze Rachenwand und das Gaumensegel sternartig mit grauweißlichen Knötchen bedeckt, und endlich die lupöse Form, die durchweg von der Nachbarschaft auf den Rachen weitergeleitet ist. Die beiden ersten Formen werden mit seltenen Ausnahmen bei gleichzeitig an schwerer Lungentuberkulose kranken Menschen beobachtet und bedeuten fast stets ein unheilvolles Zeichen.

16*

Meist liegt deshalb die Diagnose auf der Hand, die übrigens auch aus der oberflächlichen Lage und dem zerfressenen Aussehen der Geschwürsränder sowie endlich aus dem Bazillenbefund in der Regel zu stellen ist. Sollten trotz alledem Zweifel bestehen, die aber am häufigsten bei den Geschwüren der Zunge auftauchen, so hat man vor allem an Syphilis und Krebs zu denken. Gegen die Verwechslungen mit luetischen Geschwüren schützen die schon oft erwähnten Maßnahmen, die Diagnose auf Krebs kann bei fehlendem Bazillenbefund nur durch die histologische Untersuchung eines kleinen herausgeschnittenen Gewebsstückes bestätigt oder ausgeschlossen werden.

Behandlung Bei der Behandlung spielt naturgemäß wieder die spezifische Behandlung die Hauptrolle. Daneben kommen Bestrahlungen, der bequemen Anwendungsweise halber besonders mit Radium, in Frage. Bei der miliaren Form der Rachentuberkulose soll man, wie von mehreren Seiten behauptet wird, mit dem Tuberkulin zurückhalten, weil im Anschluß an Tuberkulineinspritzungen sichtliche Ausbreitungen und Vermehrungen der Knötchen beobachtet sind. Ich kann das an der Hand eines selbstbeobachteten Falles bestätigen und schließe mich daher dieser Warnung an.

Speiseröhre und Magen Die Tuberkulose der Speiseröhre und des Magens hat kein wesentliches Interesse für uns, da es sich mehr um anatomische Seltenheiten handelt, die meist erst auf dem Leichentisch entdeckt werden. Wenigstens könnten tuberkulöse Veränderungen in der Speiseröhre nur mit Hilfe des Ösophagoskops gemutmaßt werden, und ein tuberkulöses Magengeschwür wird kaum je im Leben als solches erkannt.

Darmtuberkulose Die Darmtuberkulose, die uns jetzt beschäftigen soll, gehört zu den häufigeren und auch klinisch wichtigen Ansiedlungen des Tuberkelpilzes. Meist geht sie ursprünglich von Darmfollikeln oder Peyerschen Platten aus, ohne sich aber im weiteren Verlauf an diese anatomische Grundlage zu halten. Bei dem starken Reiz, den der Speisebrei oder der Kot auf die tuberkulösen Wucherungen ausübt, kommt es sehr bald zu käsigem Zerfall und zur Geschwürsbildung. Die Ge-
Darmgeschwüre und Verengerungen schwüre sind von sehr verschiedener Größe; sie können in schwersten Fällen ganze Darmstrecken in Handtellergröße und mehr abweiden, anderseits sind auch ganz kleine follikuläre Geschwüre nicht selten. Die Ränder der Geschwüre sind durchweg wallartig verdickt als Zeichen der zelligen Neubildung, sie hängen meist über, so daß die Ränder unterwühlt erscheinen. Die Umrisse sind zackig und haben das schon vielerwähnte zerfressene Aussehen. Auch ihre Lage ist verschieden, doch begegnet man besonders häufig ringförmigen Geschwürsbildungen. Das ist auch klinisch wichtig. Denn es erklärt, warum sich in den nicht allzu häufigen Fällen, wo teilweise Rückbildungen und Vernarbungen auftreten, ringförmige Einschnürungen und Verengerungen des Darmrohrs mit allen ihren Folgeerscheinungen entwickeln. Allerdings sind diese schwerwiegenden Veränderungen bei uns selten, obwohl nicht so selten, wie man früher wohl annahm. In anderen Ländern mit frischerer Tuberkulosedurchseuchung sind sie weit häufiger, und ich bin diesen Formen in der Türkei ver-

hältnismäßig oft begegnet, und zwar schon bei halben Kindern und jugendlichen Personen, öfter aber bei Erwachsenen. Das erklärt sich folgendermaßen: Man hat überall, auch bei uns, zwischen selbständiger und begleitender Tuberkulose zu unterscheiden. Bei jener geht die Tuberkulose unmittelbar vom Darm aus, bei dieser wird das Gift aus einem anderen Körperorgan, meist von den Lungen dorthin verschleppt. In unseren Ländern handelt es sich nun beim Erwachsenen mit wenigen Ausnahmen nur um begleitende Darmtuberkulose, und die ursprüngliche Ansiedlung der Tuberkelbazillen im Darm beobachten wir nur äußerst selten und dann fast ausschließlich im Kindesalter. In einem Lande aber, wie in der Türkei, wo sich der Erwachsene gegenüber der Tuberkulose verhält wie bei uns das Kind, d. h. wo der Erwachsene noch nicht teilweise immunisiert ist, da kann der Tuberkelpilz öfter auch bei Erwachsenen gleich von vornherein im Darm haften, und deshalb sind bei solchen Völkern die ursprünglichen Darmtuberkulosen viel häufiger. Da nur diese Darmerkrankungen öfter eine gewisse Neigung zur Ausheilung und wenigstens zu bindegewebiger Umwandlung haben und sich darin wesentlich von den begleitenden Darmtuberkulosen unterscheiden, so ist es begreiflich, warum man dort in der Türkei solche Fälle mit Darmverengerungen tuberkulöser Herkunft in größerer Zahl sieht als hier. Ganz fehlen sie natürlich auch bei uns nicht, und deshalb hielt ich es für nötig, diese Verhältnisse zu schildern.

Entsprechend ihrem Ausgangspunkt von den lymphatischen Gebilden findet man die tuberkulösen Darmgeschwüre am häufigsten und zahlreichsten im unteren Ileum, im Blinddarm und im Wurmfortsatz, weil dort am meisten Lymphgewebe vorhanden ist. In den höheren Dünndarmabschnitten nehmen sie nach oben an Menge und Häufigkeit ab, minder selten sind sie dagegen im Dickdarm, der bisweilen bis herunter zum After befallen sein kann. Wenn der geschwürige Zerfall in die Tiefe geht, so wird im Verlaufe des ganzen Dünndarms das Bauchfell bedroht, es kann zum Durchbruch in die freie Bauchhöhle und damit zur tödlichen Bauchfellentzündung kommen. Es ist aber eine Eigentümlichkeit dieser tuberkulösen Durchbrüche, daß sie oft mit wenig stürmischen Erscheinungen einhergehen, ja nicht selten schleichend und fast unmerklich verlaufen. Man sieht nur an dem schnelleren Verfall des Kranken, daß etwas Schlimmes im Werke ist. Wer aber diesen wenig ausgeprägten Vorgang nicht kennt und nicht öfter gesehen hat, wird kaum an einen derartigen Durchbruch denken, den man sonst gewohnt ist, sich ganz anders vorzustellen. Obwohl natürlich kaum je in solchen Fällen das Verhängnis abzuwehren ist, so ist es für den denkenden Arzt doch sehr peinlich, wenn er durch solche Dinge ahnungslos überrascht wird.

Die tuberkulöse Erkrankung des Wurmfortsatzes ist deshalb auch von klinischer Bedeutung, weil dadurch bei langsam verlaufender und nicht allzu vorgeschrittener Darmtuberkulose der Verdacht an eine sonstige chronische Appendizitis aufsteigen könnte. In dieser irrigen Auffassung könnte sich der Arzt womöglich verleiten lassen, zu einem operativen Eingriff zu raten, der natürlich durchaus unangebracht wäre. Die Kenntnis und die Erinnerung dieser möglichen Verwechslung wird in den meisten Fällen genügen, um bei sorgfältiger Abwägung des ganzen Befundes — nicht zu vergessen, auch der Vorgeschichte — einem solchen Mißgriff zu entgehen.

Ileozökaltuberkulose Ganz anders liegen die Dinge bei einer tuberkulösen Erkrankung, die sich in der gleichen Gegend abspielt. Ich meine die sog. Ileozökaltuberkulose, die als selbständige Erkrankung aufzufassen ist und sich auch von den gewöhnlichen geschwürigen Tuberkuloseformen durch das Vorwiegen zellig wuchernder Neubildung unterscheidet. Diese dann und wann jedem Arzt einmal begegnende Erkrankung, die im allgemeinen jugendliche Personen bis zum 30. Lebensjahre bevorzugt, tritt also auf als Geschwulst in der Blinddarmgegend und kann als solche sehr wohl mit chronischer Blinddarmentzündung und mit Darmkrebs verwechselt werden. Eigentümlich sind ihr aber meist die Erscheinungen zeitweiliger Darmverengerung: wechselnde Verstopfung und Durchfälle, kolikartige Schmerzanfälle, Darmsteifungen mit Auftreibung des Leibes usw. In zweifelhaften Fällen kann nur eine genaue Röntgenuntersuchung aufklärend wirken, wobei der übliche Kontrastbrei während der ganzen Dauer seines Durchlaufs durch den Darm genau mit dem Röntgenschirm und auf der photographischen Platte verfolgt werden muß. Aber auch so wird es keineswegs immer gelingen, eine ganz sichere Diagnose zu stellen. Wie dem aber auch sei, meist ist die Art des ärztlichen Handelns durch die gefahrdrohenden Begleiterscheinungen der Geschwulst sowieso gegeben, und zwar ist das die möglichst baldige Operation. Bisweilen gelingt es, die ganze oft umfangreiche tuberkulöse Geschwulst zu entfernen, häufiger müssen Teile der Wucherung oder tuberkulöse Mesenterialdrüsen im Bauche bleiben. Dann treten nach Heilung des Bauchschnittes die spezifische Behandlung sowie die Röntgenbestrahlung in ihre Rechte, und man erlebt die Freude, unter günstigen Umständen die ganze schwere Erkrankung ausheilen zu sehen. Freilich sind auch der Mißerfolge genug. Das ist nicht weiter verwunderlich, darf aber nicht hindern, gleich und ohne Zögern in dieser entschiedenen Weise vorzugehen.

Periproktitische Abszesse Im Verlaufe des Dickdarmes, zumal in den unteren Abschnitten, macht sich öfter eine andere Folgeerscheinung geltend. Geht nämlich die Tuberkulose an den Teilen der Wandung, die nicht von Bauchfell bekleidet sind, in die Tiefe, so kann natürlich keine Peritonitis eintreten, wohl aber bilden sich eitrige und jauchige Entzündungen im benachbarten Zellgewebe. Es kommt also zu sog. periproktitischen Abszessen, die am häufigsten am Damm durchbrechen und zu Fisteln führen, die dauernd stinkenden Eiter entleeren und für den Kranken und seine Umgebung eine wahre Qual sind. Wenn es der Zustand erlaubt, müssen natürlich diese Fisteln, Eiter- und Jaucheherde nach Möglichkeit chirurgisch eröffnet und ausgekratzt werden. Leider aber wird man meist von diesen operativen Eingriffen nicht viel Freude erleben, da an eine Ausheilung in solchen schweren Fällen in der

Regel nicht zu denken ist. Mit diesen Vorgängen sind jedoch nicht die häufigen **Mastdarmfisteln** zu verwechseln, die in der Mehrzahl wohl auch tuberkulösen Ursprungs sind, aber doch ein bei weitem gutartigeres Leiden darstellen. Immerhin sind sie ernst genug und sollten nicht auf die leichte Achsel genommen werden. Vor allem ist eine Untersuchung des Afters und des Mastdarms mit Finger und Sonde vorzunehmen, kleine fistelartige Gänge, die sich an harmlose Hämorrhoidalleiden anschließen, als solche festzustellen und zu beseitigen, tuberkulöse oder tuberkuloseverdächtige Fisteln aber sofort mit allen Mitteln zu bekämpfen. Dazu gehört zunächst, daß man sie breit öffnet und freilegt, den Grund gegebenenfalls auskratzt oder ausbrennt und dann eine allgemeine und spezifische Behandlung einleitet.

Ich komme auf die begleitende Darmtuberkulose zurück und habe da noch einige Bemerkungen über die Diagnose nachzuholen. Da es sich bei dieser Form fast stets um ausgesprochene Lungenkranke handelt, so liegt der Gedanke einer Darmtuberkulose nahe, sobald Durchfälle einsetzen, die längere Zeit anhalten und sich öfter wiederholen. Tritt gleichzeitig eine sichtbare Verschlimmerung des Kräftezustandes ein, so wird man mit dieser Vermutung meist recht haben. Aber man muß sich klar darüber sein, daß es eben doch nur eine Vermutung, keine genaue Diagnose ist. Natürlich kann sich ein Lungenkranker auch aus anderen Gründen einen Darmkatarrh zuziehen und dabei sehr herunterkommen. Eine solche Begleiterkrankung läßt sich aber bald als solche erkennen und durch entsprechende Ernährung beseitigen. Schwieriger zu deuten sind die zum Teil sehr langdauernden und hartnäckigen Durchfälle, die durch Mangel an verdauenden Fermenten im Magen und Darm ausgelöst und unterhalten werden. Die Kenntnis dieser Vorgänge ist noch zu wenig in weitere ärztliche Kreise übergegangen, als daß ich sie hier unerwähnt lassen könnte. Wenn man nur an ihre Möglichkeit überhaupt denkt, so ist auch diese Art der Durchfälle sicher aufzuklären. Allerdings gehört dazu eine genaue Untersuchung des Mageninhaltes nicht nur auf Salzsäure, sondern auch auf die eigentlichen Verdauungsfermente wie Pepsin, ferner die Untersuchung der Stühle auf Trypsin. Liegt eine solche Verdauungsstörung zugrunde, so darf man sich nicht wundern, daß die übliche Behandlung mit Vorschriften über Ernährung und von Arzneien nicht den geringsten Erfolg hat. Erst, wenn man nach völliger Aufklärung der Sachlage die fehlenden Verdauungsstoffe künstlich ersetzt, wird der Durchfall mit einem Schlage verschwinden. Solche Verdauungsstörungen sind an sich sehr häufig, zumal in dieser Zeit schlechter Ernährung, und kommen natürlich bei Lungenkranken nicht seltener vor. Endlich können bei schwerkranken Tuberkulösen durch Entartungen der Darmschleimhaut Durchfälle bedingt werden, ohne daß eine geschwürige Tuberkulose zugrunde liegt.

Man sieht also, aus etwaigen Durchfällen, die bei Lungenkranken auftreten, darf man nicht zu weitgehende diagnostische Schlüsse ziehen. Will man also auf möglichst sicheren Füßen stehen, so wird man den

Stuhl auf Tuberkelbazillen untersuchen müssen. Und zwar darf man nun nicht in den umgekehrten Fehler verfallen, und nur in diarrhoischen Stühlen auf die Erreger fahnden. Denn die Darmtuberkulose macht bisweilen überhaupt keine Durchfälle, kann sogar mit Verstopfung einhergehen, besonders dann nämlich, wenn die Erkrankung in ziemlich hochgelegenen Darmabschnitten sitzt, während sich bei Geschwüren im Dickdarm wohl ausnahmslos durchfällige Stühle einstellen. Man wird also alle Fälle von Lungentuberkulose, ob mit ob ohne klinische Darmerscheinungen, dann auf Bazillen im Stuhl untersuchen, wenn Verschlechterungen des Allgemeinbefindens, starke Abmagerung, hohes unregelmäßiges Fieber oder sonstige allgemeine Störungen nicht im Einklang stehen mit der Ausdehnung der Lungenerkrankung. Verfährt man auf diese Weise, so wird man in vielen Fällen eine Darmtuberkulose zu einer Zeit feststellen, wo sonst noch keine Anzeichen vorhanden sind. Das ist aber praktisch sehr wichtig. Denn wir werden auf diese Weise unter Umständen davor bewahrt, den Angehörigen eine falsche Prognose zu stellen, was dem Arzte fast mehr verdacht wird als eine falsche Diagnose. Anderseits gibt uns die Feststellung einer bereits erfolgten Darminfektion Fingerzeige für die Behandlung, wie wir gleich sehen werden. Hier wollte ich nur noch an das erinnern, worauf ich schon an anderer Stelle aufmerksam gemacht habe. Auf einen einmaligen Befund von säurefesten Bazillen im Kot darf man keinesfalls die Diagnose tuberkulöser Darmgeschwüre gründen. Denn erstens gibt es im Stuhl säurefeste Stäbchen, die nichts mit Tuberkelbazillen zu tun haben, und zweitens können echte Tuberkelkeime dadurch in den Kot gelangen, daß die Kranken den Auswurf verschlucken. Also vor beiden Möglichkeiten muß man sich schützen, und da ist eine der ersten Forderungen, daß die Bazillen bei wiederholten Untersuchungen unter allen Vorsichtsmaßregeln stets wieder und wieder gefunden werden. Das ist freilich ein etwas mühsamer, aber in der Tat der einzige Weg, eine zuverlässige Diagnose der begleitenden Darmtuberkulose zu stellen.

Behandlung Nach alledem läßt sich die Behandlung der tuberkulösen Darmgeschwüre kurz fassen. Die spezifische Behandlung läßt hier so gut wie ausnahmslos im Stiche. Das ist vom Tuberkulin bekannt, und ich habe die gleiche Erfahrung mit den Partigenen gemacht. Wer eben dieser Erkrankung anheimfällt, dessen Schicksal ist besiegelt, und es kann sich für den Arzt nur noch darum handeln, den Krankheitsverlauf zu verzögern und die Erscheinungen zu lindern. Ich pflege deshalb jetzt die spezifischen Einspritzungen abzubrechen oder, um den Kranken zu schonen, langsam abklingen zu lassen, sobald das Vorhandensein der geschwürigen Darmtuberkulose nachgewiesen ist. Damit soll nicht gesagt sein, daß die spezifische Behandlung geradezu schadet oder den Verlauf beschleunigt. Aber sie ist nutz- und zwecklos, und deshalb lehne ich sie in diesem Falle ab. Da auch kein anderer Weg besteht, auf diese Form der Tuberkulose ursächlich und unmittelbar einzuwirken, so bleibt nur eine symptomatische Behandlung übrig. Diese hat nach Möglichkeit die etwa bestehenden Durchfälle zu beseitigen oder einzudämmen. Sie hat daher in erster Linie die Ernährung zu berücksichtigen, die möglichst reizlos, salz-, fett- und schlackenarm gestaltet werden soll. Im übrigen braucht man bei Schwerkranken auch nicht gar zu streng zu sein, da man oft bei sorgfältiger Auswahl der Speisen doch keinen wesentlichen Erfolg erzielt. In den meisten Fällen mit diarrhoischen Stühlen wird man Arzneistoffe in wechselnder Zahl, Menge und Auswahl nicht entbehren können. Mit den gewöhnlichen stopfenden Mitteln, wie Wismut, Tannin, radix Colombo wird man es zuerst versuchen. Ich bevorzuge das Wismut, das man als Bismutum subgallicum wegen seiner völligen Ungiftigkeit in beliebig hohen Dosen geben kann. Auf die Dauer muß man aber doch zu den Opiumpräparaten greifen. Nach meinen Erfahrungen kommt es da weniger auf die Wahl des Präparates als auf die Verteilung über den Tag an. Ich pflege, wenn ich eine kräftige und möglichst zweckmäßige Wirkung erzielen will, die gewöhnliche Opiumtinktur alle vier Stunden nehmen zu lassen, und zwar Tag und Nacht in Gaben von je 10 Tropfen, die aber nach Bedarf noch erhöht werden können. Oft gelingt es erst durch diese dauernde Darreichung von Opium, den Darm wirklich ruhig zu stellen. Leider versagt aber auch dies Mittel bei vorgeschrittener Krankheit und da hilft denn nichts anderes als die Spritze mit Morphium oder mit dem sehr empfehlenswerten Pantopon.

Bei der Trostlosigkeit der geschwürigen Darmtuberkulose wird man Verhütung vor allem versuchen, ihrer Entstehung vorzubeugen. Man hat deshalb die Lungenkranken von Anfang an darauf hinzuweisen, daß sie niemals ihren Lungenauswurf herunterschlucken. Das einfache Verbot genügt aber nicht, sondern man muß eindringlich auf die Gefahr der Darmansteckung aufmerksam machen. Bei vernünftigen Personen wird man leichtes Spiel haben, aber bei unsauberen, schlecht erzogenen und sorglosen Kranken soll man lieber schweres Geschütz auffahren und mit der vollen Wahrheit über das drohende Unheil nicht hinterm Berge halten. Auch in diesem Punkte übt eine erstmalige Kur in einer geschlossenen Lungenheilanstalt einen sehr heilsamen erzieherischen Einfluß auf die Kranken aus.

An das ganze Bild der Darmtuberkulose schließt sich eng die Erkrankung des Bauchfells an. Auch hier kann man von einer selbständigen und fortgeleiteten Form sprechen. Doch steht hier im Gegensatz zur Darmtuberkulose die erste Form durchaus im Vordergrund, und das bedingt schon trotz des hohen Ernstes der Krankheit ein wesentlich freundlicheres Bild. Tuberkulose des Bauchfells

Die chronische Bauchfelltuberkulose, — denn mit der akuten miliaren Aussaat von Tuberkeln auf dem Bauchfell haben wir es hier nicht zu tun —, ist ein sprechender Beweis für die Tatsache, daß der Tuberkelbazillus ebensowohl zellige Neubildungen wie entzündliche Ausschwitzungen erzeugt. Wir haben somit von vornherein eine trockene Verschiedene Formen

Peritonealtuberkulose und eine exsudative Peritonitis tuberculosa zu unterscheiden, die zwar oft ineinander übergehen und miteinander vergesellschaftet sind, aber doch auch oft genug in recht reiner Form den ganzen Verlauf beherrschen.

Das klassische Beispiel für die erste Abart ist genau genommen die Perlsucht des Rindes mit ihren knotigen Geschwülsten. Beim Menschen ist diese Form meist nur angedeutet und bei uns verhältnismäßig selten. Viel häufiger habe ich sie in der Türkei gesehen und da konnte man bisweilen wirklich von perlsuchtartiger Bauchfelltuberkulose des Menschen sprechen. Bei uns zu Lande haben wir es meist mit kleineren und größeren Tuberkeln auf dem Bauchfell zu tun, die, wenn sie dicht stehen, zusammenfließen, aber weniger zu Geschwülsten als zu plattenartigen Bedeckungen des Bauchfells führen. Wenn sich diese Platten zurückbilden, so schrumpfen sie bindegewebig, und es gibt dicke narbige Schwarten, die vor allem die drüsigen Organe des Leibes, Leber und Milz mit sog. zuckergußartigen Belägen überziehen. Mehr zerstreute Tuberkel können auch beim Menschen ganz ansehnliche Größe erreichen, haben aber die Neigung, sich käsig umzuwandeln, und man hat dann große Käseknoten vor sich. Bei der Ausheilung aller dieser trockenen Formen bilden sich mannigfache bindegewebige Züge, Stränge und flächenhafte Verwachsungen, die vielfach die Bewegungen der Darmschlingen hindern und nicht selten zu Verengerungen, Abschnürungen, Verlagerungen und Knickungen des Darmrohrs mit allen ihren Gefahren führen können.

Den Übergang von der eigentlichen Bauchfelltuberkulose zur tuberkulösen Bauchfellentzündung bilden die fibrinösen Ausschwitzungen. Sie sind sehr häufig und führen im späteren Verlauf, mehr noch als die trockene Form, zu außerordentlich starken Verwachsungen. In der Tat sind manchmal die Darmschlingen zu einem unentwirrbaren Knäuel miteinander verlötet, so daß selbst auf dem Leichentisch das wüste Durcheinander nicht zu lösen ist. Es ist also begreiflich, wenn auch scheinbar widersinnig, daß in solchen Fällen gerade die Heilungsvorgänge, — denn als solche muß man die bindegewebigen Umwandlungen anschprechen —, es sind, die schließlich den tödlichen Ausgang herbeiführen, und zwar infolge der dauernden Behinderung der Darmtätigkeit und der Stockung und Stauung des Speisebreis. Diagnostisch kommt den fibrinösen und zarteren bindegewebigen Auflagerungen insofern eine recht große Bedeutung zu, als sie sich mit besonderer Vorliebe am Zwerchfell, um Leber und Milz herum, abspielen und sich durch deutliche, knisternde und reibende Geräusche bei tiefer Atmung verraten. Man sollte deshalb nie vergessen, die Gegenden unterhalb des Zwerchfells am besten mit bloßem Ohr abzuhorchen. Solche Geräusche, die besonders deutlich über der Leber zu sein pflegen, leiten oft zur richtigen Erkenntnis des Grundleidens.

Endlich ist die exsudative tuberkulöse Peritonitis eine häufige Erscheinungsform. Der Erguß ist in den meisten Fällen klar serös, enthält aber mikroskopisch stets zellige Beimengungen überwiegend lymphozytärer Natur. Oft sind die zelligen Bestandteile reichlicher und dann erscheint der Erguß deutlich getrübt, selten aber wird er richtig eitrig. Dagegen gibt er stets zum Unterschied vom Stauungsaszites bei Herz- und Nierenleiden die Rivaltasche Probe, d. h. Ausflockung durch verdünnte Essigsäure, und enthält überhaupt meist mehr oder minder reichliche flockige Gerinnsel. Bisweilen nimmt der Erguß blutige Beschaffenheit an. Die Neigung zur Bildung von bindegewebigen Strängen und Verwachsungen ist bei der entzündlichen Form entschieden weit geringer, deshalb erfolgen die Heilungen in der Regel glatter, ohne gefährliche Zwischenfälle, und man darf überhaupt den Verlauf dieser exsudativen Bauchfelltuberkulose als durchweg günstiger und gutartiger bezeichnen, obwohl auch zellige Wucherungen tuberkulöser Art spurlos und ohne die geringste Narbenbildung verschwinden können.

Die Bauchfelltuberkulose ist eine Erkrankung der ersten Lebenshälfte, jedenfalls ist die selbständige Form nach dem vierzigsten Lebensjahr ziemlich selten. Für die Diagnose kommt in erster Linie in Betracht, daß die krankhaften Vorgänge sich auf den Bauch beschränken. In allen Fällen beobachtet man eine Auftreibung des Leibes. Bei den trockenen Formen ist sie natürlich geringer als beim entzündlichen Erguß, aber meist doch deutlich erkennbar und wird da verursacht durch Aufblähung der Darmschlingen, die wieder in der mehr oder minder starken Behinderung der Darmtätigkeit ihren Grund hat. Dabei sind meist Unregelmäßigkeiten der Stuhlentleerung vorhanden, Durchfälle wechseln mit Verstopfungen, vielfache unbehagliche Gefühle im Darm, ja auch stärkere Schmerzen pflegen sich einzustellen, sind aber selten dauernd vorhanden, sondern kommen und gehen. Die Kranken kommen langsam aber sicher herunter, magern ab und dann fällt erst recht, zumal bei Kindern, der dicke Leib auf. Überhaupt läßt im Beginn der Erkrankung das Mißverhältnis zwischen geringem nachweisbaren Untersuchungsbefund und starkem allgemeinen Mattigkeits- und Krankheitsgefühl an Bauchfelltuberkulose denken, wenn gleichzeitig die Kranken über Beschwerden im Leib klagen. Für die exsudative Peritonitis ist maßgebend der Erguß in der Bauchhöhle, der im Gegensatz zu dem Stauungsaszites nicht von anderen Stauungserscheinungen und Ödemen begleitet ist. Der Erguß läßt sich bei nennenswerter Ausdehnung durch das schwappende Gefühl beim Aufklopfen sowie durch die Dämpfung in den abhängigen Teilen des Leibes, die sich bei Lagewechsel ändert, meist unschwer nachweisen. Allerdings kann die letztgenannte Erscheinung fehlen oder unvollkommen ausfallen, da beim tuberkulösen Baucherguß häufig durch Verwachsungen abgekapselte Flüssigkeitsansammlungen entstehen, die natürlich nicht verschieblich sind.

Meist besteht, wenn auch nicht ständig, Fieber, das aber selten sehr hoch ist und sich durch unregelmäßigen Verlauf auszeichnet. Fieberfreie Zeiten wechseln in bunter Folge mit Fiebertagen und -wochen.

Verwechslungen können vorkommen mit einer allgemeinen Karzinose des Bauchfells, die aber meist ältere Personen betrifft, mit großen

Ovarialzysten und mit Leberzirrhose. In letzterem Falle schützt bisweilen die genaue Untersuchung des Urins vor Irrtümern. Der Urin bei der Leberzirrhose enthält meist Urobilin, der bei Bauchfelltuberkulose Indikan und andere Ätherschwefelsäuren in vermehrter Menge. Doch läßt dies Zeichen im Stich, wenn beide Krankheiten, wie das nicht ganz selten geschieht, vereinigt sind. Auch Stauungserscheinungen im Leibe bei Herzleiden können unter Umständen auf falsche Fährte leiten, wenn nämlich sonstige Ödeme wenig oder gar nicht vorhanden sind. Besonders trifft das zu für Fälle von narbiger Verlötung des Herzbeutels, wo es auf dem Umwege über die Leber zu einseitiger Stauung in der Bauchhöhle kommt. In zweifelhaften Fällen, die jedem Arzt unterlaufen werden, ist die Punktion des Ergusses, am besten in der Mitte der linken Bauchseite, zu machen und die Flüssigkeit auf Zellen und Bazillen zu untersuchen, wobei allerdings durchaus nicht immer, selbst nicht mit Hilfe des Tierversuchs, der Wunsch um Aufklärung erfüllt wird. Endlich ist natürlich der Körper auf sonstige tuberkulöse Veränderungen abzusuchen. Das trifft sowohl für die selbständige Bauchfelltuberkulose, bei der andere tuberkulöse Herde nicht zu fehlen brauchen, als auch ganz besonders für die fortgeleitete Erkrankung des Bauchfells zu. Neben der Lungen- und Darmtuberkulose in ihren schweren Formen kommt da vor allem die Tuberkulose der weiblichen Geschlechtsteile in Frage. In vielen Fällen greift eine tuberkulöse Erkrankung der Eileiter auf das benachbarte Bauchfell über, und von da kann sich das Gift über die ganze freie Leibeshöhle aussäen. Deshalb ist in jedem Falle, wo Verdacht auf Tuberkulose der Leibesorgane besteht, eine genaue Untersuchung der Geschlechtsteile von Scheide und Mastdarm aus vorzunehmen.

Prognose

Wenn man die Voraussage der Bauchfelltuberkulose erörtert und richtig bewerten will, so muß man an die Spitze die Tatsache stellen, daß die Erkrankung von selber ausheilen kann und daß es manchmal nur eines mäßigen Anstoßes oder Reizes bedarf, um den selbsttätigen Fortgang der Heilung auszulösen. Aber es sind doch nur einzelne Fälle, wo dieses günstige Ereignis wirklich eintritt. Im allgemeinen ist die Tuberkulose des Bauchfells als eine schwere und ernste Erkrankung zu würdigen, die sich selbst überlassen meist zum Tode führt. Gott sei Dank stehen wir ihr aber nicht so machtlos gegenüber wie der Darmtuberkulose, und man darf es getrost aussprechen, daß wir heute starke und wirksame Waffen besitzen, um sie zum Stillstand und Rückmarsch zu zwingen.

Chirurgische Behandlung

Schon seit langem weiß man zuerst aus zufälligen, dann aus bewußt angestellten Beobachtungen, daß selbst ausgedehnte Bauchfelltuberkulosen nach chirurgischer Eröffnung der Leibeshöhle völlig ausheilen können. Man hat deshalb diesen verhältnismäßig einfachen operativen Eingriff planmäßig zur Bekämpfung der Bauchfelltuberkulose empfohlen und vielfach ausgeführt. Und die Ergebnisse? Ich meine, heutzutage ist die frühere Begeisterung so ziemlich verraucht, es gibt freilich noch genug Chirurgen, die an dem Bauchschnitt festhalten, aber in steigendem Maße wird die chirurgische durch die sonstige Behandlung verdrängt. Ich glaube oder weiß vielmehr: mit vollem Recht. Denn neben wenigen Glanzleistungen des Bauchschnitts, von denen ich selber einige geradezu erstaunliche Erfolge gesehen habe, sind doch die Versager bei weitem in der Überzahl, ganz abgesehen davon, daß doch auch nicht selten Schädigungen und Verschlimmerungen selbst tödlicher Art die Folgen der Operation sind. Heute aber, wo wir Verfahren besitzen, die unzweifelhaft unmittelbar und ursächlich auf den tuberkulösen Vorgang, soweit er sich in der Bauchhöhle abspielt, heilend einwirken, darf man ruhig den Rat geben, das Messer beiseite zu legen und zur Spritze zu greifen. Denn wie sich der Leser schon denken kann, ist die Behandlung, die ich hier vor allem andern empfehlen will, die spezifische Behandlung. Von den Tuberkulinen dürfte wohl hauptsächlich die Bazillenemulsion in Frage kommen. Ich glaube aber, daß dem Partigenverfahren durchaus die Krone der Leistungsfähigkeit gebührt, und ich bin überzeugt, daß jeder, der öfter Gelegenheit hat, Fälle von Bauchfelltuberkulose auf diese Weise zu behandeln, dem Verfahren treu bleiben wird. Denn wenn auch jedes Heilverfahren, und nicht zum wenigsten das spezifische, seine natürlichen Grenzen hat, die in der örtlichen Ausdehnung der Krankheit und in dem allgemeinen Kräftezustand des Kranken liegen, so setzt doch bei allen geeigneten Fällen die Rückbildung der Erscheinungen, die Besserung des Befindens und die Zunahme der Kräfte so schnell und zuverlässig ein und hält so stetig vor, daß in den meisten Fällen von selbständiger Bauchfelltuberkulose Heilung erzielt wird. Ja in einem Falle ist es mir geglückt, ein junges Mädchen mit schwerster fieberhafter Erkrankung, mit starkem Aszites und elendem Körperzustand in einer einmaligen Kur, d. h. in 6 Wochen, zur völligen und dauernden Heilung zu bringen, die auch heute noch, nach 7 Jahren, anhält. Das ist natürlich ein Glanzfall, mit dem nicht immer zu rechnen ist. Im allgemeinen wird man länger und öfter behandeln müssen, aber ich habe doch den Eindruck gewonnen, daß kaum eine andere tuberkulöse Erkrankung so schnell und sicher zu beeinflussen ist wie gerade die Bauchfelltuberkulose.

Selbstverständlich steht dem nichts im Wege, die Heilungsfortschritte der spezifischen Einspritzungen durch andere Behandlungsarten noch zu beschleunigen. Von einer öfteren Punktion des etwa bestehenden Bauchergusses ist allerdings eine Förderung der Heilung nicht zu erwarten. Im Gegenteil, im allgemeinen ist davon abzuraten. Nur dann, wenn der Aszites besonders stark ist, das Zwerchfell nach oben drängt und dadurch Atmung und Herztätigkeit stört, ist die Flüssigkeit abzulassen. Zeitweilig waren die Einreibungen mit grüner Seife geradezu Modesache, und ein günstiger Einfluß ist ihnen auch wohl nicht ganz abzusprechen. Wirkungsvoller sind jedenfalls die Bestrahlungen, die man so ziemlich alle gebrauchen kann, und zwar hier im wesentlichen bei örtlicher Anwendung. Man kann also den Bauch durch die natürliche Sonne bescheinen lassen, man kann ihn mit künstlicher Höhensonne bestrahlen und man kann auch die Röntgenstrahlen auf den Bauch wirken lassen. Ich wüßte zurzeit nicht zu sagen, welcher Strahlenart ich den Vorzug geben soll. Ich glaube von allen guten Einfluß beobachtet zu haben. Meist pflege ich bei Kindern und schwächlichen Kranken zuerst das ultraviolette Licht zu verordnen, bei sonst kräftigen Personen die Röntgenstrahlen zu benutzen und bei allen, wo es der Zustand bereits erlaubt, daß sie im Freien liegen, den Leib dem Sonnenlicht auszusetzen. Grundsatz der Behandlung aber bleibt, daß das Partigenverfahren an erster Stelle steht, ihm alle anderen Behandlungsarten untergeordnet und diese erst in zweiter Linie als nützliche Beihilfen zu betrachten sind.

Narbige Verwachsungen — Auf einen Punkt möchte ich noch aufmerksam machen. In vielen Fällen bilden sich ja, wie wir gesehen haben, bei fortschreitender Heilung narbige Veränderungen der entzündlichen oder zelligen tuberkulösen Gebilde. Das bringt unter Umständen Gefahren mit sich, die ich bereits geschildert habe. Man soll also auf der Hut sein und sorgfältig auf alle Erscheinungen achten, die, wie Schmerzen und Koliken, Auftreibungen des Leibes, Darmsteifungen usw., auf beginnende Verengerungen des Darmrohrs oder Stockungen des Darminhalts hindeuten. Sehr wichtig ist da die fortlaufende Untersuchung des Urins auf Ätherschwefelsäuren. Bei starker Vermehrung dieser Ausscheidungsstoffe kann man auf Eiweißzerfall im Dünndarm schließen. Das ist aber bei der Bauchfelltuberkulose auf Stauungen und Zersetzungen des Speisebreis im Dünndarm, mittelbar also auf Darmverengerungen, zu beziehen. Für klinische Zwecke reicht im allgemeinen die Indikanprobe sowie die sog. Rosenbachsche Probe aus. Sie besteht bekanntlich darin, daß der Urin unter allmählich steigendem Zusatz von Salpetersäure gekocht wird. Dabei tritt eine dunkle Verfärbung auf, die bei starker Vermehrung schwarzrot oder fast schwarz wird. Man muß aber wissen, daß nur der positive Ausfall der Rosenbachschen Probe zu verwerten ist. Sitzt das Durchgangshindernis in den unteren Darmabschnitten, also im Dickdarm, dann tritt keine wesentliche Vermehrung der Ätherschwefelsäuren ein, die Probe fällt also negativ aus, trotzdem Verengerungen vorhanden sein können. Unter diesem Vorbehalt ist aber die einfache und schnell anzustellende Harnprobe praktisch wertvoll und sollte deshalb nicht in Vergessenheit geraten. Bislang bin ich, obwohl mir einzelne Fälle mit schon recht bedrohlichen Erscheinungen begegnet sind, mit den üblichen Mitteln ausgekommen. Man wird also nicht nur angemessene, d. h. schlackenarme Kost geben, für weichen Stuhl sorgen, sondern auch durch Einläufe, Darmrohr und innere Abführmittel die Darmtätigkeit im Gange halten und befördern. Um in solchen Fällen einen dünnbreiigen Stuhl zu erzeugen, sind vor allem die salzigen Abführmittel, das Karlsbader Salz und das Bitterwasser in geeigneter, dem Bedürfnis des Kranken entsprechender Menge zu empfehlen. Doch tun öfter auch bei krampfhaften und ungeregelten Darmbewegungen, besonders bei Darmsteifungen, Belladonna und Atropin gute Dienste. Jedenfalls aber muß man sich darüber klar sein, daß unter Umständen, die ich persönlich freilich noch nicht erlebt habe, die Anlage eines künstlichen Afters nicht zu vermeiden sein wird.

Von anderen Organen, die mittelbar zu den Verdauungswerkzeugen gehören, sei erwähnt, daß in ganz seltenen Fällen größere tuberkulöse Knoten in den Speicheldrüsen, besonders in der Parotis, auftreten können. Da es sich um eine selbständige Tuberkulose zu handeln scheint, so ist die Erkrankung meist gutartig und kann durch Operation entfernt und geheilt werden.

Auch in der Bauchspeicheldrüse sind ausnahmsweise geschwulstartige Tuberkuloseherde beobachtet, die Neigung zum Zerfall und zur Einschmelzung zeigen. Eine genaue Diagnose ist wohl bisher in keinem Falle gestellt worden. Schon der Sitz läßt die Erkrankung als sehr ungünstig erscheinen und die tatsächlichen Erfahrungen haben das bestätigt.

Die Leber ist anatomisch unendlich oft von kleinen miliaren Tuberkeln befallen, auch bei minder schweren Fällen. Klinische Erscheinungen werden dadurch nicht bedingt. Selten sind dagegen großknotige Formen, die meist bösartige Geschwülste vortäuschen und als solche operiert werden. In einigen Fällen ist ein guter Erfolg erzielt, meist wird jedoch auch die Operation versagen. Rein wissenschaftlich ist endlich die Tatsache wissenswert, daß es eine über das ganze Organ ausgebreitete Leberzirrhose tuberkulösen Ursprungs gibt. Der Behandlung ist natürlich eine solche Erkrankung nicht zugängig.

Schließlich führe ich noch die Tuberkulose der Gallenblase an, die dann und wann als selbständige Erkrankung auftritt. Meist erscheint sie unter den Zeichen einer Cholezystitis mit Steinbildung. In einem von mir beobachteten und beschriebenen Falle traf das gleichfalls zu. Der Kranke wurde operiert und es zeigte sich ein Empyem der Gallenblase mit starker tuberkulöser Verdickung der Wand, die einen wallnußgroßen Cholesterinstein einschloß. Der Kranke ging leider im Laufe der Nachbehandlung an einer tuberkulösen Meningitis zugrunde.

Die Tuberkulose der Harn- und Geschlechtsorgane.

Wir betrachten zuerst die Erkrankung der Harnorgane, da sie im wesentlichen bei beiden Geschlechtern übereinstimmen. Die Tuberkulose der eigentlichen Harnwerkzeuge nimmt stets ihren Ausgang von den Nieren, in die die Tuberkelbazillen auf dem Blutwege gelangen. Die Erkrankung beginnt durchweg in einer Niere und zwar sind zwei Stellen als Sitz der ersten Ansiedlung des Giftes besonders bevorzugt. Entweder findet sich dieser Ausgangsherd an einem der Nierenpole, meist am unteren, an der Grenze zwischen Mark und Rinde, oder er sitzt in einer der Papillen des Markes, da, wo sie kegelförmig in das Nierenbecken hineinragen. Von diesen Ausgangspunkten breitet sich die Tuberkulose aus, indem zunächst der ursprüngliche Herd sich vergrößert, dann aber auch durch Verschleppung neue Herde entstehen.

Auf diese Weise können große Teile einer Niere befallen werden, durch Verkäsung und Einschmelzung entstehen Erweichungsherde, aus denen die erweichten Massen allmählich herausgeschwemmt werden. So bilden sich Höhlen, die vielfältig das Nierengewebe durchsetzen, und schließlich kann es zu einer völligen Zerstörung der Niere kommen, von der dann nur das Nierenbecken und die stark verdickte, schwartige Kapsel übrig bleibt. Man spricht dann mit Recht von einer Nierenschwindsucht. Bei längerem Bestehen einer einseitigen Nierentuberkulose läuft die zweite Niere stets Gefahr, auf dem Blutwege angesteckt zu werden und ebenfalls zu erkranken, was natürlich die Lage sehr ernst gestaltet. Von der Niere aus werden nun die ableitenden Wege infiziert. Im Nierenbecken bilden sich sehr häufig tuberkulöse entzündlich-zellige Veränderungen, die bald zerfallen und sich in käsige Geschwüre umwandeln. Minder oft werden auch die Harnleiter befallen, dagegen sehr oft, in geringem Grade fast ausnahmslos, die Blase, die im wesentlichen geschwürig erkrankt.

Klinische Zeichen Im Beginn der Nierentuberkulose pflegen keine Krankheitszeichen zu bestehen. Erst wenn sich die Entzündung ausdehnt und sich die Niere vergrößert, wird über Druck und Schmerzen in der Nierengegend geklagt. Schließlich wird es auch dem Arzte möglich, die vergrößerte und empfindliche kranke Niere durch die Bauchdecken abzutasten. Aber alle diese Erscheinungen können sehr unbestimmt bleiben, und das sicherste Zeichen ist stets die Veränderung im Urin. Der früher klare Urin wird trübe, mikroskopisch lassen sich in steigender Menge Leukozyten nachweisen und häufig findet man dann auch die Krankheitserreger. Ich wiederhole hier, was ich schon früher gesagt habe, daß man sich, zumal beim Weibe, vor Verwechslungen mit anderen säurefesten Bazillen, den sog. Smegmabazillen, hüten muß. Das geschieht am zuverlässigsten, wenn man nur solchen Harn zur Untersuchung nimmt, der unter allen Vorsichtsmaßregeln mit dem Katheter entnommen ist. Das Auffinden der Tuberkelbazillen im Urin erfordert oft rechte Geduld und mehrfache Wiederholung. In zweifelhaften Fällen führt meist der Tierversuch zum Ziele und sollte daher bei der Wichtigkeit einer genauen diagnostischen Feststellung nicht unterlassen werden.

Weitere persönliche Beschwerden des Kranken, wie Harndrang, häufiges Wasserlassen usw., hängen weniger von den kranken Nieren als von einer begleitenden Tuberkulose der Harnwege, besonders der Blase ab. Blutungen aus den Nieren und Harnwegen sind nicht selten, nehmen aber fast nie bedrohlichen Umfang an.

Ureterenkatheterismus Wichtig ist in vielen Fällen, wo das Abtasten der Nierengegend keinen sicheren Befund ergibt, die diagnostische Feststellung, ob die Erkrankung nur eine Niere befallen hat oder doppelseitig ist. Zu dem Zwecke ist der Ureterenkatheterismus unter Leitung des Zystoskops von großem Werte. Vor allem darf dieses diagnostische Hilfsmittel in keinem Falle verabsäumt werden, wo ein operativer Eingriff geplant ist. Denn eine tuberkulöse Niere darf natürlich nur dann entfernt werden, wenn die andere sicher gesund ist. Auch das Röntgenverfahren ist heutzutage für die Nierendiagnostik dienstbar gemacht. Man verfährt dabei so, daß mit Hilfe der Ureterenkatheter die Nierenbecken mit einer 10%igen Kollargollösung gefüllt werden und dann eine photographische Röntgenaufnahme gemacht wird. Man erhält dann, wenigstens bei vorgeschrittenen Fällen, manchmal sehr schöne Bilder, die den Umfang der Nierenzerstörung bis zu einem gewissen Grade erkennen lassen. Die Röntgenuntersuchung dient auch oft dazu, tuberkulöse Nierenerkrankungen von Nierensteinen zu unterscheiden. Dagegen läßt sie meist im Stich, wenn es sich darum handelt, Nierengeschwülste oder eitrige Nierenbeckenentzündungen von der Tuberkulose abzugrenzen. In solchen Fällen kann nur die genaue, oft wiederholte mikroskopische und bakteriologische Untersuchung des Urins neben den klinischen Anzeichen vor irrtümlichen Diagnosen bewahren.

Daß die Nierentuberkulose unter allen Umständen eine schwere Erkrankung von ernster Vorbedeutung ist, erhellt zur Genüge aus unserer Schilderung. In der Tat dürfte sie wohl, wenn überhaupt, nur ausnahmsweise von selber ausheilen. Wenigstens gilt das für klinisch nachweisbare Fälle. Sich selbst überlassen wird die Nierentuberkulose jedenfalls in der Regel weiter um sich greifen und das Leben bedrohen und schließlich vernichten. Es heißt also frühzeitig die Diagnose stellen und rechtzeitig behandeln.

Noch vor kurzem stand die Operation durchaus im Vordergrunde. Operative
Behandlung In der Regel wird die kranke Niere im ganzen entfernt, wenn nötig mit einem Teil des Harnleiters. Nur bei beginnenden Fällen hat man versucht, nur die kranken Teile der Niere herauszuschneiden. Ein derartiges Verfahren kommt auch dann in Frage, wenn beide Nieren erkrankt sind. Dann muß man sich wohl oder übel damit begnügen, nur das tuberkulöse Gewebe mit Messer und scharfem Löffel zu entfernen. Das ist aber ein Verfahren, das natürlich nicht vor Rückfällen schützt, während die vollständige Entfernung einer Niere bei gesunder anderer Niere befriedigende Dauererfolge gewährt.

Erst in neuerer Zeit ist man in steigendem Maße zur spezifischen Spezifische
Behandlung Behandlung übergegangen und hat bereits mit den Tuberkulinen so beachtenswerte Erfolge erzielt, daß die Nierenoperationen entschieden zurückgehen. Ich glaube nun, daß in den Partigenen ein spezifisches Mittel gefunden ist, das dem Tuberkulin auf diesem Gebiet deutlich überlegen ist. Gerade die Nierentuberkulosen sind es in erster Linie gewesen, die uns das Vertrauen auf die Heilwirkung der Partigene bestärkt und fest begründet haben. Und ich bin überzeugt, daß sich dieses sichere Vertrauen jedem Arzt einprägen wird, der sich unseres Verfahrens in wiederholten Fällen zur Bekämpfung der Nierentuberkulose bedient. Besteht doch hier neben den rein klinischen Krankheitszeichen die Möglichkeit, die Fortschritte des Heilungsvorganges durch das Verhalten des Urins Schritt für Schritt zu verfolgen und die endgültige Ausheilung durch das Verschwinden des Eiweißes, der Leukozyten und vor allem auch der Tuberkelbazillen im Urin einwandsfrei nachzuweisen. Das gelingt aber mit dem Partigenverfahren bei einem großen Teil der Kranken, und zwar tritt die Besserung des Befundes nicht selten schon nach verhältnismäßig kurzer Behandlungsdauer auf. In einem Falle schwerer Nieren- und Blasentuberkulose mit reichlichen Bazillen ist es mir z. B. gelungen, durch eine einzige Partigenkur die Erkrankung zu heilen, so daß der Urinbefund dauernd — jetzt etwa 5 Jahre — völlig normal geblieben ist. In den meisten Fällen freilich sind wiederholte Kuren nötig, aber bei genügender Ausdauer wird meist in nicht zu vorgeschrittenen Fällen ein gutes Ergebnis erzielt. Ich bin daher der Meinung, daß die chirurgischen Eingriffe noch mehr als bisher einzuschränken sind. Ich selber pflege nur dann zur Operation zu raten, wenn die Anzeichen dafür vorhanden, daß umfangreiche eitrige Einschmelzungen eingetreten sind. In solchen Fällen wird natürlich der Chirurg gut tun, nach Möglichkeit alles krankhafte Gewebe gründlich zu entfernen, was dann wohl meist mit der Entfernung der ganzen Niere zusammenfällt. Aber es wird nicht minder wichtig sein, nach der Operation den Kranken weiterhin ausgiebig spezifisch zu behandeln. Das ist um so nötiger, als häufig die Nierentuberkulose mit anderen tuberkulösen Erkrankungen der Geschlechtsteile, der Lungen oder der Knochen vergesellschaftet ist. Gerade diese Tatsache gibt ja von vornherein der spezifischen Behandlung eine bedeutende Überlegenheit vor der chirurgischen, ganz abgesehen davon, daß letztere bei der doppelseitigen Nierentuberkulose in der Regel untunlich und aussichtslos ist.

Eine innere Behandlung der Nierentuberkulose im eigentlichen Sinne gibt es nicht und der Arzt sollte niemals, wenn der Verdacht auf Nierentuberkulose besteht, die kostbare Zeit mit nutzlosen Arzneiverordnungen vertrödeln. Das ist ein Fehler, der angesichts der wirksamen chirurgischen und vor allem spezifischen Heilverfahren, die wir heute besitzen, nicht zu entschuldigen ist.

Die **Blasentuberkulose** ist so gut wie nie eine selbständige Erkrankung, sondern abhängig von einer schon bestehenden Nierentuberkulose. Wir haben schon gesehen, daß, sobald die Niere erkrankt, kleine Geschwüre an oder in unmittelbarer Nähe der Harnleitermündungen fast immer nachweisbar sind, auch dann, wenn gar keine Erscheinungen von seiten der Blase bestehen. Diese Erkenntnis verdanken wir vor allem der Zystoskopie. Aber auch die anatomischen Verhältnisse sprechen dafür, daß die Infektion durch den Urin, also von oben her, geschieht. Denn die ersten Blasenherde entwickeln sich allemal im Bereiche des Trigonum Lieutaudii nahe der Eintrittsstelle der Harnleiter. Von da aus breitet sich die Krankheit aus, indem sie entweder verstreute Geschwüre bildet oder auch in flächenhafter Ausbreitung die ganze Schleimhaut entzündlich zellig durchsetzt und verdickt. Die Schleimhaut ist dann stark gewulstet, lebhaft gerötet, oft auch stellenweise blutend, mit flockigen Gerinnseln oder eitrigen Fetzen belegt. Im späteren Verlaufe treten narbige Umwandlungen ein und die Blase kann zu einem dickwandigen, kleinen, harten Organ zusammenschrumpfen, dessen Hohlraum bei seiner Kleinheit nur geringe Mengen Urins halten kann. Da die Blasentuberkulose eine nur langsam fortschreitende Erkrankung ist, die sich sicher viele Jahrzehnte hinziehen kann, so leiden solche Kranken in späteren Jahren oft an fortwährendem unfreiwilligem Harnabgang. Überhaupt sind die Beschwerden viel stärker als bei der Nierentuberkulose, trotzdem diese für das Leben weit bedrohlicher ist. Auch wenn noch keine Schrumpfungen eingetreten sind, haben die Kranken über ständigen schmerzhaften Harndrang zu klagen und die Notwendigkeit, alle $1/4$ oder $1/2$ Stunde Wasser lassen zu müssen, macht die Kranken häufig geradezu gesellschaftsunfähig. Man kann daher wohl sagen, daß die Tuberkulose der Blase zu den lästigsten, bisweilen sogar qualvollsten Krankheiten gehört. Trotzdem kann man sie eher zu den gutartigeren Erkrankungsformen zählen. Denn abgesehen von ihrem sehr chronischen Verlauf hat sie gar keine Neigung, auf andere Organe überzugreifen. Weder erkranken die Geschlechtsteile im Anschluß an eine Blasentuberkulose, noch auch kommt es zu aufsteigenden Erkrankungen der Harnwege selbst. Anders liegen aber die Verhältnisse, wenn sich Mischinfektionen in der Blase einnisten, dann sind eitrige Entzündungen des Nierenbeckens und der Nieren nichts Ungewöhnliches und auch die Blasenerkrankung selber gerät dadurch in ein anderes weit bedrohlicheres Fahrwasser. Zum Glück sind diese Mischinfektionen nicht allzu häufig. Daher kommt es, daß der Urin außer etwaigen Tuberkelbazillen für gewöhnlich keine Keime enthält. Man kann diesen Satz aber auch umkehren und sagen: Jeder Urin, der reichliche Leukozyten, aber keine Bakterien enthält und von einem Kranken mit den Erscheinungen eines Blasenkatarrhs stammt, muß den Verdacht auf Tuberkulose der Blase wecken. Nach meinen Erfahrungen ist auch ein solcher Urin in gleichem Sinne verdächtig, der mehr Eiweiß enthält als dem Eitergehalt entspricht. Das gilt freilich nicht nur für die Blasen-, sondern auch für die Nierentuberkulose. Wenn man also in einem Urin nur einen mäßigen Bodensatz findet, der ausschließlich aus Leukozyten besteht, gleichzeitig aber bei der Kochprobe flockigen Eiweißausfall feststellt, dann wird man in der Mehrzahl der Fälle mit einer Tuberkulose der Harnorgane zu rechnen haben.

Der Befund von Tuberkelbazillen im Urin ist natürlich kein Beweis für eine Blasentuberkulose, denn die Bazillen können ja aus der Niere stammen. Wenn aber gleichzeitig starke Reizerscheinungen der Blase vorhanden sind, wird man eine Tuberkulose dieses Organs vermuten dürfen. Die Diagnose wird aber erst gesichert, wenn man bei der Zystoskopie die geschwürigen Herde entdeckt. An und für sich Zystoskopie wäre daher die zystoskopische Untersuchung sehr erwünscht. Vielfach wird man aber darauf verzichten müssen. Denn bei ausgesprochenen Erkrankungen ist die Schleimhaut der tuberkulösen Blase meist so reizbar und empfindlich, daß die Zystoskopie eine Qual für die Kranken ist, die nicht im Einklang mit dem diagnostischen Gewinn steht, und bei vorgeschrittenen Fällen ist sie oft wegen der Schrumpfung der Blase oder wegen der Unmöglichkeit, ein klares Bild zu erhalten, unausführbar. Deshalb kommt die zystoskopische Untersuchung hauptsächlich für beginnende Fälle in Frage, wo an sich die Diagnose noch unsicher ist, und der praktische Arzt wird jedenfalls gut tun, sie nur in diesen Fällen zu machen, oder, was wohl häufiger in Frage kommt, durch einen Facharzt machen zu lassen.

Behandlung   Für die Behandlung kommen chirurgische Eingriffe in der Regel nicht in Betracht, obwohl sie verschiedentlich versucht sind. Die spezifische Behandlung bietet vielmehr die einzige Möglichkeit, das Leiden wesentlich zu bessern oder zu heilen. Die Erfolge des Tuberkulins sind allerdings sehr wechselnd, dagegen kann ich für die Wirkung der Partigene einstehen. Allerdings dauert die Behandlung lange, man macht meist keine so sichtlichen Fortschritte wie bei der reinen Nierentuberkulose; aber im allgemeinen kommt man doch langsam weiter, und ich habe in einer ganzen Reihe von Fällen völlige Heilung erzielt, wenn auch bisweilen erst nach oft wiederholten Kuren im Laufe mehrerer Jahre. Fast immer aber, wo noch keine Blasenschrumpfungen vorliegen, gelingt es, wesentliche Besserungen zu erzielen und die lästigen Beschwerden des Kranken zu mildern. Das ist um so wichtiger, als die innere Behandlung mit Arzneistoffen, sowie auch die örtliche mit Spülungen oder Einträufelungen gewöhnlich wenig oder gar keinen Erfolg aufzuweisen hat. Bei der großen Reizbarkeit der tuberkulösen Blase erzeugen die Spülungen häufig unerträgliche Schmerzen und bei dem geringen Einfluß, den sie besitzen, stoßen sie deshalb bald auf unüberwindliche Schwierigkeiten. Etwas besser steht es mit den Einträufelungen, die man bei der Frau am besten mit einer gewöhnlichen Spritze, beim Manne mit der Guyonschen Sonde macht. Ich verzichte allerdings meist auf örtliche Ätzwirkungen und beschränke mich darauf, durch diese Einträufelungen die Reizbarkeit der Blase und des Blasenhalses herabzusetzen. Ich bevorzuge also Kokain- und Suprareninlösungen und verwandte Mittel. Denn diese ewige Qual des Harndrangs ist es hauptsächlich, die die Kranken beseitigt haben wollen, und darauf kommt es also bei der symptomatischen Behandlung der Blasentuberkulose wesentlich an. Deshalb wird man alles heranziehen müssen, was in diesem Sinne wirkt und das sind: heiße Umschläge oder trockene Wärme für Blase und Damm, warme Sitzbäder, Zäpfchen mit betäubenden Mitteln wie Morphium, Opium und vor allem Belladonna. Stets aber wird die Behandlung der Blasentuberkulose für den Arzt ihre Schwierigkeiten haben und vor allem im Beginn der spezifischen Kur, solange noch keine Fortschritte zu spüren sind, bedarf es oft des ganzen ärztlichen Ansehens, um die Kranken zum Aushalten zu bewegen.

Nebennieren   Anhangsweise sei an dieser Stelle noch ein paariges Organ erwähnt, das freilich nicht zu den Harnwerkzeugen gehört, sondern ganz andere Verrichtungen hat und nur äußerlich und räumlich hierher gehört. Ich meine die Nebennieren, die bei doppelseitiger Erkrankung das als Addisonsche Krankheit beschriebene klinische Bild bieten. In der Tat ist die Tuberkulose der Nebennieren sogar die an Zahl häufigste Ursache dieses im ganzen seltenen Krankheitsbildes, das als solches

aber nichts mit den Tuberkelbazillen zu tun hat, sondern durch die
Zerstörung und den gleichzeitigen Leistungsausfall des Organs bedingt
wird. Bekanntlich bestehen diese Erscheinungen in allgemeiner hochgradiger Schwäche und Abmagerung, Verdauungsstörungen, seelischen Verstimmungen und vor allem in einer eigenartigen Verfärbung der Haut,
die von graugelblichem bis tiefbraunem Farbton wechselt. Bislang galt
die Addisonsche Krankheit für durchaus unheilbar. Neuerdings wollen
allerdings einige wenige Ärzte in vereinzelten Fällen Heilungen durch
Tuberkulin erzielt haben. Ich glaube, die Angaben mit Vorsicht aufnehmen zu müssen. Denn wenn die klinischen Erscheinungen ausgeprägt sind, so liegt bereits eine weitgehende käsige Zerstörung der
beiden Organe vor, und dann wird selbst eine Ausheilung des örtlichen
Vorgangs an dem Gesamtbild nicht allzuviel ändern. Beginnende Fälle
sind aber kaum als solche zu erkennen, ja selbst anatomisch vorgeschrittene lassen manchmal die Verfärbung vermissen und damit fällt
eigentlich jede Sicherheit der Diagnose weg. Trotz dieser noch zu be-
seitigenden Zweifel würde ich gleichfalls bei der sonstigen Hoffnungslosigkeit der Krankheit zu einer spezifischen Behandlung raten.

Von den Geschlechtsorganen des Mannes erkranken am häufigsten die Hoden. In der Regel beginnt die Tuberkulose im Nebenhoden, wo sich ein oder mehrere Knoten bilden, die wachsen und zusammenfließen können, so daß schließlich der ganze Nebenhoden stark
verdickt und höckerig erscheint. Dann, aber öfter auch früher, pflegt
die Erkrankung auf den Hoden überzugreifen. Hier sind Einschmelzungs-
vorgänge an der Tagesordnung und so kommt es oft zum Durchbruch
und zu Dauerfisteln. Die Erkrankung ist häufiger einseitig, aber auch
durchaus nicht selten doppelseitig. Meist ist der Verlauf sehr chronisch, zieht sich über Jahre hin. Es ist kein Zweifel, daß der tuberkulöse Vorgang von selber zum Stillstand und auch zur Ausheilung
kommen kann. Dann tritt an Stelle der tuberkulösen Herde Narbengewebe, wodurch eine dauernde mehr oder minder ausgebreitete Verhärtung der Geschlechtsdrüsen verursacht wird. Meist allerdings geht
die tuberkulöse Zerstörung langsam aber ständig weiter, und es ist
Sache der Behandlung, der Krankheit Einhalt zu gebieten.

Die persönlichen Beschwerden der Kranken sind meist recht gering.
Schmerzen kommen wohl vor, aber selbst tuberkulöse Vereiterungen
des Hodens und Fistelbildungen werden oft ohne wesentliche Klagen
ertragen. Trotzdem kommen die Kranken in der Mehrzahl der Fälle
ziemlich frühzeitig zum Arzt, weil sie die Verdickung und Veränderung gerade dieses Organs besonders beunruhigt.

Vielfach und zwar schon frühzeitig beschränkt sich die Tuberkulose
nicht auf Hoden oder Nebenhoden, sondern kriecht auf das Vas deferens weiter, das unter Umständen in ganzer Länge befallen werden
kann. Meist geschieht das nicht gleichmäßig, sondern es bilden sich
mehr oder minder zahlreiche Anschwellungen, zwischen denen Einbuch-

tungen bestehen bleiben. Wenn man mit dem Finger den Samenstrang abtastet, findet man sowohl äußerlich als auch vom Mastdarm aus eine perlschnurartig aneinandergereihte Kette von knotigen Verdickungen entlang dem Samenstrang, die meist die Diagnose nicht verfehlen lassen. Auch die Samenblasen werden nicht selten befallen und lassen sich dann zu beiden Seiten der Prostata als kleine höckerige Geschwülste bei der innerlichen Untersuchung feststellen.

Beide Erkrankungen, sowohl die des Vas deferens wie der Samenblase machen wenig Erscheinungen, abgesehen von zeitweiligen ziehenden Schmerzen in der Dammgegend. Deshalb ist in jedem Falle von Tuberkulose der männlichen Geschlechtsdrüse die Fingeruntersuchung vom Mastdarm aus nicht zu versäumen.

Diagnose

Die Diagnose der tuberkulösen Hodenerkrankung ist im allgemeinen nicht schwer, wenn man sich auf die Angaben des Kranken verlassen kann. Denn an sich kann sich eine Verdickung des Nebenhodens, die einer ausgeheilten Trippererkrankung entspricht, genau so anfühlen und ebenso aussehen wie eine Nebenhodentuberkulose mäßigen Grades. Vor allem ist also auf andere tuberkulöse Erscheinungen sowie auf Überreste eines alten Trippers zu fahnden. Dazu gehört die genaue Untersuchung der Harnröhre mit der Guyonschen Sonde, sowie des Urins. Vor möglichen Verwechslungen mit syphilitischen Hodenveränderungen wird man sich auf die oft geschilderte Art leicht schützen können.

Behandlung

In der Behandlung begegnen wir demselben Wettlauf zwischen chirurgischen und spezifischen Heilverfahren, den wir schon bei der Nierentuberkulose geschildert haben. Früher war die operative Entfernung des ganzen erkrankten Hodens, also die einseitige oder völlige Kastration an der Tagesordnung. Daneben machten sich immer mehr Bestrebungen geltend, die gesunden Teile der Geschlechtsdrüse zu erhalten und nur das kranke Gewebe gründlich zu beseitigen. Jetzt wird die Anhängerschaft der spezifischen Behandlung immer zahlreicher, und damit werden die Operationen stufenweise zurückgedrängt. Die Tuberkulose der männlichen Geschlechtsdrüsen ist nun zweifellos ein günstiger Gegenstand für spezifische Kuren und ganz besonders für das Partigenverfahren. In der Mehrzahl der Fälle wird man Erfolg haben, der um so wertvoller ist, als gleichzeitig die chirurgisch viel schwerer faßbaren Erkrankungen des Vas deferens und der Samenblasen in gleichem Maße günstig beeinflußt werden. Allerdings wird man kleinere chirurgische Maßnahmen, Freilegung von Fistelgängen, Eröffnung von Eiteransammlungen, Auskratzungen nicht ganz entbehren können. Anderseits habe ich öfter erlebt, daß tuberkulöse Fisteln, die nach Kastrationen übriggeblieben waren oder sich neu gebildet hatten, schnell und anstandslos durch die Partigene beseitigt wurden.

Von anderen Maßnahmen erwähne ich nur das Tragen eines gut sitzenden Suspensoriums, das sich unter allen Umständen empfiehlt, zumal aber dann nötig ist, wenn Fisteln bestehen und deshalb ein sauberer, bequemer und haltbarer Verband getragen werden muß.

Prostata

Die Tuberkulose der Prostata ist eine vielumstrittene Erkrankung.

Die einen, vorwiegend Kliniker, behaupten, daß sie selten sei, die anderen, durchweg pathologische Anatomen, erklären sie für recht häufig. Beide mögen in diesem Falle Recht haben. Denn wenn auch die ausgesprochene und klinisch nachweisbare Prostatatuberkulose, die sicher nicht häufig ist, als ernste und ungünstig zu beurteilende Krankheit gilt, so ist es doch wohl möglich, daß sich in der Prostata öfter, als man denkt, versteckte tuberkulöse Herde entwickeln und von selber wieder zurückbilden. Denn die meisten tuberkulösen Erkrankungen der Vorsteherdrüse, die man anatomisch festgestellt hat, entzogen sich dem klinischen Nachweis, und das kommt ja gerade bei diesem Organ auch sonst vor, weil man klinisch ja nur Vergrößerungen der Prostata feststellen kann, die eben immer schon eine vorgeschrittene Krankheitsstufe voraussetzen. Wenn man diese versteckten tuberkulösen Herde zugibt, und das ist angesichts der anatomischen Befunde unerläßlich, so ist es gar nicht ausgeschlossen, daß die tuberkulösen Erkrankungen der männlichen Geschlechtsdrüsen wenigstens zum Teil von der Prostata ihren Ausgang nehmen. Jedenfalls soll diese Betrachtung dazu mahnen, die Untersuchung dieser Drüse nicht zu vergessen.

Über die Behandlung läßt sich nur so viel sagen, daß die meist zur Beobachtung kommenden schweren Fälle in der Regel operiert werden, und zwar im ganzen wohl mit recht wenig befriedigendem Erfolg. Über die Wirkungen spezifischer Behandlung stehen mir weder eigene noch fremde Erfahrungen zur Verfügung.

Auch auf die **Harnröhre** kann die Tuberkulose übergreifen und zwar geschieht das meist im hinteren Abschnitt der Harnröhre. Fast immer handelt es sich um Erkrankungen, die von den Geschlechtsorganen fortgeleitet und infolgedessen Teilerscheinungen eines schweren Krankheitsbildes sind. Ich will sie hier nur erwähnt haben, da ihre Behandlung, soweit sie möglich ist, ganz in fachärztliches Gebiet fällt.

Unter den tuberkulösen Erkrankungen der weiblichen Geschlechtsorgane steht an Häufigkeit die Tuberkulose der **Eileiter** obenan. Zugleich bilden die Tuben durchweg den ursprünglichen Sitz des Giftes, von dem etwaige Erkrankungen anderer Geschlechtsorgane ausgehen, während die Eileitertuberkulose selbst in der Regel wieder abhängig ist von sonstigen älteren Herden im Körper.

Je nach dem Verlauf kann man eine sich schneller und langsamer entwickelnde Form der Erkrankung unterscheiden. Bedingt wird dieser Unterschied durch verschiedene anatomische Veränderungen, die aber vielfach ineinander übergehen. Der zeitliche Ablauf und damit auch die Gefährlichkeit der Krankheit hängt nämlich davon ab, ob die anfänglich zelligen Tuberkel starke Neigung zum käsigen Zerfall zeigen. Dann treten sehr bald geschwürige Zerstörungen der Schleimhaut ein, der Innenraum der Tuben füllt sich mit käsig-bröckeligen Massen und die Wand wird stark entzündlich-zellig verdickt. Im anderen Fall zeigen die anfänglichen Herde zunächst keine käsigen Umwandlungen, vielmehr wird die Schleimhaut allmählich von kleinen Tuberkeln durchsetzt, es

kommt dabei sehr häufig zu einer Verlötung des freien Endes der Tuben
und dann sammelt sich allerdings entzündlicher Inhalt in der Eileiter-
höhle an, so daß sich mit der Zeit ein sog. Pyosalpinx herausbildet.
In noch anderen und gutartigeren Fällen treten von vornherein bindegewebige und narbige Rückbildungen des tuberkulösen Gewebes in den
Vordergrund, und es entwickeln sich so sehr harte Geschwülste der Eileiter, die lange unverändert bleiben. In allen Fällen aber werden die
Eileiter stark anschwellen und sind dann von der Scheide und oft besser
noch vom Mastdarm aus als walnuß- bis hühnereigroße und selbst noch
größere, meist unregelmäßig höckerige Geschwülste fühlbar. Bei dieser
Anschwellung, die ja ursprünglich durch eine unregelmäßig verteilte
Herderkrankung entsteht, werden die Tuben meist geschlängelt und
zeigen deshalb oft gewundene, wurstartige Formen. Fast stets werden
auch die kranken Organe aus ihrer regelrechten Lage verschoben und
entweder seitlich an die Gebärmutter herangedrückt oder nach hinten
verlagert, was mir besonders häufig zu sein scheint. Im großen und
ganzen muß man aber sagen, daß bei der gynäkologischen Untersuchung
wesentliche Unterschiede zwischen einer tuberkulösen oder nichttuber-
kulösen Adnexerkrankung für die tastenden Finger nicht bestehen, es
sei denn, daß jene durchschnittlich etwas härter und höckeriger als
diese erscheinen. Man muß also wissen, daß man aus dem klinischen
Untersuchungsbefund die ursächliche Natur der Krankheit bisweilen
vielleicht vermuten, nie aber sicher feststellen kann. Die Frage, ob
Tuberkulose oder nicht vorliegt, muß man also versuchen, auf andere
Weise zu entscheiden. Das geschieht dadurch, daß man den ganzen
Körper auf sonstige tuberkulöse Herde untersucht, daß man sorgfältig
die übrigen Geschlechtsteile prüft, ob sich andere Keime, vor allem
Gonokokken finden, endlich, daß man die Vorgeschichte, also die Ent-
stehung und Entwicklung der Krankheit, genau abwägt. Auf diese
Weise wird man vielfach Anhaltspunkte für die richtige Diagnose finden,
nicht selten aber abwarten müssen, bis eine längere Beobachtung weitere
Aufklärung schafft.

Im allgemeinen gehört die Eileitertuberkulose nicht zu den ungünstigen Erkrankungsformen. Selbsttätige Heilungen kommen sicher vor,
und vor allem bleibt es in vielen Fällen bei der örtlichen Erkrankung,
ohne daß es zu weiterer Ausbreitung des Giftes kommt. Anderseits
ist aber auch die Gefahr niemals ausgeschlossen, daß die Tuberkulose
nicht doch auf das Bauchfell oder auf den benachbarten Darm übergreift. Der Arzt hat jedenfalls allen Grund, nicht abwartend der Entwicklung der Dinge zuzusehen, sondern frühzeitig helfend einzugreifen.

Die Chirurgie, die früher fast ausschließlich die Behandlung dieser
Erkrankung für sich in Anspruch nahm, hat ihre Ansprüche sehr zurück-
stecken müssen. Einsichtige Frauenärzte pflegen heute nicht mehr gleich
zum Messer zu greifen. Immerhin wird es Fälle geben, z. B. wenn starke
Einschmelzungs- und Eiterungsvorgänge nachweisbar sind, wo man sich
zu einem operativen Verfahren entschließen muß. Dann kommt entweder die Entfernung der ganzen Adnexe auf der kranken Seite, oder

bei den recht häufig doppelseitigen Erkrankungen die völlige Kastration, gegebenenfalls auch die Entfernung der ganzen Geschlechtsorgane einschließlich der Gebärmutter in Betracht. Das hängt ganz von dem örtlichen Befund und dem Allgemeinzustand der Kranken ab.

Für gewöhnlich aber wird man zunächst eine Allgemeinbehandlung mit vernünftiger Schonung und Pflege einleiten, sowie vor allem ein gründliches spezifisches Heilverfahren durchführen. Sowohl mit dem Tuberkulin als auch mit den Partigenen sind durchaus befriedigende Erfolge erzielt, wenn ich auch den Eindruck habe, daß die Erkrankungen der männlichen Geschlechtsorgane durchschnittlich bessere Heilungsaussichten bieten als die bei Frauen.

Unter allen Umständen ist natürlich völlige geschlechtliche Enthaltsamkeit zu gebieten und zu erzwingen. Deshalb eignet sich die Tuberkulose der Tuben, sowie natürlich der weiblichen Geschlechtsorgane überhaupt, bei verheirateten Frauen am besten für die Behandlung außerhalb der Familie, also in einer geschlossenen Heilanstalt.

Als Hilfsmittel der Behandlung kommen noch die Bestrahlungen in Frage. Nach meinen Erfahrungen läßt sich eine nützliche Wirkung vor allem der Röntgenstrahlen nicht verkennen. Doch muß man dabei in den Kauf nehmen, daß eine Folge der Behandlung der Verlust der Zeugungsfähigkeit sein kann. Das ist natürlich zu bedenken und die Kranke muß vom Arzt vorher auf diese Möglichkeit aufmerksam gemacht werden.

Die Tuberkulose der Eierstöcke ist in der Regel von den Eileitern und einer umschriebenen tuberkulösen Bauchfellentzündung fortgeleitet, nur selten entsteht sie unabhängig davon. Abgesehen von einer tuberkulösen Entzündung des serösen Überzugs der Eierstöcke haben wir es wie bei den Tuben entweder mit verstreuten knotigen Herden oder öfter mit käsigen und eitrigen Erkrankungsformen zu tun. Auch sonst verläuft die Tuberkulose der Eierstöcke durchaus ähnlich wie die der Tuben, mit der sie ja meist vergesellschaftet ist. Ich würde mich also nur wiederholen, wenn ich Verlauf und Behandlung schildern wollte, und verweise deshalb auf das vorher Gesagte.

Viel seltener als die Adnexe, im ganzen aber doch häufiger als man früher annahm, erkrankt die Gebärmutter tuberkulös. Diese Erkrankungen können leicht übersehen oder vielmehr mißgedeutet werden, weil sie in den meisten Fällen ganz unter dem Bilde einer chronischen Endometritis verlaufen, von der sie nur durch sorgfältige bakteriologische oder histologische Untersuchung getrennt werden können. Es ist wichtig, gleich von vornherein auf die wenig ausgeprägte Eigenart dieser Tuberkuloseform aufmerksam zu machen, damit der Arzt an solche Möglichkeiten denkt und, wenn der leiseste Verdacht rege wird, die nötige Untersuchung nicht unterläßt. Die erste Aussaat von Tuberkeln findet meist im oberen Teil der Gebärmutter statt, und breitet sich von da aus langsam über die ganze Schleimhaut aus. Bei geschwürigem Zerfall kann die Schleimhaut weitgehend und selbst vollständig zerstört werden, dabei besteht natürlich reichliche Absonderung von Eiter, der durch die inneren Geschlechtsteile abfließt und bei wiederholter bakteriologischer Untersuchung die Natur der Erkrankung festzustellen erlaubt. Unter Umständen aber kann sich ein Verschluß des inneren Muttermundes herausbilden: dann sammelt sich der Eiter natürlich in der Gebärmutterhöhle an und wir haben eine sog. Pyometra vor uns, die als beträchtliche Geschwulst leicht zu fühlen ist. Überhaupt werden wir meist bei der gynäkologischen Untersuchung eine wesentliche Vergrößerung der Gebärmutter finden, die öfter das Mehrfache des gewöhnlichen Umfangs betragen kann und nicht allein auf die Schleimhaut und den Inhalt, sondern auch auf die Muskelwand des Uterus zu beziehen ist. Eine sehr deutliche und teigige Schwellung des ganzen Organs fühlt man in den Fällen, wo es nicht zum Zerfall der Schleimhaut, sondern zu Wucherungen des drüsigen Gewebes infolge zahlreicher verstreuter, meist mikroskopisch kleiner Tuberkel gekommen ist. Solche Wucherungen können in ihrem Aussehen ganz an Geschwülste, an papilläre Adenome und Karzinome, erinnern und werden auch öfter zunächst als solche angesprochen. Erst die histologische Untersuchung deckt dann die Natur der Erkrankung auf. In seltenen Fällen können sich sogar auf der Portio uteri papillomatöse Wucherungen bilden, die natürlich erst recht für krebsige Neubildungen gehalten werden können. Diese Erfahrungen lehren abermals und eindringlich, sich nicht auf den grobanatomischen Anblick zu verlassen, sondern in allen zweifelhaften Fällen zunächst ein herausgeschnittenes Gewebsstück mikroskopisch untersuchen zu lassen und sich erst nach Feststellung der Diagnose über die Art des ärztlichen Vorgehens zu entschließen.

Behandlung   Im allgemeinen ist die Uterustuberkulose nicht besonders bösartig, so daß schon Auskratzungen der Schleimhaut und nachfolgende Ätzungen mit Milchsäure, Chlorzinklösungen u. dgl. zum Ziele führen. Jedenfalls kommt man wohl in der Mehrzahl der Fälle mit derartigen kleineren Eingriffen aus und wird nur in selteneren Fällen die Entfernung des ganzen Uterus vornehmen.

Über spezifische Beeinflussung der Gebärmuttertuberkulose ist bisher wenig bekannt geworden und auch mir fehlen eigene Erfahrungen. Ich würde aber jedenfalls nicht zögern, diese Erkrankung ausgiebig mit Partigenen zu behandeln, wenn sich mir die Gelegenheit dazu bietet.

Scheide   Von den eigentlichen Geschlechtsorganen bleibt nur noch die Scheide zu erwähnen, die aber nur äußerst selten tuberkulös erkrankt, und dann meist nur in ihrem oberen Abschnitt, d. h. im sog. hinteren Scheidengewölbe befallen wird.

Mamma   Wichtiger und häufiger, wenn auch im ganzen ziemlich selten, ist die Tuberkulose eines Organs, das nicht zu den eigentlichen Geschlechtsteilen gehört, aber mit dem Geschlechtsleben des Weibes in innigem Zusammenhang steht. Ich meine die Mamma, die auf verschiedene Art tuberkulös erkranken kann. Man kennt eine Form, wo die Mamma der einen Seite, — und die Tuberkulose der Brustdrüse ist in der Regel einseitig —, von verschiedenen Knoten, meist nicht sehr erheblichen Umfanges, durchsetzt ist. Das ist eine sehr langsam und verhältnismäßig gutartig verlaufende Erkrankung. Bei einer zweiten Form bilden sich flächenhafte entzündlich-zellige Wucherungen, die große Teile des bindegewebigen Grundgewebes durchsetzen und auch nicht selten auf die benachbarten Achseldrüsen übergreifen. Eitrige Einschmelzungen können eintreten, oft aber bleibt die Hautdecke unversehrt und dann liegt die Möglichkeit vor, an einen Krebs der Brustdrüse zu denken. Schließlich kommen im Bereich der Mammae auch die schon geschilderten kalten Abszesse vor, die eigentlich zu den Erkrankungen des Unterhautgewebes gehören und hier auch nur erwähnt werden sollen, da ihr Verhalten und ihre Behandlung nichts Besonderes bieten.

Die Diagnose ist nicht immer leicht. Bei eiternden Vorgängen wird man die tuberkulöse Herkunft durch die bakteriologische Untersuchung nachweisen können. Bei den geschlossenen Formen werden oft Amputationen der kranken Mamma mit Ausräumung der Achselhöhle vorgenommen in der irrigen Auffassung, daß man es mit einem Karzinom zu tun hat. Im allgemeinen ist das kein Unglück, da die operative Entfernung auch dann meist vorgenommen wird, wenn die Tuberkulose diagnostisch sichergestellt ist. Freilich sind Rückfälle nach der Operation nicht ausgeschlossen und dann tritt die spezifische Behandlung in ihr Recht. Da die antigenen Kuren in solchen Fällen, wie ich weiß, sehr günstig wirken, so liegt meines Erachtens auch kein Grund vor, warum man nicht die Erkrankung gleich von vornherein, also ohne Operation spezifisch anfassen soll. Daneben würden dann bei dem verhältnismäßig oberflächlichen Sitz der ganzen Erkrankung die Bestrahlungen als nützliche Hilfsmittel den Heilungsvorgang sicher unterstützen und beschleunigen.

Hier ist nun der Ort, eine praktisch sehr wichtige Frage zu erörtern. Ich habe dabei die Beziehungen im Sinne, die Ehe und Schwangerschaft zur Tuberkulose haben.

Es ist eine zweifellose, tausendfältig belegte Erfahrungstatsache, daß die Schwangerschaft für ein tuberkulöses Weib große Gefahren mit sich bringt. Der Aufbau des kindlichen Körpers entzieht eben der Mutter eine Fülle lebenspendender Säfte. Ein gesundes Weib vermag diese Säfte anstandslos zu liefern, da es sie im Überschuß besitzt. Die kranke Mutter dagegen gebraucht den Überschuß, um ihre Krankheit in Schach zu halten, und wird dieser nun bei der Schwangerschaft durch das werdende Kind mit Beschlag belegt, so wird die Krankheit ihrer Fesseln ledig und durchbricht die natürlichen Schutzkräfte des Körpers. Je höher die Anforderungen sind, die an die Mutter gestellt werden, desto größer wird die Gefahr. Deshalb pflegen die letzten Monate der Schwangerschaft mehr Schaden zu bringen als die ersten, und deshalb ist die Entbindung mit ihrem starken Blutabgang und fast noch mehr das Wochenbett mit dem ständigen Säfteverlust oft ein wahres Unheil für die kranke Mutter. Man beobachtet nun nicht allein, daß sich ausgesprochene Tuberkulosen unter diesen Umständen ausbreiten, sondern auch, daß scheinbar ausgeheilte und jedenfalls zum Stillstand ge-

kommene Herde von frischem aufflackern. Ja, es kommt vor, daß
früher gesunde Frauen während der Schwangerschaft oder öfter im
unmittelbaren Anschluß an die Entbindung erst tuberkulös werden.
Das kommt vor allem bei schlummernden Lungenleiden vor, die un-
bemerkt entstanden und nie vorher in Erscheinung getreten sind.
Im übrigen droht die Gefahr nicht nur von der Lungentuberkulose,
wenn das auch begreiflicherweise am häufigsten beobachtet wird, sondern auch von jeder anderen Organtuberkulose, ja selbst beim Lupus
hat man traurige Erfahrungen gemacht.

Was ist da nun zu tun? Die Frage wird sehr verschieden beantwortet. Während einige Ärzte in jedem Falle von Tuberkulose die
Schwangerschaft künstlich unterbrechen wollen, halten die anderen
diesen Eingriff nur in schweren Fällen für berechtigt. Ich persönlich
vertrete einen mittleren Standpunkt, der sich folgendermaßen wiedergeben läßt:

Künstlicher Abort Zunächst kommt nur der künstliche Abort in Frage, d. h. wenn
man die Schwangerschaft unterbrechen will, so soll das am besten in
den ersten vier Monaten geschehen, spätestens aber bis zum Ablauf
des fünften Schwangerschaftsmonats. Eine künstliche Frühgeburt in
den letzten Monaten ist unangebracht, da sie mindestens so gefährlich,
meist noch gefährlicher ist als die regelrechte Entbindung. Kommt
also eine Frau erst in den letzten Abschnitten der Schwangerschaft
zur Untersuchung, so soll man ruhig die natürliche Geburt der Frucht
abwarten. Für die Auswahl der Fälle können allgemeingültige Gesetze
nicht angesehen werden. Der Arzt muß von Fall zu Fall entscheiden.
Bei mittelschweren und schweren Tuberkulosen, zumal bei offenen
Lungentuberkulosen, wird man nicht nur berechtigt, sondern in der
Regel sogar verpflichtet sein, die Abtreibung der Frucht zu befürworten.
Dasselbe gilt von allen Fällen von sicherer Kehlkopftuberkulose, selbst
wenn die gleichzeitige Lungenerkrankung sehr gering ist. In der Erfahrung aller Beobachter herrscht Einstimmigkeit darüber, daß Kranke
mit Kehlkopftuberkulose durch Schwangerschaft und Wochenbett so gut
wie immer stark geschädigt werden und oft bald darnach zugrunde
gehen. Bei sonst leidlich kräftigen Personen, die nur kleine oder mäßig
große Herde haben, also z. B. bei Lungenerkrankungen I. und II. Grades pflege ich nicht den künstlichen Abort anzuraten. Dann aber halte
ich es für meine Pflicht, sofort eine strenge allgemeine und spezifische
Behandlung einzuleiten. Für mich kommen da nur die Partigene in
Frage, da sie dem Tuberkulin durch das Fehlen der hier besonders
schädlichen Allgemein- und Herdreaktionen entschieden überlegen sind.
Zweckmäßig wird eine solche Kur auf alle Fälle in einer Heilanstalt
durchgeführt; nur ausnahmsweise, unter besonders günstigen äußeren
Verhältnissen, käme die häusliche Behandlung in Frage, wogegen eine
ambulante Spritzkur selbstverständlich ausgeschlossen scheint. Ich habe
jedenfalls mehrfach gesehen, daß auf diese Weise die Schwangerschaft
mit allen ihren Folgen und Begleiterscheinungen nicht nur nicht ge-
schadet hat, sondern sich die tuberkulöse Erkrankung sogar wesentlich

gebessert hat. Anders und schwieriger liegen die Verhältnisse, wenn es sich bei leichteren Fällen um blasse schwächliche Kranke handelt. Da darf man die Anzeige für den künstlichen Abort wohl etwas weiter stellen. Man darf aber nie so weit gehen, daß bei diagnostisch zweifelhaften Fällen die Schwangerschaft unterbrochen wird. Im Gegenteil es müssen immer schon Fälle sein, die über die erste Entwicklungsstufe hinaus sind. Auch ist wichtig zu wissen, warum die Kranken schwächlich sind. Sind sie es auf Grund der Tuberkulose selbst, dann ist die Entscheidung leicht, denn dann handelt es sich ja gar nicht um leichte Fälle und man wird ohne weiteres zum Abort raten können. Beruht die Schwächlichkeit aber auf einer neurotischen Anlage, oder handelt es sich nur um zarte, aber sonst gesunde Frauen, wie man sie so viel sieht, so soll man die Schwangerschaft ihren natürlichen Verlauf nehmen lassen, aber wiederum sofort die spezifische Behandlung mit Ernährungssowie sachgemäß dem Zustande angepaßter Liegekur einleiten und stetig durchführen. Wenn dagegen mit der allgemeinen Schwächlichkeit zugleich eine nennenswerte Blutarmut verbunden ist, so daß der Hämoglobingehalt auf 60% und darunter gesunken ist, so verschlechtern sich auch entsprechend die Aussichten der spezifischen Behandlung, und deshalb wird man je nach Lage des Falles und nach Ausdehnung des tuberkulösen Herdes eher geneigt sein, die Schwangerschaft zu unterbrechen.

Übrigens können bei dieser ganzen Frage die Partigene eine nützliche, wenn auch keine ausschlaggebende Rolle spielen. Wenn man nämlich einen Fall von Tuberkulose vor sich hat, wo man ernstlich schwankt, ob man in den natürlichen Lauf der Dinge eingreifen soll oder nicht, — und solchen Fällen wird jeder Arzt einmal begegnen —, so wird ein Darniederliegen des Intrakutantiters die Wagschale auf der Seite des tätigen Handelns beschweren, während umgekehrt eine gute und kräftige Antigenempfindlichkeit eher im Sinne des abwartenden Verhaltens zu verwerten ist. Da meine eigenen Erfahrungen auf diesem Sondergebiet noch nicht sehr groß sind, so gebe ich diese Anregung, die sich mir in einzelnen Fällen bewährt hat, mit dem nötigen Vorbehalt wieder. Wichtig und nützlich ist es ja in jedem solcher Fälle, den Immunitätstiter zu kennen, und allein soll ja die Probe für die Entscheidung der Frage nicht maßgebend sein, sondern nur im Rahmen des ganzen anderen Befundes mit gewürdigt werden. Schließlich darf nicht vergessen werden, daß zumal bei Lungenerkrankungen ein Urteil, ob der künstliche Abort anzuraten ist oder nicht, unter keinen Umständen abgegeben werden darf, wenn nicht vorher eine gründliche Untersuchung mit Röntgenstrahlen stattgefunden hat.

Wenn nun auch der Arzt bestrebt gewesen ist, nach allen Regeln seiner Kunst und nach bestem Wissen und Gewissen die schwerwiegende Entscheidung zu treffen, so soll er doch niemals die Unterbrechung der Schwangerschaft einleiten, ohne vorher einen zweiten fachkundigen Arzt zur Beratung und endgültigen Beschlußfassung hinzugezogen zu haben. Diese Mahnung ist um so nötiger, als in Laienkreisen vielfach die Ansicht zu herrschen scheint, als ob der Arzt verpflichtet wäre, in jedem

Falle von Tuberkulose selbst leichtester Art oder auch nur bei unbestimmtem Verdacht auf Tuberkulose ohne weiteres die Schwangerschaft zu unterbrechen. Solche Leute, die manchmal eben nichts weiter als den künstlichen Abort wollen, wenden sich neuerdings recht unverfroren mit derartigen Forderungen an den Arzt, und da gilt es, besonders auf der Hut zu sein und die Leute sachlich und bestimmt in ihre Schranken zurückzuweisen. Denn ohne Zweifel begeht der Arzt ein großes Unrecht, wenn er ohne die allertriftigsten Gründe in den natürlichen Lauf der Dinge eingreift. Das ist ein allgemeines Gesetz, das unbedingt gültig ist, auch abgesehen von den gesetzlichen Bestimmungen, die Staat und Menschen vorgeschrieben haben.

Selbstverständlich gibt nun der künstliche Abort keine Gewähr dafür, daß nicht doch eine Verschlimmerung des Leidens eintritt. Das hängt naturgemäß von der Schwere des Falles ab, und manche Kranken werden selbst durch den sonst nicht eben gefährlichen Eingriff und durch alles, was an körperlichen und gemütlichen Störungen damit zusammenhängt, schon so weit geschädigt, daß die Verschlimmerung der Krankheit nicht aufzuhalten ist. Deshalb wird man bei tuberkulösen Frauen oft darauf dringen müssen, daß durch geeignete Mittel das Eintreten der Schwangerschaft verhindert wird. Vor allem aber taucht hier die vielerörterte Frage auf: Wie soll sich der Arzt verhalten, wenn es zu entscheiden gilt, ob die Ehe einer tuberkulosekranken Frau zu erlauben oder zu widerraten ist. Wir wollen hier aber die Frage gleich allgemeiner fassen und sie auch auf den Mann ausdehnen. Freilich der Mann hat kaum persönliche Schädigungen von der Ehe zu befürchten, im Gegenteil, er wird sich in der Regel in der Ehe körperlich besser stehen, da er durchschnittlich in geregeltere Lebensweise und in sorgsamere Pflege kommt als vordem. Trotzdem ist bei ausgesprochenen Tuberkulosen, zumal bei offenen Lungenerkrankungen auch dem Manne dringend von der Ehe abzuraten. Abgesehen von immerhin möglicher Ansteckung der Frau, abgesehen auch von allgemein menschlichen Gesichtspunkten, die eine Ehe eines tuberkulösen Mannes weder richtig noch geschmackvoll erscheinen lassen, so ist für den Arzt besonders an die Gefährdung der Nachkommenschaft zu denken, die sicher besteht, wenn sie auch nicht so drohend ist wie bei der Tuberkulose der Mutter. Daß die Ehe unter allen Umständen zu verbieten ist, wenn auch die zukünftige Ehegenossin tuberkulös ist, liegt auf der Hand. Die verantwortungsvollste Entscheidung steht aber dem Arzt bevor, wenn der Mann gesund und nur die erwählte Braut krank ist oder war. Ist sie zurzeit noch krank und scheidet sie gar Bazillen aus, so ist jedenfalls für Jahre an keine Eheerlaubnis zu denken. Liegt aber die Erkrankung schon einige oder längere Zeit zurück, so handelt es sich zunächst darum, festzustellen, wie der augenblickliche Befund ist, ob sich noch frische Krankheitszeichen nachweisen lassen, und wenn nicht, wie weit die Tuberkulose vorgeschritten war und wie lange Zeit verstrichen ist, seitdem die Krankheit zum Stillstand gekommen ist. Ich kann hier keine Einzelheiten geben. Jeder Fall liegt wieder besonders, und der genauen ärztlichen Untersuchung sowie der sorgsamen Abwägung des ganzen Befundes, aber auch der sonstigen äußeren und gesellschaftlichen Verhältnisse, muß es überlassen bleiben, das Richtige zu treffen. Nur wird man sich sagen müssen, daß es für den Arzt unmöglich ist und selbst für den Staat praktisch undurchführbar wäre, einfach die Ehe jeder weiblichen Person, die früher einmal tuberkulös war, unbedingt zu verbieten, so nützlich das auch für das kommende Geschlecht wäre. Auch hier gilt es, sich an das Mögliche zu halten, und da muß man sagen, daß mindestens zwei Jahre vergangen sein müssen, seitdem die Tuberkulose die letzten deutlichen Erscheinungen gemacht hat. Zweifellos ist das, vom rein wissenschaftlichen Standpunkt beurteilt, eine willkürlich gewählte Zahl, die in manchen Fällen leider nicht genügen wird. Aber ich glaube nicht, daß sich mehr erreichen läßt, und da ist es besser, sich zu bescheiden und wenigstens auf dieser Mindestforderung zu bestehen.

Noch einen Punkt muß ich hier berühren. Das ist die Frage, ob der Arzt einer tuberkulösen Mutter erlauben soll, ihr neugeborenes Kind selbst zu stillen oder nicht? Die Frage ist sehr verschieden beantwortet. Ich will mich auf die auseinandergehenden Meinungen nicht näher einlassen. Ich bin der Ansicht, wenn die Mutter wirklich noch krank ist, also noch sichere frische Krankheitserscheinungen hat, so würde ich das Stillen auf alle Fälle verbieten, auch dann, wenn die Mutter die Entbindung gut überstanden hat und sich in leidlichem Kräftezustand befindet. Die Aufgabe, das Kind selber zu nähren, stellt aber solche Anforderungen an den Haushalt des durch Krankheit, Schwangerschaft, Geburt und Wochenbett immerhin stark belasteten und geschwächten Körpers, daß nun das Maß überlaufen und die Krankheit doch noch Oberhand gewinnen möchte. Außerdem geht man auf diese Weise auch der Möglichkeit aus dem Wege, daß das Kind von der Mutter durch die Milch angesteckt wird, eine Möglichkeit, über deren Häufigkeit wir freilich nicht im klaren sind, die aber jedenfalls nicht ganz von der Hand zu weisen ist.

Die Tuberkulose des Nervensystems.

Eine tuberkulöse Erkrankung der peripheren Nerven im eigentlichen Sinne gibt es nicht. Das will sagen, daß die Tuberkelbazillen niemals in die Nerven selbst eindringen und dort Tuberkel oder andere tuberkulöse Veränderungen erzeugen. Darin unterscheidet sich also der Tuberkuloseerreger grundsätzlich von dem ihm sonst so nahverwandten Leprabazillus. Die peripheren Nerven werden aber auch mittelbar nur verhältnismäßig selten von der Tuberkulose in Mitleidenschaft gezogen. Sog. toxische Neuritiden oder sogar Polyneuritiden sind zwar beschrieben, es bleibt aber fraglich, ob und wieviel davon wirklich auf die Gifte des Tuberkelbazillus zu beziehen sind, oder ob es sich nicht vielmehr um ein zufälliges Zusammentreffen zweier verschiedener Krankheitsursachen handelt. Nicht gar selten werden allerdings Nerven durch tuberkulöse Wucherungen, Abszesse usw. zusammengedrückt, und dadurch können sowohl heftige neuralgische Schmerzen als auch Lähmungserscheinungen ausgelöst werden. Ich nenne da z. B. heftige Neuralgien der Zwischenrippennerven bei tuberkulösem Knochenfraß der Rippen, Lähmungen des Kehlkopfes infolge von Druck auf den Vagus durch käsige Bronchialdrüsen u. dgl. m. Die Beispiele ließen sich natürlich beliebig vermehren, die Erscheinungen aber, die durch solche Druckwirkungen ausgelöst werden, sind nicht bezeichnend für die Tuberkulose als solche, sondern richten sich lediglich nach dem Wirkungsgebiet des betreffenden Nerven, gehören also nicht hierher, sondern in ein Lehrbuch der Nervenkunde.

Rücken-
mark

Auch die Erkrankung des Rückenmarks ist mit wenigen Worten abzumachen. Wie bei den peripheren Nerven gibt es auch beim Rückenmark keine echt tuberkulöse Erkrankung. Durch Druck wird aber das Rückenmark recht oft geschädigt bei der Tuberkulose der Wirbelsäule, und zwar sowohl durch Knickungen der Wirbelkörper, die das Rückenmark zerquetschen, oder durch tuberkulöse Wucherungen und käsige Massen, die sich von einer Spondylitis auf das äußere Blatt der Dura fortpflanzen und nun ebenfalls das weiche Mark durch Druck schädigen. In seltenen Fällen treten auch selbständig, unabhängig also von einer Erkrankung der Wirbelsäule, auf der Dura tuberkulöse Knoten oder Geschwülste auf, die sowohl auf dem Außenblatt als auch auf der Innenseite dieser Haut beobachtet sind. Die Ausfallserscheinungen des Rückenmarks, die durch alle diese Erkrankungen bedingt werden, richten sich natürlich ganz nach dem Sitz der Herde und brauchen uns daher hier nicht weiter zu beschäftigen.

Gehirn

Das Gehirn ist das einzige nervöse Organ, in dessen Masse der Tuberkelbazillus einzudringen und dort echt tuberkulöse Veränderungen hervorzurufen vermag. Aber auch hier geschieht das verhältnismäßig selten und dann fast ausschließlich in der Form von käsigen Tuberkeln. Es sind das runde oder gezackte Gebilde von verschiedener Größe, die bis zum Umfang eines Hühnereies anwachsen kann. Die größeren entwickeln sich in der Regel durch Zusammenfließen mehrerer kleinerer Hirntuberkel. Sie finden sich am häufigsten im Kleinhirn und in der Brücke, verschonen aber keine Hirngegend ganz. Eitrige Einschmelzungen sind äußerst selten, dagegen kommt es öfter vor, daß sie sich völlig abkapseln und dann von der gesunden Hirnmasse durch eine bindegewebige Haut getrennt werden. Seltener treten sie in der Einzahl als sog. „Solitärtuberkel" auf, häufiger sind mehrere Tuberkel vorhanden, die aber meist nahe beieinander liegen.

Die Erscheinungen der Gehirntuberkel richten sich naturgemäß ganz nach ihrem Sitz, verhalten sich also durchaus wie andere Hirngeschwülste. Auf die Diagnose braucht deshalb hier nicht eingegangen zu werden, da man in der Regel eben nur den Sitz der Erkrankung feststellen kann, und das ist Sache der neurologischen Untersuchung. Über die tuberkulöse Natur dieser Gebilde wird man nur selten Gewißheit erlangen können, es sei denn, daß man bei einer diagnostischen

Gehirnpunktion, die ich bei jedem Verdacht auf Hirngeschwulst vorzunehmen pflege, das Glück hat, kleine Gewebsstücke aus dem Krankheitsherd zu bekommen, die mikroskopisch oder bakteriologisch die
Diagnose zulassen. Für die Behandlung kommen die spezifischen Heilverfahren kaum in Frage, da infolge des Sitzes im Gehirn keine Möglichkeit besteht, daß die käsigen Massen aufgesogen werden. Das
einzige Mittel, der Erkrankung beizukommen, wenn auch nur mit sehr
geringer Aussicht auf Erfolg, ist die Gehirnoperation. Immerhin sind
in einigen Fällen Heilungen erzielt, besonders dann, wenn die Gehirntuberkel abgekapselt waren und sich infolgedessen ohne Schaden für
das übrige Gehirn leicht herausschälen ließen. Bei der sonstigen Hoffnungslosigkeit des Leidens ist ein operativer Eingriff jedenfalls durchaus berechtigt.

Die weitaus häufigste tuberkulöse Erkrankung, die sich am Gehirn
abspielt, ist die **Tuberkulose der weichen Hirnhäute.** Sie kann,
wie das so häufig bei der Tuberkulose geschieht, sowohl als **Menin-
gealtuberkulose** wie als **tuberkulöse Meningitis** auftreten. Das
will sagen, daß bald mehr die zelligen Neubildungen, bald mehr entzündliche Veränderungen überwiegen. Im ersteren Falle handelt es
sich durchweg um die Aussaat kleiner, meist hirsekorngroßer, weißlich-
grauer Tuberkel, im letzteren Falle um fibrinöse und dann glasig oder
sulzig aussehende Ausschwitzungen oder um eitrig fibrinöse und dann
dicke, gelbliche Auflagerungen. Der Lieblingssitz, der so gut wie ausschließlich in Frage kommt, ist, im Gegensatz zu vielen anderen Hirn-
hautentzündungen, die Basis des Gehirns, in ihrer ganzen Ausdehnung
vom Chiasma opticum bis zum verlängerten Mark. Fast regelmäßig
kriecht der tuberkulöse Vorgang auch entlang den Gefäßen in die
beiden Sylvischen Gruben hinein, und die Plexus chorioidei pflegen
ebenfalls oft befallen zu sein. Nicht selten bildet sich ein seröser Erguß in den beiden Seitenkammern, der bei starker Ausdehnung, besonders im Kindesalter, anatomisch zur Abplattung und klinisch zu
starken Hirndruckerscheinungen führt.

Der Verlauf ist nun ungeheuer wechselnd und läßt sich kaum in
einer Beschreibung festlegen, da es an ständigen und regelmäßigen
Zeichen fast ganz fehlt. Meist beginnt die Erkrankung ganz schleichend und langsam, und es wird nur über Mattigkeit, Kopfschmerzen
und allgemeines Unbehagen geklagt. Nach einiger Zeit tritt aber eine
leichte Benommenheit ein, die sich weiterhin steigert. Bei Erwachsenen
stellen sich nach etwa 14 Tagen öfter gewisse Herderscheinungen ein,
die in der Regel das Auge betreffen und als Lähmungen der Augen-
muskeln auffallen. Doch können diese Zeichen auch wieder verschwinden, und in vielen Fällen fehlt jede Spur von Herderkrankung.
Dann kann die rein klinische Diagnose sehr schwer und sogar unmöglich sein. Denn auch die Nackensteifigkeit, die bei anderen Me-
ningitiden meist so ausgeprägt ist, pflegt wohl auch bei der Tuberkulose der Hirnhäute oft vorhanden zu sein, ist aber vielfach nur angedeutet und kann nicht selten auch ganz fehlen. Bisweilen, freilich

*Tuberkulose
der weichen
Hirnhäute*

*Sitz der
Erkrankung*

*Verlauf und
Krankheits-
zeichen*

bei weitem nicht immer, sind diagnostisch verwertbar die Zeichen von Kernig und von Lasègue, die beide im Grunde genommen auf dieselbe Erscheinung hinweisen. Das Kernigsche Zeichen besteht darin, daß die Kranken beim Aufrichten der Wirbelsäule unfähig sind, die Beine gestreckt zu halten, diese vielmehr an den Leib heranziehen. Das Lasèguesche Zeichen, das ja auch bei der Ischias eine Rolle spielt, wird so geprüft, daß das Bein des wagerecht liegenden Kranken mit durchgedrücktem Knie im Hüftgelenk gebeugt wird, und fällt positiv aus, wenn das Bein nicht bis zum rechten Winkel erhoben werden kann. Es handelt sich also um eine oft schmerzhafte Steifigkeit der unteren Gliedmaßen, die aber, wie gesagt, auch fehlen kann.

In der Regel besteht Fieber, aber nur geringer oder mittlerer Höhe, doch ist es recht unregelmäßig und kann gelegentlich wenig ausgesprochen sein. Im ganzen kann man also sagen, daß schon bei Erwachsenen, die doch wenigstens ihre persönlichen Empfindungen und Klagen äußern können, die Diagnose oft erst nach längerer Beobachtung wahrscheinlich wird. Bei Kindern aber ist die Sachlage oft noch schwerer zu übersehen. Denn auch die sonstigen Erscheinungen, von denen man so oft liest, der meningitische Schrei, der kahnförmig eingezogene Leib usw., erleichtern verhältnismäßig so selten die Diagnose, daß man jedenfalls aus ihrem Fehlen nicht die geringsten Schlüsse ziehen darf. In der Tat kommt der Arzt bei Kindern, die an tuberkulöser Meningitis erkranken, oft in eine sehr schwierige und peinliche Lage. Die Angehörigen, die das Kind naturgemäß genauer kennen, behaupten, daß es krank sei, und wollen wissen, was ihm fehlt. Der Arzt kann nichts finden und im Augenblick der Untersuchung ist das Kind vielleicht auch durch die augenblickliche Aufregung so lebhaft geworden, daß man geneigt ist, an übertriebene Ängstlichkeit der Eltern zu denken, und sich womöglich verleiten läßt, den Angehörigen Vorstellungen in dieser Richtung zu machen. Schon oft ist es in solchen Fällen geschehen, daß der Arzt schon in den nächsten Tagen jämmerlich Lügen gestraft wurde und dadurch seines Ansehens verlustig gegangen ist. In allen Fällen, wo die Eltern erzählen, daß ein Kind, das sonst gesund war und lebhaft spielte, allmählich mürrisch, gleichgültig, stumpfsinnig geworden ist, nicht mehr spielt, schlecht ißt, soll man sofort an eine beginnende tuberkulöse Meningitis denken, auch dann, wenn das Kind nicht belastet ist. Aber man soll sich auch hüten, mit der Tür ins Haus zu fallen und nun gleich von dem drohenden Schreckgespenst als von einer vollendeten Tatsache zu sprechen. Sonst kann es wieder geschehen, daß eine tüchtige Dosis Rizinusöl, die irgendeine kluge Frau der Verwandtschaft empfiehlt, die ganze Lage auf einmal rettet, und der Arzt hat wieder das Nachsehen. Das beste ist immer in solchen mißlichen Fällen die volle und offene Wahrheit. Der Arzt muß also sagen, daß er zurzeit nichts Sicheres sagen könne, weil eben nichts zu finden sei, daß aber etwas Ernstes dahinter stecken könne, weil im Kindesalter auch schwerere Erkrankungen oft im Anfang nur wenige Erscheinungen machen, daß man das Kind auf alle Fälle beobachten müsse und sich die Sache dann wohl bald aufklären würde.

Der Hauptfehler, in den man als Arzt bei der Diagnose der tuberkulösen Meningitis so leicht verfällt, ist der, daß man nicht an diese Möglichkeit denkt und deshalb die Erkrankung auf die leichte Achsel nimmt. Denkt man überhaupt daran, so wird man nach einiger Zeit schon Zeichen finden, die die Wahrscheinlichkeit steigern, und dann ist die Zeit gekommen, wo man zu der einzigen Möglichkeit greifen kann, zu einer sicheren Diagnose zu kommen. Das ist nun die Lumbalpunktion, die man ohne Gefahr auch im Kindesalter machen kann. Freilich wird man sie, wie gesagt, nicht im allerersten Beginn vornehmen, sondern warten, bis sich der Verdacht mehr und mehr verdichtet, dann aber auch nicht länger zögern.

Im allgemeinen gibt die Beschaffenheit der Rückenmarksflüssigkeit genügenden Aufschluß. Man findet oft, nicht immer, erhöhten Druck, die Flüssigkeit enthält flockige Trübungen, seltener ist sie stark getrübt und noch seltener geradezu eitrig. Stets finden sich vermehrte Zellen, die überwiegend aus Lymphozyten bestehen, in späteren Abschnitten der Krankheit können aber auch oft viele Leukozyten vorhanden sein. Beim Mischen der Flüssigkeit mit gleichen Mengen einer gesättigten Lösung von Ammoniumsulfat entsteht eine deutliche, mehr oder minder starke Trübung, die durch den Ausfall von Globulin bedingt ist. Läßt man die Flüssigkeit einige Zeit, bis zu 24 Stunden, am besten im Eisschrank, stehen, so setzt sich meist ein feines, zartes, netzartiges Gerinnsel ab, das man leicht herausziehen und zur mikroskopischen Untersuchung verwenden kann. In diesem Netz findet man jedenfalls am leichtesten und sichersten das, worauf man am eifrigsten fahndet: die Tuberkelbazillen. Meist sind sie nur sehr spärlich vorhanden, aber es gelingt doch oft, sie festzustellen, vor allem, wenn man auch die GramMuchsche Färbung nicht vergißt. Bildet sich kein derartiges Gerinnsel, dann bleibt nichts anderes übrig, als die Flüssigkeit scharf auszuschleudern und den Bodensatz in gleicher Weise auf Tuberkelbazillen zu durchsuchen. Doch wird man meist auch dann, wenn die Suche auf Bazillen erfolglos verlaufen ist, imstande sein, wenigstens meningitische Veränderungen der Rückenmarksflüssigkeit festzustellen, und das genügt in der Regel, um im Verein mit den klinischen Erscheinungen und dem ganzen Krankheitsverlauf auch über die Natur des Leidens Aufschluß zu erhalten. Vor einer Verwechselung, die vor allem bei Erwachsenen stets möglich ist, muß man sich dann allerdings hüten: das ist die Möglichkeit einer luetischen Meningitis. Man darf daher nicht vergessen, sowohl die Flüssigkeit aus dem Rückenmarkssack wie auch das Blut des Kranken nach Wassermann serologisch untersuchen zu lassen. Auf die Weise wird man auch diese Klippe vermeiden und zur richtigen Erkenntnis kommen.

Über die Behandlung kann ich mich kurz fassen. Bei der Aussichtslosigkeit der Erkrankung kommt eine spezifische Kur irgendwelcher Art nicht in Frage. Freilich sind Fälle beschrieben, — im ganzen sehr wenige —, wo eine tuberkulöse Meningitis von selber ausgeheilt sein soll. Ich habe keinen solchen Fall gesehen und möchte mir einstweilen noch ein Fragezeichen erlauben, obwohl unter den beschriebenen Fällen auch einige mit positivem Befund von säurefesten Bazillen in der Lumbalflüssigkeit vorhanden sind. Ob da nicht Verwechslungen mit anderen säurefesten Stäbchen vorliegen? Doch sei dem, wie ihm wolle. Praktisch wird der Arzt stets recht behalten, wenn er bei gesicherter Diagnose jede tuberkulöse Meningitis, die ihm vorkommt, als durchaus ungünstig beurteilt. Das einzige, was er tun kann, ist, die Erscheinungen zu mildern, und das geschieht, abgesehen von betäubenden und schmerzstillenden Arzneimitteln, nach meinen Erfahrungen am besten durch öfter wiederholte Lumbalpunktionen. Vorübergehend wird meist eine Besserung des Zustandes dadurch erreicht, und ich habe den Eindruck, daß man auf die Weise doch öfter den Verlauf verzögern, das Leben also etwas verlängern kann, Mehr ist leider nicht möglich.

Sinnesorgane — Auf die Tuberkulose der Sinnesorgane gehe ich nicht weiter ein, da ich selber wenig von diesen Dingen verstehe und auch keine Erfahrungen auf diesem Gebiete zu sammeln Gelegenheit hatte. Ich verweise deshalb auf die Fachbücher, die sich mit der Augen- und Ohrenheilkunde beschäftigen.

Das Auge — Ich will nur bemerken, daß das Auge in allen seinen Teilen, Häuten und Schichten, von den Tränendrüsen und der Bindehaut angefangen, bis zur Netzhaut und den Sehnerven tuberkulös erkranken kann. Am häufigsten wird wohl die Tuberkulose der Regenbogenhaut und des Ziliarkörpers beobachtet.

In der Behandlung spielen neben den örtlichen Maßnahmen die spezifischen Kuren eine von Jahr zu Jahr steigende Rolle. Das Tuberkulin wird schon seit langem von den Augenärzten viel gebraucht, muß aber mit Vorsicht gehandhabt werden, da plötzliche Herdreaktionen dem Sehvermögen schädlich und gefährlich werden können und deshalb nach Möglichkeit zu vermeiden sind. Unter diesen Umständen dürften die Partigene berufen sein, — weil sie diese unbeabsichtigten Reaktionen nicht befürchten lassen —, grade in der Augenheilkunde das Tuberkulin abzulösen und zu ersetzen. Und in der Tat sind in der letzten Zeit von verschiedenen Kliniken gute Erfolge bei tuberkulösen Augenleiden mit dem Partigenverfahren erzielt und berichtet worden.

Das Ohr — Auch das Ohr kann in allen seinen Teilen Schauplatz einer tuberkulösen Erkrankung sein. Das äußere, mittlere und innere Ohr kann befallen werden. Die Tuberkulose des äußeren Ohrs ist meist eine Teilerscheinung einer tuberkulösen oder lupösen Erkrankung der Haut in der Nachbarschaft. Die tuberkulöse Mittelohrentzündung, die meist eitrig ist, unterscheidet sich nicht wesentlich von anderen eitrigen Mittelohrkatarrhen, es sei denn durch den weniger stürmischen und meist chronischen Verlauf. Die sichere Diagnose ist in der Regel nur möglich, wenn es gelingt, bei durchbrochenem Trommelfell in den eitrigen

Absonderungen Tuberkelbazillen oder Muchsche Granula zu finden. Auch hier muß, wie bei jeder Mittelohrentzündung, auf eine Erkrankung des Warzenfortsatzes geachtet werden. Ist das der Fall, d. h. bildet sich dort ein tuberkulöser Knochenfraß heraus oder besteht auch nur der Verdacht darauf, so wird der praktische Arzt nicht zögern, einen Facharzt heranzuziehen und gegebenenfalls die Aufmeißelung und Ausräumung des Warzenfortsatzes vornehmen zu lassen. Die Tuberkulose des inneren Ohres und des Labyrinths ist in Diagnose und Behandlung so sehr rein fachärztliche Angelegenheit, daß hier die Erwähnung genügen mag.

Die Tuberkulose der Bewegungsorgane.

Auch auf diesem Gebiete muß ich es mir, getreu dem Plane dieses Werkes, versagen, in eine ausführliche Erörterung des ganzen umfangreichen Gegenstandes einzutreten. Das würde allein schon bei der vielseitigen Gestaltung und der nicht minder vielseitigen Behandlung der tuberkulösen Knochen- und Gelenkserkrankungen ein ganzes Buch füllen, und gehört deshalb vor den Richterstuhl der Chirurgen, nicht vor den der inneren Ärzte. Ich würde daher diese chirurgische Tuberkulose ganz auf sich beruhen lassen, wenn ich nicht in den letzten Jahren immerhin recht ausgiebige Erfahrungen über die spezifische Behandlung dieser weitverbreiteten Tuberkuloseformen gesammelt hätte. Ich glaube daher, doch die Tuberkulose der Bewegungsorgane so weit besprechen zu sollen, als sie für die Behandlungsart in Betracht kommt. Das kann aber in ganz allgemeiner Fassung geschehen, und ich werde daher die besonderen Krankheitserscheinungen und Leistungsstörungen, die sich an den einzelnen Knochen und Gelenken abspielen, sowie auch ihre besondere chirurgische und orthopädische Behandlung getrost berufeneren Händen überlassen.

Die selbständige tuberkulöse Erkrankung der Muskeln ist sehr selten: offenbar gibt das lebende Muskelfleisch einen sehr ungünstigen Nährboden für den Tuberkelbazillus ab. Aber auch fortgeleitet von benachbarten kranken Gelenken ist die Muskeltuberkulose nicht allzuhäufig, da in der Regel die Erkrankung vor der eigentlichen Muskulatur haltmacht. Man kann Knoten, verkäsende und eitrige Vorgänge beobachten, die oft miteinander vereinigt sind. Die Behandlung wird wohl meist in gründlicher Entfernung des kranken Gewebes zu bestehen haben.

Die Schleimbeutel und Sehnenscheiden werden recht häufig tuberkulös. Man kann drei verschiedene Formen der Erkrankung unterscheiden, die übrigens, wie ich gleich betonen will, auch für die Gelenkhöhlen gelten: 1. die seröse Form, die sich durch klaren oder wenig getrübten, meist dickflüssigen, zähen und fadenziehenden Inhalt auszeichnet, 2. die fungöse Form, wo die betreffenden Räume mit schwammigen Wucherungen ausgefüllt sind, 3. die käsigen oder eitrigen Formen. Bei den Sehnenscheiden und Schleimbeuteln zeigt die erste Form noch öfter die Eigentümlichkeit, daß sich in der Flüssigkeit sog.

„Reiskörperchen" finden, deren Aussehen und Größe durch die Benennung treffend bezeichnet ist. Es handelt sich um fibrinöse, zum Teil auch bindegewebige Gebilde, die von zottigen gestielten Wucherungen der Innenwand herrühren und durch Abschleifung allmählich die eigenartige Gestalt angenommen haben. In den Sehnenscheiden finden sie sich oft dicht gedrängt nebeneinander, und man fühlt dann bei Bewegungen deutlich ein Knirschen und Reiben, das der Erkrankung den lateinischen Namen der „Tendovaginitis crepitans" eingebracht hat.

Die Behandlung wird bei vorwiegend käsigen oder gar eitrigen Vorgängen der chirurgischen Hilfe nicht entbehren können. Solche Schleimbeutel werden am besten ganz herausgeschnitten, die Sehnenscheiden sorgfältig ausgeräumt. Die übrigen Erkrankungsformen bieten durchaus günstige Aussichten für das spezifische Heilverfahren, verbunden mit Bestrahlungen. Ich habe jedenfalls schon mehrere tuberkulöse Sehnenscheidenerkrankungen durch Einspritzungen mit den Partigenen völlig beseitigt.

Knochen
und GelenkeDie Knochen und Gelenke werden, wie es scheint, in der großen Mehrzahl der Fälle vom Blutwege aus infiziert. Im Kindesalter sind die Knochen- und Gelenktuberkulosen oft die ersten sichtbaren Ansiedlungen des Giftes, im späteren Alter sind sie meist abhängig von einem anderen und älteren Herd, von dem aus die Keime verschleppt sind. Alle Knochen und Gelenke des menschlichen Skeletts können tuberkulös erkranken, jedoch mit sehr verschiedener Häufigkeit, die zum Teil auch nach dem Lebensalter verschieden ist. Ich nenne in folgendem einige Beispiele, ohne eine irgendwie erschöpfende Darstellung versuchen zu wollen:

Die kurzen
Röhren-
knochen1. Sehr häufig, zumal bei Kindern, sind die vom Knochenmark ausgehenden tuberkulösen Erkrankungen der kleinen Röhrenknochen an Hand und Fuß. Sie sind unter dem Namen der „Spina ventosa" allgemein bekannt. Äußerlich fallen sie auf durch die spindelförmige Auftreibung des ganzen Gliedes. Oft kann die tuberkulöse Wucherung nach außen durchbrechen, dann bilden sich eiternde Fisteln. Im Röntgenbild sieht man, daß meist ein großer Teil des Marks erkrankt ist, der Knochen sieht wie aufgebläht aus und ist in der Regel von einer schalenförmigen Wucherung der Knochenhaut umgeben. Ich erwähne, daß zum Verwechseln ähnliche Vorgänge auch bei der Syphilis vorkommen. Bei uns, wo die Knochenlues nicht allzu häufig ist, wird man dieser Spina ventosa luetica seltener begegnen, in der Türkei, wo die Knochensyphilis außerordentlich weit verbreitet ist, habe ich sie oft gesehen. Vor Irrtümern kann man sich auf die bekannte Art leicht schützen. Die tuberkulösen Erkrankungen dieser Art bedürfen meist keiner operativen Behandlung, unter spezifischen Einspritzungen mit den Partigenen bilden sie sich vollkommen zurück, und man kann an der Hand von Röntgenaufnahmen den Heilungsfortgang leicht verfolgen.

Die langen
Röhren-
knochen2. Die langen Röhrenknochen werden beim Erwachsenen durchweg an den Gelenkenden befallen. Die Tuberkulose des Schaftes ist in diesem Alter selten, dagegen kommt sie bei Kindern häufiger vor.

Sie tritt aber im Verhältnis zur Erkrankung der Gelenkenden stets in den Hintergrund, während die Lues gerade mit Vorliebe die Schäfte befällt. Daher kommt es, daß bei der Syphilis die Gelenkerkrankungen wieder mehr in den Hintergrund treten und umgekehrt bei der Tuberkulose die Gelenke sehr häufig im Anschluß an die Knochenherde erkranken.

3. Die Wirbelsäule zeigt bekanntlich sehr oft tuberkulöse Herde, die durchweg vom Mark der Wirbelkörper ausgehen. Die Herde können sich in jeder Höhe finden, sind aber wohl am häufigsten in den unteren Brust- und oberen Lendenwirbeln. Doch werden selbst die beiden ersten Wirbel nicht verschont, und ebensowenig das Kreuzbein. Durch die tuberkulöse Wucherung tritt eine langsame, aber ständige Aufzehrung des Knochens ein, und durch den Druck sintern die kranken Wirbelkörper allmählich zusammen. Erfolgt dieser Zusammenbruch schneller, so kann es zu plötzlichen Knickungen der Wirbelsäule und schweren Quetschungen oder Drucklähmungen des Rückenmarks kommen, die natürlich stets gefährlich sind, besonders aber an den obersten Teilen der Halswirbelsäule unmittelbar das Leben bedrohen. Tritt der Zusammenfall des Knochengefüges langsamer ein, so bildet sich eine allmählich zunehmende Vorwölbung aus, der als Buckel oder Gibbus den geraden Wuchs des Kranken verunstaltet. Im Röntgenbild sieht man, daß je nach Größe und Umfang des Buckels zwei oder mehr Wirbel an dem Knochenschwunde beteiligt sind. Das Röntgenverfahren muß natürlich in jedem Falle von Spondylitis herangezogen werden und leistet naturgemäß für die Aufklärung treffliche Dienste. Da aber die Herde meist im Innern des Wirbelkörpers anheben, so versagt die Röntgenuntersuchung bei beginnenden Erkrankungen der Wirbelsäule. Denn kleine Herde, die man z. B. in den Fingerknochen ohne weiteres sehen würde, sind bei der undeutlicheren Zeichnung der Wirbel nicht zu erkennen. Das muß man wissen, um sich nicht durch einen scheinbar normalen Röntgenbefund in trügerische Sicherheit wiegen zu lassen. Sind bestimmte Wirbel oder Dornfortsätze von außen auf Druck und Beklopfen empfindlich, und tritt an derselben Stelle bei kräftiger Stauchung der Wirbelsäule von oben lebhaftes Schmerzgefühl ein, so ist der Verdacht auf Spondylitis berechtigt, auch trotz negativer Röntgenuntersuchung. Die tuberkulöse Spondylitis ist nun ein außerordentlich günstiger Gegenstand für die Partigenbehandlung. Ich habe bereits eine große Reihe solcher Kranken behandelt, und die ersten geheilten Fälle liegen bereits 8 Jahre zurück. Auch mehrere Fälle von Erkrankung der Halswirbelsäule haben ein gutes Ergebnis gebracht. Dabei sind Streckungen der Wirbelsäule bei tiefer sitzenden Herden nur selten gemacht, nur dann, wenn mehrere Wirbelkörper befallen waren, so daß im Anfang ein Zusammenbruch drohte. Wir haben aber Wert darauf gelegt, sobald die erste Gefahr abgewendet und die Wirbelsäule schmerzfrei geworden war, was meist nach zwei aufeinanderfolgenden Kuren, bisweilen schon nach einer Kur erreicht wurde, die Kranken planmäßig Bewegungen, Beugungen und Streckungen der Wirbelsäule ausführen

zu lassen. Wir haben so von vornherein eine wesentliche Kräftigung der Rückenmuskeln, damit besseren Halt der Wirbelsäule und ungestörte Leistungsfähigkeit erzielt. Natürlich soll nicht gesagt sein, daß man die Streckverbände in jedem Falle entbehren kann. Alles hängt von der Lage des Einzelfalles ab, und die läßt sich ja bei ausgesprochenen Erkrankungen glücklicherweise durch die Röntgenaufnahme recht zuverlässig beurteilen. Jedenfalls aber wird man auch in solchen Fällen, wo Verbände oder sogar operative Eingriffe nicht entbehrt werden können, doch die spezifische Behandlung nicht vernachlässigen.

Die Rippen 4. Die Tuberkulose der Rippen wird gleichfalls oft beobachtet. Es herrscht da die eitrige Form vor, und es bilden sich nach einiger Zeit meist sehr leicht erkennbare Vorwölbungen am Brustkorb. Anderseits besteht auch die Gefahr des Durchbruchs nach innen, dem dann eine eitrige Erkrankung des Rippenfells zu folgen pflegt. Bei diesen Möglichkeiten wird man stets darauf bedacht sein müssen, dem Eiter rechtzeitig Abfluß zu verschaffen und, wenn möglich, die erkrankten Rippenteile gleich mit zu entfernen. Die spezifische Behandlung wird hier also vorwiegend als Nachbehandlung operativer Maßnahmen zu ihrem Rechte kommen.

Brustbein Erwähnt sei hier noch die Tuberkulose des Brustbeins. Es handelt sich freilich um eine seltene Erkrankung, die aber dann oft sehr versteckt sitzt und doch schwere Erscheinungen macht. Sie kann sich nämlich an der Hinterwand des Brustbeins entwickeln und dort einen Abszeß bilden, der in ungestörtem Wachstum belassen, heftige Schmerzen und Behinderung der Atmung zu machen pflegt. Man muß das wissen, um einen solchen Kranken nicht noch größeren Gefahren auszusetzen. Es versteht sich von selbst, daß man einen solchen Kranken möglichst bald einem Chirurgen überweist, um ihn von seinen Qualen zu befreien.

Schädel 5. Viel seltener bilden sich tuberkulöse Herde in der Schädeldecke, kommen aber, zumal im Kindesalter, dann und wann vor. Da sie öfter in der Mehrzahl auftreten, und die viel häufigeren syphilitischen Erkrankungen des Schädeldachs gleichfalls an mehreren Stellen ausbrechen, so muß man diese Möglichkeit durch die Untersuchung ausschließen. Im übrigen lassen sich die tuberkulösen Schädelherde sehr gut spezifisch behandeln, wobei man aber Sorge zu tragen hat, daß abgestorbener Knochen rechtzeitig entfernt wird.

Knochenerkrankung im Zusammenhang mit Gelenktuberkulose 6. Alle übrigen[1]) bisher nicht genannten Knochen des menschlichen Körpers erkranken vorwiegend in engem Zusammenhang mit dem benachbarten Gelenk oder der Gelenke, die sie bilden helfen. Das gilt, wie wir schon erwähnten, von den Gelenkenden der langen Röhrenknochen, das gilt ferner von den kurzen Knochen der Hand- und Fußwurzel, weniger jedoch von den Gliedern der Finger und Zehen, die oft die benachbarten Gelenke gerade verschonen. Die Beziehungen zwischen den Gelenken und Knochen, die sich an der tuberkulösen

---

[1]) Über reine Formen von Tuberkulose der Beckenknochen habe ich keine eigenen Erfahrungen.

Erkrankung beteiligen, können zweifacher Art sein. Entweder findet sich der ältere Herd im Knochen und bricht in das Gelenk durch; oder aber das Gelenk erkrankt zuerst, und die Tuberkulose frißt den Knochen von der Oberfläche aus an, zerstört also erst die Knochenhaut und dringt dann in das eigentliche Knochengewebe vor. Das Röntgenbild, das selbstverständlich für die Knochen- und Gelenktuberkulose ganz unentbehrlich ist, gibt oft Gelegenheit, diese beiden Entstehungsweisen deutlich zu erkennen.

Besteht nun neben einer Gelenkerkrankung zugleich ein Knochenherd, so ist in der Regel die Erkennung der tuberkulösen Natur nicht schwer. Denn dann sind meist die Veränderungen so hochgradig, daß, selbst wenn keine Fisteln und Eiterungen bestehen, über die Schwere der Erkrankung kein Zweifel sein kann, und vor Verwechslungen mit Syphilis kann man sich ja, wie wir wissen, hinreichend schützen, wenn man nur an diese Möglichkeit denkt, die man aber eigentlich stets vor Augen haben soll. Ist aber wirklich aus dem äußeren Anblick keine sichere Diagnose zu stellen, so gibt durchweg die Röntgenaufnahme des Gelenks und der Knochen mit großer Zuverlässigkeit Auskunft über das Wesen des Leidens.

Anders und schwieriger liegen die Verhältnisse bei den ursprünglichen Gelenkstuberkulosen, die im frühen Abschnitt der Entwicklung zur Beobachtung kommen, die also noch keine Knochenherde aufweisen. Solche Kranken pflegen sich aber durchweg bald beim Arzt zu melden, zumal aus der körperlich arbeitenden Bevölkerung, weil meist wichtige Gelenke, wie das Knie, der Ellenbogen usw., befallen sind, die die Arbeitsfähigkeit stark einschränken oder aufheben. In allen diesen beginnenden Fällen sind diagnostische Irrtümer an der Tagesordnung. Vor allem sind die Verwechselungen mit chronisch rheumatischen Erkrankungen von einschneidender Bedeutung, weil sie oft dazu veranlassen, die Kranken lange Zeit mit Salizylpräparaten zu behandeln und hinzuhalten, und so kostbare Zeit verloren geht, während der die tuberkulösen Veränderungen ungestört ihren Fortgang nehmen. Weniger schwerwiegend für den Kranken ist die fälschliche Annahme eines gonorrhoischen Gelenkleidens. Erstens kann die Unterscheidung wirklich sehr schwer fallen, und die Mißdeutung ist daher besonders verzeihlich. Dann aber wird man einen Kranken mit gonorrhoischer Gelenkentzündung in den meisten Fällen sowieso einem Krankenhause überweisen, wo sich bei eingehender Untersuchung und bei längerer Beobachtung die Diagnose meist aufklären läßt. Im Notfalle hilft ein Behandlungsversuch mit den jetzt allgemein eingeführten und praktisch glänzend bewährten Gonokokkenvakzinen, die eine durchaus spezifische Wirkung bald erkennen lassen.

Aus alledem folgt aber, daß sich der Arzt niemals beruhigen darf, bevor es ihm geglückt ist, bei einer chronischen Gelenkerkrankung die ursächliche Natur des Leidens festzustellen. Ist das in der Sprechstunde oder im Hause nicht möglich, so gehören solche Kranke unweigerlich ins Krankenhaus und dürfen nicht wochen- und monatelang als chronischer Rheumatismus oder Gelenkerguß geführt werden, ohne daß tatsächlich etwas Durchgreifendes geschieht.

Die Gelenke, die bei Erwachsenen am häufigsten tuberkulös erkranken, sind wohl das Fuß-, Knie-, Schulter- und Ellenbogengelenk. Dann folgt das Handgelenk, während das Hüftgelenk hauptsächlich im frühen Kindesalter befallen wird, und seine Erkrankung mit zunehmendem Alter an Häufigkeit schnell abnimmt. Die übrigen Gelenke werden seltener krank, keines aber ist gegen die Tuberkulose gefeit.

Auf einige Besonderheiten der einzelnen Gelenktuberkulosen will ich noch kurz aufmerksam machen:

Fußgelenk Bei der Tuberkulose des Fußgelenks sind meist mehrere der dortigen kleinen Gelenke befallen, am häufigsten aber wohl das Hauptgelenk des Fußes zwischen Sprungbein und Schienbein. Infolgedessen kommt es durch entzündliche Ergüsse in dies Gelenk oft zur Spitzfußstellung des Fußes, was natürlich, auch abgesehen von den Schmerzen, das Gehen sehr erschwert. In der Regel sind auch die Knochen befallen, so daß, wenn man nur die Röntgenuntersuchung nicht vergißt, diagnostische Irrtümer hier am ehesten zu umgehen sind. Im ganzen herrschen die schwammigen tuberkulösen Wucherungen vor, während Fistelbildung und Eiterung seltener ist. Ist dies in ausgedehntem Maße der Fall und sind gleichzeitig mehrere Fußwurzelknochen mehr oder minder zerstört, so wird man sich eher als bei anderen Gelenken zu einer Abnahme des ganzen Fußes oder doch zu einer eingreifenden Operation verstehen, weil ein zweckmäßiger Stumpf oft ein besseres Gehvermögen gewährleistet als ein erhaltener aber verkrüppelter Fuß.

Kniegelenk Die Kniegelenke zeigen eigentlich alle Formen der tuberkulösen Erkrankung, sowohl rein als in mannigfacher Mischung. Im Anfang ist die Knietuberkulose oft besonders schwer zu erkennen, nach längerem Bestehen pflegt die spindelförmige Auftreibung des Gelenks bei gleichzeitig ausgesprochenem Schwund der Oberschenkelmuskeln unverkennbar zu sein. Dieser Schwund oder, wie man zu sagen pflegt, die Atrophie der Gelenkmuskeln ist überhaupt, auch bei anderen Gelenken, für die Diagnose der Tuberkulose verwertbar, da sie bei sonstigen Gelenkleiden in der Regel nicht oder bei weitem geringer vorhanden ist. Auch die Knochen in der Umgegend pflegen zu atrophieren d. h. durch Kalkschwund an Masse und Härte einzubüßen. Im Röntgenbild sieht man dann eine mehr oder minder verwaschene und aufgelockerte Zeichnung des sonst scharf ausgeprägten feinen Netzes der Knochenbälkchen. Diese Veränderung darf aber nicht für die Diagnose der tuberkulösen Natur verwertet werden. Wenn sie auch bei der länger bestehenden Gelenktuberkulose fast nie vermißt wird, so ist sie kaum minder häufig bei anderen chronischen, besonders rheumatischen Gelenkerkrankungen. Nur der umschriebene Knochenherd kann diagnostisch auf Tuberkulose hinweisen. Beim Kniegelenk sollte man operative Maßnahmen nach Möglichkeit vermeiden, abgesehen natürlich von kleinen Eingriffen, die lediglich unternommen werden, um Eiter Abfluß zu verschaffen, Fisteln zu säubern usw. Geschlossene Knietuberkulose aber sollte man in Ruhe lassen, und selbst vorsichtig mit festen Gipsverbänden sein. Denn es gelingt nicht selten, durch die spezifische Behandlung ein beugefähiges Gelenk zu erhalten, was für das Gehvermögen natürlich ein außerordentlicher Gewinn ist. Gibt man vorzeitig den Wünschen der Kranken nach, die sich über Schmerzen beklagen, oder läßt man sich durch andere Gesichtspunkte verleiten, gleich von vornherein ein tuberkulöses Kniegelenk völlig und dauernd ruhig zu stellen, so hat man binnen kurzem ein versteiftes Gelenk, das unbeweglich bleibt und zeitlebens die Leistungen beeinträchtigt. Die große Kunst der ärztlichen Geduld sollte hier, wie überhaupt in der Behandlung der Knochen und Gelenkstuberkulose, mit besonderer Willensstärke geübt und auch den Kranken eingeimpft werden. Desto besser werden die Erfolge sein, wenn auch im ersten Anfang die Heilung scheinbar etwas langsamer vorangeht und der Kranke etwas länger durch Schmerzen und zeitweilige Gelenksschwellungen an die Schwere des Grundleidens erinnert wird. Natürlich soll aber damit nicht gesagt sein, daß es nicht genug Fälle gibt, wo Gips- und sonstige feste Verbände, Streckverbände und selbst Resektionen des Knies nicht zu umgehen sind. Ich habe hier selbstverständlich die Frühformen im Sinne, und da läßt sich auch ohne Gips und Messer viel machen.

Das tuberkulöse Ellbogengelenk fällt gleichfalls durch eine spindelförmige Schwellung und den hochgradigen Muskelschwund auf. Die Knochen des Oberarms enthalten verhältnismäßig selten tiefer gelegene tuberkulöse Herde, dagegen wird der Knochen oberflächlich häufiger angefressen. Besonders zahlreich treten bei diesem Gelenk Verkäsungen, eitrige Einschmelzungen, Abszesse und Fisteln auf. Daher wird man öfter Messer und scharfen Löffel gebrauchen müssen, ohne aber gleich an größere Operationen zu denken. Auch hier wird man mit der völligen Ruhigstellung des Gelenks sehr vorsichtig sein, sich dazu jedenfalls nur im Notfalle verstehen. Denn ein in Beugestellung versteiftes Ellbogengelenk macht den ganzen Arm so ziemlich wertlos, wenigstens für sehr viele Arbeiter.

Das Schultergelenk nimmt insofern eine besondere Stellung ein, als es sehr oft, viel häufiger als das bei anderen Gelenken vorkommt, von einer trockenen Form der Tuberkulose heimgesucht wird. Man versteht darunter Erkrankungen, wo entzündliche Ausschwitzungen und daher Schwellungen so gut wie völlig fehlen und auch die tuberkulösen Wucherungen nur schmal und flach sein können. Trotzdem handelt es sich um hartnäckige Erkrankungen, die aber keineswegs immer leicht zu erkennen sind. Bei längerem Bestehen freilich wird man im Röntgenbilde meist Veränderungen des Knochens finden, und zwar handelt es sich dann von vornherein um zerstörende Vorgänge, die von der Oberfläche in den Oberarmkopf eindringen, ohne jede entzündliche Neubildung, wie sie sonst bei der Knochentuberkulose nur selten ganz vermißt wird. Dieser trockene Knochenfraß, die Caries sicca, wie die Gelehrten sagen, ist praktisch sehr wichtig. Denn er läßt sich in den meisten Fällen durch die Partigene, verbunden mit

Bestrahlung, sehr gut beeinflussen, und ich habe schon in einer ganzen
Reihe von Fällen tadellose Heilerfolge, auch mit ungestörter Beweg-
lichkeit des Gelenks, erhalten. Daß übrigens auch andere Formen der
Tuberkulose am Schultergelenk keineswegs fehlen, versteht sich von selbst.

Hüftgelenk   Die Hüftgelenkstuberkulose ist, wie gesagt, eine klassische Erkrankung des Kindesalters, an der aber viele Kranke bis in das reifere
Alter, manche zeitlebens, zu tun haben. Auf eine genauere Beschreibung des Gesamtbildes dieses vielgestaltigen Gelenkleidens möchte ich
hier verzichten. Das hieße das ganze Rüstzeug der neueren Orthopädie dem Leser vorsetzen. Es genügt darauf hinzuweisen, daß es seit
langem die Orthopädie und nicht mehr die operative Chirurgie ist, der
man die Sorge für die schwerwiegende Tuberkulose des größten Gelenks
am menschlichen Skelett anvertraut. In der Tat wird mit Recht die
erhaltende Behandlung in den Vordergrund gestellt, und nur im äußersten Notfall entschließt sich selbst der eingefleischteste Chirurg zu den
früheren großen Gelenksresektionen oder gar Exartikulationen, die
natürlich aber unter Umständen doch nicht zu entbehren sind. Die
Diagnose der tuberkulösen Hüftgelenksentzündung bietet heute, wo wir
als wichtiges Hilfsmittel die Röntgenaufnahme in keinem Falle unterlassen werden, im allgemeinen keine großen Schwierigkeiten. Da das
Hüftgelenk in der Mehrzahl der Fälle im Anschluß an einen ursprünglichen Knochenherd tuberkulös erkrankt, der entweder in der Pfanne
des Hüftbeins oder, was wohl noch häufiger ist, im Gelenkkopf des
Oberschenkels sitzt, so ist die Erkrankung und ihre Natur sowohl von
nicht entzündlichen Hüftgelenksveränderungen, wie der Coxa vara und
der angeborenen oder erworbenen Hüftverrenkung, als auch von anderen
Entzündungen, wie sie so oft beim Gelenkrheumatismus, dann und
wann auch beim Typhus vorkommen, in der Regel mit genügender
Sicherheit zu unterscheiden. Infolge dieser Knochenherde kommt es
aber auch oft oder meist zu bleibenden Störungen. Vor allem, wenn
die Tuberkulose vom Oberschenkelkopf ausgeht, gehen größere Teile
dieses Knochens verloren, oder aber der Knochen bleibt bei Kindern
wenigstens stark im Wachstum zurück. Daraus folgt eine dauernde
Verkürzung des betreffenden Beines, die wieder auf das übrige Skelett,
zumal auf die Wirbelsäule, einwirkt, und frühzeitig auf künstliche Weise
ausgeglichen werden muß, um nicht bleibende Verbiegungen und Verunstaltungen des ganzen Körpers zu erhalten.

Im übrigen sind auch sonst bei der Behandlung mechanische Hilfsmittel, vor allem Streckverbände, nicht zu entbehren. Daneben aber,
und zwar in voller Gleichberechtigung, sollte die spezifische Behandlung mit unerschütterlicher Geduld und Ausdauer durchgeführt werden.
Wie jeder Arzt weiß, erstreckt sich die ärztliche Überwachung und
Versorgung an und für sich bei dieser Gelenktuberkulose auf Jahre, ja
auf das ganze Kindesalter und darüber hinaus. Da ist denn reichliche
Gelegenheit, immer wieder die Waffe der spezifischen Antigenwirkung
anzuwenden, und ich kann versichern, daß damit zur Ausheilung des
Gelenkes und zur Gesundung des ganzen Körpers, der bei der Schwere

und Größe der Erkrankung mehr als bei anderen Gelenkstuberkulosen geschwächt wird, Vieles und Wesentliches geleistet wird.

Die Tuberkulose des Handgelenks ist nur mit chronischen gonor-rhoischen Entzündungen leichter zu verwechseln, von den selteneren rheumatischen Erkrankungen meist unschwer abzutrennen. Die schwammige Form überwiegt, doch sind eitrige Schwellungen und Fistelbildungen nichts Seltenes. Man muß daher aufpassen und rechtzeitig eingreifen, damit nicht durch den Eiter die vielen kostbaren Gebilde der Hand leiden. Aber diese Eingriffe sollen sich gerade hier auf das Nötigste beschränken, denn mehr als sonst noch gilt es, eine gut bewegliche und zur Arbeit taugliche Hand zu erhalten. Die spezifische Behandlung, die hier in besonders wirkungsvoller Weise durch die Bestrahlungen unterstützt wird, vermag das in der Regel zu leisten, wenn sie rechtzeitig einsetzt und lange Zeit, gegebenenfalls jahrelang, durchgeführt wird.

An dieser Stelle möchte ich einer Auffassung gedenken, die neuerdings viel Redens macht. Ein französischer Arzt, Poncet, hat einen chronischen tuberkulösen Rheumatismus beschrieben, der alle oder viele Gelenke befällt in derselben Weise, wie das beim gewöhnlichen chronischen Gelenkrheumatismus geschieht. Seitdem pflegen, wie das so geht, überall, anscheinend in großer Zahl solche Fälle beobachtet zu werden. Ich habe mich bisher vergeblich bemüht, zu ergründen, wo denn der Prüfstein für diese ganz unbewiesene Ansicht liegt. An sich will ich die Möglichkeit einer derartigen Erkrankung nicht in Abrede stellen. Man kann sich wohl denken, daß die Stoffwechselgifte des Tuberkelbazillus Gelenkschmerzen und vielleicht auch leichte chronisch entzündliche Veränderungen an den Gelenken auslösen können. Ja, ich habe einen und den anderen Fall gesehen, wo man die Poncetsche Auffassung wenigstens mit einem Schein von Recht anwenden könnte. Aber das sind persönliche Eindrücke, noch dazu bei ganz vereinzelten Fällen. Jetzt hört man aber, vielfach gerade von Nichtfachärzten, von dem Poncetschen Rheumatismus als von einer gang und gäben Erkrankung sprechen. Dem ist aber keineswegs so. Einstweilen fehlt für Poncets Behauptung durchaus der sachliche Beweis, der z. B. in der häufigen und sicheren Ausheilung durch ein spezifisches Heilverfahren bestehen könnte. Chronische Rheumatiker können tuberkulös und Tuberkulöse rheumatisch werden. Es gibt aber sehr viele verschiedene rheumatische Erkrankungen, die keineswegs alle von Salizyl beeinflußt werden. Also, wo bleibt da der Poncetsche Rheumatismus und wie erkenne ich ihn? Einstweilen sehe ich in der neuen Bezeichnung ein Modewort, dem vielleicht ein sehr kleiner Wahrheitskern innewohnt. Aber der muß noch erst aus vielem Wust herausgeschält werden, wenn wir praktisch damit etwas anfangen können.

Bevor ich diese Ausführungen schließe, möchte ich noch einmal wiederholen, daß bei allen Knochen- und Gelenktuberkulosen nur die sachgemäß ausgenutzte Zeit und die häufige, unermüdliche Anwendung der spezifischen Einspritzungen, von denen, wie ich glaube, die Partigene in vorderster Linie stehen, zum Ziele, d. h. zur Ausheilung mit

Handgelenk

Der Poncet- sche Rheu- matismus

Behandlung der Knochen- und Gelenk- tuberkulose

gut erhaltener Leistungsfähigkeit führen. Die früher allgemein üblichen, jetzt zum Glück sehr eingeschränkten größeren Operationen, die auf die schnelle und gründliche Entfernung der Erkrankung abzwecken, sind Blender, zeitige Augenblickserfolge und hinterlassen im günstigsten Falle ein verstümmeltes und verkrüppeltes, in seiner Gebrauchsfähigkeit gehemmtes Glied. Mit Recht sind alle einsichtigen Chirurgen jetzt sehr zurückhaltend mit den größeren Eingriffen geworden. Selbst die eifrigsten Vertreter der operativen Chirurgie begnügen sich, das unmittelbar Kranke zu entfernen. Aber auch das geht vielfach noch zu weit. Denn die Vertreter der anderen Richtung, die nach Menschenmöglichkeit das nicht zerstörte Gewebe und damit die Leistungen des Gliedes retten und erhalten wollen, lassen selbst die kranken Teile unangefochten und sorgen nur für die Entfernung der größten Schädlichkeiten. Das will sagen, sie verschaffen dem Eiter Abfluß, sie entfernen völlig verkäste Massen, sie beseitigen abgestorbenen und abgestoßenen Knochen und ähnliches mehr. Im übrigen aber sind neue Wege beschritten, um die Rückbildung der tuberkulösen Wucherungen und Entzündungen zu erzwingen. Dazu gehören die von Bier eingeführten Stauungen. die gewiß manchmal gute Dienste leisten, wenn auch ihre Wirkung meist erst nach längerer Zeit zu spüren ist. Dazu gehören ferner die verschiedenen Arten der Bestrahlungen. Durch die Bestrebungen Bernhards und Rolliers ist da die Behandlung mit der Sonne des Hochgebirges in den Bereich fast allseitiger Beachtung gerückt. Man darf aber nicht vergessen, daß diese Behandlungsart auf gewisse Volkskreise beschränkt bleiben muß, und man darf nicht minder außer acht lassen, daß die Sonnenbehandlung einen Wechsel auf lange Sicht bedeutet, meist mehrere Jahre gebraucht, um den günstigen Enderfolg zu erzielen, der aber auch ausbleiben kann, wie bei allen menschlichen und ärztlichen Verfahren. Allgemeiner anwendbar sind jedenfalls die Bestrahlungen mit dem ultravioletten Licht, also mit der sog. künstlichen Höhensonne und ähnlichen Strahlenlampen, und nicht zuletzt die Röntgen- und Radiumstrahlen. Auf Grund eigener Erfahrungen bin ich geneigt, den beiden letztgenannten Strahlenarten, vor allem den Röntgenstrahlen, den ersten Platz in der Bekämpfung der Knochen- und Gelenktuberkulose einzuräumen. Ich betrachte aber auch auf diesem Gebiete die spezifische Kur, besonders das Partigenverfahren, als die Behandlungsart, die allen anderen Rückgrat und Stütze gibt und daher in keinem Falle, wo der Körper noch über Abwehrkräfte verfügt, ausgeschaltet werden sollte.

Die akute allgemeine Miliartuberkulose.

Wir haben bisher das ganze Gebiet der Organtuberkulose durchstreift. Wie wir sahen, handelt es sich da um Herderkrankungen, die wohl von Ort zu Ort verschleppt werden, auch öfter in der Mehrzahl vorhanden sein können, nie aber den ganzen Körper auf einmal befallen. Wir haben es jetzt dagegen mit einer tuberkulösen Erkrankung zu tun, die sich mit einem Schlage über den ganzen Körper verteilt und ausbreitet. Freilich ohne Herderkrankung geht es doch meist nicht ab. Nur in den allerseltensten Fällen, die bisher nur ganz vereinzelt beobachtet sind, kommt es wirklich zu einer plötzlichen Überschwemmung des Körpers mit Tuberkelbazillen, die nach Art der septischen Krankheiten zum Tode führt, ohne daß es zu eigentlichen Ansiedlungen des Giftes im Gewebe kommt. Demgegenüber bildet die a k u t e a l l g e - Allgemeine Miliartuberkulose meine Miliartuberkulose, wie schon der Name besagt, trotz ihres schnellen, oft stürmischen Verlaufs, stets, wenn auch nur kleinste Herde, die in ungeheurer Zahl die Gewebe aller Organe durchsetzen. Diese schwerste Erscheinungsform der Tuberkulose ist auch keine Seltenheit wie die septische, sondern wird jedem Arzt dann und wann begegnen; wir müssen uns daher mit ihr beschäftigen, um so mehr, als ihr plötzliches Einsetzen und ihr rascher Verlauf oft ihre Natur verkennen läßt.

Man hat sich viel darüber gestritten, wie diese Krankheit zustande Entstehung kommt. Die einen haben gesagt, daß plötzlich eine große Masse Tuberkelbazillen in die Blutbahn einbricht und nun die allgemeine Aussaat in allen Organen zuwege bringt. Die anderen behaupten, daß meist nur wenige Tuberkelbazillen in den Kreislauf gelangen, sich aber in der Blutbahn vermehren und sich dann erst festsetzen. Ich glaube, daß beide Parteien recht haben und daß beide Entstehungsweisen vorkommen. Ja, ich meine, daß man diese Verschiedenheit sogar annehmen muß, um Unterschiede im klinischen Verlauf zu erklären. In einigen Fällen setzt nämlich die Krankheit in der Tat recht plötzlich ein, das Fieber steigt in wenigen Tagen in die Höhe und bleibt ohne wesentliche Schwankungen wie beim Typhus auf dieser Höhe bestehen. Das dürften die Fälle sein, wo auf einmal große Bazillenmengen das Blut überschwemmen. In anderen Fällen treten die Krankheitserscheinungen langsamer ein, die Krankheit entwickelt sich sozusagen, und man hat den Eindruck, daß sie schubweise vordringt und sich ausbreitet. Dementsprechend hat man es von Anfang an mit wechselnden Fieberbewegungen, steilen Anstiegen und Abstürzen, jedenfalls mit häufigen und bedeutenden Schwankungen des Fiebers zu tun. Hier erklären sich die klinischen Vorgänge besser, wenn man annimmt, daß eine Vermehrung in der Blutbahn vorangeht und schubweise die Besetzung des Organgewebes folgt. Deshalb sind auch bei der Leichenschau im ersten Falle die Tuberkel durchweg von annähernd gleicher Größe, im letzteren Falle dagegen sehr verschieden groß, so daß kleinste miliare

Knötchen neben ganz ansehnlichen, fast linsengroßen Knoten stehen. Ferner hängt vielleicht auch damit zusammen, daß man in dem einen Fall die Erreger im Blute vermißt oder nur selten und in geringer Zahl findet, im anderen und zweiten Fall der Nachweis oft und leicht gelingt.

Krankheits-
zeichen und
Verlauf

Der Beginn der Krankheit setzt in der Regel ziemlich rasch ein, obwohl ein ganz akuter Anfang mit Schüttelfrost selten ist, aber doch vorkommt. Meist dauert es nur wenige Tage, bis die Höhe erreicht ist, und in wenigen Wochen verläuft die Erkrankung zum Tode, der wohl ausnahmslos den Abschluß bildet. Nur in einem Bruchteil der Fälle tritt nach einer schnellen Anfangsentwicklung ein chronischer Verlauf ein, der aber auch in wenigen Monaten zum Tode führt. Die Krankheitserscheinungen sind so unbestimmt, daß die Diagnose oft schwierig ist. Oft kann sie nur dadurch gestellt werden, daß andere Erkrankungen, wie Typhus, Blutvergiftung, Wochenbettfieber u. dgl. m., ausgeschlossen werden. Sicher ist man seiner Sache nur, wenn Tuberkel im Augenhintergrund gefunden werden, was allerdings in drei Viertel der Fälle, aber meist erst gegen das Ende der Krankheit, möglich ist. Selbst der Nachweis von Tuberkelbazillen im strömenden Blut ist nicht unbedingt beweisend, da das bei schweren Tuberkulosen auch ohne allgemeine Aussaat vorkommen kann. Aber man weiß dann wenigstens, daß eine schwere Tuberkulose vorliegt, und wird sich aus dem weiteren Verlauf bald das richtige Bild machen. Leider ist die Untersuchung des Blutes recht umständlich. Man muß das Blut in einer schwachen Lösung von Ammoniumoxalat auffangen, durch dünne Essigsäurelösung lackfarben machen, scharf ausschleudern, den Bodensatz mit Antiformin aufnehmen und auflösen, abermals zentrifugieren und den Niederschlag auf Tuberkelbazillen färben.

Oft ist eine deutlich fühlbare Milzvergrößerung nachzuweisen, was die Annahme einer akuten Infektionskrankheit noch mehr bestärkt. Auch die Diazoreaktion im Urin pflegt positiv auszufallen, was abermals an Typhus denken läßt, an den auch der benommene Zustand auf der Höhe der Krankheit sehr erinnert. In einigen Fällen besteht starke Atemnot, während auf den Lungen nur mehr oder minder reichliche, trockene bronchitische Geräusche gehört werden, ein Mißverhältnis, das allerdings den Gedanken an Miliartuberkulose nahelegen kann. In anderen Fällen, wo augenscheinlich die Tuberkelaussaat besonders reichlich auf den Hirnhäuten stattgefunden hat, ist völlige Bewußtlosigkeit vorhanden, und es treten meningitische Erscheinungen, wie Nackensteifigkeit, Augenmuskellähmungen usw., auf.

Liegt eine offenkundige tuberkulöse Herderkrankung, z. B. eine Lungentuberkulose vor, dann ist der Eintritt einer miliaren Ausbreitung des Giftes gewöhnlich leicht zu erkennen und zu verfolgen. Das trifft aber für die meisten akuten Miliartuberkulosen nicht zu, und darauf muß mit besonderer Schärfe hingewiesen werden. Denn leider tritt dieses verhängnisvolle Ereignis meist ganz unversehens ein, bei Menschen, die anscheinend nie tuberkulös waren. Besonders im jugendlichen Alter erlebt man es, daß blühende Kinder aus voller Gesundheit in wenigen Wochen auf diese Weise hingerafft werden, und bei der Leichenuntersuchung findet man dann, womöglich erst nach langem Suchen, daß z. B. eine einzige käsige Bronchialdrüse das furchtbare Unheil angerichtet hat. Natürlich ist für den Ausgangsherd der Sitz in der unmittelbaren Nachbarschaft eines Blutgefäßes oder auch, wie das dann und wann nachgewiesen ist, des Ductus thoracicus, also des großen lymphatischen Sammelrohrs, maßgebende Bedingung. So erklärt sich auch, daß bisweilen im Anschluß an äußere Geschehnisse, wie Schwangerschaft, Wochenbett, Unfälle, Infektionskrankheiten (besonders Masern und Scharlach) u. a. m. der Ausbruch der Krankheit erfolgt. Ich habe mehrfach erfahren, daß Operationen an tuberkulösen Drüsen oder bei anderen tuberkulösen Erkrankungen von Miliartuberkulose gefolgt waren.

Eine Behandlung der akuten Miliartuberkulose gibt es natürlich nicht. Merkwürdigerweise wird bisweilen von Gegnern des spezifischen Heilverfahrens verlangt, daß die Heilung einer solchen unvermischten und noch dazu beginnenden Tuberkulose, wie es die akute Miliartuberkulose in der Tat ist, als Prüfstein zu gelten habe, ob eine spezifische Behandlung Wert hat oder nicht. Das wäre dann freilich ein glattes Verdammungsurteil für alle unsere spezifischen Heilbestrebungen, denn die antigenen Einspritzungen lassen hier natürlich ebenso im Stich wie alles andere. Aber es heißt denn doch das Wesen der immunisierenden Behandlung von Grund aus verkennen, wenn man sich in solchen laienhaften Gedankengängen bewegt. Für den Leser dieses Buches brauche ich kaum erst auseinanderzusetzen, daß in einem Augenblick, wo der ganze Körper mit den giftigen Erregern plötzlich überschwemmt wird, die Abwehrkräfte völlig daniederliegen müssen und eine Antikörperbildung nirgendwo einsetzen kann. Unter diesen Umständen besteht natürlicherweise schon eine ungeheure Antigenüberlastung, und es wäre durchaus unangebracht, diese noch künstlich durch weitere Antigenzufuhr zu steigern. Ja selbst, wenn wir ein passiv immunisierendes Mittel, etwa ein spezifisches Serum besäßen, das mit einem Schlage sämtliche Tuberkelbazillen abtöten könnte, auch dann würde der Kranke unweigerlich zugrunde gehen, durch das plötzliche Freiwerden der bazillären Leibesgifte wahrscheinlich sogar noch schneller als ohne dies fabelhafte Mittel.

Die Beziehungen der Tuberkulose zum Kindesalter.

Vieles über die Besonderheiten der Tuberkulose im Kindesalter ist bereits besprochen worden, und ich beabsichtige nicht, Gesagtes noch einmal zu wiederholen. Aber manches harrt doch noch der Aufklärung und Ergänzung, und das soll in diesem Schlußabschnitt nachgeholt werden.

Das erste Schlagwort, was laut wird, wenn man von der kindlichen Tuberkulose spricht, ist das der Skrofulose. Der Leser braucht aber nicht zu befürchten, daß ich ihn in den alten Streit um diesen Begriff, der auch heute noch nicht ausgefochten ist, von neuem verwickle. Ich lasse die graue Theorie den gelehrten Streitern und halte mich an das Praktische.

Wer wollte es nun leugnen, daß es unzählige Kinder gibt, die sog. skrofulöse Erscheinungen zeigen? Um sie kurz zu umreißen, teilt man die Kinder am besten in zwei Gruppen:

1. Die einen zeigen einen ziemlich plumpen Bau, sind dick, aber weich und gedunsen; besonders das Gesicht ist geschwollen, Nase und Oberlippe oft verdickt, die Farbe des Gesichts ungesund, grau. Der Leib ist vielfach aufgetrieben, der Stuhl oft angehalten. Im ganzen sind die Kinder körperlich und geistig träge, stumpfsinnig und zurückgeblieben.

2. Die anderen sind zart gebaut, haben weiße Gesichtsfarbe, die aber leicht errötet, auch besteht in der Regel allgemeine vasomotorische Hauterregbarkeit; sie sind stets mager und muskelschwach, der Leib ist eher eingesunken, der Stuhl oft durchfällig oder wechselnd; dabei sind die Kinder sehr lebhaft, geistig oft über ihr Lebensalter hinaus entwickelt, meist nervös, sehr reiz- und erregbar; Puls und Herztätigkeit sind leicht beschleunigt, häufig sind leichte Temperaturerhöhungen vorhanden.

Beiden Gruppen gemeinsam sind nur die häufigen Drüsenschwellungen, ferner chronische Schwellungen der Mandeln, Wucherungen im Nasen-Rachenraum, Neigung zu Hautausschlägen, zu Bindehautentzündungen mit Bläschenbildung, überhaupt Neigung zu allen möglichen Entzündungen und Katarrhen, nicht zum wenigsten auch der Atmungswege, der Luftröhre und Bronchien.

Wenn man nun fragt: sind das Erscheinungen oder etwa Vorläufer einer versteckten tuberkulösen Erkrankung, so kann man diese Frage durchaus verneinen. An sich haben diese Dinge nichts mit Tuberkulose zu tun. Worum handelt es sich aber dann? Man spricht neuerdings viel von exsudativer Diathese, abermals ein gelehrtes Schlagwort, das aber doch einen Wahrheitskern enthält, jedoch der Sache nicht auf den Grund geht. Denn fragen wir uns, worin denn diese entzündliche Anlage, wie man besser deutsch sagen würde, besteht, so werden wir sowohl aus der trockenen Zusammenstellung der Erscheinungen als auch besonders aus der frischen Beobachtung der lebenden Beispiele ersehen, daß dem gesamten Krankheitsbilde eine Erkrankung des vegetativen Nervensystems zugrunde liegt. Und zwar handelt es sich dabei um Schwankungen in der normalen Erregbarkeit dieses Nervensystems um eine mittlere Lage, die eben den gesunden Verhältnissen entspricht. Die Kinder der ersten Gruppe leiden also an einer Schwäche und Trägheit, wenn man will, Abspannung des vegetativen Nervensystems, die der zweiten Gruppe an einer Reizung und Überspannung des gleichen Nervensystems. Ist diese Erkenntnis einmal durchgedrungen, so ordnet sich das vielgestaltige Bild ganz von selber, und weitere Fragen, die der Antwort harren, lassen sich aufklären. Natürlich hat diese ganze Auffassung einen sehr viel größeren Geltungsbereich. Aber bleiben wir hier bei ihrer Stellung zur Tuberkulose.

Sind nun alle diese Kinder mit einer oder der anderen neurotischen Anlage tuberkulosegefährdet oder nicht? Man kann das nicht ohne weiteres entscheiden. Wenn ich meinen eigenen Beobachtungen und Erfahrungen trauen darf, so würde ich sagen, daß ein tuberkuloseinfiziertes Kind, das der ersten Gruppe angehört, größerer Gefahr ausgesetzt ist als ein neurotisch gesundes Kind; daß dagegen bei der zweiten Gruppe kein wesentlicher Unterschied zwischen neurotischem und gesundem Kind besteht.

Aus dieser Ableitung folgt nun praktisch, daß der Arzt, wenn er ein sog. „skrofulöses" Kind zu beurteilen hat, zunächst genau untersucht, ob es neurotisch ist und zu welcher Gruppe es gehört. Dann aber hat er für den Nachweis zu sorgen, ob es tuberkuloseinfiziert ist, was sich durch die Pirquetsche Hautprobe mit praktisch genügender Genauigkeit feststellen läßt. Und ist das geschehen, hat er nachzuforschen, ob das Kind bereits Zeichen einer beginnenden Tuberkuloseerkrankung bietet. Dieser Nachweis ist natürlich durch die üblichen klinischen Untersuchungen, vor allem auch durch das Röntgenverfahren zu erbringen.

Kinder, die solche Krankheitserscheinungen zeigen, müssen unbedingt spezifisch behandelt werden. Von den neurotischen Kindern, die eine positive Tuberkulinreaktion geben, sind die der ersten Gruppe am besten ebenfalls spezifisch zu behandeln, jedenfalls wird man bei dem leisesten Verdacht auf Tuberkulose sowie bei erblicher Belastung dazu raten. Dagegen sind die Kinder der zweiten Gruppe nur dann spezifisch zu behandeln, wenn sie wirklich nachweislich krank sind, also tuberkulöse Bronchial- oder Halsdrüsen oder andere Zeichen haben. Sonst wird man sie besser einer allgemeinen kräftigenden Behandlung mit Bädern, Ernährung, klimatischen Einflüssen usw. unterziehen. Daß natürlich solche gesundheitlichen Maßnahmen auch bei den Kindern der ersten Gruppe neben der spezifischen Kur nicht vernachlässigt werden sollen, versteht sich eigentlich von selbst.

Ich hoffe damit, wenigstens für das ärztliche Handeln, vielleicht auch für das Denken, Fingerzeige gegeben zu haben, die in den verschlungenen Irrwegen der Skrofulose zurechtweisen mögen. Ich will

19*

nur noch daran erinnern, daß in diesem krausen Bild auch die Syphilis nicht fehlen darf. Solche Kinder sind daher, um nichts zu übersehen, was nicht nur für die Auffassung, sondern auch für die Behandlung von größter Wichtigkeit ist, gleichfalls auf eine etwa bestehende Erbsyphilis zu untersuchen.

Besonderheiten der Kindertuberkulose

Wenn wir nun noch kurz die Tuberkulose der Kinder mit der der Erwachsenen vergleichen, so haben wir nennenswerte Unterschiede in der anatomischen Gestaltung der einzelnen Organerkrankungen eigentlich nur bei den Lungen zu verzeichnen. Das muß ich dem Leser doch noch in besonderer Beleuchtung vor Augen führen. Die Lunge der Erwachsenen erkrankt ja, wie wir wissen, durchweg zuerst in der Spitze, nicht so beim Kinde. Wenn ein Arzt sagt: „dieses Kind hat keine Lungentuberkulose, die Lungenspitzen sind rein“, oder wenn er sagt: „dieses Kind ist lungenkrank, ich höre auf der einen Spitze katarrhalische Geräusche“, so beweist er damit nur, daß er noch nicht tief in die Geheimnisse der Kindertuberkulose eingedrungen ist. Die

Lungentuberkulose bei Kindern

Lungenspitzen der Kinder, wenigstens im frühen Kindesalter, erkranken nur höchst selten und dann meist später als andere Lungenteile. Man wird also Spitzentuberkulose fast nur bei sonst vorgeschrittener Lungentuberkulose der Kinder finden. Die Erkrankung spielt sich vielmehr in früher Jugend an der Lungenpforte ab, in der Nachbarschaft der frühzeitig erkrankten Bronchialdrüsen. Dort breitet sie sich flächenartig über das Lungengewebe aus, und zwar schreitet sie zunächst eher in den mittleren und unteren Abschnitten vor, als daß sie gerade nach oben zieht. Ist die Erkrankung, wie nicht selten, doppelseitig, so entsteht im Röntgenbild, das bei Kindern nie vergessen werden sollte, eine sog. Schmetterlingsform der tuberkulösen Ausbreitung. Diese Art der Entwicklung findet sich nun hin und wieder auch bei Erwachsenen, und dann kann man mit größter Wahrscheinlichkeit voraussagen, daß die Erkrankung einen bösartigen Verlauf nehmen wird. Diese jugendliche Verbreitungsform der Lungentuberkulose hat nämlich überall, beim Kinde wie beim Erwachsenen, die Neigung, unaufhaltsam fortzuschreiten. Und schon die Tatsache, daß frühzeitig Teile der Unterlappen befallen werden, bringt es mit sich, daß den Kranken große Atemflächen genommen, die Herzleistungen unmittelbar beeinträchtigt und stärkere allgemeine Giftwirkungen erzeugt werden, als dies die gewöhnliche Spitzen- oder Oberlappentuberkulose zu tun vermag. Damit haben wir es denn auch schon ausgesprochen, daß die Lungentuberkulose des Kindes durchweg rascher und unheilvoller verläuft, als die chronische Erkrankung der Erwachsenen. Freilich gilt das uneingeschränkt nur für die Säuglinge und Kleinkinder. Mit steigendem Lebensalter nimmt die jugendliche Lungentuberkulose an Bösartigkeit ab und vom zehnten Lebensjahr an sind chronisch verlaufende und zur Schrumpfung neigende Formen keineswegs selten und werden immer häufiger, je mehr sich das Kind dem erwachsenen Alter nähert. Vor allem aber sei an dieser Stelle darauf hingewiesen, daß die spezifische Behandlung der Lungentuberkulose — aber auch aller anderen Tuberkuloseformen — gerade im Kindheitsalter die besten und dauerhaftesten Früchte trägt. Deshalb ist es besondere Pflicht, des behandelnden Arztes womöglichst frühzeitig die Diagnose der beginnenden Tuberkulose festzustellen und dann sofort die geeignete Behandlung einzuleiten, bei der die spezifische niemals zu kurz kommen darf.

Die sonstigen Abweichungen der Kindertuberkulose beziehen sich vorwiegend auf die Verteilung der verschiedenen Formen und die Bevorzugung bestimmter Organe oder Organgruppen. Man kann sagen, daß, mit einer Ausnahme, die Kinder im Verhältnis weit mehr von der sog. äußeren, die Erwachsenen mehr von der inneren Tuberkulose befallen werden. Während bei letzteren die Lungentuberkulose geradezu beherrschend vornean steht und die Tuberkulose der Harn- und Geschlechtsorgane häufig ist, so ist diese im Kindesalter wenig oder gar nicht vertreten, die Lungentuberkulose tritt sehr zurück. Dagegen sind die Drüsentuberkulosen an der Tagesordnung und die Knochen- und Gelenkstuberkulosen überwiegen so sehr, daß z. B. fast drei Viertel aller Fälle von Hüftgelenkstuberkulose in das jugendliche Lebensalter fallen. Nur die tuberkulöse Meningitis macht eine wesentliche Ausnahme. Denn diese innere Tuberkulose ist gerade im frühen Kindesalter ganz außerordentlich häufig, und ein großer Bruchteil aller Todesfälle in den ersten fünf Lebensjahren fällt dieser verhängnisvollen Erkrankung zum Opfer. Woran liegt nun diese Verschiedenheit, die man im einzelnen noch weiter ausmalen könnte? Man wird bemerken, daß beim Kinde gerade die Erkrankungen häufig sind, von denen wir wissen, daß sie ganz vorwiegend auf dem Blutwege übertragen werden. Man wird daraus weiter folgern können, daß das Kind noch nicht den Grad der allgemeinen Immunisierung des Blutes und des ganzen Körpers besitzt, wie er dem Erwachsenen eigen ist, und wir kommen damit auf das zurück, was wir schon am Eingange dieses Buches ausgeführt und durch Beispiele an solchen Erwachsenen belegt haben, die sich, wie z. B. die Türken, wie unsere Kinder verhalten.

In dieser Tatsache liegt aber auch ein wichtiger praktischer Wink verborgen, der uns daraufhin hinweist, wie die Bekämpfung der Tuberkulose als Volksseuche anzufassen ist. Das Stichwort muß da heißen: Schutz dem Kinde. Ist das aber zu erreichen und wie? Man hat gesagt, der Auswurf ist der Träger der Ansteckung, also vernichten wir den tuberkulösen Auswurf. Das ist freilich schwerer getan als gesagt. Das viel beredete Spucknapf, das man den Kranken in verschiedener Form und Ausführung in die Hand gegeben hat, tut es wahrlich nicht und bedeutet überhaupt einen etwas harmlosen Versuch, der nicht die Menschen berücksichtigt, wie sie wirklich sind, mit allen ihren schlechten Gewohnheiten, ihrer Unsauberkeit, Trägheit und Sorglosigkeit. Man hat ferner versucht, die Lungenkranken aus den Häusern und Familien herauszunehmen und in eigenen Krankenhäusern unterzubringen. Dieser Versuch ist vor allem in England gemacht. Ich glaube, daß man auch da am verkehrten Ende angefangen hat. Viel richtiger scheinen mir die Bestrebungen zu sein, die das Kind aus den Familien mit kranken

Angehörigen absondern und in Erholungsstätten auf dem Lande durch frische Luft, Pflege und Ernährung kräftigen wollen. Leider werden auch diese wohlgemeinten und richtig bedachten Bemühungen in der heutigen Zeit wenig Aussicht haben, in genügend großem Umfange durchgeführt zu werden. Dazu wird es leider für Jahre hinaus am Nötigsten fehlen. Aber wird man fragen: Ist es denn überhaupt gut, daß man die Kinder ängstlich vor jeder Ansteckung schützt und verbirgt? Wenn die Erwachsenen einer nicht durchseuchten Bevölkerung sich ebenso schlecht stehen wie unsere Kinder und ebenso wehrlos sind, dann sollte man meinen, daß es besser wäre, den Dingen ihren Lauf zu lasssn und die Kinder in ihren durchseuchten Behausungen und Familien zu lassen, gerade damit sie angesteckt und dadurch immun werden. Der Einwand ist an sich berechtigt, und eine völlige Verhütung jeder tuberkulösen Ansteckung wäre in der Tat vom Übel. Zum Glück aber ist sie auch mit dem besten Willen und den größten Mitteln überhaupt nicht durchführbar. Das menschliche Leben und der menschliche Verkehr ist nicht keimfrei zu machen. Es kommt aber auch nur darauf an, die massigen Infektionen hintanzuhalten, und das würde in der Tat am besten geschehen, wenn man die Kinder trennt von kranken Eltern oder sonstigen Hausgenossen, und zugleich ihre allgemeine Gesundheit kräftig und widerstandsfähig macht. An genügend zahlreichen Berührungen mit dem tuberkulösen Gift wird es bei uns zu Lande auch dann nicht fehlen, und die würde ein gesundes kräftiges Kind ohne weiteres überstehen und so allmählich auch gegen schlimmere Ansteckungen gefeit werden.

Ein anderer Weg, den ich schon besprochen habe, der uns aber einstweilen erst recht verschlossen ist, wäre die künstliche Immunisierung des Kindes. Damit würde allerdings das Übel an der Wurzel gepackt sein. Aber es ist dafür gesorgt, daß die Bäume nicht in den Himmel wachsen, und wir sind weit entfernt davon, dieses Ziel zu erreichen, wollen aber den Weg trotz aller Hemmnisse keineswegs mutlos aus den Augen lassen. Einstweilen werden wir aber gut tun, uns an das zu halten, was uns gegeben ist und was uns als Pflicht obliegt. Das ist aber genaue Untersuchung und Erkennung der Tuberkulose und jedes Einzelfalles und dann sorgfältige und pflichtgemäße Behandlung der Kranken, die sich nicht in der scheinbaren Vielgeschäftigkeit des Rezeptschreibens erschöpft, sondern die wirklich mit allen Mitteln unseres heutigen Wissens und Könnens ihre Aufgabe tatkräftig anfaßt. Unter diesen Mitteln ist und bleibt aber fürs erste die Behandlung mit den verschiedenen antigenen Stoffen des Tuberkelbazillus das wirksamste und zugleich einfachste Verfahren. Es wäre wirklich Zeit, daß die spezifische Behandlung allgemach Gemeingut aller Ärzte würde. Das ist jedenfalls der Anfang und das Ende der Bemühung, die ich diesem Werke gewidmet habe. Möge die Tat des Lesers dem Wunsche des Verfassers folgen!

Sachverzeichnis.